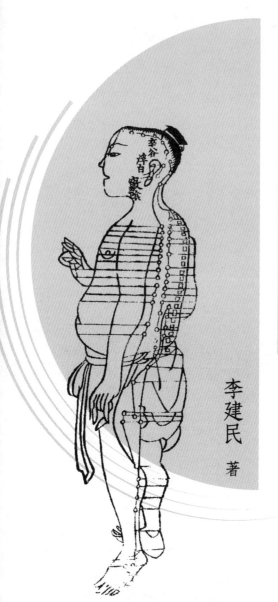

生命史學

從醫療看中國歷史

李建民 著

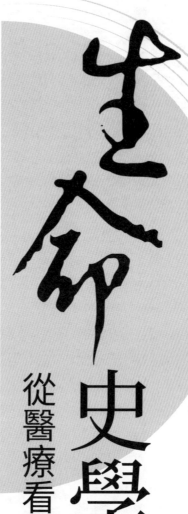

三民書局

修訂二版說明

　　本書作者李建民老師為中央研究院歷史語言研究所研究員，長期致力於醫療史、禮俗史和文化史等相關研究，學術成果豐碩，並主編三民書局出版之「養生方技」叢書，對於中國醫療史的深耕與推廣，貢獻深刻。

　　在這本《生命史學——從醫療看中國歷史》中，收錄了作者九篇專論，透過對醫療史、文化史、社會史等不同面向之研究角度彼此交織，不僅建構出一扇窺探古代中國生命觀的窗扉，更探索醫學、文化與生命彼此在中國歷史長河中互動的歷程。

　　本書深獲各方研究先進之讚譽回響，敝局有幸出版此書，亦甚感榮幸。此次再版，除重新校訂內文，並調整版式與設計封面，使讀者能有更好的閱讀體驗，也期盼能藉由這個機會，將李老師之中國醫療史研究，推廣給更多讀者認識。

編輯部謹識

代　序

　　李建民先生將他多年來所寫的醫學史論文收入這部專集之中，希望我寫一篇序。我對於中國傳統醫學完全外行，絕對沒有發言的資格。但他在〈自序〉中引了我的一句話：「中國文化是一個源遠流長的獨特傳統，終于會成為史學研究的基本預設之一。」他並且進一步指出，這句話「放在中國醫學史的脈絡無疑是完全成立的」。李先生肯從他的專門研究的領域印可我的構想，對我自然是一個很大的激勵。所以我現在想稍稍申論一下這句話的涵義，以答他的雅意。

　　從二十世紀初起，西方的醫學便開始逐步取代了中國傳統的醫學，今天幾乎已達到了完全的境地。這是西方科學，從基本原理到技術應用，全面宰制了現代人生活的一個必然的變動，不僅醫學為然，也不僅中國為然。換句話說，西方文化中所發展出來的關於自然界——包括人的身體——的系統知識已迫使所有非西方文化中人非普遍接受不可。原因很簡單：這一套一套的知識系統在實際應用（科技）中展現了空前的威力，給現代人的生活帶來日新月異的無數便利。今天我們已經無法想像，離開了科技（包括高科技），社會如何能繼續運轉，個人又如何能生活下去。從這一角度說，西方的自然科學基本上已統一了世界，因為它成功地突破了一切國家、民族或文化的界線。在西方科學向世界傳佈的過程中，醫學則扮演著先驅的角色；基督教傳教往往挾醫術以俱往，例如中國最先接觸到西方醫學便是明清之際耶穌會教士帶來的。

　　十九世紀是西方醫學突飛猛進的時代，其治療效應更是有目共睹，因此迅速取得了全世界的普遍承認。相形之下，東亞的傳統藥學不免為之黯然失色；日本首先全面而系統地引進了西方現代的醫療體制，中國自然也不能置身於這一新潮流之外。關於近代西醫取代中醫，陳寅恪先生有一段

生動的自述，最能說明這一轉變的關鍵所在。他在〈吾家先世中醫之學〉一節中說：

> 先曾祖以醫術知名於鄉村間，先祖先君遂亦通醫學，為人療病。寅恪少時亦嘗瀏覽吾國醫學古籍，知中醫之理論方藥，頗有外域傳入者。然不信中醫，以為中醫有見效之藥，無可通之理。若格於時代及地區，不得已而用之，則可。若矜誇以為國粹，駕於外國醫學之上，則昧於吾國醫學之歷史，殆可謂數典忘祖歟？……小戴記曲禮曰：「醫不三世，不服其藥。」先曾祖至先君，實為三世。然則寅恪不敢以中醫治人病，豈不異哉？孟子曰：「君子之澤，五世而斬。」長女流求，雖業醫，但所學者為西醫，是孟子之言信矣。[1]

陳先生終身以維護中國文化的基本價值為己任，又生長在中醫世家，他毅然捨中醫而取西醫，自是經過慎重的考慮，絕無半點浮慕西方文化的心理在內。醫療是關係著生死的大事，「中醫有見效之藥，無可通之理」，除非萬不得已，誰肯將自己的生命孤注一擲？相反的，西醫「見效之藥」的背後則有昭然確然的「可通之理」。其生理學與病理學都是經過不斷實驗而長期發展出來的系統知識；而這些系統知識又是和現代生物學、化學、物理學等等基本科學分不開的。西醫當然也不能治療一切病症，但在它研究所及的範圍之內，其可靠性和確定性是很高的。今天中國人無論住在什麼地區，治病首先必找受過現代嚴格訓練的專科醫生，祇有在西醫已束手的情況下才偶而乞援於中醫。這是中國人的一種實際而理智的態度。這一基本情況在短期內似乎不易改變，除非中醫也能建立成一套現代知識系統，並且在治療效應方面足以與西醫互爭雄長。

---

1. 見〈寒柳堂記夢未定稿〉，收在《寒柳堂集》。

　　但在西醫取代中醫的過程中，中醫的性質問題曾一度引起激烈的爭論，即上世紀三十年代的所謂「中西醫之爭」。當時站在現代（西方）科學的立場上主張盡廢中醫的主將是傅斯年先生，若干有代表性的文件現在還保存在他的文集中。[2] 他的態度十分堅決，竟說：「我是寧死不請教中醫的，因為我覺得若不如此便對不住我所受的教育。」[3] 同時和他採取完全一致的立場的還有丁文江先生，丁先生也說：「科學家不得自毀其信仰的節操，寧死不吃中藥不看中醫。」[4] 這一態度顯然已超出「科學」的限度，而是將「科學」轉化為一種宗教意義上的絕對「信仰」了。（這種「信仰」今天稱之為「科學主義」，"scientism"）這是他們兩人和陳寅恪先生之間的微妙不同之處，細心的讀者是不難察見的。從思想史的角度看，傅先生 1934 年向中醫公開發難其實即是繼續十一年前（1923 年）丁先生以「科學」打倒「玄學」的大運動，不過將範圍限制在醫學的領域之內而已。所以傅先生攻擊中醫的火力也集中在他所謂「陰陽」、「五行」、「六氣」等等「玄談」[5] 上面。很顯然的，丁、傅兩先生不但不承認中國傳統醫學具有科學的身分，而且也接受了清末以來久已流行的觀念：科學是西方所獨有而為中國所無的一門學問。這兩點基本看法今天似乎仍為多數人所深信不疑。

　　我自然沒有資格討論這兩個重大的論斷。但是從史學的觀點出發，我不能不發生一些疑問。舉例來說，如果「科學」在中國文化傳統中根本沒有出現過，那麼「中國科學史」這一研究領域豈不是完全失去了存在的根據？如果中國祇有從經驗中偶然獲得的一些治病藥方，而病理則全是不知所云的「玄談」，那麼「中國醫學史」的研究又將如何著手？關於第一個問

---

2. 見《傅斯年全集》，聯經，1980 年，第六冊，頁 303–339。

3. 同註 2，頁 307。

4. 見陳伯莊，〈紀念丁在君先生〉，收在他的《卅年存稿》，香港，1959 年自印本，頁丙 6。

5. 同註 2，頁 313。

題，1975 年我在香港和李約瑟先生 (Joseph Needham) 曾有過一次交談。我徵詢他關於馮友蘭〈中國為什麼沒有科學？〉一文的意見，他直截了當地說：馮的問題根本提錯了，中國不是沒有科學，而是沒有現代科學 (modern science)。他所謂「現代科學」，指的是十六、十七世紀科學革命以後的科學成就。他的基本見解是中西文化傳統都循同一道路發展了「科學」，但最後則將匯歸於「現代科學」之中，好像「百川朝宗於海」一樣。這可以稱之為「同途同歸」說。但他並不武斷，承認席文 (Nathan Sivin) 先生所提出的另一可能，即中西各從不同的途徑發展出大致相同的科學。[6]這可以稱之為「殊途同歸」說。這兩說其實並不必然互相排斥，不過是觀察的角度不同而已，但這裡不需深究了。

最近幾十年來中國科學史的研究成績，包括東方和西方在內，已確切證實中國文化同樣發展了科學和技術的傳統。李約瑟「中國有科學而沒有現代科學」的論斷是不易動搖的。接受了這個基本論斷，中國傳統醫學的科學身分便不成其為問題了。事實上，在中國本土的科學之中，醫學是最為源遠流長的一門獨立的學術，唐、宋科舉考試中且設有醫學專科。除此之外，數學和天文學也同樣是起源甚古而持續發展未斷。所以近代西方科學分類傳入中國之後，這三門專業雖沿用舊名而內涵與範圍相去不遠，其餘如「物理」、「化學」、「生物」等則祇能算是新造的名稱了。正由於源遠流長，中國傳統醫學似乎更能印證席文先生的「殊途同歸」說；而其中「殊途」的方面則是我所謂「中國文化獨特傳統」的一個重要構成部分。這個道理很淺顯，因為今天科學史家大致都承認：科學，無論是近代的或前近代的，都不是孤立的存在，它不但從一個文化整體中孕育出來，而且也隨著這一文化整體的變動而發展、而成長。中國古代（戰國至秦、漢）醫學

---

6. 見 *Science and Civilization in China*, Cambridge University Press, Vol. V: 2, 1974, pp. xxvii–xxix。

史和同時代的文化與思想之間的密切聯繫便提供了一個很典型的例證。

中國古代醫學和與醫學相關的理論及觀念最近已成為一大顯學，不但中國科學史家紛紛論述，而日本、歐洲、美國的專家也發表了數量很大的論文和專書。這當然是因為自上世紀七十年代以來，大陸考古發掘出許多有關醫學的簡牘與帛書（如睡虎地、馬王堆、張家山、武威等地的發現），古代醫學文獻忽然豐富了起來。在新材料的啟示之下，傳世已久的古醫書如《黃帝內經素問》在醫學史上的地位與價值也重新受到檢討。[7] 在這一領域中，李建民先生的《死生之域：周秦漢脈學之源流》（2000）已作出了重要的貢獻，為國際學界所普遍重視，用不著我這個行外人來介紹了。

我已鄭重聲明，對於傳統醫學本身，我不配說任何話，因為我沒有專業訓練。但是由於四十多年前曾經研究過漢代的生死觀，我對於考古發現的新資料卻是相當注意的，特別是馬王堆簡帛中關於《養生方》、《導引圖》、《卻穀食氣》等篇。[8] 因此我也一直留心有關古代醫學傳統的新論述，不過止於「觀其大略」和「不求甚解」的境地而已。從一般史學的觀點說，我的印象是戰國秦漢之際，中國人關於人體內部構造的認識確有一步一步深入的趨勢，經脈的運行尤其是醫家最為關注的重點。五十年前讀《漢書‧王莽傳中》，使我相信漢代醫家也許曾有過解剖屍體以探索經脈的嘗試。原文如下：

> 翟義黨王孫慶捕得，莽使太醫、尚方與巧屠共刳剝之，量度五藏，以竹筵導脈，知所終始，云可以治病。（天鳳三年條，公元十六年）

---

7. 例如 Paul Unschuld, *Huang Di Nei jing su wen: Nature, Knowledge Imagery in an Ancient Chinese Medical Text*, 2003。

8. 參看我的《十字路口的中國史學》，李彤譯，上海古籍出版社，2004 年，頁 27。

班固特筆記此事，主要是為了彰王莽之惡，描寫他殘忍，活生生地解剖了一位「復漢」的志士，但卻無意中保存了醫學史上一個千真萬確的事實。顏師古註此條說：

> 以知血脈之原，則盡攻療之道也。

這應該是正確的理解。中國史上解剖活人也許這是第一次，所以官方才有詳細的紀錄。參加解剖的有三類人，也值得注意。「太醫」與「尚方」同是秦漢「少府」的屬官（王莽時「少府」改稱「共工」），見《漢書・百官公卿表上》；「少府」又有「胞（庖）人」，主掌「宰割」，則「巧屠」也必屬「少府」無疑。換句話說，這個試驗是由專為皇帝內廷服務的機構——「少府」或「共工」——一手包辦的。「太醫」和「巧屠」的功能可以顧名思義，不待解說。「尚方」的職掌則有異說，顏師古註〈公卿表〉，說是「主作禁器物」，其中包括刀劍等利器，又註〈朱雲傳〉「尚方斬馬劍」一語也說「作供御器物，故有斬馬劍，劍利可以斬馬也。」（《漢書》卷六七）此解在這裡完全適用，即解剖的利器由「尚方」提供。但顏註《漢書・郊祀志上》「欒大……為膠東王尚方」句卻說「尚方」為「主方藥」。這大概是因為欒大是「方士」而別生一解，未必可信。漢代王國官制是中央官制的具體而微，不應同為「尚方」，在王國卻變成了「主方藥」的機構。如果「尚方」兼有「主方藥」的功能，當然更有理由參與活人解剖之事。不過此解別無他證，而「作器物」之解則王先謙《漢書補注》曾舉多例以證成之，因此對「主方藥」之說衹能存疑。我傾向於相信解剖活人的建議發自「太醫」，而得到了王莽的同意，如所測不誤，則可進一步推想漢代醫師以前或已有解剖屍體的試驗，否則恐不能一步便跳到活人解剖的階段。公元前第四、第三世紀之際希臘名醫赫羅費拉斯 (Herophilus) 曾在亞歷山大城 (Alexandria，在埃及) 大規模進行屍體解剖，然後又得到國王的特許，對

天牢中的死囚進行活人解剖 (human vivisection)，一時蔚成風氣。但在此之前屍體解剖在希臘本土是有禁令的，而且埃及也可能先有之。至於活人解剖則似為赫羅費拉斯的空前絕後之舉，故後人特著其事，與〈王莽傳〉所記先後如出一轍。[9]

　　上引〈王莽傳〉的記述，現代中外相關研究中或已早有討論，但我無暇遍檢文獻，因此不避「孤陋寡聞」之譏，把我自己的看法寫出來。我引此事並不是為了好奇，而是要說明：漢代醫學家確實一直在認真地追求關於人體內部構造的知識。他們當時並非毫無根據地把陰陽五行六氣之類觀念和人身的經脈加以比附，如傅斯年先生所指責的。〈王莽傳〉的實例至少使我們知道，他們研究經脈也曾經過了「實證」的程序。

　　提到陰陽五行的觀念，我們立刻便可以看出：戰國秦漢時期的一般思想（或哲學）是和醫學思想配套的。李約瑟說中國人對於自然的思維基本上是一種「有機體」(organism) 式的形態，即將宇宙萬物（包括人在內）看成一大生命的整體，其中部分與整體之間以及部分與部分之間都構成一種有生機的關聯。很明顯的，他認為中國與古希臘的自然觀大致屬於同一類型。英國現代哲學名家如懷德海 (A. N. Whitehead) 和柯靈烏 (R. G. Collingwood) 論西方自然觀念的變遷，都不約而同地斷定古代希臘以整個自然比擬於個人的生命，是一有意識的生命整體 (intelligent organism)。李約瑟有此比較文化史的背景，所以能識其大，一下子便抓住了中國科學觀的基本形態。正由於形態相近，古希臘醫學也未嘗不可與中國傳統醫學互相印證。前面已提到，傅斯年先生特別攻擊「五行」（金、木、水、火、土）和「六氣」（風、熱、暑、濕、燥、寒）的「玄談」。但古希臘醫學思想中也有「地、水、火、風」的「四行」說，與「熱、寒、燥、濕」的「四

---

9. 關於希臘情形，見 Jacques Brunschwig & Geoffrey E. R. Lloyd ed., *Greek Thought: A Guide to Classical Knowledge*, Harvard University Press, 2000, pp. 237, 416, 422–423。

氣」說相配。[10] 這種驚人的相似性恐怕不能不追溯到雙方同持宇宙萬物為
一生命整體的基本預設。關於古代希臘與古代中國在科學和醫學方面的比
較研究，近幾年正在方興未艾，就我所知已有 Geoffrey E. R. Lloyd,
*Adversaries and Authorities: Investigations into Ancient Greek and Chinese
Science*(Cambridge University Press, 1996); Geoffrey E. R. Lloyd and Nathan
Sivin, *The Way and the Word: Science and Medicine in Early China and
Greece*(Yale University Press, 2002); Steven Shankman and Stephen Durrant,
eds., *Early China/Ancient Greece: Thinking Through Comparisons*(State
University of New York Press, 2002) 等書。但我都沒有時間閱讀，祇有請有
興趣的讀者自行探索，我不能在這裡繼續表演「無知妄作」了。

　　最後，為了進一步說明戰國、秦、漢間一般思想與科學（包括醫學）
觀念之間存在著一種互動的關係，我想提出一個大膽的推測以求教於李建
民先生和其他科學史家。儘管古代中國與希臘在宇宙觀方面有大致相同的
預設，但論及文化系統的整體則仍然各具獨特的面相。這是因為文化的成
分及其組合方式太過複雜，非一二大端可盡。下面我將以「天人合一」的
觀念為例，稍示中國古代文化之所以自成其獨特系統，也許和科學的進展
有某種程度的關聯。

　　專門研究西方哲學的金岳霖先生 1943 年忽然興發，寫了一篇英文短
論，以西方哲學為比較的根據，試著勾勒出中國哲學的特徵。這篇文字最
初祇有少數油印本流行於友生之間，但在 1980 年他終於將它發表了出
來。[11] 他首先指出，在西方哲學的對照之下，中國哲學的一個最大特徵便

---

10. 見 Werner Jaeger, *Paideiu: The Ideals of Greek Culture*, vol. 3, New York: Oxford
University Press, 1944, pp. 16–17。

11. 見 Yueh-lin Chin, "Chinese Philosophy," in *Social Sciences in China*, Vol. 1, No. 1,
March 1980, pp. 83–93。

是「天人合一」(the unity of nature and man)。為了避免誤解,他還進一步說明:「天」之一詞有時指「自然」(nature),有時指「自然界的上帝」(nature's God),但無論取自然義或宗教義,「天」與「人」合而為一都是中國哲學或思想所追求的最高境界。[12]

以上特引金岳霖之說是因為他的專業是西方哲學,更能凸顯「天人合一」的中國特色。「天人合一」這個論旨自漢代以來爭議不休,近二十年的新論述更是汗牛充棟,這裡完全不能涉及。下面我祇能從歷史發展的角度概括一下「天人合一」觀在古代的變遷。據我所見,「天人合一」說大致經過了三個階段的發展:第一個階段始自西周,迄於春秋戰國之際。這一階段的「天」與「人」分別指「天命」與「人心」。王(或「天子」)受「命」於「天」而建立政權,但必須時時體察下民所欲,才能常保「天命」而不失。但在此階段中,祇有「天子」或王才能代表全民直接與「天」交通,如《尚書·皋陶謨》所謂「天聰明,自我民聰明。天明畏,自我民明威。達于上下,敬哉有土。」孟子引〈泰誓〉:「天視自我民視,天聽自我民聽。」也表達了同一觀念。這裡最值得注意的是:「達于上(天)下(民)」的特權為「天子」或王所獨有。曾運乾先生把這些話看作是:「皆言天人合一之理,明天命本於人心」[13],大致是可以接受的。「天命」的意識或已出現在殷商,但當時不稱「天」而稱「帝」而已。從卜辭看,「王」與「帝」的交通是非常頻繁的。無論如何,這一宗教—政治性的「天人合一」觀代表了第一階段的主要形態。

第二階段是「天人合一」的突破時代。所謂「突破」,指「天」(或「天命」)不再為王權所完全壟斷,個別的思想家或哲學家也開始和「天」發生直接的關係了。這是春秋戰國諸子學興起的時代。「天」「人」關係的個人

---

12. 前引文 pp. 87-89。

13. 《尚書正讀》,北京,中華書局,1964 年,頁 35。

化在《論語》中有很清楚的表述，如「知我者其天乎？」、「五十而知天命」等語都表示孔子自己和「天」之間有單獨交通的途徑。這裡的「天命」顯然已不是王權受「命」於「天」的舊義，而是「天」給孔子個人規定的「命」，也許就是「天生德於予」的意思。但個人究竟如何與「天」交通，又如何能與「天」合而為一？這些問題要等到孟子、莊子的時代才有比較具體的解答。古代王與「天」（或「帝」、「神」）之間溝通主要是靠「巫」的特殊能力作媒介，古代所謂「禮樂」之中也明顯地有「巫術」的成分。戰國時代的思想家們則克服了「巫」的勢力，用「心」與「氣」的觀念取而代之。孟子講「盡心、知性、知天」，又養心中「浩然之氣」；莊子則說「氣也者，虛而待物者也。唯道集虛；虛者，心齋也。」可見孟、莊兩家的思想儘管不同，在與「天」（或「道」）溝通方面的方法是相同的。不但如此，他們最後所達到的「天人合一」的精神境界也十分相似。所以孟子說「君子……上下與天地同流。」而莊子也被他的後學恭維作「獨與天地精神往來」；「天地精神」即是莊子所謂「道」。這是第二階段「天人合一」的一種特殊表現。但「天人合一」是第二階段思想的一個基本預設，在這一預設之下，諸子百家則各自發展出不同的思想體系和特持的中心觀念，如儒家的「仁」、墨家的「兼愛」、道家的「自然」之類。讓我舉一個具體的例證：孟子說「萬物皆備於我」（〈盡心上〉）；惠施說：「氾愛萬物，天地一體」（《莊子·天下》）；莊子則說：「天地與我並生，而萬物與我為一」（〈齊物論〉）。這三個人恰好分別代表了儒、墨、道三派的觀點。（惠施的「氾愛」即是「兼愛」。）他們的學說截然不同，上引三家文字也旨趣各別。但撇開思想內容不論，這三句話都傳達了一個共識，即人與「天地」「萬物」是「一體」的，不過三家之說在程度上略有輕重之異而已。事實上，「人與天地萬物為一體」即是第二階段「天人合一」的另一重要表現。限於篇幅，第二階段的檢討便到此為止。[14]

最後，第三階段是「天人合一」的預設發揮其最高最大的效用的時代，

上起戰國晚期，下迄秦與兩漢。在這一階段中，陰陽五行說全面滲透在先
秦以來一切學派之中，《呂氏春秋》、《禮記‧月令》、《淮南子》、《春秋繁
露》以至東漢的《白虎通義》都提供了大量的證據。從某一意義說，第三
階段也可以看作是「人與天地萬物為一體」的進一步發展。這是我不得不
先將第一、第二階段「天人合一」的預設作一交代的主要原因，所謂「進
一步發展」即指「天地萬物一體」的全面陰陽五行化。正因如此，「天人合
一」才從隱蔽的預設變成了宇宙論的公開命題。《春秋繁露‧陰陽義》說：

> 天亦有喜怒之氣、哀樂之心，與人相副。以類合之，天人一也。

我沒有時間細考文獻，但我的印象中這最後八個字也許是「天人合一」的
觀念字面化的最早之一例。陰陽五行宇宙觀下的「天人感應」說（即董仲
舒對策中所謂「天人相與」，見《漢書》本傳）是大家都耳熟能詳的。極概
括地說，這一宇宙觀是將天地萬物看作一大生命整體，其中每一部分都與
其他部分以及宇宙整體之間無不息息相關。因此所謂「感應」真是舖天蓋
地無所不在。但由於春秋以來早已有「天道遠，人道邇」（子產語，見《左
傳》昭十八年）的傾向，陰陽五行家仍然以「人道」（人間秩序）和「天
道」（宇宙秩序）之間如何互相感應為關注的重點，所以他們不但將人所建
立的制度（如官制）及其運作都納入陰陽五行的系統之中，而且斷定一切
人事活動都必然會引起「天道」方面或正或反的感應。這一點在兩漢的奏
議中俯拾即是，不待舉證。司馬談論六家要旨（《史記‧太史公自序》），最
後總結云：「夫陰陽、儒、墨、名、法、道德，此務為治者也。」這是一針

---

14. 以上兩階段的討論不過是一簡單的綱領，稍詳的解釋見我的 "Between the Heavenly
and the Human," in Tu Wei-ming and Mary Evelyn Tucker, eds., *Confucian Spirituality*,
New York: The Crossroad Publishing Company, 2003, pp. 62–80。

見血的論斷。

正是在這一關聯上，我想提出前面所說的「大膽的推測」。在《淮南子·精神訓》、《春秋繁露·人副天數》、《白虎通義·性情》諸篇中，我們讀到大量的關於人體內部結構及其功能與天體、地形的結構及其運行方式的比附。這當然是為了給「天人合一」建立實質的根據。《春秋繁露·人副天數》似乎認定「天」、「地」是照自己的樣子來「生」出「人」的，即所謂「人受命乎天……唯人獨能偶天地。」然而我們同時又看到，陰陽五行家在作「人副天數」的論證中卻往往對人體的內部結構及其功能描寫得更為詳細，如五臟（肝、心、肺、腎、脾）和六腑（大腸、小腸、胃、膀胱、三焦、膽）無不反覆敷陳。這裡引起了一個問題：他們究竟用「人」體來比擬「天」體呢？還是用「天」體來比擬「人」體呢？三國時代楊泉在《物理論》中說：

> 天者擬之人，故自臍以下，人之陰也。[15]

這是一個打破後壁的觀察，陰陽五行家其實是將整個宇宙比作人的身體，所以這個宇宙論的基本模式 (model) 或根本比喻 (root metaphor) 是人體構造。《春秋繁露》的「人副天數」恰好說顛倒了，正確的表述應該是「天副人數」。不但「天者擬之人」，「地」亦如此。蘇輿注〈人副天數〉中「形體骨肉，偶地之厚」數語，引《太平御覽》所收《公孫尼子》佚文云：

> 形體有骨肉，當地之厚也。有九竅脈理，當川谷也。血氣者，風雨也。[16]

---

15. 引自蘇輿，《春秋繁露義證》，北京，中華書局，1992 年，頁 356。
16. 同註 15，頁 355。

這幾句佚文不知是否出自《漢書·藝文志》所錄「《公孫尼子》二十八篇。七十子之弟子」。察其所言，似不能早於戰國末期，或竟是秦、漢之際的文字。所謂「九竅脈理當川谷」，其實也是從「人」的「脈」推想到「川」是「地」的「脈」。「地脈」的觀念在秦代已普遍流行，蒙恬無過賜死前慨歎自己築長城萬餘里，「其中不能無絕地脈」，也許因此「獲罪於天」。（見《史記》本傳）由此可見第三階段「天人合一」的新形態主要是以「天」與「地」都「擬之人」，終於將第二階段「人與天地萬物為一體」的宇宙論命題推到了它的邏輯的盡頭處。

這一推擬主要是在當時關於自然界的知識範圍內展開的。「天文」（包括 "astronomy" 和 "astrology"），「地形」固然重要，但更重要的則是關於人體內部結構及其功能的知識，因為如前所說，「人體」在全部論證過程中發揮著「根本比喻」的作用。如果我這個外行人的妄測不是百分之百的胡說 (nonsense)，那麼陰陽五行說不僅代表了這一階段思想的主流，而且還為自然知識，尤其是醫學的發展提供了理論的基礎。總括地說：一方面陰陽五行說援引自然知識為立論的依據，另一方面自然知識也在陰陽五行說的指引下逐步成長。前面提到一般思想與科學之間的互動關係，在這裡似乎得到了比較具體的印證。

最後我必須鄭重聲明：我既不是為傳統醫學的理論與實踐作辯護，更不是為陰陽五行說扶輪。陰陽五行說今天在知識界大概已不容易找到支持者了。但是從歷史的角度出發，我覺得還是應該把它和中國本土科學之間的一段歷史因緣指出來。至於它早已成為一個過了時的錯誤學說，甚至可能曾嚴重阻礙了本土科學的進步，則是一個完全不同的問題，這裡用不著討論。

中國文化自成一獨特的系統；這一系統下的科學，尤其是醫學，也自闢蹊徑。以上千言萬語都祇是為了說清楚這一個簡單的意思。

余英時

2005 年 3 月 15 日於普林斯頓

（余英時先生為中央研究院院士、美國哲學會院士）

序　　余英時

李建民先生將他多年來所研寫的醫學史論文收入這部專集之中，希望我寫一篇序。我對於中國傳統醫學完全外行，絕對沒有發言的資格。但他在〈自序〉中引了我的一句話：「中國文化是一個源遠流長的獨特傳統，終於形成為史學研究的基本預設之一。」他並且進一步指出，這句話「放在中國醫學史的脈絡中疑是完全成立的。」李先生肯定他的專門研究的領域即可我的構想，對我自然是一個很大的激勵，所以我現在想就這句話的涵義，略以答覆他的祖意。

余英時先生手跡

自序——古典醫學的臨在

假若思想是生命，

是呼吸，是力量，

那麼思想的缺少，

便是死亡。

——William Blake 〈蠅〉

　　一隻蠅的生命與一個人的生命有何根本性的差別？據說果蠅與人類的基因大部分相似。詩人無心地殺死了一隻蠅，並且由這卑賤的生命聯想起人生。人們不就像那快樂的蒼蠅？生命又是什麼？如果那稱之為「思想」的才是真實的生命，那麼肉體的消逝也不是死亡。

　　從事醫療史的研究是我學術生涯「決定性的轉變」。 社會學家 D. A. Snow 與 R. Machalek 在 "The Convert as a Social Type" 一文指出，一個人決定性的改變最顯著標記即是用新的方式來講述他的自傳。歷史作品也有「自傳」的成份；就如默茨 (Johann Baptist Metz) 在 1974 年所寫一篇思想序列〈作為傳記的神學〉 ("Theologie als Biographie")。史家的生命史與歷史的客觀性是互為表裡、淪脊浹髓的。我的「生命史學」故事可以由 1992 年歷史語言研究所與臺灣大學歷史系所、清華大學歷史所合辦的「中國生活禮俗史研習會」談起罷。

　　當時杜正勝先生有意推動所謂的「新社會史」。他在那次研習營發表的專題演講〈什麼是新社會史〉是一篇無所不包的提綱；他並沒有意識要特別提倡醫療史，毋寧是鼓勵偏重生活禮俗史的社會史。以下，我摘出 1992 年 3 月 28 日至 4 月 2 日日記的部分內容：

⑴晚上杜正勝、黃應貴兩先生對談〈歷史學與其他學科的關係〉。黃認為各
　講員的講題之間沒有關聯性。

⑵與黃一農先生長談，他鼓勵我做醫療史。

⑶據說，臺大歷史所從事臺灣史研究的學生佔二分之一；趨炎附時，令人
　感慨。

⑷杜正勝先生講民間信仰的「物怪」，很精彩。他呼籲擇題要從文化、生活
　中得靈感。

⑸最後一天綜合討論，新社會史被質疑。閻鴻中發難：「這是杜先生個人之
　見。」

　　那時，我剛接觸馬王堆出土醫書，故有與黃一農先生之談話。而我的
研究進路是近乎科學史「外史」特別是文化史一系，難與新社會史攀緣附
會的。事實上，以禮俗史為內涵的新社會史日後的成果似乎不多。有一旁

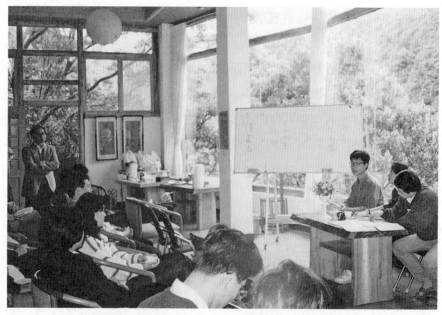

第一屆「歷史研習營」。左後站立者為杜正勝先生。＊攝於烏來

證即史語所所設立的「生命醫療史研究室」遲至 1997 年 7 月才由「生命禮俗史研究室」獨立出來。學風升降亦可覷時世元氣真淳漓薄處。我希望能利用過去長達二十年持續不斷的日記史料反思這一段學術史。

《生命史學》旨在建構一個完整的古典醫學研究體系，同時也發掘真知識。這幾年來，我探索古典醫學提出兩個研究策略：一是重新思考古典醫學核心的文化分類，例如「脈」、「火」、「四時」等；另一是探討「正典」與「正典化」的課題，即醫學的主要理論範疇如何建立知識的規範與標準的歷史過程。上述二個策略，涉及我對醫學史的分期以及「古典醫學」這個概念的提出；特別是深入研究不同歷史氛圍的主導性思想（或制度）與醫學技術之間所發生的關係。收在本書的九篇專論，第一篇即是我對古典醫學的整體構想，另外八篇則是由不同角度、主題與之相互呼應、唱和。

中國醫學作為正典醫學發展的整體輪廓：以公元三世紀左右為分水嶺，戰國至東漢末是正典形成期，《內經》、《傷寒論》等必讀經典頭角崢嶸；六朝至宋代為正典重整期，大約八世紀這些醫典已經成為制度化的知識(institutionalized knowledge)，是考試必用之書；金元時期，醫家使用正典中的文化分類創立新說，能將宋意入漢格，可以稱為「新正典時期」。張潔古《醫學啟源》、李東垣《藥類法象》、王好古《湯液本草》、羅天益《衛生寶鑒》等即是這一時期別開生面的作品；明清一段乃尊經復古之期，考證、注解古典的風氣達到了顛峰，透過考證、注釋也在舊有的形式中而注入變動的內容。徐大椿、鄒潤安等推為大家。在此同時，雜氣學說的提出；從袁體庵到葉天士，溫熱病的探討也達到前所未有的境界。而李士材、陳修園輩引俗入古亦為正典醫學發展之一潛流。以上，醫典四期成為我思考中國醫學史的骨架、也是血肉；在擇題上並不以斷代史為限。不過，今之習醫者知劉、張、李、朱諸大家，而我則沿洄以溯秦漢之醫家，提倡「正典醫學」。

中國醫學既有正典的長期積澱，同時也具有未來生命科學的「同種特

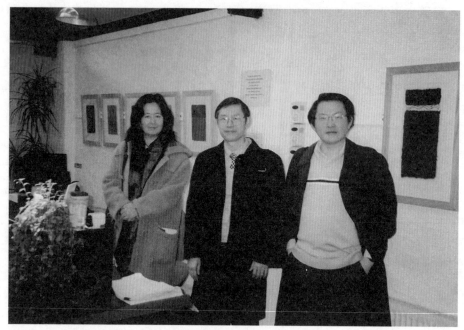

探索中醫的獨特傳統。與長庚醫學院張恒鴻教授 （中）、衛康醫學史研究所 Vivienne Lo 教授合影。＊攝於倫敦

性」(connaturality)。從我過去及近期研究的諸多實例中，我認為中醫知識之所以可能：是基於一種「反溯論證」(the retroductive argument)，也就是在尊重、回溯原典而產生具有解釋力的推論；法古驗今，通過文本的傳統來診斷治病。這即是現代中醫仍然必須閱讀《內經》、《傷寒論》的真正原因，也是醫經、醫史在中醫研究扮演核心角色的理由。余英時先生說：「中國文化是一個源遠流長的獨特傳統，終于會成為史學研究的基本預設之一。」這句話放在中國醫學史的脈絡無疑是完全成立的。中醫作為一種具有正典的「獨特傳統」，在周學海 (1856–1906) 的《診家直訣》有極為生動的描寫：「審脈者，凝神於指下起伏去來頭本之勢，而脈之真相無循。」他又說：「凡物之輕重，非特極輕極重之并處也，必有微輕微重者介乎其間，故微甚者不可不知也。」這裡的「凝神」、這裡的「微甚」說明了中國醫學

典例的獨特洞見所在。

在整理這幾年的論文出版的期間，我到臺北一家大醫院給一群醫生演講。會後，我與幾個醫生用膳談心：「生命是什麼？什麼才是生命的核心？」有人說，生命就是活著；有人說，不會滅亡的就是生命；又有人說，凡有氣的就有生命。在希臘醫學裡，Bios 指的是人如動植物相同生長的生命；Zoe 則是有意識和特殊的人類生命。那麼，如果從中國歷史與中國醫學出發，真實的答案是什麼？《生命史學》不僅探索個體的生命觀，同時也思考整體文化的不朽活力；以「生命」為核心的歷史研究期盼建立中國人古典醫學生命的臨在 (immanence)，並促使史學的生命在芸芸大眾之中生活化與內在化。在此，中國文化與中國醫學是一種互滲相寓 (perichoresis)的關係，中醫的獨特性正是與其文化交互的寓居著。就好像希臘文的 hidrysis 這個字表明了沒有雜混與分離的交互特性一樣。換言之，研究中國醫學史的進路必須是一種再中國化（＝去西方化）的歷程。

這種歷程，認知與存在是二而為一的。正如余達心在〈知識、真理與文化危機〉所宣示的求知態度：「是一種直覺的信任，深信道與探索道的求真者相互結連，深信人本身的存在的真實，及其無限的價值。同時，道並不是以一種抽離的姿態去思考可以掌握到的，而是在具體的存在中、在道與求真者的對話與契合中體悟的。」也就是說，歷史家作為求真者其實是在磨礪生活中完成。

這些年來，生命醫療史看似熱鬧。我們屏息以待這片未知的史學領域，知道裡面隱藏了許多秘密。我人在其中又彷彿置身事外，被生命的剎那與永恆吸引著；既陶醉其間，又不時想抽身遠離。唯一不變地是我對中國史的衷情與熱愛罷。清代學者章學誠不是說：「學又有至情焉，讀書服古之中，有欣慨會心而忽不知歌泣何從者是也！」就是這一股欣慨會心、不知歌泣何從的力量，不斷地將我推回過去並且逆游向前。雖然，我對生命史學的重建工程剛剛起步；不過就連中世紀的偉大教堂也因為相同的理由經

常保持尚未完工的狀態，以便其可以隨時擴張境界。

　　生命之意義在於勤奮工作後停下來觀看風景的片刻——一泣，一笑，一聲禮讚。

李建民

二〇〇四年十二月十日

序於南港‧歌珊書屋

「89 年度蔣經國國際學術交流基金會補助」

生命史學
——從醫療看中國歷史

目次

圖片目次

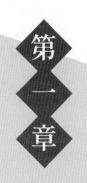

第一章

中國醫學史研究的
新視野

所謂「迹」者，足之自出而非足也；「書」者，聖人之所作而非聖也。
　　　　　　　　　　　　　　　　——《抱朴子・袪惑》[1]

一

　　古代醫學技術蘊藏在文本裡面，只待學習者加以揭露；還是技術的意義早與文本無關，而只是文本語言的不斷複製？

　　去年 (2002) 夏天，我造訪北京中醫藥大學基礎醫學院，帶著長久以來的一個疑惑：為何中醫養成教育的過程必須閱讀古典？當我把這個問題就教該校的某教授，他反問：「誰說中醫一定要唸古典？讀這本教科書已經夠了。」他出示印會河的《中醫基礎理論》給我看[2]。但當我把相同問題請另一位教授發表意見時，他回答說經典教育當然是中醫的根本；現代人所編的教材質量越來越差、不值一讀。接著，這位教授送我幾篇近年「救救中醫吧」的論戰文章，並囑我仔細研讀。

　　這些論戰的內容相當具有震撼力。報導中引用大陸代表性的老中醫、研究者，對中醫的現況、教育方式做極為激烈的攻擊。這些文章如〈一百年後，還會有中醫嗎？〉、〈病入膏肓的中醫，病根在哪裡？〉、〈中醫還有藥可醫嗎？〉等[3]。從這些標題來看，不難想見中醫的危機感；相對於過去中醫來自政治力的壓制，這一波批評來自中醫內部本身。而論戰最後提

---

1. 王明，《抱朴子內篇校釋》（北京：中華書局，1980），頁 322。

2. 印會河主編，《中醫基礎理論》（上海：上海科學技術出版社，2001 年第 30 次印刷）。

3. 〈一百年後，還會有中醫嗎？〉，《現代教育報》2001 年 9 月 21 日；〈病入膏肓的中醫，病根在哪裡？〉，《現代教育報》2001 年 9 月 28 日；〈中醫還有藥可醫嗎？〉，《現代教育報》2001 年 10 月 19 日。

出中醫自救的政策之一是：「強化中醫經典的地位和作用」。

　　傳統中國醫籍數量龐大即是值得注意的歷史現象。事實上，過去的中國醫學史雖有不少研究，涉及不同領域，但最有成就的正是集中在文獻整理等方面[4]。嚴格來說，這是治醫書而非治歷史。而這些傑出的學者又特別關心傳統書誌學的傳本、版本問題，我以為中國醫籍在長期歷史中如何複製、閱讀、重授才是日後研究重點所在。

　　我特別注意古代醫學「正典」(canon) 的形成史。所謂正典，是一門學科的範例性文本 (exemplary texts)。中醫的文獻固然浩若煙海、數以萬計，但作為醫學社群規範與權威的必讀典籍（如《內經》等）也不過數種；其生產、維繫及變遷的過程，涉及書籍在學科成員專業身分的確立、學科邊界的劃定與學術傳統的建立等方面所扮演的角色[5]。

　　其實，並不是所有醫療傳統皆依賴文本。如巫術、儀式性的醫療在操作上勿寧更依恃象徵性的語言及動作[6]。巫這一系的醫術也沒有留下系統性的典籍。而依賴文本的醫療傳統未必有正典化的過程，如與《內經》時代相近的神仙、房中典籍日後也多散佚殆盡[7]。中國醫學不僅有文本、有正典，而且所有基要典籍皆形成於公元三世紀以前，如《內經》、《難經》、《神農本草經》、《傷寒論》等。換言之，中國醫學在老師口授示範的同時，

---

4. 例如，岡西為人、渡邊幸三、宮下三郎等的研究。

5. 參見 Simon Schaffer, "Contextualizing the Canon," Peter Galison and David J. Stump (eds.), *The Disunity of Science* (Stanford: Stanford University Press, 1996), pp. 207–230 。 關於正典的原創性研究， 見 M. M. Bakhtin, *The Dialogic Imagination: Four Essays by M. M. Bakhtin* (Austin, Texas: University of Texas Press, 1981).

6. 廖育群，〈中國古代咒禁療法研究〉，《自然科學史研究》12 卷 4 期 (1993)，頁 373–383。關於中國醫學的儀式性治療，參見黃鎮國，〈宗教醫療術儀初探——以《千金翼方・禁經》之禁術為例〉（臺北縣：輔仁大學宗教學系碩士論文，2001）。

7. 《漢書・藝文志・方技略》神仙・房中類。

強調古代典籍在知識傳授的必要性。

以下，我先分析《史記‧扁鵲倉公列傳》與今本《黃帝內經》中受書儀式的意義；其次，討論醫書「依托」的思想脈絡；最後，疏理漢魏之際受書儀式式微的原因。我期待透過幾個既獨立又彼此相關的概念群闡述中國醫學史的核心問題。

二

先秦的醫學知識主要是保留在官府。《漢志‧方技略》說得很清楚，「方技者，皆生生之具，王官之一守也。」當時官府的醫學活動，在《左傳》、《周禮》等書略有反映[8]。其中，《周禮》疾醫有治療不愈而死亡的記錄性檔案[9]。但醫學典籍大致是戰國以下民間私學的產物。具體表現於長桑君、扁鵲與淳于意師徒的知識傳授過程。這個時期最值得注意的概念是「禁方」或「禁方書」。

禁有秘密的意思，而且帶有咒術的色彩。就醫學知識的傳授而言，師徒之間並沒有親自傳授經驗而是傳授秘書。長桑君為此觀察扁鵲長達十數年，私下與他談話：「我有禁方，年老，欲傳與公，公毋泄。」扁鵲曰：「敬諾。」於是，長桑君將所藏的禁方書給扁鵲，之後便消失不見[10]。這

---

8. 李建民，《死生之域──周秦漢脈學之源流》（臺北：中央研究院歷史語言研究所，2000），頁 120–139。

9. 《周禮‧疾醫》：「凡民之有疾病者，分而治之，死終，則各書其所以，而入于醫師。」

10. 參《史記‧扁鵲倉公列傳》。森田傳一郎，《史記扁鵲倉公傳譯注》（東京：雄山閣，1986），頁 23–27。關於古典醫學傳授的問題，請參考 Nathan Sivin, "Text and Experience in Classical Chinese Medicine," in Don Bates (ed.), *Knowledge and the Scholarly Medical Traditions* (Cambridge: Cambridge University Press, 1995), pp. 177–204.

裡特別值得注意的是書籍在知識傳授過程的核心角色，以及受書儀式中「毋泄」的禁令。

以授與「禁方書」的知識傳授形態也見於淳于意師徒之間。淳于意習醫主要受業於公孫光與陽慶二人。公孫光保存有「古傳方」，也就是古代的醫學文本。淳于意「受方，化陰陽，及傳語法」，大概除了接受公孫光的醫方書以外，淳于意還親炙其口傳的經驗方術。公孫光告誡淳于意：「是吾年少所受妙方也，悉與公，毋以教人。」淳于意回答：「得見事侍公前，悉得禁方，幸甚。意死不敢妄傳人。」這裡同樣有師徒之間不得妄傳、泄漏的禁令。

淳于意後經公孫光的推薦，拜陽慶為師，與陽慶習醫前後有三年之久。陽慶命淳于意「盡去其故方，更悉以禁方予之，傳黃帝、扁鵲之脈書」。師徒的關係是透過受書儀式而建立。淳于意接受陽慶的書籍包括：《脈書上下經》、《五色診》、《奇咳術》、《揆度》、《陰陽外變》、《藥論》、《石神》、《接陰陽禁書》等，「受讀解驗之」。亦即，醫學知識的傳授有幾個相關的步驟：⑴受書；⑵誦讀；⑶解析、理解；⑷體驗、驗證。在此，典籍的擁有者同時也扮演文本詮釋、經驗傳授的角色。

淳于意的診籍（記錄診病的簿冊）也以引用典籍、師說為診斷疾病的主要根據。如齊王侍醫遂病案，「此謂論之大體也，必有經紀。拙工有一不習，文理陰陽失矣」（古代的醫理只能得其大體情況，醫者必須把握其原則、要領。平庸的醫者有一處未察即使其條理紊亂、陰陽不清）。又如齊王故為陽虛候病案，「診之時不能識其經解，大識其病所在」（我為他診斷時不懂用經脈理論來解釋這種疾病，只能大略知悉疾病的所在部位）。換言之，淳于意的病案記錄相當依賴舊有的「論」或「經解」等文本。

上言醫學傳授的幾個程序是：受書、誦讀、理解及驗證；醫學固然以經驗為主，實作體驗尤不可少，但典籍本身也是醫術經驗的呈現，而誦讀古人的文本心法則是習醫的必經過程。《靈樞‧禁服》一篇可與上說相呼應。

〈禁服〉的「禁」即同於「禁方」之「禁」，秘密之謂；服者，即服從、服膺師說。此篇之中，黃帝以師資出現、雷公受其業：

> 雷公問于黃帝曰：細子得受業，通于《九針》六十篇，旦暮勤服之，近者編絕，久者簡垢，然尚諷誦弗置，未盡解於意矣，〈外揣〉言「渾束為一」，未知所謂也。夫大則無外，小則無內，大小無極，高下無度，束之奈何。士之才力，或有厚薄，智慮褊淺，不能博大深奧，自強于學若細子，細子恐其散于後世，絕于子孫，敢問約之奈何？黃帝曰：善乎哉問也。此先師之所禁，坐私傳之也，割臂歃血之盟也，子若欲得之，何不齋乎？雷公再拜而起曰：請聞命于是也。乃齋宿三日而請曰：敢問今日正陽，細子願以受盟。黃帝乃與俱入齋室，割臂歃血。黃帝親祝曰：今日正陽，歃血傳方，有敢背此言者，反受其殃。雷公再拜曰：細子受之。黃帝乃左握其手，右授之書：曰：慎之慎之，吾為子言之。凡刺之理，經脈為始，營其所行，知其度量，內刺五藏，外刺六府，審察衛氣，為百病母，調其虛實，虛實乃止，寫其血絡，血盡不殆矣。雷公曰：此皆細子之所以通，未知其所約也。黃帝曰：夫約方者，猶約囊也，囊滿而弗約，則輸泄，方成弗約，則神與弗俱。雷公曰：願為下材者，勿滿而約之。黃帝曰：未滿而知約之以為工，不可以為天下師。雷公曰：願聞為工。

特別值得注意的是，習醫過程中「諷誦」的作用。諷是背誦；誦則是以聲節讀經文。今天教學多以理解為主，經常會忽略古代學習中背誦、朗讀的過程。《內經》大部分是對話體，不少對話便是為了解釋既有經論而層層展開[11]。而《難經》更是一問一答、格式化的程度更為明顯；其中「問」

---

11. 廖育群，《岐黃醫道》（瀋陽：遼寧教育出版社，1992），頁 56–64。

的部分大多是舊有的經論[12]。

再者，因雷公不明白《九針》的核心題旨而有第二次授書的儀式。雷公受盟傳方，並在齋室中舉行割臂歃血的宣誓儀式。隱藏文本經過此儀式而得此授受。如上所說，黃帝為之授書、解說，由此可見掌握典籍者同時也是詮釋、經驗的傳授者。換言之，書籍、師資、經驗三者合一。

有趣的是，上文之中雷公與黃帝之間關於「滿」與「約」的辯論，也就是博學（主要是通過誦讀古代經文）與簡要、絜領的差別。黃帝認為「未滿而知約」，只能當普通的工匠，而不能成為天下之師。雷公竟回答「願聞為工」。

中國古代醫學知識的傳授，謝觀稱為「專門傳授之期」[13]。先秦醫學知識主要保存於官府，具有世襲、隱密的色彩。戰國以下，民間走方醫興起，透過受書儀式傳遞醫學知識。如果用《內經》的話來說，就是「循經受業」[14]、「受術誦書」[15]，也就是通過親炙受書之後，並藉由誦讀經文，而對醫術的實作演練有所傳授。《素問·解精微論篇》也說，「臣授業，傳之行教以經論」（我接受你傳給我的醫術，再教給別人也是根據典籍的內容），相對於神仙、房中術偏重選擇明師[16]，祝由等儀式性醫療偏重語言、動作的演出，中國醫學是「以文本為核心」的醫學。《內經》、《難經》等

---

12. 馬繼興先生說：《難經》的問答「見于現存《素問》者共九處；見于現存《靈樞》者共三十八處。此外尚有不見于現存《黃帝內經》的引文共十七處，這些大約都是《黃帝內經》的佚文或包括了《黃帝內經》以外的某些醫經類的佚文」。見馬繼興，《中醫文獻學》（上海：上海科學技術出版社，1990），頁 102。

13. 謝觀，《中國醫學源流論》（臺北：新文豐出版社，1997），頁 29。

14. 《素問·徵四失論篇》。

15. 《素問·示從容論篇》。

16. 村上嘉實，《中國の仙人──抱朴子の思想──》（京都：平樂寺書店，1991），頁 9–11。

「經」在漢代或許還稱不上所謂「經典」，但無疑具有「正典」概念下的「規範」或「標準」的意義。典籍在此有著「社群規範性的功能」(communally regulative function)。也就是說，醫學文本具有建立師徒系譜、區別我群與他群的作用。

三

　　古代醫學知識傳授的權威不是建立在老師本身，而是依托於古代的「聖人」，也就是《靈樞・禁服》所說「此先師之所禁」中的師資。淳于意也將脈法歸功於「古聖人」[17]。換言之，古代醫學典籍不僅是經驗實作的記錄也是聖人之言。

　　古醫經的「依托」形式源於《世本・作篇》。所謂「世」是指世系，講的是血緣傳承、族氏的追溯。其中，〈作篇〉述古代的創作發明，如醫學托於巫彭、藥術托於神農[18]。不過，戰國秦漢方技書依托的聖人主要是黃帝，與當時一整批「黃帝書」出現有著相同的文化背景[19]。今本《內經》的聖人形象其實即是黃老思潮的聖人典型：

> 聖人為無為之事，樂恬淡之能，從欲快志于虛無之守，故壽命無窮，與天地終，此聖人之治身也。[20]

---

17. 《史記・倉公傳》云：「古聖人為之脈法，以起度量，立規矩，縣權衡，案繩墨，調陰陽」。馬王堆帛書《脈法》云：「脈亦聖人之所貴也。」

18. 李零，《中國方術考》（北京：人民中國出版社，1993），頁 27。又，席澤宗，《科學史十論》（上海：復旦大學出版社，2003），頁 94–95。

19. 李零，〈說黃老〉，收入氏著，《李零自選集》（桂林：廣西師範大學出版社，1998），頁 278–280。

20. 《素問・陰陽應象大論篇》。

戰國漢初黃老的無為之術有兩面性，即治國與治身。在這一點，方技書與道家書在內容往往是互為表裡，因此《老子》書多可用養生、方技來詮解[21]。

特別值得注意的是，秦漢時代的聖人概念有二，一是指天子、君主本身，也就是《墨子·天志下》所說的「使之處上位，立為天子以法也，名之曰聖人」，或《大戴禮記·誥志》說：「古之治天下者必聖人」。另外，聖人指的是王者之師，也就是《老子》「以道佐人主者」的君師。《黃帝四經·稱》：「帝者臣，名臣，其實師也。」[22] 漢代的方技書依托的黃帝君臣問對，反映了道─術之間的密切關係：

> 黃帝坐明堂，召雷公而問之曰：子知醫之道乎？雷公對曰：誦而
> （頗）〔未〕能解，解而未能別，別而未能明，明而未能彰，足以治
> 群僚，不足以至侯王，願得（受）樹天之度，四時陰陽（合之），別
> 星辰與日月光，以彰經術，後世益明，上通神農，著至教，疑于二
> 皇。帝曰：善！無失之，此皆陰陽表裡上下雌雄相輸應也，而道上
> 知天文，下知地理，中知人事，可以長久，以教眾庶，亦不疑殆，
> 醫道論篇，可傳後世，可以為寶。雷公曰：請受道，諷誦用解。[23]

上文體現了聖人之政，國家、人體、自然秩序的多重感應秩序。而整部《內經》即是在聖人對話的格局之中對醫道層層推衍。

---

21. 胡懷琛，〈南面術說〉，收入氏著，《中國先賢學說》（南京：正中書局，1935），頁
1–26。

22. 柳存仁，〈道家與道術〉，收入氏著，《道家與道術》（上海：上海古籍出版社，
1999），頁 5–7；關於聖人的研究，參看邢義田，〈秦漢皇帝與「聖人」〉，收入《國
史釋論》下冊（臺北：食貨出版社，1988），頁 389–406。

23. 《素問·著至教論篇》。

　　不過，更令人好奇的是為什麼醫書採取聖人之間問答形式？自戰國起，諸子著書、詞人作賦，多假立賓主之名，互相酬答，《內經》黃帝與眾臣論對也藉這種對話形式進行教學。不過，學有進階，登堂入室，循秩就序，上文提到受書、誦讀、理解及驗證等過程，師徒之間的問答，反映了知識傳授過程得人乃傳、非其人勿教的特質。亦即，受業未必學成，學成未必盡得師傳。《素問‧氣穴論篇》便提到「聖人易語」的觀念：

> 黃帝問曰：余聞氣穴三百六十五，以應一歲，未知其所，願卒聞之。岐伯稽首再拜對曰：窘乎哉問也！其非聖帝，孰能窮其道焉！因請溢意盡言其處。帝捧手逡巡而卻曰：夫子之開余道也，目未見其處，耳未聞其數，而目以明，耳以聰矣。岐伯曰：此所謂聖人易語，良馬易御也。

上文強調醫道之難解，「其非聖帝，孰能窮其道焉」，然而聖人容易理解和接受其中深奧的醫理。《呂氏春秋‧重言篇》：「聖人聽於無聲」，馬王堆帛書《五行篇》也說：「聞而知之，聖也」[24]，聖人擁有能聽別人所聽不到的訊息的特殊稟賦。所以，勿以教人的禁令並不是不傳、不教，而是得人乃教。

　　而學生對老師的解說及相關的典籍也持尊重的態度。《靈樞‧陰陽二十五人》說：「岐伯曰：悉乎哉問也，此先師之秘也，雖伯高猶不能明之也。黃帝避席遵循而卻曰：余聞之，得其人弗教，是謂重失，得而泄之，天將厭之。余願得而明之，金匱藏之，不敢揚之。」醫理透過聖人問對而流傳秘藏。《內經》通篇是對典籍非經齋戒「不敢復出」、「不敢發」、「不敢

---

24. 張介賓：「聖人者，聞聲知情，無所不達」。見程士德，《素問注釋彙粹》（北京：人民衛生出版社，1982），頁 50；又，魏啟鵬，《馬王堆漢墓帛書《德行》校釋》（成都：巴蜀書社，1991），頁 17。

示」的重重禁令[25]。秘藏經書只供特別洞見的人學習所用，不為公眾公開，這一點與儒家對典籍的態度相當不一樣。

《內經》、《難經》等範例性文本，不僅傳遞了醫學知識的實作演練，也規範了這個學科核心的範疇概念，限制了該提問那些主要的課題[26]。例如，氣、脈、陰陽五行以及相關的藏象、表裡、虛實、補瀉……等。徐復觀說：「嚴格地說，不了解兩漢，便不能徹底了解近代。」[27] 這句話同樣適用於中國醫學思想史的發展。要言之，中國醫學的學術即由幾本範例性文本中文化分類概念派生衍變而來。

再者，依托除了說明醫學技術授受有本以外，還進一步有建立學脈譜系的功能。例如，唐‧王勃所寫的《難經》一書的源流：

> 《黃帝八十一難經》是醫經之秘錄也。昔者岐伯以授黃帝，黃帝歷九師以授伊尹，伊尹以授湯，湯歷六師以授太公，太公授文王，文王歷九師以授醫和，醫和歷六師以授秦越人，秦越人始定立章句，歷九師以授華陀，華陀歷六師以授黃公，黃公以授曹夫子。夫子諱元，字真道。自云京兆人也。蓋授黃公之術，洞明醫道，至能遙望氣色，徹視臟腑，洗腸剖胸之術，往往行焉。浮沉人間，莫有知者。[28]

---

25. 李建民，《死生之域》，頁 83–84。

26. 參見 George E. Marcus, "A Broad(er)side to the Canon: Being a Partial Account of a Year of Travel among Textual Communities in the Realm of Humanities Centers and Including a Collection of Artifical Curiosities," *Cultural Anthropology* 6.3 (August 1991), pp. 385–405.

27. 徐復觀，《兩漢思想史》卷 2（臺北：學生書局，1993），〈自序〉。

28. 何林天，《重訂新校王子安集》（太原：山西人民出版社，1990），頁 75–76。

這個《難經》傳承譜系無疑是編造的，其中所提到的年代（如歷六師，歷九師）與實際的歷史年代無關。但上文放在醫學知識依托傳統則有其意義，即強調曹夫子（疑道教中人）知識來源的正當性，與扁鵲、華陀一脈相傳。而通過依托的形式建立學術傳承進一步宣稱曹夫子象徵權力的積累。

在依托的文化中浸淫日久，如余嘉錫所說：「百家之言數術、方技書者，亦皆自以為真黃、農」[29]。不像現代的文獻辨偽學家所猜測的他們只是借聖人之名以欺世，而是真信有聖人，其書亦真是黃帝、神農之書。明代醫者張介賓打散《內經》原文，重新分類編次，著《類經》，並說：「而或者謂《素問》、《針經》、《明堂》三書，非黃帝書，似出于戰國。夫戰國之文能是乎？宋臣高保衡等敘，業已辟之。此其臆度無稽，固不足深辨。」[30] 這些論斷是典型依托心態下的產物。

四

如前所說，古典醫學知識傳授過程之中，「典籍」所扮演的核心角色，透過授書的儀式，典籍的擁有者同時也是詮釋者。但這種授書儀式在漢魏交替期有衰微的傾向。著名的醫學史家謝利恆說：「古代專門授受之學，魏晉而後，既已浸失」[31]，他發現魏晉至唐代一期的醫學特色主要以蒐葺殘缺醫書為主，王叔和、皇甫謐等的貢獻即在整理輯存這之前散佚、重複的文本。

授書儀式之所以式微主要有兩項歷史結構性的因素：一是世醫，也就是范行準所說「門閥醫學」的興起[32]；另一是道教醫學的形成[33]。簡單地

---

29. 余嘉錫，《古書通例》（臺北：丹青圖書公司，1987），頁 79。

30. 張介賓，《類經序》。

31. 謝觀，《中國醫學源流論》，頁 57。

說，就是醫學集團擴大化。這兩種形式的醫學對「醫學」本身的定義以及知識傳授的方式皆有各自的成見。先說前者。

　　戰國秦漢的醫學傳授譜系不明，扁鵲、倉公以下可說是一片空白，直到漢末華陀、張仲景的出現。但家傳醫學的興起，逐漸有較清楚的「家法」，例如東晉的范汪、殷仲堪、王珉諸人，南北朝的東海徐氏有八代世澤，北朝則有館陶李氏等[34]。這類醫學重視家傳的經驗、秘方，也就是《傷寒論》序文所說的：「觀今之醫，不念思求經旨，以演其所知，各承家技，終始順舊」[35]。所謂「家技」也就是家傳醫學，相對「思求經旨」的醫家而言有著較多的封閉與保守的傳授性格。

　　其次，原始的道教團體與醫藥知識的關係相當密切。從《太平經》反映的醫學養生內容，如「守一」、「承負」、「五臟神」等來看，與一般醫學內容互相出入[36]。不過，正如葛洪在《抱朴子・雜應》所說：「古之初為道者，莫不兼修醫術，以救近禍焉」，但道士養生最重要的是神仙大藥。葛洪批評當時之醫：「醫多承世業，有名無實，但養虛聲，以圖財利。」[37] 醫學在道教養生系統的位置並不高，道教中人也看不起上述的醫術世襲者流[38]。

---

32. 范行準，《中國醫學史略》（北京：中醫古籍出版社，1986），頁 59–63。相關的研究，請參看谷川道雄，〈六朝士族與方術〉，收入北京大學中國傳統文化研究中心編，《文化的饋贈（哲學卷）》（北京：北京大學出版社，2000），頁 70–74。

33. 吉元昭治，《道教と不老長壽の醫學》（東京：平河出版社，1989）。

34. 范行準，《中國醫學史略》，頁 60–63。

35. 郭靄春、張海玲，《傷寒論校注語譯》（天津：天津科學技術出版社，1996），頁 3。

36. 姜生、湯偉俠主編，《中國道教科學技術史：漢魏兩晉卷》（北京：科學出版社，2002），頁 617–634。

37. 王明，《抱朴子內篇校釋》，頁 248。

38. 《抱朴子・黃白》：「夫醫家之藥，淺露之甚，而其（道家）常用效方，便復秘之。」在此將醫區分為二系：醫家之藥與道家之藥。關於中國早期道教對醫學的態度較深入而全面的研究，見林富士，〈試論中國早期道教對於醫藥的態度〉，《臺灣

　　而在知識傳授形式上，道教講究「明師」親授，《抱朴子》中有不少嘲笑只讀道書不勤求明師而冀望成仙的人。葛洪說：「或頗有好事者，誠欲為道，而不能勤求明師，合作異藥，而但晝夜誦講不要之書數千百卷，詣老無益，便謂天下果無仙法。」[39] 而神仙之書，多是不立文字之教，《抱朴子·明本》說：「夫指深歸遠，雖得其書而不師受，猶仰不見首，俯不知跟，豈吾子所詳悉哉？」[40] 換言之，師資遠比典籍來得重要[41]，書籍只不過是聖人的糟粕。

　　漢代廣義的「醫學」包括神仙與房中術。《漢書·藝文志》有關生命、醫藥之書有四支：醫經、經方、房中、神仙。但由於世襲醫學與道教醫學的成立，表現在知識分類上有極為明顯的變化。梁·阮孝緒的《七錄》，把「醫經」、「醫方」歸入「術技錄」，而「仙道錄」別有「經戒」、「服餌」、「房中」、「符圖」等分支。阮孝緒說：「但房中神仙，既入仙道；醫經經方，不足別創。」也就是將漢代的「方技」之學一分為二。醫經、經方與數術諸學合為一錄，不再獨立成門，而道教醫學形成之後在房中神仙之術精益求精，派生出更多的門類技術。《隋書·經籍志》的「醫方」歸於諸子之學，而「道經部」相應於道教的成立，其下有房中、經戒、服餌、符籙之書[42]。醫學史總的趨勢，是逐漸把神仙、房中排除於「醫」的範疇之外。

　　如果從史志目錄學來看這時期另一個變化，即大量方書（論）出現，是漢以前的數十倍之多。表現在依托形式上的轉變，有大量自題作者不再依附聖人的醫方書出現，並有許多士大夫官僚的醫書著作。例如，《殷荊州

　　宗教研究》·1 卷 1 期 (2000)，頁 107–142。

39. 王明，《抱朴子內篇校釋》，頁 233。

40. 王明，《抱朴子內篇校釋》，頁 172。

41. 村上嘉實，《中國の仙人》，頁 10。

42. 松木きか，〈歷代史志書目における醫書の範疇と評價〉，《日本中國學會報》50 集 (1998)，頁 92–107。

要方》、《范東陽方》、《阮河南藥方》、《秦承祖藥方》、《胡洽百病方》、《羊中散藥方》、《孔中郎雜藥方》、《徐文伯藥方》、《夏侯氏藥方》、《王季琰藥方》、《王世榮單方》、《姚大夫集驗方》、《稟丘公論》、《吳山居方》等[43]。相對於漢以前醫藥知識掌握在方士、道士等之手，魏晉以降士大夫官僚的介入，無疑促成「醫」自身意識做微妙的調整。

表現於知識傳授的形態，世醫重視家傳經驗、道醫依恃明師指導，而這個階段的醫學在古代典籍的重整有突出的貢獻。中國醫學史上，「醫經」一系曾有幾次關鍵性的整理時期，除了北宋政府醫籍校正工作以外，第一次是西漢李柱國（前33–前29）的工作，第二次是皇甫謐 (215–282) 的工作[44]。漢魏之間醫經的正典化的意義，正如學者指出：「正典」的出現總與自身學科的危機密切相關，即來自對既有權威性論述崩解的焦慮，以及其他學科的挑戰與衝擊的回應[45]。如前所述，古典醫學授書儀式的式微，以及新興醫學分支的勃興，即是皇甫謐重編醫經的時代背景。

公元前一世紀末，宮廷醫生李柱國整理醫經、經方、房中、神仙四類醫籍，凡三十六家。除了今人所稱的《黃帝內經》之外，其餘書籍大都散佚無存。值得注意的是，「醫經」這一系，歷來醫家根據同一批材料增損、重編與注解，逐漸成形範例 (exemplar) 文本。因此，《甲乙經》、《太素》、《素問》、《靈樞》等醫經的經文多有重複，可以互校比對[46]。

《漢書‧藝文志》著錄的醫經有七家：(1)《黃帝內經》十八卷；(2)《黃帝外經》三十七卷；(3)《扁鵲內經》九卷；(4)《扁鵲外經》十二卷；(5)《白

---

43. 岡西為人，《宋以前醫籍考》（臺北：古亭書屋，1969），頁 503–586。

44. 岡西為人，〈古醫學復興の歷史〉，收入小山寬二編，《漢方醫學の源流》（東京：每日新聞社，1974），頁 71–94。

45. George Marcus, "A Broad(er)side to the Canon," pp. 391–404.

46. 真柳誠，《「內經」系醫書及びその研究書》（東京：日本漢方協會學術部，1985），頁 1–39。

氏內經》三十八卷；⑹《白氏外經》三十六卷；⑺《白氏旁經》二十五卷。
中國「規範式」(normative) 的正典醫學即自公元一世紀以後的醫學。但有
趣的是，這些書除了官方目錄記載之外，從來不見任何人引用，也未見於
其他書籍引用。惲鐵樵《群經見智錄》說：

> 《漢書》以前不見《內經》之名，而《漢書》之《內經》多至三種。
> 考《漢書》撰成之日，至仲景之世，才及百年，而所謂《黃帝外
> 經》、扁鵲、白氏《內、外經》五種之名，均不見于著述，嗣後亦遂
> 無可考者。忽然而有，忽然而無，殊不可解。[47]

其實，《漢書・藝文志》已經提到醫學傳授「技術晻昧」的特質；如果從秘
密的受書作風來考慮，上述的書籍流傳的過程無法詳考，應該是不難理
解的。

相較古代秘密受書、不欲示人的傳授方式，皇甫謐的重整工作的意義，
即是將隱密性的文本公開[48]。他所著的《甲乙經》主要是根據三種醫經的
傳本：

> 按《七略》、藝文志：《黃帝內經》十八卷，今有《鍼經》九卷，《素
> 問》九卷，二九十八卷，即《內經》也。亦有所忘失。其論遐遠，
> 然稱述多而切事少，有不編次。比按倉公傳，其學皆出于是。《素
> 問》論病精微，《九卷》原本經脈，其義深奧，不易覺也。又有《明

---

47. 惲鐵樵，《群經見智錄》，收入陸拯編，《近代中醫珍本集・醫經分冊》（浙江：浙江
　　科學技術出版社，1990），頁 520。

48. James Scott, *Domination and the Arts of Resistance: Hidden Transcripts* (New Haven:
　　Yale University, 1990), p. 202.

堂孔穴針灸治要》，皆黃帝岐伯遺事也。三部同歸，文多重複，錯互
非一。[49]

皇甫謐將三部醫經互見深藏的經文重新分類，刪繁去複，給予篇目，《甲乙
經》是第一部具有醫經目錄的醫典。也就是說，《內經》一系的文本，在這
之前的篇目是不清楚的，甚至有不編次的經文。皇甫謐這類考訂舊有典籍、
並予以重新分類的工作具有規範性的效果，啟發這之後醫經「類編」、「類
鈔」、「合類」體裁的作品[50]。作品雖多，其實都是依據同一批經文改編而
成的。

醫經正典化的歷史進程並不是滾雪球式的愈來愈多的累積歷程，而是
以排除 (elimination) 為原則。醫書大多是手冊類型（技術性的操作 manual）
的方書，數量愈來愈多，但留下來的屬於秦漢醫家與後人續增理論、規範
性的「經」典。李柱國、皇甫謐或其後楊上善、王冰、宋臣等的工作，並
不是賦予任何經書的正典地位與權威，而是不斷的把既有醫經的正典性挖
掘出來，借用皇甫謐的話即是「刪其浮辭，除其重複，論其精要」。也就是
經由歷來醫家不斷地重新編輯、命名、注解舊有經文以重建該學科的秩序
與權威。

五

這是一篇研究提綱，涉及禁方書、依托與正典幾個核心概念群。時間

---

49. 皇甫謐，《甲乙經序》；山田慶兒，《中國醫學はいかにつくられたか》（東京：岩波
書店，1999），頁 86–188；朱建平，《中國醫學史研究》（北京：中醫古籍出版社，
2003），頁 14–19。

50. 范行準，《中國醫學史略》，頁 52。

雖然限定在公元三世紀左右為分期，但卻企圖追溯中國古典醫學知識原型的形成及其制度變遷 (institutional changes)。

　　古代醫學透過受書儀式傳授知識，在此書籍具有建立師徒關係、區別我群與他群的功能。受書儀式大概式微於漢魏之間，早先典籍、師資、經驗不可分割的知識特質，從此有所分化。道教醫學可說是「明師」類型的知識形態，門閥醫學則以血緣相傳、祖方經驗為標示。而魏晉醫家整理舊有醫經重新劃定「醫學」的邊界、並塑造醫學知識的正統。也就是漢魏之間，醫學文本經公開化、世俗化的過程。

　　謝觀曾說中國醫學有「儒學比例」的特質[51]，從對典籍的態度來看，醫家的確漸向儒家靠攏、而與道家（或道教）日遠。宋臣史崧在《黃帝素問靈樞經敘》甚至說：「夫為醫者，在讀醫書耳。讀而不能為醫者有矣，未有不讀而能為醫者也。不讀醫書，又非世業，殺人尤毒于挺刀。」[52] 這種強調讀醫書以習醫的風氣，使醫學一變為士大夫之業。

　　古代醫書的神聖性源自於依托。依托可說醫家自身的歷史知識，它既用以追溯其技術的世系與親緣，同時，也用來形塑學術的傳統。聖人對話的依托體例，從《內經》到《難經》有著格式化、公式化的傾向。與此關係密切的是學習醫書中誦讀、抄書的歷史研究，這些課題唯有進一步與思想史、文化史結合方能突破現有醫學史成就。

　　我也指出中國「正典」醫學發展的二條線索：一是以《內經》系為主流、根據同一批文本不斷重編的歷史，另一是注解這些醫經的傳統的形成[53]。而醫學「正典」歷來如何維繫與變遷無疑需要更為堅實深入的研究，

---

51. 謝觀，《中國醫學源流論》，頁 29–32。

52. 郭靄春編著，《黃帝內經靈樞校注語譯》（天津：天津科學技術出版社，1992），頁 13。

53. 我們除了研究中國醫學「正典化」的過程之外，也應注意在這個過程出現的「異例」（anomalies）。關於異例分析，見 R. A. Gould, *Living Archaeology* (Cambridge: Cambridge University Press, 1980), pp. 138–228.

相關的課題也需要我的同行共同努力 54。

　　中國醫學是以文本為核心的正典醫學。《內經》、《傷寒論》等典籍可說是中國醫學的宗兆所在。直到現在，中醫走向現代化與科學化的同時，仍然不斷強調閱讀「四大經典」與「八大經典」，可說是取今復古，別立新宗。然而，現代中醫為何必須依賴公元三世紀左右成形的幾部典籍呢？這其中所反映的知識形態與文化心態值得進一步的省思。也許，現代中醫的「進步」並不取決於如何更正確地理解這幾部古代的權威醫典罷。

　　我在東京大學客座期間，不時搭著丸之內線的電車至文京區的湯島聖堂。在五光十色的巷閭中，這座有著數百年歷史的私塾還在講授中國文化。站在斯文會館外，看著布告欄寫著教授《論語》、《易經》、《史記》等課程，心中感動莫名。這個地方，除了例行的孔子、先儒等祭典之外，每年五月第三個禮拜日舉行「鍼灸祭」。我不定期與一位日本漢方醫生在此筆談。經由他的引薦我開始閱讀江戶末期考證醫家森立之的《素問考注》。這位醫生以為，現代中醫早已「西醫化」了。一回，我忍不住問他，他所研讀的中國古典與臨床看病有何關係呢？他笑而不答，用筆寫下了「我是斲輪老手」。

　　那是《莊子‧天道》中的故事。一時間我似有所悟，同時也對「聖人易語」多了一層領會。

---

54. 例如席文教授最近富有啟示性的提議，見席文，〈中國、希臘之科學和醫學的比較研究〉，《中國學術》3 卷 1 輯 (2002)，頁 111–126；及其新作 Geoffrey Lloyd and Nathan Sivin, *The Way and the Word: Science and Medicine in Early China and Greece* (New Haven and London: Yale University Press, 2002).

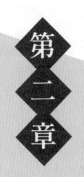

艾灸的誕生

凡物經火，乃能壽。土赴水即潰焉，瓦礫乃至千年；木仆地即朽，
炭之埋沒更堅。人之灼灸，猶是也。

——吳曾，《能改齋漫錄》[1]

（王超）既成擒下獄，尉見其春秋已高，而精采腴潤，小腹已下如
鐵而常暖，呼問之曰：「知汝有異術，信乎？」對曰：「無他技，唯
得火灸力耳。每夏秋之交，輒灼艾數千炷。行之益久，全不畏寒暑。
能累日不食，或一食兼數日之饌，皆不覺大飢大飽。豈不聞土成磚，
木成炭，千年不朽，皆火力致然耶。」鞠其過犯，略不諱隱，結正
赴郡論斬刑。創者剖其腹，得一塊，非肉非骨，凝然如石，蓋其灸
火之效。

——洪邁，《夷堅志》[2]

一、灸法之謎

灸法的起源至今仍是一個不可解的謎。如同許多技術，人們憑藉經驗
得以代代流傳，大部分人日用而不知。洪邁 (1123–1202) 與同時代人吳曾 [3]
將人體比做土木，土木經過火燃燒之後改變性質而不易朽壞。但燃燒艾草
燒灼人體局部以治療疾病的灸法到底是從哪裡誕生的呢？洪邁、吳曾代表
了士大夫甚至庶民對艾灸法的理解，我們並不同意利用宋人筆記「凡物經
火，乃能壽」的說法回溯艾灸法的起源。技術創作的過程，遠比後來附麗

---

1. 吳曾，《能改齋漫錄》下冊（上海：上海古籍出版社，1984），頁 514。
2. 洪邁，《夷堅志》（臺北：明文書局，1972），頁 912–913。
3. 吳曾，宋高宗紹興中以文獻所著書補右迪功郎。著《能改齋漫錄》、《環溪文集》等。

的理論闡述來得迂迴曲折。不過，上述宋人筆記的確提示艾灸法發明歷史的核心線索：古代社會對火的想像與操作的核心課題。

傳統中國人講述發明、制器的故事往往歸於「聖人」或「聖王」的格套[4]。灸法也不例外。北宋元豐中 (1078–1085) 高承《事物紀原》輯錄故籍關於中國醫學幾種核心技術的起源，其中「黃帝命雷公、岐伯教制九針，蓋針灸之始也。」[5] 其實針灸連稱代表相近一系的技術，但是針是針、灸是灸。遺憾的是，直到今天不少人仍把針、灸視為一物，甚至將「針灸」作為針法的專稱。的確，現代大多數題名「針灸史」的著作，也以大篇幅敘述針法的歷史。如果以針、灸兩種技術在歷史上的得勢先後，灸應在前，針興起在後，但灸法的研究往往在針灸史作品屬於旁枝末節[6]。灸法技術的晦昧，可以說是留下一堆謎團。

經常被人利用來討論艾灸法起源的文獻有二。《莊子·盜跖篇》有孔子沒有病而自灸的記載，大概反映了當時人以灸法的養生之道罷[7]。《孟子·離婁上》也提到了七年的疾病可以用三年之久的陳艾加以治療[8]。這些零星的記載顯示，灸法大概流行於戰國時代。但古代的中國人為何利用火來治病？艾草為何成為灸療法的主要燃料？灸法與經脈知識之間又有何關係？

當時的醫書對灸法的起源如何解釋呢？《素問·異法方宜論篇》以為灸

---

4. 齊思和，〈黃帝的制器故事〉，收入氏著，《中國史探研》（臺北：弘文館出版社，1985），頁 201–207。

5. 高承，《事物紀原》（北京：北京書局，1989），頁 396。

6. 例如，廖育群，《岐黃醫道》（瀋陽：遼寧教育出版社，1992），頁 79–80。古代醫學用火有熨、蒸、熏、熨、灸等不同方法。廖書與本文主要指的是艾灸法。

7. 《莊子·盜跖篇》：「丘所謂無病而自灸也。」見王叔岷，《莊子校詮》（臺北：中央研究院歷史語言研究所，1988），頁 1193。

8. 《孟子·離婁上》：「今之欲王者，猶七年之病求三年之艾也。苟為不蓄，終身不得。」見焦循，《孟子正義》（臺北：文津出版社，1988），頁 506。

法源於北方。北方象徵天地之間冬季閉藏之地，其地高亢，依山陵而居，風寒冰冽。當地的人民逐水草而處、以牛羊乳為食。人民受寒、寒性凝滯於內臟而產生脹滿等疾病，在治療上宜用灸法[9]。灸法與北方牧民有關無疑是一條值得重視的線索[10]。但今本《內經》也僅就此一條史料。而且，《素問‧異法方宜論篇》論述砭石、毒藥、灸法、九針、導引、按摩等主要技術的起源，是與五行方位相配合，所以，〈異法方宜論篇〉所指的北方未必確指具體的地域所在。不過，寒冷的天候與火療法連繫在一起顯示灸法的理論基礎：火溫散寒，舒緩身體的不適，使壅滯的氣血得以流暢。

中國灸法源於北方牧民的說法雖缺乏進一步的文獻可供討論，但以火為主的燒灼術 (cautery) 亦見於其他文化。《希波克拉底全集》就推薦燒灼作為防止傷口腐爛的療法。阿爾巴卡西斯（Albucasis，十世紀末十一世紀初伊斯蘭醫生）也討論過使用燒紅的烙鐵止血的燒灼治療。直到十八世紀，在西方仍以燒灼術作為最主要的止血方法。Roy Porter 等主編《劍橋醫學史》比較中國與西方傳統外科技術，推測中國灸法的原理是設想灼傷人體製造水疱而形成「對抗刺激劑」來治療疾病[11]。很可惜，從《內經》以及

---

9. 《素問‧異法方宜論篇》：「北方者，天地所閉藏之域也，其地高陵居，風寒冷冽，其民樂野處而乳食，藏寒生滿病，其治宜灸焫。故灸焫者，亦從北方來。」見牛兵占等，《中醫經典通釋‧黃帝內經》（石家莊：河北科學技術出版社，1994），頁 261。

10. 《漢書‧蘇武傳》：蘇武「引佩刀自刺。衛律驚，自抱持武，馳召醫。鑿地為坎，置熅火，覆武其上，蹈其背以出血。武氣絕，半日復息。」見班固，《漢書》（臺北：洪氏出版社，1975），頁 2461。又，《魏書》云，烏丸「有病，知以艾灸，或燒石自熨，燒地臥上，或隨病痛處，以決脈出血，及祝天地山川之神，無針藥。」見陳壽，《三國志》（臺北：鼎文書局，1980），頁 832。

11. Roy Porter 等，《劍橋醫學史》（長春：吉林人民出版社，2000），頁 322–331。關於火療法亦見於其他文明，例如 Kenneth G. Zysk，《印度傳統醫學》（臺北：國立中國醫藥研究所，2001），頁 157–158；星全章、艾措千、端智才讓編，《藏醫火灸療法》（北京：民族出版社，2000），頁 1–13。

同時代的文獻找不到任何支持這個推斷的證據。

　　對灸法起源曾做過系統性的論說是山田慶兒先生。他的研究旨趣並不在考證個別技術的起源，而是將針灸當做中國醫學知識形成的核心動力。山田的假說以為，灸法起源於以燻燒艾草禳除人體內疫鬼的咒術療法；所謂脈，起初是侵入人體內疫鬼的通路。而最早發現經脈存在的人，很可能即是上述進行艾咒療法的巫醫們[12]。燒艾的咒術療法到底為何？燒灼人體局部進行治病，並與脈（或經脈）發生聯繫的操作機制又是什麼呢？山田假說仍留下一堆待解之謎。

　　歷來追溯灸法起源的學者都忽略了火源的問題。今天利用灸法養生的人，以火柴、打火機、瓦斯點燃艾條或艾卷，並不特別考究火源。誠然，取火的技術，對現代人來說幾乎是微不足道，但是在古代社會卻是舉足輕重的事。火的馴化可說是人類文明的一大躍進[13]。如果我們重新爬梳有關

---

[12]. Yamada Keiji, *The Origins of Acupuncture, Moxibustion, and Decoction* (Kyoto: International Research Center for Japanese Studies, 1998), pp. 64-85；山田慶兒，《中國醫學の起源》（東京：岩波書店，1999），頁 60-77。

[13]. 關於火與取火的一般研究，見張其昀，〈火之起源〉，《史地學報》1 卷 2 號 (1921)，頁 1-6；汪寧生，〈我國古代取火方法的研究〉，《考古與文物》1980 年 4 期，頁 115-124；董韶華，〈我國原始人類用火淵源芻議〉，《北方文物》1989 年 1 期，頁 19-24；宮本馨太郎，〈火の歷史〉，收入後藤守一、石母田正編，《日本考古學講座》第 7 卷（東京：河出書房，1956），頁 106-119；岸本美之留，〈火に就いて〉，《漢學研究》創刊號 (1936)，頁 73-84；闇崇年，〈「鑽木取火」辨〉，《社會科學戰線》1980 年 3 期，頁 124-125；陳廣忠，〈陽燧・陰燧・鑽燧考〉，《安徽師大學報》1990 年 1 期，頁 62-67；張蔭麟，〈中國歷史上之「奇器」及其作者〉，《燕京學報》3 期 (1928)，頁 363；宋兆麟，〈原始爐灶的演變〉，《中國歷史博物館館刊》1997 年 2 期，頁 3-15；唐玄之、劉興林，〈中國古代燈、燭原始〉，《中國科技史料》19 卷 2 期 (1998)，頁 57-67；後藤朝太郎，〈支那上代の火器及び祭器〉，《考古學雜誌》31 卷 10 期、31 卷 12 期 (1941)，頁 591-604、頁 726-744；關於火的想像史見

艾的早期史料，就會發現艾作為醫草、灸草等醫療用途之前與火源有極為
密切的關係[14]。

　　艾草在古代社會曾作為引取天火唯一的媒介物。在《爾雅》這部成書
於戰國末年，由漢初儒生陸續編纂的書中別號為「冰臺」。冰臺是什麼意思
呢？相傳是淮南王劉安底下方士所撰的《淮南萬畢術》有以下的方術：「削
冰令圓，舉以向日，以艾承其影，則火生。」[15] 在這裡，「影」便是焦點的
意思。古代方士發明一種極精巧的取火技術，即以冰加工成為球狀透鏡聚
光來引取太陽火[16]而點燃艾草。這應該便是艾草得名「冰臺」的由來罷。
不過，冰的透光度甚弱，又易溶化，削冰令圓製作難度高，在古代另用陽
燧取天火。陽燧是一種青銅凹面鏡[17]。《淮南子・天文》：「陽燧見日，則燃

Gaston Bachelard, *The Psychoanalysis of Fire* (Boston: Beacon Press, 1964)；另火與文
明化見 Johan Goudsblom, *Fire and Civilization* (London: Penguin Books, 1992)。

14. 關於艾草的文獻材料，見井上桐庵，《艾草考》，收入《臨床實踐家傳・秘傳・灸書
集成 6》（大阪：オリエント臨床文獻研究所，1996），頁 423–442；國家中醫藥管
理局《中華本草》編委會，《中華本草》第 7 冊（上海：上海科學技術出版社，
1999），頁 668–675，〈艾葉〉條；趙存義、趙春塘，《本草名考》（北京：中醫古籍
出版社，2000），頁 119–120。

15. 茆泮林輯，《淮南萬畢術》（道光十四年梅瑞輯藏板），頁 2。另見范寧，《博物志校
證》（臺北：明文書局，1984），頁 50。關於萬畢，見沈曾植，《海日樓札叢》（臺
北：河洛出版社，1975），頁 231。

16. 王錦光、洪震寰，《中國光學史》（長沙：湖南教育出版社，1986），頁 52–53；蒙
建明，〈中國古代的透鏡與火齊〉，《中國文明報》1999 年 10 月 27 日，3 版。製造
透鏡除了冰以外，還有透明的礦石如水晶、玻璃等。關於冰臺的考釋，歷代的異說
見，丁福保，《說文解字詁林》（臺北：鼎文書局影印，1994），頁 620–622；朱祖
延主編，《爾雅詁林》（武漢：湖北教育出版社，1999），頁 3148–3149。

17. 關於陽燧的研究，詳見唐擘黃，〈陽燧取火與方諸取水〉，《史語所集刊》5 本 2 分
(1935)，頁 271–277；錢臨照，〈陽燧〉，《文物》1958 年 7 期，頁 28–29；李東琬，

而為火」，漢人高誘的理解是：「陽燧，金也，取金杯無緣者，熱摩令熱，日中時，以當日下，以艾承之，則燃得火也。」[18] 引火之物仍然是艾草。艾草與天火之間，透過冰製的透鏡或陽燧取得密切的聯繫。而且，引取天火的媒介除了艾草以外，在相關資料找不到其他的代替物。

我們必須追蹤引取太陽之火在古代社會的功能與目的。有趣的是，貫穿歷代灸法用火的史料，灸火的火源也是引取天火為上上之選。今本的《內經》（《素問》、《靈樞》）以針法技術為主流。秦漢時代的灸法專著，《扁鵲灸經》、《倉公（灸）法》、《灸法圖》、《新集備集灸經》等大多亡佚或殘缺不全[19]。出土的古醫書如馬王堆《脈書》、張家山《脈書》雖然直接涉及了灸法，但沒有談到用火的原則[20]。據考成書於漢代或稍晚的《黃帝蝦蟆經》

〈陽燧小考〉，《自然科學史研究》15 卷 4 期 (1996)，頁 368–373；何堂坤編，《中國古代銅鏡的技術研究》（北京：中國科學技術出版社，1992），頁 266–275；路迪民、翟克勇，〈周原陽燧的合金成分與金相組織〉，《考古》2000 年 5 期，頁 79–83；楊軍昌，〈周原出土西周陽燧的技術研究〉，《文物》1997 年 7 期，頁 85–87；楊軍昌、周魁英，〈先秦陽燧及相關問題〉，《故宮文物月刊》18 卷 5 期 (2000)，頁 132–137；駒井和愛，〈陽燧及び方諸の形態〉，收入氏著，《中國古鏡の研究》（東京：岩波書店，1953），頁 165–187；小林行雄，〈凸面鏡と凹面鏡──はじめ日本人は鏡をどううけとったか──〉，收入氏著，《古鏡》（東京：學生社，1965），頁 1–18；樋本社人，〈陽遂と多紐細文鏡〉，《考古學雜誌》55 卷 1 號 (1969)，頁 1–15；Yang Jun Chang, "Scientific Research and Conservation treatment on the Yang sui Excavated from Zhou Yuan Ruins," *Studies in Conservation* 44:1 (1999), pp. 63–66。

18. 劉文典，《淮南鴻烈集解》卷 3（臺北：文史哲出版社，1985），頁 54。

19. 馬繼興，《中醫文獻學》（上海：上海科學技術出版社，1990），頁 299–300，319。

20. 馬王堆《脈書》、張家山《脈書》的釋文，見馬王堆漢墓帛書整理小組編，《馬王堆漢墓帛書〔肆〕》（北京：文物出版社，1985）；張家山二四七號漢墓竹簡整理小組，《張家山漢墓竹簡》（北京：文物出版社，2001）。進一步的研究見：馬繼興，《馬王堆古醫書考釋》（長沙：湖南科學技術出版社，1992）；高大倫，《張家山漢簡《脈

以灸法為主，即提到灸火的準則：「太上陽燧之火以為灸；上次以磁石之火常用；又槐木之火灸，為瘡易差；無者膏油之火，亦佳。」[21] 這個用火的原則，在醫家內部到底是否被嚴格遵守，我們無從驗證。但上述灸火取火的準則顯示：在兩種或多種火源可供選擇之下的優先順序。

灸法的火源以取太陽之火為上選，到底可以追溯到何時，目前並沒有資料可證。大約起於戰國，貫通整個傳統時代，醫家將太陽之火作為灸法用火不變的通則。陳延之的《小品方》[22]、王燾的《外臺秘要方》[23]、徐春甫的《古今醫統大全》[24]、李時珍的《本草綱目》[25]、吳謙等《醫宗金鑒》[26] 等說法完全相同。

艾草作為引取天火的媒介物與灸法以天火為主要火源之間的關係非出

書》 校釋》（成都 ： 成都出版社 ， 1992）； Donald Harper, *Early Chinese Medical Literature: The Mawangdui Medical Manuscripts* (London and New York: Kegan Paul International, 1998)。

21. 《黃帝蝦蟆經》（大阪：オリエント出版社，1992），頁 68。該書的年代，丹波元胤以為「其書似出于漢人者矣」。參見曲祖貽，〈黃帝針灸蝦蟆經的簡介〉，收入郭靄春主編，《中國針灸薈萃——現存針灸醫籍之部》（長沙：湖南科學技術出版社，1993），頁 37–40；坂出祥伸，〈《黃帝蝦蟆經》的成書年代について〉，收入氏著，《中國思想研究・醫藥養生、科學思想篇》（大阪：關西大學出版社，1999），頁 193–216。

22. 祝新年，《小品方新輯》（上海：上海中醫學院出版社，1993），頁 171–172。相關考證見李經緯、胡乃長，〈《經方小品》研究〉，《自然科學史研究》8 卷 2 期 (1989)。

23. 王燾，《外臺秘要方》（北京：華夏出版社，1993），頁 780。

24. 徐春甫，《古今醫統大全》（北京：人民衛生出版社，1996），頁 470。

25. 李時珍，《本草綱目》（北京：人民衛生出版社，1991），頁 419。

26. 《醫宗金鑒・刺灸心法要訣》：「灸法點穴用火歌：點穴坐臥立直正，炷用蘄艾火珠良，灸病古忌八木火，今時通行一炷香。」見張奇文主編，《中國灸法大全》（天津：天津科學技術出版社，1993），頁 792。

於巧合 。 這篇文章即從古代社會對火的想像與操作重新探討艾灸法的歷
史[27] 。

二、為什麼是艾 ？──它的風俗與藥理

灸法為何以艾草作為主要燃料？其實，灸法可分為艾灸法與非艾灸法
二類[28] 。後者施灸的燃料包括硫磺、桑枝、桃枝等咒術性強烈的灸料[29] 。
但艾灸法從戰國直到今天是灸法的主流[30] 。《素問‧湯液醪醴論》：「必齊毒
藥攻其中，鑱石針艾治其外」[31] ，這裡的艾便是灸法的專稱，它與藥物療
法、砭石療法、針療法並舉，成為古典醫學的核心技術。

關於艾火，現代的中醫教科書解釋說：灸法是「借灸火的溫和熱力及
藥物的作用，通過經絡的傳導，起到溫通氣血，扶正祛邪，達到治病和保
健的目的的一種外治方法。」[32] 但中國人用火治病原因為何？艾灸為何成
為諸灸法主流 ？ 如果考慮到經絡的傳導與艾草的藥性解說都是相當晚的
事[33] ，上述對灸法理論的現代解釋可以說是穿鑿附會。

---

27. 魯桂珍、李約瑟對灸法的火源問題略而不談，只說：「古書上還記載著很多奇怪的
點燃艾炷的方法」，見魯桂珍、李約瑟，《針灸：歷史與理論》（臺北：聯經出版公
司，1995），頁 161。

28. 李中朝，〈《五十二病方》灸方淺析〉，《山西中醫》5 卷 2 期 (1989)，頁 37–38。關
於非艾灸法，見黃龍祥，《中國針灸學術史大綱》（北京：華夏出版社，2001），頁
717–719。

29. 張奇文主編，《中國灸法大全》，頁 13–14。

30. 奚永江主編，《針法灸學學》（上海：上海科學技術出版社，1994），頁 50。

31. 牛兵占等，《中醫經典通釋‧黃帝內經》，頁 266。

32. 奚永江主編，《針法灸學學》，頁 50。

33. 李時珍說：艾「入足太陰、厥陰、少陰之經」，又說：「服之則走三陰，而逐一切寒
濕，轉肅殺之氣為融合。灸之則透諸經，而治百種病邪，起沉疴之人為康泰，其功

中國人用火起於何時已無可考[34]。文獻足徵，火最主要應用在祭祀與熟食二大方面。清儒顧炎武 (1613–1682) 爬梳遠古火的史料，認為古人用火有二個主要系統：明火與國火。「明火以陽燧取之于日，近于天也，故卜與祭用之。國火取之五行之木，近于人也，故烹飪用之。」[35] 但無論明火或國火，古代火源均掌握於官府[36]。從古人懂得用火到創造系統的火療法，這個發展過程也是一個謎。人類以火取暖，藉由熱氣舒緩身體的不適，大概是其他文明共同經驗；但發展以特定的燃料灼燒或蒸燻人體的局部而進行治療，卻是中國古典醫學的獨特技術。中國灸法的起源應該與上述祭祀用火這條線索有關（詳下）。

火與一般人民的日常生活密不可分，特別是針對疾病的預防。《周禮》主行火政令的「司爟」，其職規定四季鑽木取火所用不同的木燧。古人認為燃燒過久的火易引起疾病，所以隨著季節的變化而改火，據說目的是為了「救時疾」[37]。時疾大概即季節性的流行病或傳染病罷[38]。火為何可以預

亦大矣。」見李時珍，《本草綱目》，頁 936–937。另，汪昂說：艾「通十二經，走三陰，理氣血，逐寒濕。」見汪昂，《本草備要》（重慶：重慶大學出版社，1996）。

34. 據說我國用火歷史可考約一百三十萬年之久。張奇文主編，《中國灸法大全》，頁 795。

35. 黃汝成，《日知錄集釋》（長沙：岳麓書社，1994），頁 178。進一步的研究參見李宗侗，《中國古代社會史》（臺北：華岡出版公司，1977），頁 162–177。

36. 見《周禮》的「菙氏」、「大祝」、「司爟」、「大司寇」等官職。

37. 孫詒讓，《周禮正義》（北京：中華書局，1987），頁 2396。對於改火禮俗的研究見汪寧生，〈改火的由來〉，收入氏著，《民族考古學論集》（北京：文物出版社，1989），頁 170–175；羅琨，〈說「改火」〉，《簡帛研究》2 輯 (1996)，頁 300–311；裘錫圭，〈寒食與改火——介子推焚死傳說研究〉，收入氏著，《文史叢稿——上古思想、民俗與古文字學史》（上海：上海遠東出版社，1996），頁 90–121；高國藩，〈漢代改火巫術〉，收入氏著，《中國巫術史》（上海：上海三聯書店，1999），頁 181–207。

防疾病？在鬼神禍崇、成為人疾病主要來源的時代，火是鬼神所畏，這大概即是四時變國火以救時疾的原因罷[39]。對於改火的制度，李宗侗特別注意到取火材料的講究，即四季變換木燧，「木質須用一種固定的、合禮的」材料[40]。然而灸法的燃料既可以用桑枝、桃枝等木質，為何艾草成為最主要的燃料？

火可用來驅逐兇惡疫鬼，又見於古儺的儀式。《周禮》的「方相氏」[41]，其任務是驅疫趕鬼，而令人注目的是驅逐儀式使用的兵器（戈、盾）。在漢代的大儺過程，還有方相氏「持炬火送疫出端門」，最後將大儺之火拋於河中作為儀式結束。張衡〈東京賦〉也有「煌火馳而星流，逐赤疫於四裔」的儺儀盛況。無論方相氏執戈或火把，其在儀式的本意即是「擊」、攻擊疫鬼[42]。這跟灸法以火燒灼患者身軀的儀式性意義是相同的。灸法一灼為一壯，壯即創、傷之意。[43]

儀式上用火來驅除鬼怪，1975 年湖北雲夢出土的睡虎地秦簡《日書‧詰》篇也有以下的逐疫除鬼的法術：⑴「有眾虫襲入人室，是野火偽為虫，以人火應之，則已矣。」⑵「到（應作大）雷焚人，不可止，以人火鄉（嚮）之，則已矣。」⑶「雲氣襲人之宮，以人火鄉（嚮）之，則止

38. 關於古代疾疫概念的討論，見張嘉鳳，〈「疾疫」與「相染」——以《諸病源候論》為中心試論魏晉至隋唐之間醫籍的疾病觀〉，《臺大歷史學報》27 期 (2001)，頁 37–82。

39. 范行準，《中國醫學史略》（北京：中醫古籍出版社，1986），頁 15；馬伯英，《中國醫學文化史》（上海：上海人民出版社，1994），頁 205；富士川游，《迷信の研究》（東京：第一書房，1985），頁 102。

40. 李宗侗，《中國古代社會史》，頁 166。

41. 孫詒讓，《周禮正義》，頁 2493–2496。

42. 楊景鸘，〈方相氏與大儺〉，《史語所集刊》31 本 (1960)，頁 123–165。

43. 張奇文主編，《中國灸法大全》，頁 797–798。

矣。」⁴⁴ 這裡的人火，應該即是日常的炊爨之火與上述大儺方相氏的持炬火不同。

火除了可攻擊鬼怪之外，同時還有儀式性潔淨的效果。《管子‧禁藏》：「當春三月，荻室熯造，鑽燧易火，杼井易水，所以去茲毒也。」⁴⁵ 春季三月之時，要燃燒灶火燻烤房舍、更換鑽燧取火的材料、掏井換水，這些時令禁忌的目的是為了消除毒氣。另外，《管子‧輕重己》：「教民樵室鑽燧，墐竈泄井，所以壽民也。」⁴⁶ 樵室即焚燒薪火於居所，禳祓陰邪之氣；這個活動與鑽木取火、塗修新灶、掏井換水等都是為了人民的健康。

燻烤房屋可以達到潔淨的功效，人體經火應該也可被除不祥罷。《呂氏春秋‧贊能》提到齊桓公迎接管仲，在齊國邊境燃燒火被除不祥，並殺了公豬舉行血祭⁴⁷。另《淮南子‧氾論》載湯迎伊尹，「洗之以湯沐，祓之以爟火」⁴⁸，這裡的水、火都具有儀式性潔淨的功能。艾火大概同時具備攻擊鬼怪與禳祓潔淨二種面相。

的確，與艾草有關的早期文獻都與驅邪及治病的風俗有關。《詩經‧采葛》有「彼采艾兮！一日不見，如三歲兮！」之詩，男子思念自己意中之女子，一日不見如隔三秋。除「采艾」以外，另有「采葛」、「采蕭」之詩句，經學家以為葛草可以治衣裳，蕭所以供祭祀之用，而艾草以養父母、侍奉醫藥⁴⁹。不過，這是後代人解詩，艾草到底何時應用於醫療治病並不

44. 劉樂賢，〈睡虎地秦簡日書《詰咎篇》研究〉，《考古學報》1993 年 4 期，頁 438，447。關於古代鬼神的概念討論，見蒲慕州，《追尋一己之福：中國古代的信仰世界》（臺北：允晨文化公司，1995），頁 76–96。

45. 安井衡，《管子纂詁》卷 17（臺北：河洛圖書出版社，1976），頁 15。

46. 安井衡，《管子纂詁》卷 24，頁 38。

47. 陳奇猷，《呂氏春秋校釋》（臺北：華正書局，1985），頁 1592。

48. 劉文典，《淮南鴻烈集解》卷 13，頁 21。

49. 郝志達，《國風詩旨纂解》（天津：南開大學出版社，1990），頁 262–265；陸文郁，

清楚。《楚辭‧離騷》提到了楚國人有把艾草掛滿腰間的風俗,「戶服艾以
盈要兮」[50],艾草佩戴於人身或許有避邪效用罷。《莊子‧讓王》有一故事
可證:

> 越人三世弒其君,王子搜患之,逃乎丹穴。而越國無君,求王子搜
> 不得,從之丹穴。王子搜不肯出,越人薰之以艾,乘以王輿。[51]

越人頻殺其君,王子搜憂懼而逃。越人以煙薰王子搜藏身的丹穴,是為了
逼使其離開該地嗎?而且越人煙薰丹穴還特別使用艾草。越人畢竟是要迎
王子搜為君,艾草除了煙薰使之不能久留洞穴自走出之外,疑有祓除不祥
的意味。這則故事也收錄在《呂氏春秋‧貴生》,陳奇猷說:「薰之以艾,
所以去不祥也。」[52]這跟前述湯迎伊尹或桓公迎管仲祓之以爟火的作用應
該是類似的。

　　艾草在有些史料是占卜所用的質材。依托晉平公師曠的《師曠占》有
一段以植物占卜一年吉凶的佚文:

> 黃帝問師曠曰:吾欲占歲苦樂善惡可知否。師曠對曰:歲欲豐,甘
> 草先生,甘草者,薺也。歲欲饑,苦草先生,苦草者,葶藶也。歲
> 欲雨,雨草先生,雨草者,藕也。歲欲旱,旱草先生,旱草者,蒺
> 藜也。歲欲惡,惡草先生,惡草者,水藻也。歲欲潦,潦草先生,
> 潦草者,蓬也。歲欲病,病草先生,病草者,艾也。皆以孟春占
> 之。[53]

　　《詩草木今釋》(天津:天津人民出版社,1957),頁 48–49。

50. 洪興祖,《楚辭補注》(臺北:漢京文化公司,1983),頁 36。

51. 王叔岷,《莊子校詮》,頁 1124。

52. 陳奇猷,《呂氏春秋校釋》,頁 78。

一年之中將豐收或苦惡旱疫，皆有一草相感應而先生，此近於物候之占。艾為病草，故有流行病或傳染病時，艾草會預先顯示徵兆。反之，四時疾瘧大概也可以用艾草來禳除罷。

　　艾草有關的法術最有名的是南朝梁人宗懍《荊楚歲時記》：「五月五日，謂之浴蘭節。四民並蹋百草之戲，採艾以為人，懸門戶上，以禳毒氣。」[54] 按《夏小正》提到了五月蓄蘭為沐浴的禮俗大概即是稍後「浴蘭節」所本。古人在五月五日以艾草禳除毒氣未必遲至《荊楚歲時記》才出現。其中，「採艾以為人」一句頗費解，別本作「採艾為人形」[55]；也就是以艾草製成芻像，類似《論衡·謝短》所說「立桃象人於門戶」的風俗，是用來祓除不祥之事[56]。與此類似的咒艾法術，葛洪 (281–341)《肘後方》有「斷溫病令不相雜方」：「密以艾灸病人床四角，各一壯，不得令知之，佳也。」[57] 有意思的是，此法術以艾灸的對象是病人之床而不是病人。艾草明置於門戶或密灸於病床，這些應即疫鬼或病邪最易出入的場所。

　　艾草固然具有驅邪以及治病的效用，但它如何與火連繫在一起？所謂灸法是燃燒艾草對人體局部進行燒灼、薰蒸，而不只是佩戴於患者身上而已。如果我們還沒忘記的話，艾草是引取太陽之火的主要燃料，引取太陽之火在古代社會的功能與目的為何呢？按《周禮》的「菙氏」主掌占卜，「凡卜，以明火爇燋，遂吹其煤契」，即龜卜先以明火燒束菙，再吹束菙燃

---

53. 阮廷焯，《先秦諸子考佚》（臺北：鼎文書局，1980），頁 272–273。

54. 王毓榮，《荊楚歲時記校注》（臺北：文津出版社，1988），頁 156–157。

55. 王毓榮，《荊楚歲時記校注》，頁 158。又，唐慎微《證類本草》引《荊楚歲時記》云：「宗士炳之孫，常以端午日，雞未鳴時采似人者，縛用灸有驗。」見唐慎微，《證類本草》（北京：華夏出版社，1993），頁 245。

56. 詳陳槃，《漢晉遺簡識小七種》（臺北：中央研究院歷史語言研究所，1975），頁 59–60，〈粗製木偶〉條。

57. 尚志鈞，《補輯肘後方》（合肥：安徽科學技術出版社，1996），頁 80。

荊條灼龜，以燒灼出卜兆 [58]。「明火」即太陽之火、祀火，問題在於：卜師如何引取天火、過程為何？經學家或以為即使用陽燧凹面鏡取火；不過，明火以陽燧取火於日到底可溯於什麼時代亦不可解 [59]。我們不排除占卜用火取太陽之火有其他方法，但復原甲骨占卜程式「灼龜」過程的學者以為艾草在作為引燃媒介占一定的角色 [60]。事實上，這也正是艾的別號「冰臺」的來源。從少數民族的紀錄與田野調查，仍可出現艾在以火視兆的占卜的功能。沈括 (1031–1095) 的《夢溪筆談》記載西域的羊骨占：「西戎用羊卜，謂之跋焦；卜師謂之廝乩。以艾灼羊髀骨，視其兆，謂之死跋焦。」[61]

　　我們不難想像：掌握上述技術的巫者，以艾草蒸燻人體，祝禱驅除疫鬼；或者進一步將艾草布在患者的局部，吹火助燃。並且初步把觀察卜骨兆紋的靈感與人體表面血脈的形象連繫起來 [62]。我並不認為龜卜與灸法兩種技術之間有直接繼承的關係，而在追索灸法為何以艾草作為主要燃料的來由。其實，艾草本身即具有驅邪、治病的功效，重點是：艾火的特殊是在它引取太陽之火的儀式性角色，以至於諸灸法之中艾灸法成為主流。

　　醫書中關於艾的藥理解說相當的晚。在《莊子》、《孟子》確知灸法流行的時代，找不到相應對艾的藥理文獻。《神農本草經》甚至不曾出現過「艾」名 [63]。艾灸法實際操作的方法細節，亦沒有現存的史料可徵。馬王

---

58. 李零，《中國方術考》（北京：人民中國出版社，1993），頁 231。

59. 杜預以為明火以陽燧取火於日，學者從之。見錢玄，《三禮辭典》（南京：江蘇古籍出版社，1993），頁 863。

60. 宋鎮豪，〈殷墟甲骨占卜程式的追索〉，《文物》2000 年 4 期，頁 40。

61. 胡道靜，《夢溪筆談校證》（上海：上海古籍出版社，1987），頁 612–613。又，夏之乾，〈苗族原始取火方法〉，《東南文化》1997 年 2 期，頁 92–95。

62. 馬伯英，《中國醫學文化史》，頁 192。

63. 《神農本草經》有「白蒿」，有人以為白蒿即艾，見曹元宇，《本草經輯注》（上海：上海科學技術出版社，1987），頁 96–97。《千金翼方》中〈白蒿〉條下文與《神農

堆帛書《五十二病方》保留為數可觀的巫術療法，包括七則與病症直接有
關的灸法[64]。七則灸法中，艾灸法二例，其他屬於非艾灸法。以下，我們
將通過《五十二病方》的二類灸法對火療的技術的特點有所討論。

　　《五十二病方》七則灸法主要是經由火燒灼、薰烤病灶甚至進行拔除，
近乎於外科手術[65]。

病　名	燃　料	部　位	備　考
蚖	芥子泥	頭頂正中	塗敷
疣	蒲席	疣瘤末端	拔除
癃病	不詳	左足中趾	
癩疝	粗麻末、艾葉	頭頂正中	燒潰爛
牡痔	不詳		灼燒病灶＼拔除
肛門癢	柳蕈、艾	肛門	煙薰
不詳	梓葉	不詳	薰烤

上表中，灸法使用艾草與其他燃料之間的差別何在，由於缺乏同時代藥理
文獻的解說，我們無從得知其究竟。如前所述，古典醫書「艾」即是灸法
的專稱，但從《五十二病方》顯示在主流艾灸法以外尚有各式各樣的灸法
材料。

　　我們仔細檢視《五十二病方》僅存的兩則艾灸法，其治療主要是取艾
草燃燒後所生的熱力與煙氣。其一，取粗麻的碎末裹以乾燥艾草，在癩疝

　　本草經》同，且與〈艾葉〉分述，見朱邦賢、陳文國等，《千金翼方校注》（上海：
　　上海古籍出版社，1999），頁 18，65。

64. 李中朝，〈《五十二病方》灸方淺析〉，頁 37–38。

65. 馬繼興，《馬王堆古醫書考釋》，頁 405，417，449，483，501，527，547。

患者的頭頂正中施治，一直要把患者局部皮膚灼燒至潰爛為止[66]。另一方，患者肛門瘙癢並同時有痔病，治之以薰灸法：在地上挖坑約盆狀大小，先點火讓坑內乾燥，接著，將艾、柳蕈置於坑內燃燒。患者則坐在坑內的穿孔陶盆之上，直接薰烤病灶[67]。一如《莊子·讓王》越王子搜故事所暗示，薰之以艾，大概也是著重艾草燃燒後所散發的氣味。而且，與今天養生的灸法不同，古代的灸法灼傷人體局部，造成疼痛，產生難以去除的灸疤。

　　艾草具有驅邪、治病的功用大概貫穿整個傳統時代的史料，但逐漸出現其採集、藥性、主治、炮製等的記載。例如，漢元帝時史游撰《急就篇》便有「半夏卓莢艾橐吾」的藥材文獻，顏師古解釋說：「艾，一名冰臺，一名醫草」[68]。藥材何其多，唯艾獨得「醫草」之名。又，東漢中葉崔寔《四民月令》則有艾的採集時間：三月三日「是日以及上除（夏至後第三個庚日），可采艾、烏韭、瞿麥、柳絮」[69]，採艾選擇陽氣偏勝之時，在使用時也以陳艾為勝，故有三年之艾治七年痼疾之說。梁·陶弘景《名醫別錄》說：

> 艾葉　味苦，微溫，無毒。主灸（按灸作灸）百病，可作煎，止下痢，吐血，下部䘌瘡，婦人漏血，利陰氣，生肌肉，辟風寒，使人有子。一名冰臺，一名醫草。生田野。三月三日採，暴乾。作煎，勿令見風。又，艾，生寒熟熱。主下血，衄血、膿血痢，水煮及丸散任用。[70]

---

66. 馬繼興，《馬王堆古醫書考釋》，頁 483。

67. 馬繼興，《馬王堆古醫書考釋》，頁 527。

68. 史游，《急就篇》（欽定四庫全書本），頁 50。

69. 石聲漢，《四民月令校注》（北京：中華書局，1965），頁 25。

70. 尚志鈞，《名醫別錄輯校》（北京：人民衛生出版社，1986），頁 155；關於《名醫別錄》的卷數、書名、內容，見廖育群，《岐黃醫道》，頁 142–152。

艾葉的藥性偏向溫、熱，也許是漢代人早已有的見解，因此灸法一般是宜寒病或虛證（詳下）。至於艾草多生田野之間，本草書多不著土產，似非特別罕見珍貴的藥材，一般人家亦可與烏韭、柳絮等同栽植，艾草擁有的咒術及神聖性恪應該即是源自占卜、引取天火的功能。

灸法進一步理論化應該與戰國出現的氣論有關[71]。艾灸固然保持稍早巫術的色彩，不過見於出土醫書與《內經》已經全然沒有驅邪、祓除的任何術語。這是灸法發展的一個分水嶺。

人體之氣具有向上與趨向溫熱的二種特性。馬王堆《脈法》說：「氣也者，利下而害上，從暖而去清焉。故聖人，寒頭而暖足。治病者取有餘而益不足也。」[72] 人體上半部屬陽，也是諸陽脈會聚、陽氣充足之處，若氣趨向身體上部則使陽氣過盛，因此，「寒頭而暖足」便是順應這種原則的養生技術。同時，人體之氣有「從暖、去清」的作用，亦即趨向溫暖、排除寒涼的特性。《素問・調經論》：「血氣者，喜溫而惡寒，寒則泣不能流，溫則消而去之。」[73] 寒冷則血氣澀滯而脈道不通，溫暖則使血氣不凝滯而易於運行，灸火之理便是溫暖血氣使之流動的作用，如病有因寒而得或陰證多寒之屬。

古典醫書往往將人體的脈道比喻為河道，風邪入侵會使河道滯澀或者濡潤[74]。火療（熨與艾灸）即是以利用火氣散寒。如厥是人體逆氣自下而上或肢體逆冷，《靈樞・刺節真邪》：「行水者，必待天溫冰釋凍解，而水可行，地可穿也。人脈猶是也，治厥者，必先熨調其經，……火氣已通，血脈乃行」，又說：「厥在于足，宗氣不下，脈中之血，凝而留止，弗之火調，

---

71. 參見杜正勝，〈形體、精氣與魂魄——中國傳統對「人」認識的形成〉，收入黃應貴主編，《人觀、意義與社會》（臺北：中央研究院民族學研究所，1993），頁 27–88。
72. 馬繼興，《馬王堆古醫書考釋》，頁 276。
73. 牛兵占等，《中醫經典通釋・黃帝內經》，頁 409。
74. 牛兵占等，《中醫經典通釋・黃帝內經》，頁 316–317。

弗能取之。」[75] 所以，灸法使用不當稱之為「惡火」，導致骨枯脈澀的後
果[76]。

灸法從早期薰灼人體表層到結合氣論而發展出調控火力的補瀉技術。
《靈樞‧背腧》：「氣盛則瀉之，虛則補之，以火補者，毋吹其火，須自滅
也。以火瀉者，疾吹其火，傳其艾，須其火滅也。」[77] 灸法以艾火自燃、
火小徐緩為補；而急吹其火以加速火力者為瀉。換言之，文火為補，烈火
為瀉。灸法的補瀉進一步配合脈法，幾乎脫離《五十二病方》灸法的巫術
療法。《靈樞‧禁服》說：

> 盛則徒瀉之，虛則徒補之，緊則灸刺且飲藥，陷下則徒灸之，不盛
> 不虛，以經取之。所謂經治者，飲藥，亦曰（或作用）灸刺。脈急
> 則引，脈大以弱，則欲安靜，用力無勞也。[78]

醫者根據患者所示的脈象予以合宜的療法。基本上，脈象區分為盛（實）、
虛二大類，脈緊屬於前者，脈虛陷僅適合用灸法。由此也可見針法興起之
後，並沒有完全取代灸法，《靈樞‧官能》：「針所不為，灸之所宜」[79]。事
實上，一直到今天，針、灸仍然是互補並存的關係。

艾咒療法逐漸脫離巫術的氛圍，大概遲至戰國與新興脈的學說相結合。
《靈樞‧經水》：「其治以針灸，各調其經氣」[80]。艾火從驅逐疫鬼到了這
個階段與氣論有更為緊密的關係。

---

75. 牛兵占等，《中醫經典通釋‧黃帝內經》，頁 178。

76. 牛兵占等，《中醫經典通釋‧黃帝內經》，頁 48。

77. 牛兵占等，《中醫經典通釋‧黃帝內經》，頁 126。

78. 牛兵占等，《中醫經典通釋‧黃帝內經》，頁 119。

79. 牛兵占等，《中醫經典通釋‧黃帝內經》，頁 171。

80. 牛兵占等，《中醫經典通釋‧黃帝內經》，頁 47。

三、天火信仰與灸法的起源

　　艾草從戰國時代起便作為引取太陽之火之物。艾最早的別名「冰臺」，宋人陸佃《埤雅》：「《博物志》言削冰令圓，舉而向日，以艾承影則得火。則艾名冰臺，其以此乎？」傳統學者多同意此說[81]。不過冰製透鏡製作不易，一般人更多是利用陽燧的凹面鏡取火，而且，同樣是以艾草為引火的材料。有趣的是，灸法的火源史料顯示，毫無例外以陽燧之火也就是天火為上選。我們無法確定，實際灸法操作，上述原則是否被嚴格遵守；其實灸法的文獻也特別提到天陰、夜晚或緊急匆促難備等不同時間或狀況的替代方案。

　　同樣是火，來源不同功效或異。卜辭所見，對人類有益的自然現象有「好火」的記載[82]。火又有新火、舊火之別，按照「改火」的禮俗，舊火有害於衛生；燃燒不應天時的木材是為壞火。甚至，使用不同材質的取火方法效果也有所不同，顧炎武便以為擊石取火，「其性猛烈而不宜人，疾疢之多，年壽之減，有自來矣。」[83]

　　灸法使用不同的火源會產生不同的療效嗎？現代人用艾條養生，灸關元、氣海、命門或中脘等穴，用打火機、火柴或瓦斯點燃艾絨，其間的差別何在？我們無從得知。火療法的起源除了涉及艾火之外，而且還與古人的天火信仰有關。

　　天火到底有哪些特性呢？太陽之火在古代象徵純陽之氣。馬王堆房中養生書《十問》提到以太陽之火烹煮藥品或食物：

---

81. 李時珍，《本草綱目》，頁 935。

82. 連劭名，〈卜辭所見商代自然崇拜中的火〉，《中原文物》2001 年 3 期，頁 21。

83. 黃汝成，《日知錄集釋》，頁 178。

必朝日月而翕其精光，食松柏，飲走獸泉英，可以卻老復莊（壯），
曼澤有光。夏三月去火，以日爨享（烹），則神慧而有蔥（聰）
明。[84]

養生者常見日光、月光吸收其精華。夏季三個月期間去舊火，以日光為火
源烹煮藥物或食品，吃了這種方式調製的藥食就可以智慧聰明。以日火烹
煮藥食用意為何？《周禮·司烜氏》鄭玄的解釋：「取日之火、月之水，欲
得陰陽之絜（潔）氣也。」[85] 換言之，太陽之火是純陽之氣。

　　以陽養陽，大概便是這一類方術的操作機制罷。如果用當時的術語即
是「感應」。這也是陽燧取天火的原理。《淮南子·覽冥》說：陽燧從太陽
取火，方諸自月亮取露水，天地之間奧妙無窮，即便是工於曆數的人也不
能悉舉其規律，然而「以掌握之中，引類於太極之上，而水火可立致者，
陰陽同氣相動也。」[86] 同書〈天文〉說：「物類相動，本標相應，故陽燧見
日，則燃而為火，方諸見月，則津而為水。」[87] 陽燧之所以可以引取天火，
主要建立在同氣相動的感應原理。感應即是以氣作為中介，在同類或類似
的事物之間所發生的一種遠距離的作用力。

　　天火又稱為明火，與明水是一對概念。同樣是水，來源不同效用也不
一樣。根據陰陽學說的演繹，日月相配，祭祀用火取之於天，祭祀用水亦
然。但取水於月想像居多，方諸可能是方形水精或雲母，其收取露水與月
其實無關[88]。不過，這也證明古人相信物質的來源不同功效即發生變化。

---

84. 馬王堆漢墓帛書整理小組編，《馬王堆漢墓帛書〔肆〕》，頁 151–152。

85. 孫詒讓，《周禮正義》，頁 2909。

86. 劉文典，《淮南鴻烈集解》卷 6，頁 45。

87. 劉文典，《淮南鴻烈集解》卷 3，頁 54。

88. 唐擘黃，〈陽燧取火與方諸取水〉，頁 273–277。關於方諸，或有以為是大蚌；方諸
取水即蚌科動物的內分泌液。

相對儀式以外的凡火，太陽之火應該可稱為聖火[89]。

　　天火為純陽之氣，引取天火的陽燧的製作材質、時間也偏向陽盛。《論衡‧定賢篇》：「人用陽燧取火於天，消鍊五石，五月盛夏，鑄以為器，乃能得火。」[90]據說鑄造陽燧必須擇取五石（礜石、紫石英、白石英、赤石脂、鍾乳）等良材[91]，並選擇五月盛夏陽氣偏重的時候作鏡。此外，《論衡‧率性篇》也說：「五月丙午日中之時，消鍊五石，鑄以為器，磨礪生光，仰以嚮日，則火未至，此真取火之道也。」[92]丙、午在天干地支的數術配屬為火，日中之時屬性亦為火[93]，換言之，鑄造陽燧反映了一種陰陽數術的思維──以陽（陽燧）召陽（天火）。亦即，透過陽燧這種通天法器為媒介，將太陽之火轉化為一種純陽的潔氣，也就是祭祀、占卜所謂的明火。東漢許慎在注解《淮南子》有關陽燧取火法時說：「日高三、四丈，持以向日，燥艾承之寸餘，有頃焦，吹之而得火。」[94]醫書有關灸法火源的原則亦遵循這個說法。

　　灸法以一丸大小之艾敷在人體的局部表面來治癒疾病。疾病或疫鬼在陰陽數術的思維下，應該屬於陰邪的力量。以陽勝陰，《論衡‧順鼓篇》曾用社祀求雨儀式中朱絲的角色與針灸的作用相類比：「朱絲如繩，示在賜（陽）氣實微，故用物微也。投一寸之針，布一丸之艾於血脈之蹊，篤病有瘳；朱絲如一寸之針一丸之艾也。」[95]

---

89. 孫機，〈中國聖火〉，收入氏著，《中國聖火──中國古文物與東西文化交流中的若干問題》（瀋陽：遼寧教育出版社，1996），頁 1–15。

90. 黃暉，《論衡校釋》（臺北：臺灣商務印書館，1983），頁 1100。

91. 李零，《中國方術續考》（北京：東方出版社，2000），頁 341–349。

92. 黃暉，《論衡校釋》，頁 71。

93. 龐樸，〈「五月丙午」與「正月丁亥」〉，《文物》1979 年 6 期，頁 81–84。

94. 王錦光、洪震寰，《中國光學史》，頁 41。

95. 黃暉，《論衡校釋》，頁 687。

太陽純潔之氣具有被除人身的作用，如社祭中朱絲所象徵陽性儀式性的力量。天津市藝術博物館藏漢代陽燧一枚，其背面外圈銘文說：「五月五，丙午，火遂可取天火，除不祥兮。」[96] 1982 年，陝西綏德縣發現的東漢永元八年 (96) 的墓西門坎左角陰刻「陽燧」二字，大概也具有去不祥的效果罷[97]。此外，陽燧在漢代也發展成為吉祥套語。例如，漢代的陽燧洗有「大吉，宜用，富貴陽燧」的銘文[98]。另日本河內國中河內郡高安村大字郡川古墓出有畫像鏡一，鏡銘說：「尚方作竟（鏡）自有紀，辟去不羊（祥）宜古市，上有東王父西王母，令君陽燧多孫子兮。」[99] 這些銘文中的「陽燧」是什麼意思呢？為什麼從陽燧取火工具的名稱轉而成為吉祥或避邪的用語呢？

陽燧與天相通，引取天之潔氣。燧或寫成遂，有通達、流暢的意思。舉例來說，《文選・洞簫賦》形容簫聲：「被淋洒其靡靡兮，時橫潰以陽燧」，張銑的注釋以為簫聲「忽如水流之縱橫潰亂，復有清暢之音以通達也。」毫無疑問，陽燧有通達的意思，與水流的意象也連繫在一起[100]。

討論至此，我們對灸法的操作邏輯有初步的了解：灸法以陽燧接引太陽之火，燃燒艾草，純陽的潔氣產生的熱力與氣味用來被除患者身體的不潔，並且通達其血脈。《說苑・辨物》提及了上古巫醫俞柎：「俞柎之為醫也，搦腦髓，束肓莫，炊灼九竅而定經絡，死人復為生人。」[101] 這是利用

---

96. 李東琬，〈陽燧小考〉，頁 370；另見陳邦懷，〈漢火遂銘文跋〉，收入氏著，《一得集》（濟南：齊魯書社，1989），頁 228–229。陳氏對天津藝術博物館藏的陽燧的銘文考釋為：「五月五丙午，火遂可取，天火保死，祥兮。」

97. 綏德縣博物館，〈陝西綏德漢畫像石墓〉，《文物》1983 年 5 期，頁 31。

98. 容庚，《秦漢金文錄》（臺北：中央研究院歷史語言研究所影印，1992），頁 269。

99. 何堂坤編，《中國古代銅鏡的技術研究》，頁 269。

100. 孫機，〈中國聖火〉，頁 4。

101. 趙善詒，《說苑疏證》（臺北：文史哲出版社，1986），頁 552–553。

薰灼的方法安定經絡而使死者復生[102]。

　　灸法以天火作為火源見於《黃帝蝦蟇經》等醫學文獻。《黃帝蝦蟇經·辨灸火木法》將火分為木火、陽燧之火、石火、膏油之火四大類：

> 松木之火以灸，即根深難愈。柏木之火以灸，即多汁。竹木之火以灸，即傷筋，多壯筋絕。橘木之火以灸，即傷皮肌。榆木之火以灸，即傷骨，多壯即骨枯。枳木之火以灸，即陷脈，多壯即脈潰。桑木之火以灸，即傷肉。棗木之火以灸，即傷骨髓，多壯即髓消。右八木之火以灸，人皆傷血脈肌肉骨髓。太陽陽燧之火以為灸，上次以礠石之火常用，又槐木之火灸，為瘡易差，無者膏油之火，亦佳。[103]

這裡並不是說在艾灸之外，另有松、柏、竹、橘、榆、枳、桑、棗等八種灸法，而是灸法不使用上述木料取火作為火源。相對「陽燧」，又有木燧。燧即鑽木取火的工具。換言之，灸火講究取火的方式與選材，古人相信火源不同療效也不一樣。火源以天火為上上之選，敲擊火石取火次之，再次之鑽鈷槐木之火、或用膏油之火作為火源。

　　上述灸火的原則似非僵化教條，而是顯示醫家在兩種或多種火源可供選擇之下的優先順序。南宋末年陳元靚編纂的《事林廣記》特別提到「艾灸皆以正午已後方可下火灸，謂陰氣未至，灸無不著；子前平旦穀氣虛，令人癲眩，不可臥灸。」[104] 從艾灸最理想的時間日正午以後來看，陽燧之火也是上選。天陰、夜晚似乎都不是施行艾灸效果最好的時間。古人對擇

---

102. 李鼎，《針灸學釋難》（上海：上海中醫藥大學出版社，1998），頁 232–234。

103. 《黃帝蝦蟇經》，頁 67–68。

104. 陳元靚編，《事林廣記》，收入長澤規矩也編，《和刻本類書集成》第 1 輯（上海：上海古籍出版社，1990），頁 387。

日歷忌的恪守，包括針灸擇吉的講究應該是超乎現代人所想像。另外，元
人楊維楨的《古樂府》提到走方艾師：

> 艾師艾師古中黃，肘有補注明堂方，籠有岐伯神針之海草，篋有軒
> 轅洪爐之燧光，針窾數穴能起死，一百七十銅人孔竅徒紛龐，三椎
> 之下穴一雙，二豎據穴名膏肓，百醫精兵攻不得，火攻一策立受
> 降。[105]

民間艾師的基本配備有醫書、海草、洪爐等物。海草據該詩原注：「岐伯遺
針於海島，崖生艾草，他艾十不及一。」又，所謂洪爐該詩原注：「灼艾禁
木火。火鏡、火珠取火佳。」[106] 火源以天火為上選貫穿傳統時代的灸法史
料，時代愈早這個原則大概愈被醫家嚴格遵行。

陽燧銅鏡掌握於巫師等少數人手中。太陽之火的馴化並主要使用於祭
祀的場合。衛宏《漢舊儀》：「皇帝唯八月飲酎，車駕夕牲，牛以絳衣之。
皇帝暮視牲，以鑑燧取水於月，以陽燧取火於日，為明水『火』。」[107] 另，
《舊唐書‧禮儀志》：「今司宰有陽燧，形如圓鏡，以取明火。」[108] 由於陽
燧所有的記載多與祭祀有關，故學者推斷：「陽燧並非是日常生活中普遍使
用的取火工具，似只使用于宗教儀式之中。因為古代人們對太陽有一種特

---

105. 楊維楨，《鐵崖先生古樂府》卷6（四部叢刊初編本）（上海：上海書店影印，
　　 1989），頁13。詩中的「中黃」，即古之真人、方士的稱呼。見饒宗頤，〈中黃子
　　 考〉，收入《揖芬集——張政烺先生九十華誕紀念文集》（北京：社會科學文獻出版
　　 社，2002），頁629–630。

106. 楊維楨，《鐵崖先生古樂府》卷6，頁13。

107. 衛宏，《漢舊儀》，收入孫星衍等輯，《漢官六種》（北京：中華書局，1990），頁
　　 101。

108. 劉昫等，《舊唐書》（臺北：鼎文書局，1981），頁887。

殊的信仰，取自太陽的火被認為是神聖的火。」[109] 中國醫家對天火的信仰應該即與巫者引取天火的禮儀有關。天火、陽燧、艾草（冰臺）等灸法的知識，曾一度壟斷於祝宗卜史一系的天官手中[110]。

灸法既可引取天火來通暢血脈，與之相關的是氣論的問題。氣是中國古典醫學的核心概念。氣作為自然界生生不息的流體，大概在戰國時代也廣泛應用於生命、身體等方技之學的相關範疇[111]。有趣的是，目前大量出土的戰國文字的氣大多從火。以下先從《行気銘》說起。

目前最早的行氣、導引文物《行気銘》，內容涉及沿人體中軸線任督行氣的小周天功[112]。《行気銘》的「気」字為何從「火」？《行気銘》是戰國時代的器物，其內容所說的「氣」，據楊儒賓的說法此字似是後漢以降道教徒習用「炁」字的先導，而《行気銘》指的是對先天之氣的搬運，下開後代內丹之術的先河[113]。不過，漢代的氣字皆從米，一般學者認為「炁」這個異體字恐是例外[114]。但如上所述，近年出土的文獻所示，戰國文字的氣多從火，可見《行気銘》並不是孤立的例證。

目前幾批戰國文物顯示，氣字大多從火。《楚帛書》、包山簡等氣皆作

109. 汪寧生，〈我國古代取火方法的研究〉，頁 122。

110. 王育成，〈紐約售賣的東漢青銅神樹初步研究──兼談道教燈樹與陽燧取火技術〉，收入四川大學宗教研究所主編，《道教神仙信仰研究》（下冊）（臺北：中華道統出版社，2000），頁 762–765。

111. 杜正勝，〈從眉壽到長生──中國古代生命觀念的轉變〉，《史語所集刊》66 本 2 分（1995），頁 442。

112. 李零，《中國方術考》，頁 323。

113. 楊儒賓說，見楊儒賓主編，《中國古代思想中的氣論與身體觀》（臺北：巨流圖書公司，1993），頁 13，32，〈導讀〉。

114. 戶川芳郎，〈訓詁中出現的氣的資料〉，收入小野澤精一等編，《氣的思想──中國自然觀和人的觀念的發展》（上海：上海人民出版社，1992），頁 212。

焣，郭店簡作燹，上博簡《性情書》作気[115]，也就是說，後世道教徒常用的炁、燹等字並非晚出，而是先秦古文。有一佐證是宋代郭守恕《汗簡》，該書所收的幾個古文氣字也都從火。《汗簡》一書自著成以來罕有人留意，特別是此書收錄了不少怪詭文字，學者多起疑心。但近年先秦古文字不斷出土證明該書所收古文保存不少可信的材料。例如，《汗簡》的幾個氣字即可與出土戰國文字相互印證。

《汗簡》輯錄的幾個氣字無疑與日光或天火的信仰有關。炂，「氣，出淮南王《上升記》」，《上升記》應是漢代道家書罷[116]。燹，氣之又一古文，相同從火[117]。這裡的火即是天火，《汗簡》的氣又作旰，出自唐《碧落文》[118]。元熊忠《古今韻會舉要》說，氣古文有炁、気、旰[119]。炁，即日氣之意；気、旰從火，這裡的火指的是天火、日氣[120]。所以，上舉《行気銘》同時代的《楚辭·遠遊》說：「餐六氣而飲沆瀣，漱正朝而含朝霞。」[121] 養生之人吸食天地之間六氣渴飲清露，含漱朝霞呼吸日中正陽之氣。換言之，気應該具指日光與人體之氣罷。《素問·生氣通天論》：「陽氣者若天與日，失其所則折壽而不彰，故天運當以日光明。」[122] 人體的陽氣

---

115. 何琳儀，《戰國古文字典──戰國文字聲系》（北京：中華書局，1998），頁 1197；袁國華，《郭店楚簡研究·第一卷·文字篇》（臺北：藝文印書館，1999），頁 278-279；馬承源主編，《上海博物館藏戰國楚竹書（一）》（上海：上海古籍出版社，2001），頁 221。

116. 黃錫全，《汗簡注釋》（武漢大學出版社，1990），頁 315。

117. 黃錫全，《汗簡注釋》，頁 363。

118. 黃錫全，《汗簡注釋》，頁 52-55。

119. 熊忠，《古今韻會舉要》卷 18（影印文淵閣四庫全書本第 238 冊，臺北：臺灣商務印書館，1983），頁 667。

120. 冷鵬飛，〈釋「炁」──早期道教思想研究〉，《中國哲學》15 輯 (1992)，頁 161。

121. 洪興祖，《楚辭補注》，頁 166。

122. 牛兵占等，《中醫經典通釋·黃帝內經》，頁 219。

如天體的太陽，太陽若不能正常運行，萬物不能存活；人體陽氣運作失常，同樣也會短命折壽。而且，人體的陽氣隨著天體運轉而有盛衰，「陽氣者，一日而主外，平旦人氣生，日中而陽氣隆，日西而陽氣已虛，氣門乃閉。」[123] 醫書中對氣的體驗無疑與日光有密切關係。

気字不僅從火與日火有關，氣、火兩者也有相同的特性。馬王堆帛書《胎產書》說人在母腹五個月，妊婦受天地五行之氣中「火」的感應，胚胎開始出現「氣」的活動[124]。而火有向上、溫熱兩種特質，其造字即有炎上之象，這正是人體內氣活動的象徵，馬王堆《脈法》說：「氣也者，利下而害上，從暖而去清焉。」[125] 簡單的說，古典醫學「火」的思想史，有從外火到內火發展的趨勢。《素問・陰陽應象大論》還用「壯火」、「少火」來說明人體生理病理與活動力的兩種氣，「壯火之氣衰，少火之氣壯。壯火食氣，氣食少火。壯火散氣，少火生氣。」[126] 壯火是病理之氣，人體過於亢陽會導致元氣衰落；而少火則是正常的生理之氣，微陽能使人元氣暢旺。這裡的人體之「火」無疑與氣的性質相近。

灸法的基本原理即是接引外火而調整內火（氣）。《備急千金要方・序例》：「不須灸而強與灸者，令人火邪入腹，干錯五臟，重加其煩而死；須灸而不與灸者，令人冷結重凝，久而彌固」[127]。這裡的「火邪」是外火，包括天火與艾火。

過去的學者討論氣的學說多與古人對「風」的想像與體驗連繫起來[128]。

---

123. 牛兵占等，《中醫經典通釋・黃帝內經》，頁 220。

124. 馬繼興，《馬王堆古醫書考釋》，頁 793。

125. 馬繼興，《馬王堆古醫書考釋》，頁 276。

126. 牛兵占等，《中醫經典通釋・黃帝內經》，頁 228。

127. 張奇文主編，《中國灸法大全》，頁 742。

128. 例如，馮友蘭，〈先秦道家哲學主要名詞通釋〉，收入氏著，《中國哲學史論文二集》（上海：上海人民出版社，1962），頁 177。

不過，大量出土的先秦文字「気」無論如何促使這個舊說要稍做修正了。與此課題相關的是漢畫像石「扁鵲針灸行醫圖」，為什麼扁鵲是以禽鳥的形象出現呢？有人猜測是由東夷鳥圖騰崇拜派生的鳥形神醫的畫像母題；另外有人從風神的傳說將神醫形象附會與風鳥有關[129]。有趣的是，目前出土所有象徵太陽的圖像多做禽鳥之形，包括陽燧之火也是鳥的圖形表現；孫機發現漢代出土燈具有鳥形造象，他推測鳥形象徵天火[130]。火鳥即是太陽之火。《鶡冠子》說：「鳳凰，鶉火之禽，陽之精也。」《說文・鳥部》說：鳳神鳥也，「出于東方君子之國，翱翔四海之外，過昆侖，飲砥柱，濯羽弱水，暮宿風穴。」火鳥歷行風穴，正是灸法的原理。[131] 按上述的脈絡，神畫石的神醫圖像即是天火的化身，灸法的火源崇尚陽燧之火也是理所當然的事。

在當時流行陰陽數術的思維下，天火屬於陽氣，透過陽燧的轉化汲取純陽之氣點燃性屬溫熱的艾草而進行治病。灸法操作的核心概念群即是：気──脈──感應。我們知道操作陽燧只存在少數人（巫師集團）之手中，灸法的起源無疑孕育於巫術的氛圍。

四、結　語

在鬼神崇禍並成為疾病最主要來源的時代裡，燃燒艾草後灼傷人體局

---

129. 劉敦愿，〈漢畫像石中的針灸圖〉，收入氏著，《美術考古與古代文明》（臺北：允晨文化公司，1984），頁 356–362；加納喜光，〈醫書中所見的氣論──中國傳統醫學史中的疾病觀〉，收入小野澤精一等編，《氣的思想》，頁 277。

130. 孫機，〈中國聖火〉，頁 4–11；王守功，〈考古所見中國古代的太陽崇拜〉，《中原文物》2001 年 6 期，頁 39–44；高福進，《太陽崇拜與太陽神話》（上海：上海人民出版社，2002），頁 70–75。

131. 王子今，《史記的文化發掘》（武漢：湖北人民出版社，1997），頁 69–70。

部以治療疾病的灸法到底是從哪裡誕生的呢？這篇文章從古典醫學對「火」的想像與操作重新思考灸法的課題，特別集中在灸法的燃料與火源二方面的歷史背景。

正如本文一開頭所指出，歷來追溯灸法起源的學者都忽略了火源的問題，即貫穿歷代灸法用火的史料，灸法的火源以引取太陽之火為最上選；更有意思的是，艾草在古代社會曾作為引取太陽之火唯一的媒介物。

太陽在古代社會與「火」的概念是緊密相關的。但「天火」必須經由儀式的程序才能使用，而與熟食之類的「凡火」有所區隔。而「火」作為五行之一，雖然這五行最初起於民生通用的五種材料或物質（故稱「五材」），但火作為「物」的特性，還是必須借助某些媒介顯現出來，不像其他四行具體。

在灸法的操作中，火具有兩重性：天火——陽燧——艾火。灸法以艾草作為主要燃料，是因艾廣泛應用在蒸薰驅除鬼物的儀式，其燃燒產生的氣味大概也可以用來袚除引起病痛的疫鬼罷。而艾草至少從戰國時代起即用來作為引取天火的唯一物質，這大概促使艾灸法在諸灸法之中成為正典主流，特別是艾灸法收入《內經》所產生的規範效果。而灸法的火源即以天火為上選。巫者以其掌握的取火鏡為媒介，溝通天氣與人氣，引取外火成為內火，達到通暢患者血脈，去除疫鬼的治療效果。要言之，古代的社會習慣（祭祀）、文化符號（陰陽）與技術發明之間，並不只是彼此詮釋，而是有著互賴依存的關係。

艾灸法誕生於引取天火的儀式氛圍，而大量出土有關「炁」的文獻也與天火的信仰密不可分。火論不僅涉及灸法的起源，同時，關係到古典醫學核心的氣論。「火」作為古典醫學的文化分類 (cultural categories)，由相關核心概念群結合與派生形成中國醫學獨特的文化現象[132]，無疑是研究中

---

132. 關於文化分類的研究，詳見黃應貴先生的原創性的討論，黃應貴主編，《時間、歷

國醫學思想史最根本的研究課題[133]。

參考書目

一、傳統典籍（包括註釋）

牛兵占等，《中醫經典通釋·黃帝內經》，石家莊：河北科學技術出版社，
　　1994。

王叔岷，《莊子校詮》，臺北：中央研究院歷史語言研究所，1988。

王毓榮，《荊楚歲時記校注》，臺北：文津出版社，1988。

王燾，《外臺秘要方》，北京：華夏出版社，1993。

史游，《急就篇》，欽定四庫全書本。

未名，《黃帝蝦蟇經》，大阪：オリエント出版社，1992。

石聲漢，《四民月令校注》，北京：中華書局，1965。

朱邦賢、陳文國等，《千金翼方校注》，上海：上海古籍出版社，1999。

吳曾，《能改齋漫錄》，上海：上海古籍出版社，1984。

李時珍，《本草綱目》，北京：人民衛生出版社，1991。

沈曾植，《海日樓札叢》，臺北：河洛出版社，1975。

汪昂，《本草備要》，重慶：重慶大學出版社，1996。

　　史與記憶》（臺北：中央研究院民族學研究所，1999），頁 24–26。

133. 這幾年來，我研究古典醫學史提出二個策略，一是重新發掘古典醫學的文化分類，
　　例如「脈」、「火」、「四時」等；另一是探討「正典」與「正典化」的課題，也就是
　　醫學的核心的理論範疇如何建立知識的規範與標準的歷史過程。以上二個策略，涉
　　及我對醫學史的分期以及「古典醫學」這個概念的提出；特別是深入研究不同歷史
　　氛圍的主導性的思想（或制度）與技術之間所發生的關係。初步想法參見李建民，
　　〈中國醫學史における核心問題〉，《內經》151 (2003)，頁 16–36。

洪興祖，《楚辭補注》，臺北：漢京文化公司，1983。

洪邁，《夷堅志》，臺北：明文書局，1972。

胡道靜，《夢溪筆談校證》，上海：上海古籍出版社，1987。

范寧，《博物志校證》，臺北：明文書局，1984。

茆泮林輯，《淮南萬畢術》，道光十四年梅瑞輯藏板。

唐慎微，《證類本草》，北京：華夏出版社，1993。

孫詒讓，《周禮正義》，北京：中華書局，1987。

徐春甫，《古今醫統大全》，北京：人民衛生出版社，1996。

班固，《漢書》，臺北：洪氏出版社，1975。

高承，《事物紀原》，北京：北京書局，1989。

陳元靚編，《事林廣記》，收入長澤規矩也編，《和刻本類書集成》第 1 輯，
　　上海：上海古籍出版社，1990。

陳奇猷，《呂氏春秋校釋》，臺北：華正書局，1985。

陳壽，《三國志》，臺北：鼎文書局，1980。

焦循，《孟子正義》，臺北：文津出版社，1988。

黃汝成，《日知錄集釋》，長沙：岳麓書社，1994。

黃暉，《論衡校釋》，臺北：臺灣商務印書館，1983。

黃錫全，《汗簡注釋》，武漢：武漢大學出版社，1990。

楊維楨，《鐵崖先生古樂府》（四部叢刊初編本），上海：上海書店影印，
　　1989。

熊忠，《古今韻會舉要》（影印文淵閣四庫全書本第 238 冊），臺北：臺灣商
　　務印書館影印，1983。

趙善詒，《說苑疏證》，臺北：文史哲出版社，1986。

劉文典，《淮南鴻烈集解》，臺北：文史哲出版社，1985。

劉昫等，《舊唐書》，臺北：鼎文書局，1981。

衛宏，《漢舊儀》，收入孫星衍等輯，《漢官六種》，北京：中華書局，1990。

井上桐庵，《艾草考》，收入《臨床實踐家傳‧秘傳‧灸書集成 6》，大阪：
　　オリエント臨床文獻研究所，1996。

安井衡，《管子纂詁》，臺北：河洛圖書出版社，1976。

二、近人論著

丁福保

　　1994　《說文解字詁林》，臺北：鼎文書局影印。

王子今

　　1997　《史記的文化發掘》，武漢：湖北人民出版社。

王守功

　　2001　〈考古所見中國古代的太陽崇拜〉，《中原文物》2001.6。

王育成

　　2000　〈紐約售賣的東漢青銅神樹初步研究──兼談道教燈樹與陽燧
　　　　　 取火技術〉，收入四川大學宗教研究所主編，《道教神仙信仰研
　　　　　 究》（下冊），臺北：中華道統出版社。

王錦光、洪震寰

　　1986　《中國光學史》，長沙：湖南教育出版社。

朱祖延主編

　　1999　《爾雅詁林》，武漢：湖北教育出版社。

曲祖貽

　　1993　〈黃帝針灸蝦蟇經的簡介〉，收入郭靄春主編，《中國針灸薈
　　　　　 萃──現存針灸醫籍之部》，長沙：湖南科學技術出版社。

何堂坤編

　　1992　《中國古代銅鏡的技術研究》，北京：中國科學技術出版社。

何琳儀

　　1998　《戰國古文字典──戰國文字聲系》，北京：中華書局。

冷鵬飛

　　1992　〈釋「炁」──早期道教思想研究〉，《中國哲學》15。

宋兆麟

　　1997　〈原始爐灶的演變〉，《中國歷史博物館館刊》1997.2。

宋鎮豪

　　2000　〈殷墟甲骨占卜程式的追索〉，《文物》2000.4。

李中朝

　　1989　〈《五十二病方》灸方淺析〉，《山西中醫》5.2。

李宗侗

　　1977　《中國古代社會史》，臺北：華岡出版公司。

李東琬

　　1996　〈陽燧小考〉，《自然科學史研究》15.4。

李建民

　　2000　《死生之域──周秦漢脈學之源流》，臺北：中央研究院歷史語
　　　　　言研究所。

　　2003　〈中國醫學史における核心問題〉，《內經》151。

李經緯、胡乃長

　　1989　〈《經方小品》研究〉，《自然科學史研究》8.2。

李零

　　1993　《中國方術考》，北京：人民中國出版社。

　　2000　《中國方術續考》，北京：東方出版社。

李鼎

　　1998　《針灸學釋難》，上海：上海中醫藥大學出版社。

杜正勝

　　1993　〈形體、精氣與魂魄──中國傳統對「人」認識的形成〉，收入
　　　　　黃應貴主編，《人觀、意義與社會》，臺北：中央研究院民族學

研究所。

1995 〈從眉壽到長生——中國古代生命觀念的轉變〉,《史語所集刊》
66.2。

汪寧生

1980 〈我國古代取火方法的研究〉,《考古與文物》1980.4。

1989 〈改火的由來〉,收入氏著,《民族考古學論集》,北京:文物出
版社。

阮廷焯

1980 《先秦諸子考佚》,臺北:鼎文書局。

周楣聲

2000 《灸繩》,收入氏著,《周楣聲醫學全集》中冊,臺北:啟業書
局。

尚志鈞

1986 《名醫別錄輯校》,北京:人民衛生出版社。

1996 《補輯肘後方》,合肥:安徽科學技術出版社。

星全章、艾措千、端智才讓編

2000 《藏醫火灸療法》,北京:民族出版社。

范行準

1986 《中國醫學史略》,北京:中醫古籍出版社。

唐玄之、劉興林

1998 〈中國古代燈、燭原始〉,《中國科技史料》19.2。

唐擘黃

1935 〈陽燧取火與方諸取水〉,《史語所集刊》5.2。

奚永江主編

1994 《針法灸法學》,上海:上海科學技術出版社。

孫機

1996 〈中國聖火〉，收入氏著，《中國聖火——中國古文物與東西文化交流中的若干問題》，瀋陽：遼寧教育出版社。

容庚

1992 《秦漢金文錄》，臺北：中央研究院歷史語言研究所影印。

祝新年

1993 《小品方新輯》，上海：上海中醫學院出版社。

袁國華

1999 《郭店楚簡研究・第一卷・文字篇》，臺北：藝文印書館。

郝志達

1990 《國風詩旨纂解》，天津：南開大學出版社。

夏之乾

1997 〈苗族原始取火方法〉，《東南文化》1997.2。

馬王堆漢墓帛書整理小組編

1985 《馬王堆漢墓帛書〔肆〕》，北京：文物出版社。

馬伯英

1994 《中國醫學文化史》，上海：上海人民出版社。

馬承源主編

2001 《上海博物館藏戰國楚竹書（一）》，上海：上海古籍出版社。

馬繼興

1990 《中醫文獻學》，上海：上海科學技術出版社。

1992 《馬王堆古醫書考釋》，長沙：湖南科學技術出版社。

高大倫

1992 《張家山漢簡《脈書》校釋》，成都：成都出版社。

高國藩

　1999　〈漢代改火巫術〉，收入氏著，《中國巫術史》，上海：上海三聯
　　　　書店。

高福進

　2002　《太陽崇拜與太陽神話》，上海：上海人民出版社。

黃龍祥

　2001　《中國針灸學術史大綱》，北京：華夏出版社。

國家中醫藥管理局《中華本草》編委會

　1999　《中華本草》，上海：上海科學技術出版社。

張其昀

　1921　〈火之起源〉，《史地學報》1.2。

張奇文主編

　1993　《中國灸法大全》，天津：天津科學技術出版社。

張家山二四七號漢墓竹簡整理小組

　2001　《張家山漢墓竹簡》，北京：文物出版社。

張嘉鳳

　2001　〈「疾疫」與「相染」──以《諸病源候論》為中心試論魏晉至
　　　　隋唐之間醫籍的疾病觀〉，《臺大歷史學報》27。

張蔭麟

　1928　〈中國歷史上之「奇器」及其作者〉，《燕京學報》3。

曹元宇

　1987　《本草經輯注》，上海：上海科學技術出版社。

連劭名

　2001　〈卜辭所見商代自然崇拜中的火〉，《中原文物》2001.3。

陳邦懷

　1989　〈漢火遂銘文跋〉，收入氏著，《一得集》，濟南：齊魯書社。

陳槃

　　1975　《漢晉遺簡識小七種》，臺北：中央研究院歷史語言研究所。

陳廣忠

　　1990　〈陽燧‧陰燧‧鑽燧考〉，《安徽師大學報》1990.1。

陸文郁

　　1957　《詩草木今釋》，天津：天津人民出版社。

馮友蘭

　　1962　〈先秦道家哲學主要名詞通釋〉，收入氏著，《中國哲學史論文
　　　　　二集》，上海：上海人民出版社。

黃應貴

　　1999　《時間、歷史與記憶》，臺北：中央研究院民族學研究所。

　　2000　〈歷史學與人類學的結合──一個人類學者的觀點〉，收入《學
　　　　　術史與方法學的省思》，臺北：中央研究院歷史語言研究所。

楊軍昌

　　1997　〈周原出土西周陽燧的技術研究〉，《文物》1997.7。

楊軍昌、周魁英

　　2000　〈先秦陽燧及相關問題〉，《故宮文物月刊》18.5。

楊景鶠

　　1960　〈方相氏與大儺〉，《史語所集刊》31。

楊儒賓主編

　　1993　《中國古代思想中的氣論與身體觀》，臺北：巨流圖書公司。

綏德縣博物館

　　1983　〈陝西綏德漢畫像石墓〉，《文物》1983.5。

董韶華

　　1989　〈我國原始人類用火淵源芻議〉，《北方文物》1989.1。

裘錫圭

　1996　〈寒食與改火──介子推焚死傳說研究〉，收入氏著，《文史叢
　　　　稿──上古思想、民俗與古文字學史》，上海：上海遠東出版
　　　　社。

路迪民、翟克勇

　2000　〈周原陽燧的合金成分與金相組織〉，《考古》2000.5。

廖育群

　1992　《岐黃醫道》，瀋陽：遼寧教育出版社。

蒙建明

　1999　〈中國古代的透鏡與火齊〉，《中國文明報》1999.10.27。

蒲慕州

　1995　《追尋一己之福：中國古代的信仰世界》，臺北：允晨文化公
　　　　司。

趙存義、趙春塘

　2000　《本草名考》，北京：中醫古籍出版社。

趙京生

　2000　《針灸經典理論》，上海：上海中醫藥大學出版。

齊思和

　1985　〈黃帝的制器故事〉，收入氏著，《中國史探研》，臺北：弘文館
　　　　出版社。

劉敦愿

　1984　〈漢畫像石中的針灸圖〉，收入氏著，《美術考古與古代文明》，
　　　　臺北：允晨文化公司。

劉樂賢

　1993　〈睡虎地秦簡日書《詰咎篇》研究〉，《考古學報》1993.4。

魯桂珍、李約瑟

　　1995　《針灸：歷史與理論》，臺北：聯經出版公司。

錢玄

　　1993　《三禮辭典》，南京：江蘇古籍出版社。

錢臨照

　　1958　〈陽燧〉，《文物》1958.7。

閻崇年

　　1980　〈「鑽木取火」辨〉，《社會科學戰線》1980.3。

龐樸

　　1979　〈「五月丙午」與「正月丁亥」〉，《文物》1979.6。

羅琨

　　1996　〈說「改火」〉，《簡帛研究》1996.2。

饒宗頤

　　2002　〈中黃子考〉，收入 《揖芬集——張政烺先生九十華誕紀念文
　　　　　　集》，北京：社會科學文獻出版社。

小林行雄

　　1965　〈凸面鏡と凹面鏡——はじめ日本人は鏡をどううけとった
　　　　　　か——〉，收入氏著，《古鏡》，東京：學生社。

山田慶兒

　　1999　《中國醫學の起源》，東京：岩波書店。

戶川芳郎

　　1992　〈訓詁中出現的氣的資料〉，收入小野澤精一等編 ，《氣的思
　　　　　　想——中國自然觀和人的觀念的發展》，上海：上海人民出版
　　　　　　社。

加納喜光

　　1992　〈醫書中所見的氣論——中國傳統醫學史中的疾病觀〉，收入小

野澤精一等編，《氣的思想》，上海：上海人民出版社。

1994　《中國醫學の誕生》，東京：東京大學出版社。

岸本美之留

1936　〈火に就いて〉，《漢學研究》創刊號。

後藤朝太郎

1941　〈支那上代の火器及び祭器〉，《考古學雜誌》31.10。

1941　〈支那上代の火器及び祭器〉，《考古學雜誌》31.12。

間壁葭子

1999　《古代出雲の醫藥と鳥人》，東京：學生社。

宮本馨太郎

1956　〈火の歷史〉，收入後藤守一、石母田正編，《日本考古學講座》
　　　第七卷，東京：河出書房。

富士川游

1985　《迷信の研究》，東京：第一書房。

榧本社人

1969　〈陽燧と多紐細文鏡〉，《考古學雜誌》55.1。

駒井和愛

1953　〈陽燧及び方諸の形態〉，收入氏著，《中國古鏡の研究》，東
　　　京：岩波書店。

坂出祥伸

1999　〈《黃帝蝦蟇經》の成書年代について〉，收入氏著，《中國思想
　　　研究・醫藥養生、科學思想篇》，大阪：關西大學出版社。

Bachelard, Gaston

1964　*The Psychoanalysis of Fire*, Boston: Beacon Press.

Chang, Yang Jun

1999　"Scientific Research and Conservation Treatment on the Yang sui

Excavated from Zhou Yuan Ruins," *Studies in Conservation* 44: 1。

Edgerton, David

2002 〈從創新到使用——十道兼容並蓄的技術史史學提綱〉,《當代》176。

Goudsblom, Johan

1992 *Fire and Civilization*, London : Penguin Books.

Harper, Donald

1998 *Early Chinese Medical Literature: The Mawangdui Medical Manuscripts*, London and New York: Kegan Paul International.

Keiji, Yamada

1998 *The Origins of Acupuncture, Moxibustion, and Decoction*, Kyoto: International Research Center for Japanese Studies.

Porter, Roy 等

2000 《劍橋醫學史》,長春：吉林人民出版社。

Zysk, Kenneth G.

2001 《印度傳統醫學》,臺北：國立中國醫藥研究所。

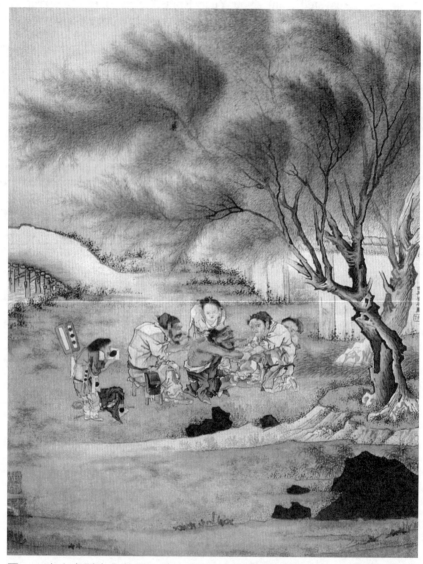

圖一：宋人李晞古灸艾圖。請注意艾師腰間的醫療配備。元人楊維楨古樂府：「艾師艾師古中黃，肘有補注明堂方，籠有岐伯神針之海草，篋有軒轅洪爐之燧光」。取自李經緯主編，《中國古代醫史圖錄》（北京：人民衛生出版社，1992），頁48。

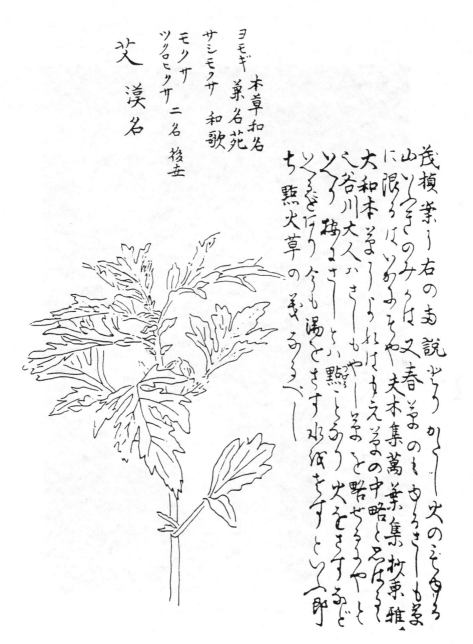

艾　漢名

ヨモギ　　　木草和名
サシモクサ　苑名菀
モノサ　　　和歌
ツクロヒクサ二名後立

茂摘業右の吏説せらかてし火の山に限ることのみつくれ又春草のもゆるさしも草に限るとやいふそれや夫木集萬葉集抄東雅大和本草にもみえそその中略となしてや谷川大人はさしもやくるとて火をうしとうとて梅まさしてく點せられやくそも行り今も湯とき水ほきをすとして点火草の業するべし

図二：艾為菊科植物，高約50-120 cm，其葉分五尖，面青背白。夏秋之際，開筒狀花並排列成穗狀花序。取自大槻茂禎，〈灸艾考〉（寫本）。

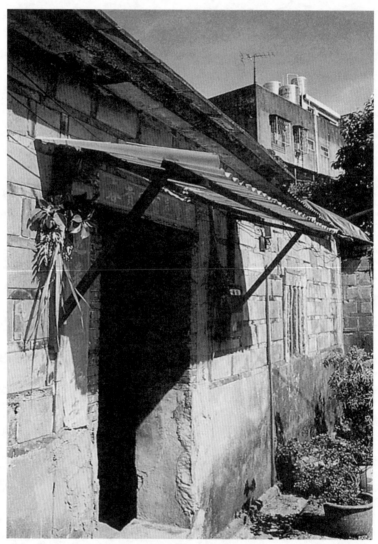

圖三：端午節以艾草禳除邪毒惡氣。李燦郎攝。

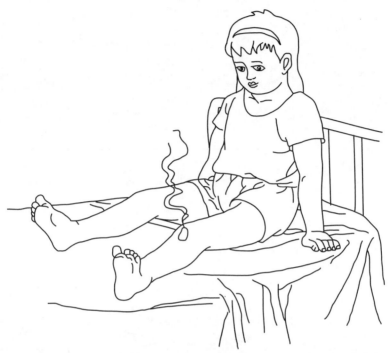

圖四：灸足三里，用棗核大小的艾炷置於穴上。（本局繪製）

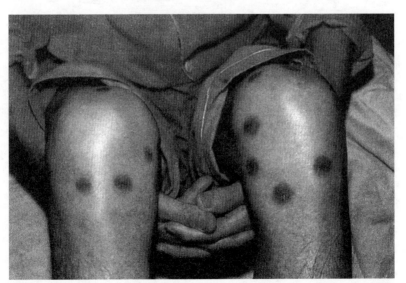

圖五：艾灸所灼成的瘢痕有時造成潰瘍。取自張成國，《灸法、拔罐及放血療法》（臺中：中國醫藥學院，1985），頁 15。

（第 三 圖）

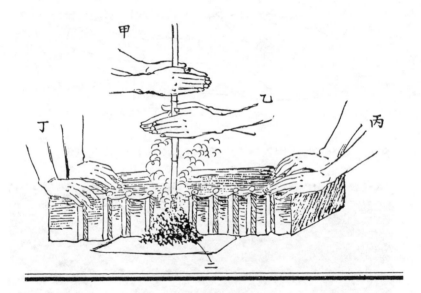

圖六：木燧取火。取自《北陸人類學會志》第 4 編 (1901)，頁 28。

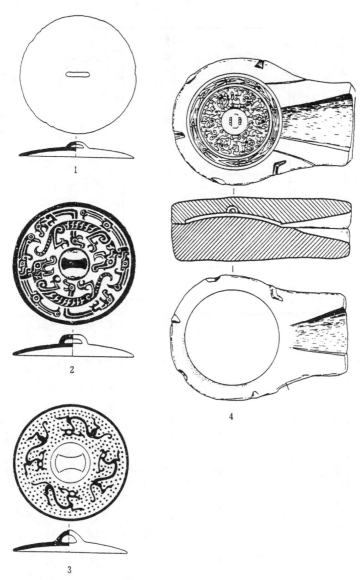

圖七：陽燧　1.北京昌平白浮 3 號西周墓。
　　　　　　2.河南三門峽上村嶺春秋虢國墓。
　　　　　　3.浙江紹興獅子山 306 號戰國墓。
　　　　　　4.陽燧陶範山西侯馬戰國鑄造遺址。
取自孫機，《中國聖火》（瀋陽：遼寧教育出版社，1996），頁 3。

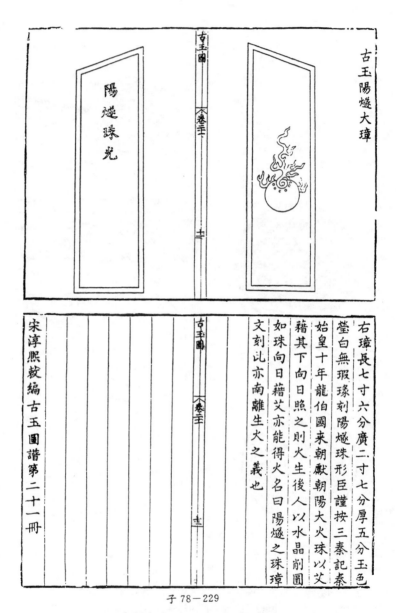

古玉陽燧大璋

陽燧瑔光

右璋長七寸六分廣二寸七分厚五分玉色
瑩白無瑕瑑刻陽燧珠形臣謹按三秦記秦
始皇十年龍伯國來朝獻朝陽大火珠以艾
藉其下向日照之則火生後人以水晶削圓
如珠向日藉艾亦能得火名曰陽燧之珠璋
文刻此亦南離生火之義也

宋淳熙敕編古玉圖譜第二十一冊

子 78－229

圖八：陽燧之火。取自宋《古玉圖譜》。

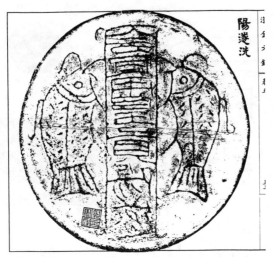

圖九：「大吉，宜用，富貴陽遂」。取自容庚，
《秦漢金文錄》（臺北：中央研究院歷史語言研
究所影印，1992），頁269。

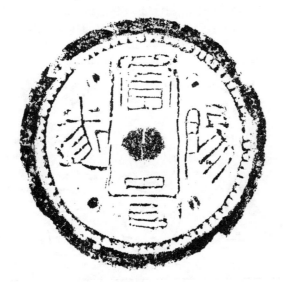

圖一〇：漢代「富貴陽遂」瓦當。陽遂（燧）為
何由取天火工具的名稱轉化為吉祥或避邪的用
語呢？取自傅嘉儀編著，《秦漢瓦當》（陝西旅遊
出版社，1999），頁680。

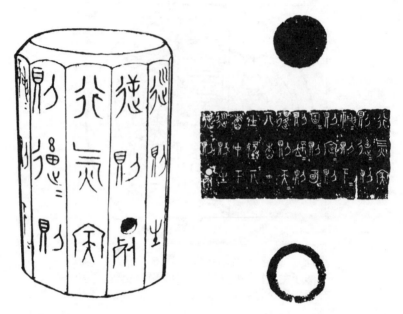

圖一一：中國最早的導引、行氣文物〈行氣銘〉。近年出土大量先秦的文獻氣字皆從火。取自李經緯主編，《中國古代醫史圖錄》，頁 12。

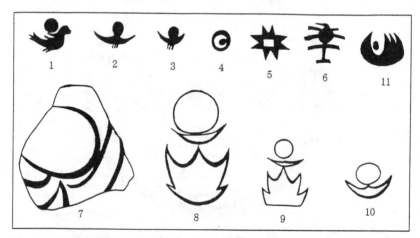

圖一二：考古所見的太陽圖形。日、鳥結合是普遍的造形 (1-3)。另太陽紋多與火的圖案結合 (7-10)。炅，應即取日火的形象。在漢代炅多見於醫書，陳槃先生說病熱曰炅。取自《中原文物》2001 年 6 期，頁 40。

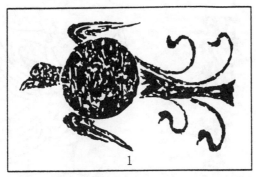

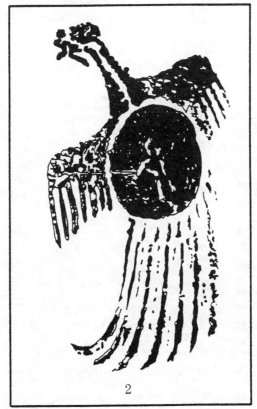

圖一三：漢畫像中的太陽造形「金鳥負日」圖。
1.河南南陽漢畫像石。 2.四川成都漢畫像石。
取自《中原文物》2001 年 6 期，頁 71。

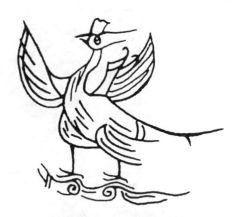

圖一四：陽燧以火鳥的造形出現。朝鮮平安南道大安市德興里高句麗永
樂十八年 (408) 壁畫墓中的「陽燧之鳥」。取自孫機，《中國聖火》，頁4。

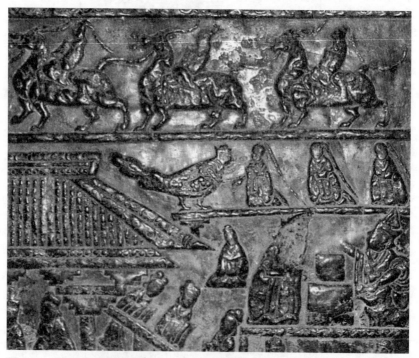

圖一五：東漢鳥形神醫畫像石。取自李經緯主編，《中國古代醫史圖錄》，
頁 16。

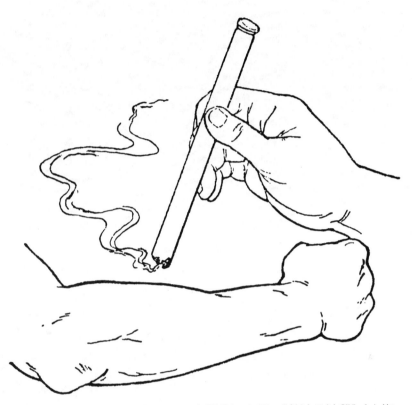

圖一六：現代改良式的艾條灸。取自奚永江主編，《針法灸法學》（上海：
上海科學技術出版社，1994），頁 54。

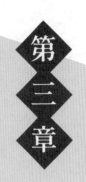

第二章

考古發現與
任脈學說的再認識

一、從黃谷繪《明堂經脈圖》說起——問題意識

　　本文探討任脈（圖一七）起源之謎。引起我留心這個課題的是清初黃谷彩繪的《明堂經脈圖》[1]。歷來人體經脈圖像，多以男性身體為模型。經脈循行暴露在人體的表層，以女性身體模型大概有所不便。黃谷所繪的任脈圖是個異例（圖一八）。在他編繪的十四幅經脈圖中，任脈的圖像是女性，榜題「奇經任脈」。任脈起於會陰，沿人體中軸線上達承漿，計二十四穴。會陰位於人體私處，圖像並無標示[2]。今天我們常見的針灸銅人模型，在其私處往往也繫上紅色布條[3]。

　　任脈與女性有密切關係見於《內經》等經典[4]。《素問・上古天真論》論人體的成長變化，男女有別。女性以七年為一變，二七有天癸，任脈通、太衝脈盛，此時有月事、能生子。七七四十九歲，任脈衰、太衝脈虛，經水寖絕，形貌漸壞而無子[5]。所以，女性終其一生與任脈的通暢、枯竭相關。又，《靈樞・五音五味》提及婦人、宦者、天宦（指男性先天生殖器發育不全者）三者沒有鬍鬚的原因，都與任脈、太衝脈有關。此二脈起於人

---

1. 黃谷，《明堂經脈圖》（北京：中國書店影印，1987）。本圖共有人體正、背經穴總圖各一，十四經穴圖以及康熙甲子(1684)徐跋文。

2. 陸瘦燕、朱汝功，《針灸腧穴圖譜》（臺北：文光圖書公司，1996），頁95–100。

3. 馬繼興，《針灸銅人與銅人穴法》（北京：中國中醫藥出版社，1993）。

4. 歷代醫籍任脈相關史料見陳夢雷等編，《古今圖書集成醫部全錄》卷381《婦人經脈門》；鄧良月主編，《中國經絡文獻通鑒》（青島：青島出版社，1993），頁757–769；陶御鳳、朱邦賢、洪丕謨，《歷代筆記醫事別錄》（天津：天津科學技術出版社，1988），頁188–189。

5. 牛兵占等，《中醫經典通釋・黃帝內經》（石家莊：河北科學技術出版社，1994），頁209。

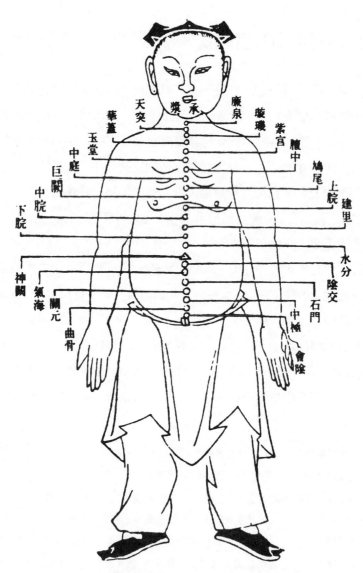

圖一七：傳統經脈圖像多以男性身體為模型。取自明・徐春甫，《古今醫統大全》（北京：人民衛生出版社，1996），頁 435。

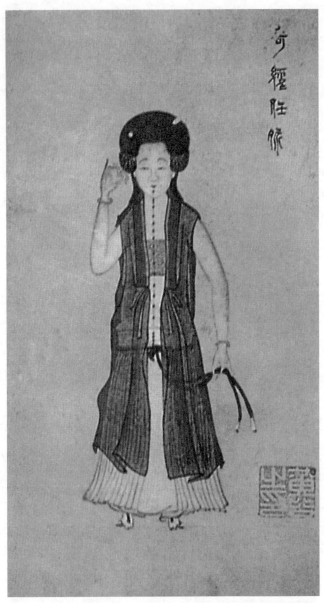

圖一八：黃谷所繪的「奇經任脈」圖以女性身體為模型，
是為異例。取自《彩繪明堂經脈圖》（北京：中國書店影
印，1987）。

體的陰部，主管生殖、生長。「血氣盛則充膚熱肉，血獨盛則澹滲皮膚，生毫毛。今婦人之生，有餘於氣，不足於血，以其數脫血也，衝任之脈，不榮口唇，故鬚不生焉。」[6] 宦者與先天宦者沒有鬍鬚的道理類似。宦者因去勢損傷了衝脈，而天宦者任衝不盛、宗筋不全備，因此不長鬍鬚。換言之，任脈涉及氣血的生成，同時，與人的生殖精氣機制密不可分。

後世醫典繼承了《內經》的任脈論述而有進一步的發揮。例如，滑壽《十四經發揮》云：「任之為言，妊也。行腹部中行，為婦人生養之本，奇經之一也。」[7] 毫無疑問，婦人生殖、養生的相關知識是探索任脈起源的重要線索。《太平聖惠方》、《聖濟總錄》等書說同[8]。滑壽又云：「任與督，一源而二歧，督則由會陰而行背；任則由會陰而行腹。夫人身之有任督，猶天地之有子午也；人身之任督以腹背言，天地之子午以南北言，可以分，可以合者也。」[9] 任督一前一後位於人體的中軸線，醫家將其比喻為天體、地理的子午線。由於宇宙論的類比想像在古典醫學中隨處可見，我們往往視為理所當然。數術類比其實涉及一個醫學的核心問題：即身體的中樞或者控制源頭在哪裡？也就是說，人體的活動能量有一個主要的源頭。相對於天地陰陽之氣運作的子午線，人體也以任督為主導源頭。

《內經》關於奇經八脈的討論仍然不成體系。但遲至東漢末的《難經》已經出現十二正經與奇經八脈之間關係的論述[10]。醫家將十二經比喻為溝渠，奇經如同深湖[11]。這兩者的主從，在《周易參同契》、《天元入藥鏡》、

---

6. 牛兵占等，《中醫經典通釋·黃帝內經》，頁 152。

7. 茹古香、薛鳳奎、李德新，《十四經發揮校注》（上海：上海科學技術出版社，1986），頁 45。

8. 鄧良月主編，《中國經絡文獻通鑒》，頁 757–758。

9. 茹古香、薛鳳奎、李德新，《十四經發揮校注》，頁 45。

10. 廖育群譯注，《黃帝八十一難經》（瀋陽：遼寧教育出版社，1996），頁 17。又，何之中，《針灸經穴與原氣》（北京：中國中醫藥出版社，1994），頁 68–69。

《大道三章直指》、《黃庭經》等典籍以任督為人體能量的源頭[12]。甚至出現了「醫書有任、督二脈，人能通此二脈，則百脈皆通」[13]的說法。

以上的討論暗示任脈源起兩項重要的因素。第一個是女性的生理，第二個是數術宇宙論的基礎。近年地不愛寶，中國大陸出土醫學資料層出不窮[14]。以下，我試圖利用新出土的文獻更深的挖掘任脈學說的源起問題。

二、人體中軸線及其宇宙論的基礎

從戰國到西漢末，學術發展的趨勢是以宇宙論[15]對知識進行系統化、體系化的工作。以《呂氏春秋》始，經《淮南子》、《春秋繁露》，到揚雄《太玄》可說推演到極致[16]。方技、醫學系統化的過程，同樣在天道與人體不二這樣的假設、格套之下完成。

不過，人體「取象與天」[17]或者「人副天數」[18]的思想，不僅僅是人體與宇宙一對一的對應類比。數術類比所構造的人體解釋模型有各種不同的變化。山田慶兒以為「水系模型」為古典醫學的主流[19]。而人體與天體

11. 廖育群譯注，《黃帝八十一難經》，頁 85。

12. 李時珍，《奇經八脈考》，收入何清湖等編，《中華醫書集成》（北京：中醫古籍出版社，1999），頁 10–11。

13. 李時珍，《奇經八脈考》，頁 11。

14. 李建民，《死生之域——周秦漢脈學之源流》（臺北：中央研究院歷史語言研究所，2000），頁 8–12。

15. 傳統宇宙觀的全面研究，見李亦園，《宇宙觀、信仰與民間文化》（臺北：稻鄉出版社，1999），頁 1–40。

16. 參見徐復觀，《兩漢思想史》卷 2（臺北：學生書局，1993 年版）的相關各論。

17. 劉文典，《淮南鴻烈集解》卷 21（臺北：文史哲出版社，1985），頁 82。

18. 蘇輿，《春秋繁露義證》（北京：中華書局，1992），頁 354。

19. 山田慶兒，《中國醫學の思想的風土》（東京：潮出版社，1995），頁 104。關於中國

之間運作的機制是沿著「氣一感應」的邏輯。正如徐復觀所說:「由陰陽五行所構造的天,不是人格神,不是泛神,不是靜態的法則;而是有動力,有秩序,有反應 (感通) 的氣的宇宙法則,及由此所形成的有機體地世界。」[20] 這個感通的宇宙是以氣作為中介,在相似或同類之間形成一種遠距離的作用力。氣在不同時間一方位的能量盛衰,借由陰陽五行表述,具有規律、可預測的特性。天與人互動的傅合想像特別表現在「數」的概念[21]。徐復觀說:「大約到了戰國時期有人轉而認定數字即是天體自身的表現。更將自然性格的天體,與傳統的天命及天道的價值觀念,混而為一。於是再轉而將數字也誤認為是價值實體的表現,認為由數字即可表現價值,即可通向天道的價值感應,乃至與之為一體。」[22] 易言之,周秦之間天道觀的變化即是氣化、數字化。

人體的中軸線任 (督) 脈被類比為天體、地理的子午線也孕育於周秦之間。新出土的數術資料讓我們對「子午」的概念有更加清楚的理解。例如日晷、博局、規矩鏡[23]、式盤[24] 等器物都呈現「二繩四鉤」的宇宙圖式,即由四正、四隅即構成氣運作的升降變化圖 (圖一九)。

古人將一年 (或一日) 的節奏區分為十二或二十四個段落。借用司馬

早期水思想史,我推薦兩篇重要論文:楊儒賓,〈水與先秦諸子思想〉,收入《語文、情性、義理——中國文學的多層面探討國際學術會議論文集》(臺北:臺灣大學中文系,1996.7),頁 1–41;艾蘭,〈中國早期哲學思想中的水〉,收入氏著,《早期中國歷史、思想與文化》(瀋陽:遼寧教育出版社,1999),頁 310–316。

20. 徐復觀,《兩漢思想史》卷 2,頁 79。

21. Li Jianmin, "An Introduction to the Occult Arts in China," *Storia della Scienza* (Rome: Institute della Enciclopedia Italiana, forthcoming).

22. 徐復觀,《兩漢思想史》卷 2,頁 484。

23. 李建民,〈漢代局戲的起源與演變〉,《大陸雜誌》77 卷 3 期 (1988),頁 97–108。

24. 李零,《中國方術考》(北京:人民中國出版社,1993),頁 36–39。

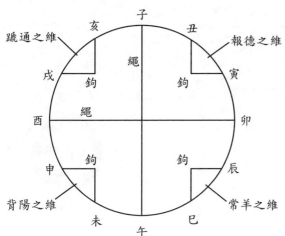

圖一九：二繩四鉤圖，它可以界說為一種 temporal spaces。

談《六家要旨》中的話：「夫陰陽四時、八位、十二度、二十四節各有教令。」[25] 這裡的時、位、度、節的時間概念往往以方位來表現。中國古人所謂的「天地」、「星野」的說法，都是時間—方位相應為一體的概念[26]。「二繩四鉤」圖也是一種帶有時間特性的空間 (temporal spaces)。按蓋天的宇宙論，天如覆碗，輿地方正有如棋盤。天地扣合，四隅不掩。天體由南北向的子午繩與東西向的卯酉繩交叉形成了「四正」，而另外四個夾角也是由四條繩索維繫構成了「四鉤」。

「二繩四鉤」的宇宙間架，以子午線作為天地陰陽之氣的起始。《淮南子・天文》：「陽生於子，陰生於午。」[27] 陽氣始萌於子位，即一年的冬至或一日的子時。陰氣起於午位，即一年的夏至或一日的午時。銀雀山漢簡《三十時》云：「日冬至恆以子午，夏至恆以卯酉，二繩四句（鉤）分此有道。」[28] 也就是以子午、卯酉分割四時（圖二〇）。明代醫家張介賓〈卦氣

25. 司馬遷，《史記》（臺北：鼎文書局，1984），頁 3290。

26. 李零，《中國古代地理的大視野》，《九州》第 1 輯 (1997)，頁 5–6。

27. 劉文典，《淮南鴻烈集解》卷 3，頁 67。

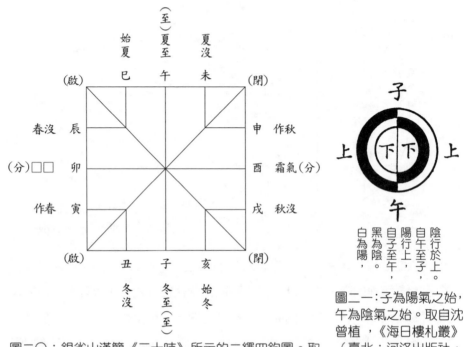

圖二〇：銀雀山漢簡《三十時》所示的二繩四鉤圖。取自《簡帛研究》2 輯 (1996)，頁 207。

圖二一：子為陽氣之始，午為陰氣之始。取自沈曾植，《海日樓札叢》（臺北：河洛出版社，1975），頁 26。

方隅論〉一文云：天地之氣，始於子中。子居正北，是陰氣之極、陽氣之始，「子午為陰陽之極，卯酉為陰陽之中，是為四正。四正定而每隅間之以二，是為十二宮。每隅間之以五，是為二十四向」[29]。陰陽之氣的消長，象徵時間的順序、歷程（圖二一）。

　　所以，子午是天地的南北，陰陽之氣始發，進一步引伸則是卦位的坎（水）離（火）或人體的中軸線。人身子午意指任（督）脈的記載似不見漢代以前的典籍[30]。但《漢書‧王莽傳》的一條史料已經暗示任脈的誕生。

---

28. 李零，〈讀銀雀山漢簡〈三十時〉〉，《簡帛研究》2 輯 (1996)，頁 207。

29. 張介賓，〈卦氣方隅論〉，收入氏著，《類經圖翼‧類經附翼》（臺北：新文豐出版公司影印，1976），頁 249–250。

元始五年（公元 5 年）王莽開鑿子午道，目的是為王皇后的生育：

> 其秋，莽以皇后有子孫瑞，通子午道。子午道從杜陵直絕南山，徑漢中。[31]

這一年，王皇后十四歲，按醫經所載二七天癸至，開始有了月事。《漢書》注引張晏曰：「時年十四，始有婦人之道也。子，水；午，火也。水以天一為牡，火以地二為牝，故火為水妃，今通子午以協之。」[32] 王莽是以開通地理的子午線來幫助其女的生產之事。《周氏經絡大全》云：「任之為有孕也，婦人生養之本。」[33] 人體的中軸線，而且與女性生殖密切相關的即是任脈了[34]。漢長安城的中軸線，北起天齊祠，南方即子午谷（圖二二）。這南北的中軸線即天體「二繩」的子午線了。

　　人脈與地脈對應的模式，不僅出現於王莽開通子午道以協助皇后子嗣之事。《國語・周語》虢文公論籍田禮，提及太史按時節觀測土地，每當陽氣蒸騰，土脈躍躍欲動，要及時翻耕土地輸瀉其氣，否則地脈因陽氣積滯而造成災害[35]。這條史料作為脈學起源的濫觴，到了《管子・水地》得到進一步發展：「水者，地之血氣，如筋脈之通流者也。」[36] 地脈與人脈的類

---

30. 任脈相關史料主要見於醫典，見任應秋主編，《黃帝內經章句索引》（臺北：啟業書局，1987），頁 846。

31. 班固，《漢書》（臺北：洪氏出版社，1975），頁 4076。

32. 班固，《漢書》，頁 4076。另參見李之勤，〈歷史上的子午道〉，《西北大學學報》1981 年 2 期，頁 38–41。

33. 鄧良月主編，《中國經絡文獻通鑒》，頁 767。

34. 周振武，《人身通考》（北京：人民衛生出版社，1994），頁 128。

35. 韋昭注，《國語》（臺北：漢京文化事業公司，1983），頁 15–16。

36. 安井衡，《管子纂詁》卷 14（臺北：河洛圖書出版社，1976），頁 1。

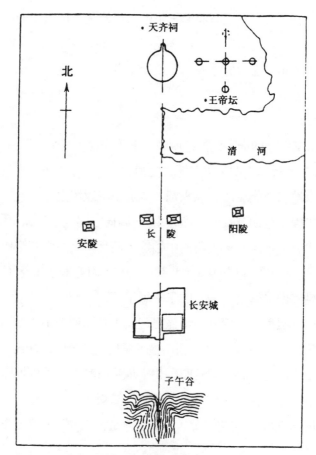

圖二二：漢長安城的中軸線及在線上的子午谷。取自
《九州》第 1 輯 (1997)，頁 14。

比感應，又如《漢書・李尋傳》：「五行以水為本，其星玄武婺女，天地所
紀，終始所生。水為準平，王道公正修明，則百川理，落脈（即經脈）通；
偏黨失綱，則踊溢為敗。」[37] 水在五行方位是在北，即中軸線上；婺女，
即須女星，《漢書》注引孟康曰：「婺女，須女也，北方天地之統，陰陽之

---

37. 班固，《漢書》，頁 3189。

終始也。」[38] 天地之氣的運行和諧與否與政治
清明相互感通。李尋的理論是：地脈——人
脈——國脈彼此聯繫的三層宇宙[39]。上述思想，
《靈樞·經水》一篇可說最為體系化。〈經水〉
全篇以水喻脈，「凡此五藏六府十二經水者，外
有源泉而內有所稟，此皆內外相貫，如環無端，
人經亦然」[40]。《靈樞·邪客》云：「地有十二
經水，人有十二經脈。地有泉脈，人有衛
氣。」[41] 地脈、人脈之間數術的類比，任脈的
表述方式亦不例外。王莽開鑿子午道的地脈，
藉此感通其女身體的子午線。

　　子午概念的應用除上所述之外，另見於綿
陽雙包山漢墓經脈木人模型[42]。此具模型約是
漢文帝與景帝時期的文物，其體表呈現的脈路
與時代相近的馬王堆、張家山脈書並不一致。
特別是多出了手厥陰脈與督脈。督脈位於人體
背部的中軸線，並與手厥陰脈交叉形成一個大
十字（圖二三）。綿陽經脈木人模型胸腹雖然沒
有描繪任脈，但不能說此時仍無任脈的概念。
唐人王冰認為古說督、任、衝三脈其實是異名

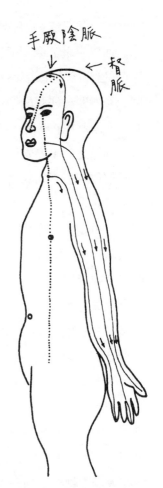

圖二三：綿陽經脈木人模
型。督脈與手厥陰脈交叉
形成大十字形。

38. 班固，《漢書》，頁 3189。

39. 席文，〈比較希臘科學和中國科學〉，《三思評論》2 卷 (1999)，頁 34。

40. 牛兵占等，《中醫經典通釋·黃帝內經》，頁 47。

41. 牛兵占等，《中醫經典通釋·黃帝內經》，頁 163。

42. 四川省文物考古研究所、綿陽市博物館，〈綿陽永興雙包山二號西漢木槨墓發掘簡
　　報〉，《文物》1996 年 10 期，頁 21。

同體，一源三歧：「任脈衝脈督脈者，一源而三歧也，故經或謂衝脈為督脈
也。何以明之？今《甲乙》及古《經脈流注圖經》以任脈循背者，謂之督
脈，自少腹直上者謂之任脈，亦謂之督脈，是則以背腹陰陽別為各目
爾。」[43] 關於任脈的循行路線有不同的說法，例如《靈樞・五音五味》別
有「上循背裡」一說，《甲乙經》、《太素》大致相同。換言之，任脈除走腹
胸中軸線之外，還向後走背脊[44]。如上所述，古醫經認為任督之別只是以
背腹部位賦予不同的名稱。

我在上文提到，由於數術類比在古典醫學論述中隨處可見，以致我們
忽略其重要性，往往將之視為比喻而已。然而天體或地理的子午線在天地
之氣運行中的關鍵性，暗示了人身的子午線這樣一個問題：身體的中樞在
哪裡？或者說，身體的哪個部位是能量的啟動者？人體活動能量的來源一
定有個核心地帶。以臟器而言，即沿著人體的中軸線的幾個部位：(1)心
（火）──腎（水）；(2)腦──腎；(3)腦髓（泥丸）脊柱──下丹田；或(4)
脾胃[45]。毫無疑問，上述幾種人體的中樞全部居於任（督）分布的路線──
人體的中軸線。

中國歷代養生、修煉的功法，即以人體的中軸線及其相關臟器發展出
各式技術。任督接通形成一個循環道路，也借用陰陽之氣循環一晝夜術語
「周天」[46]。後世有道之士以桔槔、轆轤、河車等一系列引水的工具比喻
氣在人身中軸線上的升降環流，無疑是前述水思想的精緻化[47]。

---

[43] 郭靄春主編，《黃帝內經素問校注》（北京：人民衛生出版社，1992），頁 717。督脈
的督有中義，見朱桂曜，《莊子內篇證補》（上海：商務印書館，1935），頁 86。又，
丹波元簡，《醫賸》（高雄：平凡出版社影印），〈八脈名義〉。

[44] 鄧良月主編，《中國經絡文獻通鑒》，頁 761。

[45] 詳見石田秀實，《氣・流れる身體》（東京：平河出版社，1992），頁 71–84。

[46] 呂光榮主編，《中國氣功辭典》（北京：人民衛生出版社，1989），頁 309。

[47] 楊繼洲，《針灸大成》（臺北：文光圖書公司，1988），頁 357。

漢代以前，除了醫典中大量關於任脈的論述之外，唯一與任脈起源相關的史料是《漢書·王莽傳》。如上討論，這條史料暗示了人體的中軸線及其宇宙論的基礎。同時，它涉及婦人生殖特性也與醫書所載任脈功能一致。的確，新出土的房中資料揭示房中術與任脈的發現是有聯繫的。

三、任脈與房中──「子午」概念的技術化

任脈的任與妊、姙同。姙脈是婦人生養之本。關於婦人生養的技術在漢代的知識分類中屬於「房中」[48]。房中術在宋代以後被污名化。大多數人視房中為男女交接、行淫縱樂的技藝。不過，有意思的是，《曲禮》「醫不三世」，孔穎達《疏》引的舊說云：「三世者，一曰黃帝鍼灸，二曰神農本草，三曰素女脈訣。」[49] 唐代經師所引的舊說不可考。鍼灸依托黃帝、本草依托神農並不難理解，可是脈的相關知識為何與房中素女有關呢？素女脈學對我們來說可謂是失傳的技術。

漢代的房中著作今佚。唯一可用的史料是 1973 年長沙馬王堆漢墓出土被定名《十問》、《合陰陽》、《天下至道談》等房中書[50]。這一批材料的特殊性，正如廖育群的研究指出：「五臟、六腑、四季，及其陰陽之劃分趨向，雖尚未見於《足臂》、《陰陽》、《五十二病方》這些醫學著作，卻已出現在養生之道的論述中！這或許可以提示我們，充斥漢代以後醫學著作並構成中醫學基礎理論體系的重要組成部分的臟腑學說、四季、陰陽等其源之所在。」[51] 廖育群的推測還有待證實。不過，根據羅維前進一步的研究，

---

48. 張舜徽，《漢書藝文志通釋》（武漢：湖北教育出版社，1990），頁 295。

49. 謝利恆，《中國醫學源流論》（臺北：新文豐出版公司影印，1997），頁 32。

50. 馬王堆房中書的注釋有多種，以馬繼興《馬王堆古醫書考釋》（長沙：湖南科學技術出版社，1992）一書最為可靠。

51. 廖育群，《岐黃醫道》（瀋陽：遼寧教育出版社，1992），頁 47。

早期房中術所提煉的一些概念的確與針灸技術有接嫁的關係[52]。本文則留心到房中導引與脈學之間的發展。

房中的重要性亦見於今本《內經》。《內經》當然不是房中專書。但《素問》編次，前面幾篇即相當重視房室衛生，如〈上古天真論〉認為房室不節是散耗人體精氣、真元的原因[53]。另外，〈陰陽應象大論〉則提出不懂房中「七損八益」的技術是早衰之故。「年四十，而陰氣自半也，起居衰矣。年五十，體重，耳目不聰明矣。年六十，陰痿，氣大衰，九竅不利，下虛上實，涕泣俱出矣。」[54] 這裡的「陰氣自半」、「陰痿」指的是人的腎氣或生殖能力衰竭。〈陰陽應象大論〉房中論述俱見於馬王堆房中書[55]。《內經》的思想受黃老一系的思潮影響[56]。而黃老與房中養生的關係，學者多有討論矣[57]。正如陳鼓應指出的，這一系的道家強調生命之動力。人身必須在動中發揮其機能，血脈欲其通達，精氣不流動則鬱結[58]。房中導引即是創造人體氣血流動的一種技術。

馬王堆房中導引的特色即以人體中軸線發展氣血流動的功法。這項特

---

52. 羅維前，〈合陰陽：西漢養生文獻對醫學思想發展的影響〉，收入艾蘭、汪濤、范毓周主編，《中國古代思維模式與陰陽五行說探源》（南京：江蘇古籍出版社，1998），頁 401–423。

53. 牛兵占等，《中醫經典通釋・黃帝內經》，頁 209–210。

54. 牛兵占等，《中醫經典通釋・黃帝內經》，頁 230。

55. 馬王堆漢墓帛書整理小組編，《馬王堆漢墓帛書〔肆〕》（北京：文物出版社，1985），頁 164。

56. 王叔岷，〈黃老考〉，收入氏著，《莊學管闚》（臺北縣：藝文印書館，1978），頁 159–222。

57. 李零，〈說「黃老」〉，收入氏著，《李零自選集》（桂林：廣西師範大學出版社，1998），頁 278–290。

58. 陳鼓應，〈從〈呂氏春秋〉到〈淮南子〉論道家在秦漢哲學史上的地位〉，《文史哲學報》52 期 (2000)，頁 64–65。

色目前所見以戰國〈行気銘〉為濫觴。此器銘文已有多種隸定[59]。銘文大意是，行氣者呼吸吐納深吸天之氣，蓄氣往下延伸，氣在體內能定則固。固於踵部，復萌生新氣，從足上達於絕頂，而與天氣合一[60]。李零探討古行氣家的丹田學說：「銘文『天之本』應指上丹田，即泥丸；『地之本』應指下丹田，即臍下的丹田。整個功法應屬沿任、督二脈行氣的小周天功。」[61]〈行気銘〉並沒有出現任督之詞，但行氣者接引天地之氣在人體中軸線形成循環大概是不成問題的。

馬王堆房中書〈天下至道談〉提到八種有益人體的房術導引與〈行気銘〉有類似之處。而且特別強調行功時背脊（中軸）的動作，例如「直脊」、「耎脊」、「內脊」：

> 治八益：旦起起坐，直脊，開尻，翕州，印（抑）下之，曰治氣；飲食，垂尻，直脊，翕周（州），通氣焉，曰致沫；先戲兩樂，交欲為之，曰智（知）時。為而耎脊，翕周（州），卬（抑）下之，曰蓄氣；為而物（勿）亟勿數，出入和治，曰和沫；出臥，令人起之，怒擇（釋）之，曰積氣；幾已，內脊，毋踵（動），翕氣，印（抑）下之，靜身須之，曰侍（待）贏；已而灑之，怒而舍之，曰定頃（傾），此胃（謂）八益。[62]

行功者伸直背脊，放鬆臀部，提肛而後引氣下行曰「治氣」。或吞服津液，臀部懸空下垂提振背脊，收斂肛門曰「通氣」。行房室導引，鬆弛背部，收

---

59. 杜正勝，〈從眉壽到長生——中國古代生命觀念的轉變〉，《史語所集刊》66 本 2 分 (1995)，頁 460–461。

60. 杜正勝，〈從眉壽到長生〉，頁 460。

61. 李零，《中國方術考》，頁 323。

62. 《馬王堆漢墓帛書〔肆〕》，頁 164–165。

肛而引氣下行曰「蓄氣」。或房事將卒，行深呼吸納氣於背脊曰「翕氣」。以上功法以下丹田或下陰部為核心，特別留心人身中軸線的動作[63]。

馬王堆房中書〈十問〉所述與「接陰食神氣之道」類似：房室有補有瀉必定有一定的節奏，一是垂直四肢，伸直背脊，按摩臀部；其次是放鬆大腿，活動前陰，緊縮肛門；第三是閉目，不聽雜音，導引精氣充實腦部；四是口含津液，並咽下津液；五曰全身精氣上聚於頭部，收斂身體的陽氣[64]。亦即通過下陰一連串的導引蓄積精氣，沿著脊柱上達於頭部。

對子午時行房的講究又見於馬王堆房中書〈合陰陽〉：「昏者，男之精。將旦者，女之精。責（積）吾精以養女精。筋脈皆動，皮膚氣血皆作，故能發閉通塞，中府受輸而盈。」[65] 這段材料行房的時間值得深思。

我們在上一節提到「子午」的概念。陽氣始乎子時，陽氣由盛漸衰至午時陰氣時起。古人一定觀察到男性在子午時之間陽氣最盛，生殖力強旺。男性的生殖器在這段時間往往自主勃起。男性夜間精力強盛，適於交合但應交而不洩，藉交合達到補益的效果[66]。小周天功法也特別講究活子時。

---

[63] 馬繼興，《馬王堆古醫書考釋》，頁 1038–1043；宋書功編著，《中國古代房室養生集要》（北京：中國醫藥科技出版社，1991），頁 83。關於馬王堆醫書的氣論背景，見裘錫圭，〈稷下道家精氣說的研究〉，收入氏著，《文史叢稿》（上海：上海遠東出版社，1996），頁 16–50；陳鼓應，〈《管子》四篇的心學和氣論〉，《臺大哲學論評》22 期 (1999)，頁 173–185。

[64] 馬繼興，《馬王堆古醫書考釋》，頁 936–939；宋書功編著，《中國古代房室養生集要》，頁 39–41。

[65] 詳見裘錫圭，〈讀馬王堆竹簡〈合陰陽〉札記一則〉，收入氏著，《裘錫圭學術文化隨筆》（北京：中國青年出版社，1999），頁 135–138。「筋脈」，原釋文作「前脈」，今據 Donald Harper, *Early Chinese Medical Literature* (London and New York: Kegan Paul International, 1998) p. 420 改正。

[66] 周一謀，《馬王堆漢墓出土房中養生著作釋譯》（香港：海峰出版社、北京：今日中國出版社，1992），頁 75。

《素女妙論》云：「帝問曰：人陽氣夜間勃然起立，騰然興發者何？素女答曰：晨晝暮夜，此一日中之四時也。故陽氣生子時，於卦為復。至丑時而二陽生下，於卦為臨。寅時，三陽已全，於卦為泰。若人半夜暴泄，則陽精枯損。」[67] 子午之間，男子精氣旺盛；相對來說，白晝女性精力活躍。積蓄男精以補養女精，筋脈在交合時處於興奮狀態，皮膚氣血通暢流動，五臟六腑均受補益[68]。所以，〈十問〉云：「補寫（瀉）之時，於臥為之。」[69] 這當然是以男性為主的房中論述。

　　而直接與任脈起源相關的術語是「中極」。〈合陰陽〉曰：

> 大卒之徵，鼻汗脣白，手足皆作，尻不傳席，起而去，成死為薄。
> 當此之時，中極氣張，精神入臟，乃生神明。[70]

〈合陰陽〉將十回合交合的最後階段稱為「大卒」。女性當下的體徵是鼻出汗、脣色發白，手足抖動不息，臀部離席上舉。這時男性即應停止行房，不待射精即結束房事，即所謂「成死為薄」。薄即損害之意。行房當生還不可死返。男性交合瀉精是為死。而大卒之後，女性前陰部位氣血彙聚，男性導引吸收其精氣，而達到益的效果[71]。

　　「中極」即任脈的起點，位於陰道口。《素問·骨空論》云：「任脈者，起於中極之下，以上毛際，循腹裡上關元，至咽喉，上頭循面入目。」[72]

---

67. 李零，《中國方術考》，頁 498。

68. 馬繼興，《馬王堆古醫書考釋》，頁 1004–1005。

69. 《馬王堆漢墓帛書〔肆〕》，頁 147。

70. 《馬王堆漢墓帛書〔肆〕》，頁 156。

71. 馬繼興，《馬王堆古醫書考釋》，頁 999–1003。

72. 牛兵占等，《中醫經典通釋·黃帝內經》，頁 404。出土醫書的「玄門」、「繆門」等也是指下丹田或陰部。見饒宗頤，〈從出土資料談古代養生與服食之道〉，收入氏

王惟一《重訂銅人腧穴針灸圖經》:「中極,一穴。一名玉泉,一名氣原。在關元下一寸,膀胱之募,足三陰任脈之會。」[73] 女性的中極部位,經通繁複的房中導引後,下焦原氣獲得最大的作用。在此時,男性汲取精華,「乃生神明」。

「神明」不是指神祇或人的聰明智慧,而是一種經過繁複體位導引後所產生的與天地同韻的身體感。〈十問〉:「食陰模陽,稽於神明。」[74] 又云:「玉閉時辟,神明來積。」[75] 又論接陰之術,「九至勿星,通於神明」[76];〈天下至道談〉十動之後「產神明」[77];〈合陰陽〉十動至「九而通神明」[78]。神明者,是天地陰陽運作的動力。《淮南子・泰族》:「天設日月,列星辰,調陰陽,張四時。」「其生物也,莫見其所養而物長,其殺物也,莫見其所喪物而物入,此之謂神明。」[79] 這種宇宙論術語移用到人體知識多見於《內經》[80]。早期道家的修煉文本描述其實踐的最後階段,往

著,《中國宗教思想史新編》(北京:北京大學出版社,2000),頁 74。

73. 宋人王惟一撰,黃竹齋重訂,《重訂銅人腧穴針灸圖經》,收入何清湖等編,《中華醫書集成》(北京:中醫古籍出版社,1999),頁 33。

74. 《馬王堆漢墓帛書〔肆〕》,頁 145。

75. 《馬王堆漢墓帛書〔肆〕》,頁 146。

76. 《馬王堆漢墓帛書〔肆〕》,頁 146。

77. 《馬王堆漢墓帛書〔肆〕》,頁 163。

78. 《馬王堆漢墓帛書〔肆〕》,頁 155。

79. 劉文典,《淮南鴻烈集解》卷 20,頁 54。

80. 「神明」一詞在《內經》多屬於宇宙論的術語。例如,《素問・生氣通天論》:「聖人傳精神,服天氣,而通神明。」《素問・移精變氣論》:「上古使僦貸季,理色脈而通神明,合之金木水火土四時八風六合,不離其常。」《素問・天元紀大論》:「夫五運陰陽者,天地之道也,萬物之綱紀,變化之父母,生殺之本始,神明之府也,可不通乎!」另參見熊鐵基,〈對「神明」的歷史考察〉,收入武漢大學中國文化研究院編,《郭店楚簡國際學術研討會論文集》(武漢:武漢人民出版社,2000),頁

往有通於「神」、「明」而與天地同流的境域[81]。

　　從〈合陰陽〉所述的行房時間及相關的人體術語，可用「子午」概念的技術化來總結。重點複述如下：(1)行氣著重人體脊柱之氣的調整；(2)人體能量的聚彙在下丹田與腦部之間的中軸線；(3)行功在於子午，陽氣會聚的時刻。

　　從上所述，氣在人體中軸線的運行具有雙向性[82]。一般地說，任（督）脈的循行都是由下往上，即任脈由會陰循行到承漿，而督脈由長強循行到齦交。然《靈樞・營氣》敘述十四經脈的循行次第，由肺經始依次走大腸經、胃經、脾經、心經、小腸經、膀胱經、腎經、心包經、三焦經、膽經、肝經，接著由肝經別出上行經額循巔，下項循背脊，即督脈下行再通身前的任脈上行，然後回流於肺經而環流體系（圖二四）。《靈樞・營氣》云：「此營氣之所行也，逆順之常也。」[83] 這是醫經所述任督之氣運行的常規，「小周天」的行氣與之相反。亦即，順成人，逆則成仙。督脈上行而任脈下行。行功者斡旋人身的原氣，河車倒轉而致身形變化。

　　沿著今本任脈的主要穴位，如氣海（臍下一寸半宛中）、膻中（玉堂下

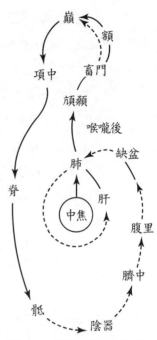

圖二四：營氣運行示意圖。《內經》營氣任督運行的方向與小周天功法相反。取自李鼎，《針灸學釋難》（上海：上海中醫藥大學出版社，1998），頁73。

533–537。

81. 羅浩，〈內修：早期道家的主要實踐〉，《道家文化研究》14 輯 (1998)，頁 89–100。

82. 張載義、俞芳，〈任脈督脈與十四經流注〉，《中醫文獻雜誌》2000 年 1 期，頁 15–16。

83. 牛兵占等，《中醫經典通釋・黃帝內經》，頁 52。

一寸六分，直兩乳中間），都是人體元氣所生之處。敦煌醫書《呼吸靜功妙
訣》（伯三八一〇）所揭示的功法同樣是「子午」概念技術化的示範：

> 人生以氣為本，以息為元，以心為根，以腎為蒂。天地相去八萬四
> 千里。人心腎相去八寸四分。此腎是內腎，臍〔下〕一寸三分是也。
> 中有一脈，以通元息之浮沉。息總百脈，一呼則百脈皆開，一吸則
> 百脈皆闔。天地化工流行亦不出呼吸二字。人呼吸常在於心腎之間，
> 則血氣自順，元氣自固，七情不煽，百病不治自消矣。每子、午、
> 卯、酉時，於靜室中，厚褥於榻上，腳大坐，瞑目視臍，以綿塞耳，
> 心絕念慮，以意隨呼吸，一往一來，上下於心腎之間，勿亟勿徐，
> 任其自然。[84]

人呼吸在心腎之間，也就是人體的中軸線。起於內腎的脈無疑是任脈（或
督脈）。子午是空間概念，也是行功的時間概念[85]。子午作為宇宙論的術
語，不僅是數術類比的工具，而且是可操作的概念。

四、結　語

　　我們再回頭重看黃谷所繪的「奇經任脈」圖（圖十八）。這幅圖並不寫
實，起於會陰的穴位沒有標示出來。任脈起源的問題如同畫中層層包裹的
衣冠被掩蓋了。《素問》的開篇即明示任脈與女性成長、生殖的特質密切相

---

84. 馬繼興等，《敦煌醫藥文獻輯校》（南京：江蘇古籍出版社，1998），頁 690。
85. 關於修煉或儀式中時間感的問題，初步請參見 Kristofer Schipper and Wang Hsiu-huei, "Progressive and Regressive Time Cycles in Taoist Ritual," in J. T. Fraser et al. (eds.), *Time, Science, and Society in China and the West* (Amherst: The University of Massachusetts Press, 1986), pp. 185–205.

關。黃谷圖畫中的女性似乎要向我們訴說任脈待解之謎。

　　人體的中軸線曾與天體的子午概念類比呼應。古典醫學中的數術類比往往有脫離經驗、附會的情況。但從王莽鑿通子午道影響其女生育的故事來看，真正類比的機制是建立在氣－感應的邏輯。而數術觀念又往往對醫學實踐起推動、促進的作用，我特別列舉各種以人體中軸線發展出來的功法。簡單地說，本文的論旨是身體觀與身體感，或者說觀念與實踐之間有一層很深厚的關係。我不是說它們之間的孰先孰後，也就是並不全然是數術類比影響身體的經驗，倒過來說，身體的感受也會回饋醫學的理論系統[86]。李時珍說：「任、督二脈，人身之子午也。乃丹家陽火陰符升降之道，坎水離火交媾之鄉。」[87]宇宙之間陰陽之氣的盛衰升降，是修丹之士確切的感受。

　　今天科學家探索古代中國人的人體知識已取得肯定的成果。不過，如本文所述任脈發現過程中，經由房中術導引所產生的氣的體驗如何被證明呢？我的意思是，脫離古典數術風土的現代人，對氣的感官經驗難道沒有隨著歷史條件的不同而有所變化嗎？歷史研究、田野調查與科學實驗之間如何進行對話，仍然深深的困擾著我[88]。毫無疑問，氣的文化研究將會有開啟不同學科合作的可能。

---

86. 栗山茂久，〈身體觀與身體感：道教圖解和中國醫學的目光〉，《古今論衡》 3 期 (1999)，頁 148–154。

87. 李時珍，《奇經八脈考》，頁 10。

88. 余舜德，〈從醫療人類學的啟示來思考人類學氣的研究〉，《氣的文化研究：文化、氣與傳統醫學學術研討會》（臺北：中央研究院民族所主辦，2000.10.13– 2000.10.15）。

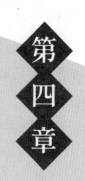

第
四
章

王莽與王孫慶——

記公元一世紀的人體刳剝實驗

總理，我國古代的中醫還沒有解剖學，一直到清代才出了個叫王清
任的名醫。……

——張佐良，《周恩來保健醫生回憶錄》

在你開始要解剖之前，必須對解剖部位有個理論的概念 (theoretical
concept)。你不可以「到處挖挖翻翻」(dig around)，然後碰巧發現
「某個有趣的構造」，你必須逐一地仔細尋找確定的構造。

——*Grant's Dissector*

一

　　公元 16 年，王莽六十一歲。這一年，也是新王朝始建國的第八年。王
莽當攝皇帝期間造反的東郡（河南濮陽西南）太守翟義同黨王孫慶被捕。

　　居攝二年（公元 7 年），翟義起兵失敗。王莽復仇，屠殺翟姓三族，連
小孩也不放過，並掘出翟義之父翟方進及其祖的屍骨，焚燒棺木。翟氏老
小的屍骨連同荊棘、五毒（指蝎子等五種毒蟲）掩埋，而翟義的同黨屍體
被支解分置於五處。唯一逃脫的重要人物王孫慶，九年之後也落網了。王
孫慶也是東郡人。素有勇略，通曉兵法，是翟義起兵時的軍師。他的下場
如《漢書·王莽傳》所述：

　　翟義黨王孫慶捕得，（王）莽使太醫、尚方與巧屠共刳剝之，量度五
　　藏，以竹筳導其脈，知其終始，云可以治病。[1]

---

1. 班固，《漢書》（臺北：洪氏出版社，1975），頁 4145–4146。相關注解見《資治通
　　鑑》卷 38〈漢紀三十〉。關於王莽的生平，初步的介紹有張蔭麟，《東漢前中國史

由於這是漢代正史唯一的解剖記錄，引起不少歷史學者的注目。[2] 然《漢書》記錄有間，竟無剖視之後的下文。大致來說，對上述史料的釋讀有兩種相關的意見：一是認為王莽刳剝人體的實驗，確有功於醫學，不僅發現動脈、靜脈的概念，也已有血液循環的認識。[3] 簡單的說，解剖學在中國是一門「古已有之」的學問。類似的意見被收錄於《中國醫學百科全書‧醫學史》，[4] 成為中國醫學史的常識。其次是山田慶兒的假說。他認為：

綱》（重慶：青年書店，1944），頁 280–306；孟祥才，《王莽傳》（天津：天津人民出版社，1982）。王莽處理翟義父祖與餘黨下詔引用《左傳》楚莊王之辭，有云古者伐不敬，「有京觀以懲淫慝」，「咸用破碎，亡有餘類」。換言之，王莽用不同的方式支解敵人的屍體。見 Mark Edward Lewis, *Sanctioned Violence in Early China* (Albany: State University of New York Press, 1990), pp. 25–26.

2. 例如，呂思勉云：「今人動言中醫不知解剖之學，故不知人體生理，此說實誤。」又說王莽刳剝人體實驗，「必前有所承，不然，不能創為也。」另，錢穆云：「此近世醫術解剖之濫觴也。莽之精思敢為，不顧非議，率如此。」楊樹達云：「此事甚有理，不當以事出自莽非之。」以上見呂思勉，《秦漢史》（臺北：臺灣開明書店，1983），頁 784；錢穆，《兩漢經學今古文平議》（臺北：東大圖書公司，1983），頁 140；楊樹達，《漢書窺管》（北京：科學出版社，1955），頁 649。相關的研究參看：三上義夫，〈王莽時代の人體解剖と其當時の事情〉，《日本醫史學雜誌》 1311 號 (1943)，頁 1–29；山田慶兒，〈中國古代的計量解剖學〉，《尋根》1995 年 4 期，頁 39–42；山田慶兒，〈伯高派の計量解剖學と人體計測の思想〉，收入山田慶兒、田中淡編，《中國古代科學史論‧續篇》（京都：京都大學人文科學研究所，1991），頁 427–492；余瀛鰲、蔡景峰，《醫藥學志》（上海：上海人民出版社，1998），頁 120；Yamada Keiji, "Anatometrics in Ancient China," *Chinese Science* 10 (1991): 39–52.

3. 侯寶璋，〈中國解剖史之檢討〉，《齊大國學季刊》新 1.1 (1940): 2。

4. 李經緯、程之範主編，《中國醫學百科全書‧醫學史》（上海：上海科學技術出版社，1987），頁 34；《中醫學三百題》（上海：上海古籍出版社，1989），頁 772。孫詒讓比較古典醫學與泰西醫學，並不直接把瘍醫與泰西「解剖肢體以審其病之所在」相類比。見孫詒讓，《周禮政要》（光緒甲辰孟春西安官書局本），頁 20–21。

《靈樞》的〈骨度〉、〈脈度〉、〈腸胃〉、〈平人絕穀〉等篇與上述刳剝人體實驗有關。山田慶兒將其命名為「伯高派」的論文。他說：「我假定伯高派活躍於王莽的新朝時期，所有論文撰寫都是這時完成的」。[5] 換言之，今天所讀到的《內經》有一大部分是所謂的「新學偽經」。

我們如何理解王莽刳剝人體的實錄？解剖的目的為何？《漢書・王莽傳》說，王莽之意是以為此舉可以治病。疾病（理）與刳剝死體有關嗎？〈骨度〉諸篇與這次刳剝人體的實錄有直接關係嗎？從《史記・扁鵲倉公列傳》與馬王堆、張家山脈書等文獻已經出現了體系性經脈學說，那麼，發生在西漢末年測量五臟與脈的醫學實驗又具有何意義？

從主導刳剝人體的主角王莽個人因素來說，翟義起兵可說是其篡奪王位過程唯一的挫折。王莽的皇帝夢，從陽朔三年（公元前 22 年）始到新朝建立為止，一共經營了三十一年。如閻步克所說：「王莽之本志並不在於區區王氏一族之發展，而在於使自己成為儒生復古變法之領袖，名垂青史的聖人。」[6] 這位聖人的政治手腕，一方面是羅致了大批儒生以為憑藉，另一方面利用了符命圖讖，製造輿論，為當時群情所歸嚮。整個奪權的過程中，只有宗室劉崇、東郡太守翟義公然反對、聲討王莽。劉崇的勢力很快地被撲滅了。翟義發檄各郡，郡國響應者有十餘萬人。這一次，王莽真的是害怕了。他不能吃、不能睡，日夜抱著只有兩歲的小皇帝到郊廟裡禱告，學周公作了一篇〈大誥〉（《周書》名篇），表明自己並無當皇帝的野心，只是效法周公輔成王。翟義後來雖然被消滅了，但從王莽處置其餘黨的方式

---

5. 山田慶兒，〈中國古代的計量解剖學〉，頁 42。又，山田慶兒，《中國醫學はいかにつくられたか》（東京：岩波書店，1999），頁 73–76；山田慶兒，《中國醫學の起源》（東京：岩波書店，1999），頁 376。

6. 閻步克，〈王莽變法與中國文化的烏托邦精神〉，收入氏著，《閻步克自選集》（桂林：廣西師範大學出版社，1997），頁 304。又，閻步克，《士大夫政治演生史稿》（北京：北京大學出版社，1996），頁 360–398 的討論。

可以了解這件事對其所造成的心理陰影。

王莽之前，以統治者身分，假學術之名剖視人體者唯有商紂王。換言之，王莽在奪權危機中用了周公的典，但報復政敵卻援引了商紂王的「故事」。這位以仁義自居的謙謙君子，曾疑董賢詐死，發冢取賢之屍骨來檢驗；又聽說甄尋手臂有「天子」的紋理，便叫人支解其臂來研究；至於掘傅昭儀、丁姬之墳，發明火燒之刑把陳良等人活活烤死等，這些事蹟皆出於折節恭儉的王莽身上，正顯露了其性格的複雜。[7] 這大概也是王莽支解王孫慶最根本的原因。王孫慶不是普通的罪犯，而是叛黨。王莽捉到王孫慶的前一年，代郡、五原郡等都有造反的事發生。所謂「云可以治病」，指的應該是治王莽自己的心病吧。[8]

誠然，王莽一生施行許多標準化的工作，整齊方術異說也在其計畫之中。宮川尚志從王莽的史料察覺其施政對科學技術有著「異常」的關心。[9] 在支解王孫慶事件的十一年前（元始五年），王莽徵天下通一藝之士，包括通知方術，本草者皆遣詣京師。據學者研究，王莽羅致學者的規模之廣，是兩漢最大的一次徵召。[10] 漢代醫學知識在這個階段，的確是異說紛紜。[11]

---

7. 清水泰次，〈王莽の性格〉，《史觀》6 冊 (1934)，頁 211–218；葛劍雄，〈我看王莽〉，《讀書》1997 年 10 期，頁 48–58。

8. 參見 G. E. R. Lloyd, *Adversaries and Authorities: Investigations into Ancient Greek and Chinese Science* (Cambridge: Cambridge University Press, 1996), p. 196. 又，「云可以治病」，有的學者將「云」理解為「王莽說」，並不正確。「云」還有約引、概說、代詞之功用。「云可以治病」應該翻譯為「據說可以用來治療疾病」。史家以此來總結王莽剖剖案是帶有貶意的。趙翼云王莽好「引經義以文其奸」、「侮聖言以濟其私」。見趙翼，《廿二史劄記》（北京：中國書店，1987），頁 46–47。本文所討論的王孫慶案亦然。

9. 宮川尚志，《中國宗教史研究》第一（京都：同朋舍，1983），頁 82。

10. 黃留珠，《秦漢仕進制度》（西安：西北大學出版社，1998），頁 202–203，222。

11. 詳見李建民，《死生之域——周秦漢脈學之源流》（臺北：國立臺灣大學歷史學研究

王莽剖王孫慶應該是為了在諸家脈說中尋求定論吧。但王莽如果是為了學術理由不必只針對叛黨進行支解。而只解剖一具王孫慶的屍體就能形成一個學術傳統嗎？中國醫學史找不到持續性的解剖材料。[12] 我們把所有開膛剖腹的史料收集在一起，大概也理不出彼此之間發展、演變的脈絡。

二

《靈樞‧經水》有與王莽的人體刳剝實驗頗能呼應的內容：「若夫八尺之士，皮肉在此，外可度量切循而得之，其死可解剖而視之，其藏之堅脆，府之大小，穀之多少，脈之長短，血之清濁，氣之多少，十二經之多血少氣，與其少血多氣，與其皆多血氣，與其皆少血氣，皆有大數。」篇名〈經水〉是指中原的十二條水系。古代醫者將十二水系與人體經脈類比，五臟六腑十二經水外部各有源泉、在內地也各有所受之水，都是內外相互貫通，像圓環一樣的周而復始的運行。[13]

「解剖」一詞最早出現於上文。日本學者借用此詞來翻譯 anatomy，即西方醫學的「解剖學」。[14] 《靈樞》的「解剖」與近代醫學 anatomy 之

所博士論文，1999），特別是第二章的討論。

12. 見侯寶璋，〈中國解剖史〉，《醫學史與保健組織》1957.1: 64–73；陳垣，〈中國解剖學史料〉，收入氏著，《陳垣早年文集》（臺北：中央研究院中國文哲研究所，1992），頁 362–369。

13. 馬蒔以為〈經水〉言人身猶可剖視，「其治以針艾，淺深多寡，宜其盡與十二經水相合也」。見馬蒔，《黃帝內經靈樞注證發微》（北京：人民衛生出版社，1994），頁135。

14. 小川鼎三，《醫學用語の起り》（東京：東京書籍株式會社，1990），頁 208–221；Lydia H. Liu, *Translingual Practice: Literature, National Culture, and Translated Modernity China, 1937–1990* (Stanford: Stanford University Press, 1995), pp. 313–314.

間，到底有何可類比之處呢？大陸學者集體編撰的《實用中醫辭典》引用
《靈樞‧經水》並說：「解剖，指用器械割屍體以了解人體內部各器官的形
態、位置、構造及其相互關係。我國在兩千多年前已有解剖知識。……但
由於長期受禮教的束縛，限制了這門學科的發展。」[15] 其實，西方解剖學
也有其禮教的束縛，[16] 屍體來源主要也是出自死因，而較早的人體解剖實
驗的知識往往來自動物的解剖。據考蓋倫的解剖學大多建立在動物的解剖
基礎之上。[17]

　　檢閱《內經》一系稍早的改編本《太素》，在《靈樞‧經水》相同的章
節，《太素‧十二水》說：「若夫八尺之士，皮肉在此，外可度量切循而得
也，死可解部而視也。」唐人楊上善的理解：「人之八尺之身，生則觀其皮
肉，切循色脈，死則解其身部，視其藏府，不同天地，故可知也。」[18] 也

現代醫學把解剖 (dissection) 界說為沿著器官或組織之間的自然分界 (the natural
divisions) 把軀體予以切開、分離的技術。解剖學 (anatomy) 則是指對人體各部分的
形狀與可見結構之研究。在醫學上，形態學 (morphology) 與解剖學作同義詞用，但
前者通常指稱不同種系生物形態差異之比較。

15. 中國中醫研究院、廣州中醫學院主編，《實用中醫辭典》（臺北：知音出版社，
　　1992），頁 802。什麼是抑制解剖的因素？例如，動物實驗有學者即希望「建立動物
　　實驗法制化」，反對活體解剖。立委林濁水質疑活體解剖的必要性，建議以電腦模
　　擬取代，嚴禁對流浪狗作實驗。這些主張來自「動物權」、「動物福利」的概念。但
　　是如果解剖是學科內部的必要，縱使實驗動物不足，自然會有代替方案。〈動物實
　　驗，學者促制度化透明化〉，《聯合報》88 年 9 月 7 日，6 版。

16. 參見 Ruth Richardson, *Death, Dissection and the Destitute* (New York: Penguin Books,
　　1988).

17. Shigehisa Kuriyama, *The Expressiveness of the Body and the Divergence of Greek and
　　Chinese Medicine* (New York: Zone Books, 1999), pp. 116–129.

18. 楊上善，《黃帝內經太素》（臺北：文光圖書公司，1981），頁 65。關於楊上善生平
　　與《太素》的思想，見錢超塵，《黃帝內經太素研究》（北京：人民衛生出版社，

就是說診斷病人的「色」、「脈」，是取自活生生的人，人死脈澀色枯，刳剝身軀所得的資訊只有臟腑的知識罷了。其實，《靈樞・經水》也提到了類似的看法：

> 黃帝曰：夫經脈之大小，血之多少，膚之厚薄，肉之堅脆，及䐃之大小，可為量度乎？岐伯答曰：其可為度量者，取其中度也，不甚脫肉而血氣不衰也。若失度之人，痟瘦而形肉脫者，惡可以度量刺乎？審切循捫按，視其寒溫盛衰而調之，是謂因適而為之真也。

由上引文可見對經脈、血、皮膚、肌肉與肌肉突起部位的量度，主要是醫者通過切病人的寸口脈動，循察其尺膚的狀況，觸摸其皮膚肌肉的寒溫盛衰得來的。也就是說，由表及裡、司外而揣內。醫者不一定直接訴之於開腸剖肚的技術，而是從患者外表形象搜集各方面的資料而後做出判斷。特別是《靈樞・經水》中論及人體內多氣少氣的測量。清代儒者俞正燮說：「此經言剖視死人，則多氣少氣，必不可視，仍是度量切循得之、求之」。[19]

　　醫者度量切循人身可以獲得哪些信息呢？《靈樞・經水》所說藏之堅脆的知識見於《靈樞》的〈本藏篇〉；府之大小、穀之多寡，則見於〈平人絕穀篇〉；脈之長短，見於〈脈度篇〉；血之清濁，見於〈根結篇〉；十二經血氣的多少，則見於〈血氣形志〉等篇的討論。[20] 以下，我們逐一釋讀以上各篇文獻，看看是否與死體刳剝的技術有關。

　　〈本藏篇〉所描述的臟腑的知識，如五臟的小大、高下、堅脆、端正

1998）。

19. 俞正燮，《癸巳類稿》（臺北：世界書局，1980），頁 153。

20. 丹波元簡，《靈樞識》（北京：人民衛生出版社，1984），頁 655。

偏頗之不同，主要是由人之外表的形象往裡推度，「岐伯說：皮膚現紅色，紋理細密的，心臟就小；紋理粗疏的，心臟就大。看不見胸骨劍突的，心臟的位置就高；胸骨劍突小，短而雞胸的，心臟的位置就低。胸骨劍突長的，心臟就堅實；胸骨劍突弱小而較薄的，心臟就脆弱。胸骨劍突直下而不突起的，心臟就端正；胸骨劍突偏在一面的，心臟就偏傾不正。」[21] 其餘，對肺、肝、脾、腎等各臟的形態的判斷皆然，即從體表來揣測內臟的形態。而判斷一個人的疾病道理與此相似，同樣是強調對外表跡象的審查。〈本藏篇〉說：「視其外應，以知其內臟，則知所病矣。」換言之，預測疾病與剖視臟腑無關，而是審察與臟腑相應的人體某些部位的變化。

〈平人絕穀篇〉記載了胃、小腸、回腸、廣腸的尺寸及容納水穀的數量。〈腸胃篇〉也有相關的記錄。這些消化道的數值雖與現代解剖學有差距，[22] 但無疑只有通過剖刳人體才能得到這樣的數據。但〈平人絕穀篇〉一篇的旨趣是，預設一個正常人在連續斷食之下，大概只可以持續七天的生命。按胃的受水穀之量是三斗五升，「平人日再後（排便），後二升半，一日中五升，七日五七三斗五升」，這種推算生命極限值的方式是出自簡單機械的加減，並非死後解剖所獲之值。

此外，度量脈長短的方法，〈脈度〉總結人體手足三陰三陽脈、任督、蹻脈共一十六丈二尺，也不是解剖死體而得，而是間接由人體外表骨骼的長度、圍度而估算體內經脈的數值。〈骨度〉[23] 總結其技術：

---

21. 郭靄春，《黃帝內經靈樞校注語譯》（天津：天津科學技術出版社，1992），頁 336。

22. 山田慶兒，〈中國古代的計量解剖學〉，頁 40。

23. 關於《靈樞‧骨度》的研究，王亞威、莫楚屏，〈對靈樞經骨度篇有關表面解剖學記載的考證〉，《中醫雜誌》1957.8: 401–405；何愛華，〈對「對靈樞經骨度篇有關表面解剖學記載的考證」一文的商榷〉，《浙江中醫雜誌》1958.2: 39–40；張瑞麟，〈從周制尺談到《靈樞經》有關表面解剖測量的成就〉，《中醫雜誌》1963.1: 33–34，17；李鋤，《骨度研究》（上海：上海科學技術出版社，1984）；稻垣元，〈《靈

此眾人骨之度也，所以立經脈之長短也。是故視其經脈之在於身也，
其見浮而堅，其見明而大者，多血；細而沉者，多氣也。

所有人體經脈的資訊皆來自體表，如脈之長短是根據人骨；肉眼可見的血
脈，浮淺而堅實；氣血或多或少也是審視體表脈的明大細沉的狀況而來。

　　至於十二經脈中氣血分布之數值，是以三陰三陽將十二經脈分為若干
類型。〈血氣形志〉：「夫人之常數，太陽常多血少氣，少陽常少血多氣，陽
明常多氣多血，少陰常少血多氣，厥陰常多血少氣，太陰常多氣少血，此
天之常數。」[24] 這裡談到六經氣血的多少，很顯然的與人體解剖無關。所
謂「天之常數」，是指先天稟賦的常數，大概還沾染了陰陽數術神秘色調。

　　以五臟的知識來說，傳統醫學的解剖形態往往與機能描述分離，又多
進一步與五行數術之學掛勾。惲鐵樵 (1878–1935) 將《內經》五臟知識的
特質，命名為「四時的五臟」，而非「血肉的五臟」：

　　《內經》以肝屬之春，以心屬之夏，脾屬之長夏，肺屬之秋，腎屬
　　之冬。此肝當授氣於心，心當授氣於脾，脾當授氣於肺，肺當授氣
　　於腎，腎當授氣於肝。故《內經》之五臟非血肉的五臟，乃四時的
　　五臟。不明此理，則觸處荊棘，《內經》無一語可通矣。[25]

樞》骨度篇について〉，《黃帝內經研究論文集 II》（大阪：オリエント出版社，
　　1993），頁 33–43；豬飼祥夫，〈漢代の平均身長と靈樞骨度篇〉，《鍼灸 Osaka》
　　13.3 (1997): 84–95。

24. 李鼎，〈十二經血氣多少問題〉，《中醫雜誌》1983.10: 47–48。

25. 惲鐵樵，《群經見智錄》，收入陸拯主編，《近代中醫珍本集》（浙江科學技術出版
　　社，1990），頁 540–541。另參見王玉川，〈《內經》時臟五行說〉，收入氏著，《運
　　氣探秘》（北京：華夏出版社，1993），頁 111–121；裘沛然，《壺天散墨》（上海：
　　上海科學技術出版社，1985），頁 44–47；王琦主編，《中醫藏象學》（北京：人民

大宇宙四時五行與人體五臟之間的對應不僅止於類比關係。人養生、治療「因時之序」，而人身臟氣的運動節奏，也如四時變化，是一個有序而不可逆轉的程序。我們讀《靈樞·天年》論及五臟之氣的逐一消亡的過程即是演繹相同的原理。

山田慶兒的假說最大的弱點是，王莽刳剝人體所取得的有五臟與脈的資訊，但今本《內經》只有腸、胃等六腑的數值，五臟的知識則如上引〈本藏篇〉所述。五臟具體數值現存於《難經》的四十二難[26]。山田為了證成其「伯高派」的假說，則推則「《內經》中摒棄或遺失了的關於五臟的記錄，都保存在《難經》中了」。[27] 這個推測當然不無可能，但證據何在？

丹波元簡 (1755–1810)《醫賸·解剖藏府》以為王莽誅翟義之黨的解剖史料，「其說今不傳」。[28] 這個舊說，應該是較為正確的判斷。今本《內經》找不到與《漢書·王莽傳》完全相符的內容。即使《內經》文中記錄了只有通過解剖才能得到的資訊，我們也無法將其與王莽刳剝創作直接連繫起來。山田慶兒杜撰新莽醫學有「伯高」一派的說法，誠有待證實。

衛生出版社，1997）。

26. 廖育群譯注，《黃帝八十一難經》（瀋陽：遼寧教育出版社，1996），頁 93。又，元·滑壽以為《難經》四十二難之義：「《靈樞》三十一、三十二篇，皆有之，越人併為一篇，而後段增入五藏輕重」，換言之，五臟輕重是晚於《靈樞》，非其所固有。見滑壽，《難經本義》（北京：人民衛生出版社，1995），頁 61。

27. 山田慶兒，〈中國古代的計量解剖學〉，頁 42。

28. 丹波元簡，《醫賸》，收入陳存仁編，《皇漢醫學叢書》第 13 冊（高雄：平凡出版社景印），頁 22。宋人趙與時已見不到王莽誅王孫慶的任何記錄。見趙與時，《賓退錄》（上海：上海古籍出版社，1983），頁 43–44。中國第一部解剖文獻應該是《歐希範五臟圖》，見張燦玾，《中醫古籍文獻學》（北京：人民衛生出版社，1998），頁 132。

三

　　我們再回到《漢書·王莽傳》的文本脈絡吧。值得讀者注意的有兩點：
第一、參與刳剝王孫慶屍體的包括太醫、尚方與巧屠三類人。尚方性
質與太醫近似，是屬少府、掌管醫藥之職。[29] 而巧屠者，大概身分類於《莊
子·養生主》的庖丁吧。據說技藝高明的庖丁可以遊刃於獸體，沿著獸體
的經脈、絡脈交叉結聚之部進行分割，甚至達到「以神遇，而不以目視」
的境界。[30] 然而，這種宰割獸體的技藝在中醫到底占什麼地位呢？相對於
中藥的傳統來說，製藥工序中有詳實的淨選、切製、炮炙等步驟的文獻，[31]
可是刳剝人體的程序、方法為何歷來沒有留下任何隻字片語？王孫慶的案
例在漢代不僅是唯一的解剖記錄，大概也是意外所留下的記錄。

　　獸體經脈與人體經脈之間又有何關連呢？據考獸體經脈的發現不晚於
晚周。[32] 我們目前尚缺乏較完整的早期獸醫脈學文獻，所以無法比較其與
人體經脈體系之間的異同。但從稍晚的中獸醫典籍《司牧安驥集》、《元亨
療馬集》來看，獸體經脈也是十二經脈，也按三陰三陽的原則來編排，其
表裡關係、流注次序等可以說是人體經脈的翻版。[33] 至少由經脈體系的表

---

29. 鎌田重雄，〈方士と尚方〉，收入氏著，《史論史話·第二》（東京：新生社，1967），
　　頁 46–69。

30. 參見龐樸，〈解牛之解〉，收入氏著，《一分為三——中國傳統思想考釋》（深圳：海
　　天出版社，1995），頁 192–217。

31. 王孝濤主編，《歷代中藥炮製法匯典（古代部分）》（南昌：江西科學技術出版社，
　　1998）。

32. 馬繼興，〈雙包山西漢墓出土經脈漆木人型的研究〉，《新史學》8.2 (1997)，頁 41–
　　42。

33. 《中國農業百科全書·中獸醫卷》（北京：農業出版社，1991），頁 246–247。我讀

達形式而言，獸體經脈學是襲用人體經脈的模式。

其次，王莽太醫們刳剝王孫慶屍體時「以竹筵導其脈」。這種行為頗為怪異，近於戮屍（戮訓為辱）之舉，找不到同時代相關文獻可以解釋，在中國解剖史上恐怕也是唯一的記錄。

「竹筵」作為專有名詞，在這段時期只見於用在數術之類的活動。《楚辭·離騷》「索藑茅以筵篿兮，命靈氛為余占之」，漢人王逸說：「藑茅，靈草也，筵，小折竹也。」現代的註解者也認為筵是占卜的竹枚或小策，即《楚辭·卜居》「端策拂龜」的「策」。[34] 用竹製的桿或棍穿通死者之脈道，與「治病」之事有何相干？陳垣評曰：「味其言殆亦欲示莽之殘殺，與《史記》之於紂同耳！」[35] 如果按漢代人的魂魄觀，死者猶有作祟能力，「以竹筵導其脈」除了醫學目的之外，或許還隱含厭勝功能吧[36]。

不過，太醫以小折竹通導「脈」，這表示脈不僅是可視而且是具有形質之物。所謂「脈」應該是近乎「血管」的概念吧。[37] 《靈樞·經脈》云：「經脈十二者，伏行分肉之間，深而不見。其常見者，足太陰過於外踝（外踝應作內踝）之上，無所隱故也。諸脈之浮而常見者，皆絡脈也。六經絡

明人楊時喬的《新刻馬書》就發現馬體經脈的體系與人體經脈之間多類同。例如，「天有六律，馬有六脈」，「一年有三百六十日，馬有三百六十穴，亦有三百六十骨節也」之類。見楊時喬，《新刻馬書》（北京：農業出版社，1984），特別是卷 3、卷 6 等部分的討論。

34. 洪興祖，《楚辭補注》（臺北：漢京文化事業公司，1983），頁 35。湯炳正、李大明、李誠、熊良智，《楚辭今注》（上海：上海古籍出版社，1997），頁 33。

35. 陳垣，〈中國解剖學史料〉，頁 364。另，顏師古的注云：「以知血脈之原，則盡攻療之道也。」見《漢書》，頁 4146。

36. 李建民，〈屍體·骷髏與魂魄——傳統靈魂觀新論〉，《當代》90 (1993): 48–65。

37. 廖育群，《岐黃醫道》（瀋陽：遼寧教育出版社，1992），頁 121–122；廖育群，〈古代解剖知識在中醫理論建立中的地位與作用〉，《自然科學史研究》6.3 (1987): 249–250。

手陽明少陽之大絡，起於五指間，上合肘中。飲酒者，衛氣先行皮膚，先充絡脈，絡脈先盛，故衛氣已平，營氣乃滿，而經脈大盛。脈之卒然動者，皆邪氣居之，留於本末；不動則熱，不堅則陷且空，不與眾同，是以知其何脈之動也。」上述的脈有幾層意涵：人體主要的十二條幹道，大多是深不可見的。循行經過內踝附近者，醫者可以觸摸、審視之。除了十二經脈之外，尚有體表直接可目視者是絡脈。這些絡脈特別在人飲酒後，因血氣之盛而現於皮表。最後是「脈動」的概念，動者指脈異常的變動。當人受邪氣入侵，人體表的動脈與正常人的動脈不同。換言之，脈包括了不可見的氣脈，可見的體表血脈以及可以診察的人體動脈。[38]

　　脈之古義當取血脈斜流的意象。《說文》云：「衇，血理分衺行體者。」張舜徽按：「衇之言沒也，謂潛行體中，湛沒不見於外也。」[39] 這些潛行體內、難以目測的氣脈如何透過解剖人體而得以觀察呢？按人死後動脈血不久便血流殆盡，特別是大動脈的管道是空的，所以可以插進竹筳之類的用具。由於這些管道沒有血，古人因此得出它們是用來行氣的。但同樣位於胸腹腔的靜脈管，因管壁薄、彈力弱，人死後猶有淤血。王莽使太醫以竹筳導王孫慶之脈的可能只有前者。不過，後者在當時人的概念也是「脈」。如果這個推測有幾分可能的話，動脈的循行路線不可能即是出土脈書《足臂十一脈灸經》、《陰陽十一脈灸經》或正典化《靈樞‧經脈》所載脈的循行路線。太醫們用竹筳不可能找到任何一條與經典記載完全一致的脈道。但他們似乎都看見了經脈。

　　人類肉眼目驗的限度在哪裡呢？《靈樞‧五十營》竟然可以推算氣血一晝夜在人體脈道運行五十周的節奏。這種運動的節奏還與天體的運行保持一致，「天周二十八宿，宿三十六分，人氣行一周，千八分。日行二十八

---

38. 黃龍祥，〈經絡學說的由來〉，《中國針灸》1993.5: 47–50。

39. 張舜徽，《說文解字約注》（臺北：木鐸出版社景印，1984），頁 3009。

宿，人經脈上下、左右、前後二十脈，周身十六丈二尺，以應二十八宿，
漏水下百刻，以分晝夜。」這是透過刳剝人體所得的數據嗎？〈五十營〉又
說人一呼脈兩動、而氣在脈道走三寸，以此推算人一晝夜共呼吸了一萬三
千五百息，並且得出了一個氣血循走的總長度：「所謂交通者，並行一數也，
故五十營備，得盡天地之壽矣，凡行八百一十丈也。」換言之，人一呼一
吸脈行六寸，6（寸）×13500（息）＝810 丈。日夜 50 周，故每周長 16.2
丈，再分配給各脈。

　　我們再細讀《靈樞・衛氣行》吧。衛氣在人體內的循行節奏也是一晝
夜五十周，〈衛氣行〉云：「子午為經，卯酉為緯。天周二十八宿，而一面
七星，四七二十八星，房昴為緯，虛張為經。是故房至畢為陽，昴至心為
陰，陽主晝，陰主夜。故衛氣之行，一日一夜五十周於身，晝日行於陽二
十五周，夜行於陰二十五周，周於五藏。」再者，〈衛氣行〉又以為，衛氣
日行一舍，氣走一點八周，日行二十八舍，氣走五十點四周。而此零點四
的餘數，則是人臥起早晚的原因，「夜行一舍，人氣行於陰藏一周與十分藏
之八，亦如陽行之二十五周，而複合于目。陰陽一日一夜，合有奇分十分
身之四，與十分藏之二，是故人之所以臥起之時有早晏者，奇分不盡故
也。」個人身體與宇宙秩序緊密連繫，如此規律的運行節奏，大概是數術
的想像多於經驗的實測吧。最明顯的疑點是：天體黃道二十八宿，每方七
宿，各宿之間並不是等距的。但醫書卻把衛氣運行與天體配屬，並且把二
十八宿等距離對待，以此為基礎做進一步推算。清代醫家李學川的《針灸
逢源》已提出了質疑。[40]

　　討論至此，太醫等「以竹筳導其脈」的所謂「脈」如何理解呢？清人

---

40. 李鋤、趙京生、吳繼東編，《針灸經論選》（北京：人民衛生出版社，1993），頁
　　247–249。另參見川原秀城，〈術數的思考與中國醫學〉，《內經》86 (1996): 3–26 的
　　討論。

周振武《人身通考》（1882 年刊）云：「人身之脈有三義。一曰經絡之脈，二曰脈息之脈，三曰宗氣之脈。經絡者，如十二經注血之脈，晝夜五十周於身者也。脈息者，寸關尺三部，一息四至脈是也。宗氣者，即《內經·五臟別論》腦、髓、骨、脈、膽之脈是也。今人渾言其脈，並未言脈為宗氣。〈平人氣象論〉以乳之下動脈名宗氣，蓋專指胃之大絡貫膈絡肺者而言。謂十二經之尊，主四時，皆以胃為本耳。」[41] 如上所述，血氣在人身一晝夜運行五十周是經由數術的推算。而位於寸口、乳下的動脈，也可經由反覆的望、切而得。凡此，何勞於巧屠之刀？就算刳剝王孫慶是「活體解剖」，[42] 大概也只是證實經典所說（即人體有經脈）而不是因此有新的發明。

　　「脈」的意涵，在整部《內經》不是給予嚴格的界說，而是將其放在龐大的陰陽五行的網絡組織其理論知識。古代醫者並不關心脈的「實質」，[43] 而是取天地陰陽與之類比，甚至時做天人同構的推衍。例如，《素問·陰陽別論》所說「四經應四時，十二從應十二月，十二月應十二脈。」這種名學的「比論」(analogy)，在方術家的體系裡，意義不止於借喻，簡單的說，「十二月應十二脈」的「應」，或者說「感應」是以氣為中介，在同類或相關事物之間所產生的一種遠距離的親和力。這種感應式的目驗具有不可言傳的神祕感，有待進一步的研究。

　　特別值得留意的是，《內經》等經典用數術去建構一套人體知識的公式，例如，每一個人都有三百六十五節、十二經脈等等「以應天地」（《靈樞·邪客》）。但這整套系統並不是透過解剖人體可得的，解剖者好奇的反而是特殊、異常的人體。換言之，中國人認為人體各異：聖人臟腑異於常

---

41. 周振武，《人身通考》（北京：人民衛生出版社，1994），頁 118–119。

42. 馬伯英，《中國醫學文化史》（上海：上海人民出版社，1994），頁 448。

43. 林昭庚、鄢良，《針灸醫學史》（北京：中國中醫藥出版社，1995），頁 379–381。

人，君子小人之體不同，男性的骨骼多少與女性不同，中土之人與西土之人的臟器也不一樣。中國歷史上零散的解剖案例所呈現的是對稟質特殊人體的好奇心。[44] 比干的心據說有七竅或十二穴（心眼比正常人多），——你，王孫慶難道也有反骨？

不過，從栗山茂久最近的研究，王孫慶的案例仍然給予我們一些醫學史意義的啟示。什麼是人身最重要的組成或臟器呢？希臘的解剖者找的是肌肉與神經。王莽的太醫們則清楚的意識到他們要觀察、記錄的對象：「五臟」與「脈」[45]。毫無疑問，中國醫學圖譜的主流，便是以經脈圖與五臟圖為大宗[46]。同樣的人體，不同文化的眼睛所關注的對象不一。

---

44. 郭璞注《山海經》引《開筮》說，鯀死三年不腐，剖之以吳刀。聖人比干的心《史記・殷本紀》說有七竅，《金樓子》增為十二穴。又，男女骨骼不同，《醫毉》曰：「男子骨色純白，婦人骨色淡黑」；《吳醫彙講》曰：「男子頭骨八塊，女子頭骨六塊」等。又如宋崇寧五年大規模的解剖，章潢《圖書編》說「割視其心，個個不同：有竅無竅，有毛無毛，尖者長者」，並總結有云：「君子小人之體，各異如此」。清儒俞正燮更引古典倡論中土之人與西土之人臟腑不同，信洋教者「必中國藏府不全之人」。中國人心正，洋人心歪等。見周作人，〈中國人的心臟〉，《亦報》1950 年 3 月 14 日刊。又，中國歷來類書陳元龍的《格致鏡原》、陸鳳藻的《小知錄》等的形體或身體類收集不少稟質特殊人體的史料，可參考。

45. Kuriyama, *The Expressiveness of the Body*, p. 159.

46. 參見馬繼興，〈宋代的人體解剖圖〉，《醫學史與保健組織》1957.2: 125–128；靳士英，〈明堂圖考〉，《中華醫史雜誌》21.3 (1991): 135–140；靳士英，〈歐希範五臟圖考〉，收入《第一屆國際中國醫學史學術會議論文及摘要匯編》（北京：中華醫學會醫史學會，1992），頁 52–57；靳士英，〈五臟圖考〉，《中華醫史雜誌》24.2 (1994): 68–77；靳士英，〈朱肱《內外二景圖》考〉，《中國科技史料》16.4 (1995): 92–96；靳士英、靳樸，〈《存真圖》與《存真環中圖》考〉，《自然科學史研究》15.3 (1996): 272–284；櫻井謙介，〈《黃帝內經素問》王冰注に記された五臟像について〉，《漢方の臨床》38.4 (1991): 26–34；宮川浩也，〈中國傳統醫學の主要な藏府說および圖について〉，《內經》76 (1995): 15–21。

四

王孫慶剖剝案的前四十一年，也就是漢成帝河平三年（公元前 26
年），成帝使謁者陳農徵求天下之遺書，詔太史令尹咸校數術書，侍醫李柱
國校方技書。每一書已，劉向輒條其篇目，撮其旨要，上奏於成帝。[47]其
中，醫經類共有七家之書，一百七十七卷。[48]脈的概念，特別是十二條主
要脈道深伏人體內的概念，從晚周始，到了王莽時代已是深入人心了。甚
至整個經脈學說的框架也大體成形了。觀察王孫慶屍體（或活體）的太醫
們，並不是不帶任何醫學概念去從事觀察。筆者以為：不相信或不存在
「脈」（或經脈）這個概念的人，縱使剖開一千具屍體也未必能看見什麼經
脈管路，更何況只剖解一個王孫慶的醫生們。

在人類能用化學藥劑注入血管，將血管凝固、並腐蝕周圍其他組織之
前，包括中醫在內的任何一個傳統醫學體系，都無法對人體的脈管系有全
面、正確的掌握。假如中醫早已滅絕，現代人也不存在經絡體系作為比較
的概念，那麼，我們在釋讀中國人本身古代脈學文獻，就如在看其他傳統
醫學體系一樣，即得出古人對血管的觀察是片面甚至是完全錯誤的結論。

我所要強調的是，理論概念 (doctrine) 對科學觀察所產生的影響。舉例
來說，宋慈 (1186–1249)《洗冤集錄》(1247) 論及驗骨之法，有「男子骨
白，婦人骨黑」的判識標準。這種充滿性別偏見的檢驗法經典化之後，如
清人王又槐增輯的《洗冤錄集證》引用老仵作的實證，皆信有其事。而對
目測與經文不盡相符之處，也往往以經典為正[49]。醫學理論與人體剖剝實

---

47. 劉汝霖，《漢晉學術編年》上卷 3（上海：上海書局影印本），頁 58。

48. 陳國慶，《漢書藝文志注釋彙編》（臺北：木鐸出版社，1983），頁 226。

49. 王又槐增輯，《洗冤錄集證》卷 1（上海：廣益書局，1916），頁 10–12；廖育群，

驗之間的關係近似，不是從解剖實證之學建構出醫學理論，有時候兩者的
主從也可能是相反。在還沒有達到剝離脈管系技術的時代，無論活剝或死
剝，到底能觀察到什麼東西？而在經脈體系大抵成形的年代，王莽刳剝人
體的結果只是證成醫典已知的知識，遵經述古，並不一定發現了新事物。

新莽時期的人體刳剝實驗，讓我們進一步思考中國醫學的特質所在。
清代醫者王學權 (1728–1810) 在《重慶堂隨筆》(1808) 引述王莽等人的盛
業後，有云：

> 愚謂人與動物，皆氣以成形。經云：出入廢則神機化滅，如革囊盛
> 水而不漏，其活時之元府已無可驗。故有形之死質可睹，無形之功
> 用不可睹也。縱精思研究斷不能如《西遊記》所說，鑽入人腹周行
> 臟腑經絡，盡悉其所以然而後出以著書，不過批卻導窾，推測其所
> 當然而已。[50]

〈宋慈與中國古代司法檢驗體系評說〉，《自然科學史研究》144 (1995): 379。宋慈
《洗冤集錄・驗骨》一篇，共十五條。篇中所載男女骨骸互異者有七：(1)男子骨
白，婦人骨黑；(2)髑髏骨男子八片，女子六片；(3)乘枕骨男子有左右之分，女子則
無；(4)男子肋骨左右十二條，八條長，四條短，婦人各十四條；(5)男子左右手腕和
左右小腿皆有捭骨，婦人則無；(6)男子尾蛆骨九竅，婦人六竅；(7)婦人產門之上較
男子多羞秘骨一塊。對〈驗骨〉篇的討論，我有〈性別與骸骨〉一文（待刊）。現
代的註釋者對上說多抱持疑的態度，見 Brian E. Mcknight, *The Washing Away of
Wrongs: Forensic Medicine in Thirteenth-Century China* (Ann Arbor: The University of
Michigan, 1981), pp. 95–99。

50. 王學權之說，見氏著，《重慶堂隨筆》，收入《王氏潛齋醫書十種》卷下（臺北：自
    然療法雜誌社影印，1986 年），頁 22。另參見石田秀實，〈中國傳統醫學はなぜ解
    剖學を早期に受容・展開させかったのか〉，收入田中淡編，《中國技術史の研究》
    （京都：京都大學人文科學研究所，1998），頁 715–738；Hsiang-lin Lei, "When
    Chinese Medicine Encountered the State: 1910–1949," (Ph. D. Dissertation, The

以氣論[51]為基調的中國醫學，人體什麼是「可睹」的？什麼是「不可睹」的？王學權並不從封建禮教反對解剖。他認為，人體生命活時的功能與屍體形質即是最大的不同。有形之死質雖可睹，但不可信。王學權即把死質之軀比喻為一個「革囊」，水（或氣）在皮囊裡的變化生滅，[52]已經沒有目驗的可能。

連人「活時之元府已無可驗」，更何況破囊漏水之後以視「無形之功用」？換言之，問題不在於中國醫學有沒有解剖學，或中國醫學的解剖學是一種「另類的解剖學」，而是中國氣的醫學所展示的身體是無法經由剖割而觀察的身體。[53]人臟腑經絡的變化，傳統醫學或講究對「象」的觀察，如

Committee on the Conceptual Foundations of Science, The University of Chicago, 1999), pp. 164–173；王道還，〈論《醫林改錯》的解剖學——兼論解剖學在中西醫學傳統中的地位〉，《新史學》6.1 (1995): 95–112。

51. 杜正勝，〈形體、精氣與魂魄——中國傳統對「人」認識的形成〉，《新史學》2.3 (1991): 1–65。氣或精氣的屬性不等同於物質，在傳統中國更近乎 living matter 的意味。見裘錫圭，〈稷下道家精氣說的研究〉，收入氏著，《文史叢稿——上古思想、民俗與古文字學史》（上海：上海遠東出版社，1996），頁 16–47。

52. 山田慶兒，《中國醫學の思想的風土》（東京：潮出版社，1995），頁 100–105。山田以為中國醫學對人體的比喻是「水系模型」。

53. Erwin H. Ackerknecht 指出，不少原始土著都有開膛剖腹的經驗。但為數不少割剖人體或獸體的經驗，並沒有因此累積他們解剖學的知識。而驗屍的目的旨在尋繹「法術原理」(witchcraft principles)，甚至因宗教或刑法之故所發展的切斷肢體的技術也不一定就轉移到醫療的截肢上。見 Erwin H. Ackerknecht, *A Short History of Medicine* (Baltimore and London: The Johns Hopkins University Press, revised, 1982), pp. 14–15. 除了正史之外，中國也有零星與醫療有關的解剖記錄。例如，明人談遷 (1594–1658) 的《棗林雜俎·和集》記載：「庚辰山西大饑，人相食，剖心，其竅多寡不等。或無竅，或五六，其二、三竅為多，心大小各異。」（〈心竅〉）這一類因饑荒得以剖視人心的機會在中國歷史上大概不少，但得出心臟之竅「二、三竅為多」到底有何意義？也有一些案例，如清人鈕琇所輯的《觚賸》卷 4：「京都有宋姓者，武

脈象、臟象等；或以「數」推衍，如上述經脈運行的節奏、長度的預測。
這兩種目驗方法也往往合而為一。「象」的目驗法與「數」的目驗法，都是

定相公鄴園之僕也。自其家來至京邸，去彰義門尚數里，忽黃霧四起，擁驢不得
行，少頃霧散，驢跟蹌抵門，腹陡脹而斃，剖視其腸，有卵一枚，大可容升許物，
其色紫相間，而堅如石。回人云：乘熱取置麥膚，經宿尚可復大一圍，試之果
然。」（〈驢孕石〉）這是動物解剖的例子。中國人也有為了了解動物暴斃之因而剖
視其屍的好奇心，但似乎僅止於搜奇而已。另外，也有個別方伎之士對醫典所載有
疑，如蘇轍 (1039–1112) 的《龍川略志》論及單驤、徐遁之說：彭山有隱者，通古
醫術，與世諸醫所用法不同，人莫之知。單驤從之學，盡得其術，遂以醫名於世。
治平中，予與驤遇廣都，論古今術同異。驤既言其略，復歎曰：「古人論五臟六腑，
其說有謬者，而相承不察，今欲以告人，人誰信者？古說：左腎，其府膀胱；右
腎，命門，其府三焦，丈夫以藏精，女子以繫包。以理主之，三焦當如膀胱，有形
質可見，而王叔和言三焦有臟無形，不亦大謬乎！蓋三焦有形如膀胱，故可以藏，
有所繫；若其無形，尚何以藏繫哉？且其所以謂之三焦者何也？三焦分布人體中，
有上中下之異。方人心湛寂，慾念不起，則精氣散在三焦，榮華百骸；及其慾念一
起，心火熾然，翕撮三焦精氣，入命門之府，輸寫而去，故號此府為三焦耳。世承
叔和之謬而不悟，可為長太息也。」予甚異其說。後為齊州從事，有一舉子徐遁
者，石守道之婿也，少嘗學醫於衛州，聞高敏之遺說，療病有精思。予為道驤之
言，遁喜曰：「齊嘗大飢，群匄相臠割而食，有一人肉盡而骨脈全者。遁以學醫故，
往觀其五臟，見右腎下有脂膜如手大者，正與膀胱相對，有二白脈自其中出，夾脊
而上貫腦。意此即導引家所謂夾脊霙關者，而不悟脂膜如手大者之為三焦也。單君
之言，與所見懸合，可以正古人之謬矣！」（〈醫術論三焦〉）類似像單驤、徐遁等
迥於「相承不察」醫論的異說，在傳統中國大概起不了什麼作用。上述徐遁竟然可
以觀察到導引家所說的督脈。這也是理論影響目測結果的好例子。總而言之，中國
存有不少這一類解剖史料，但其與西方解剖學傳統之間實存在著不可化約的鴻溝。
以上材料見：談遷，《棗林雜俎》，收入《四庫全書存目叢書·子部 113》（臺南縣：
莊嚴文化公司，1995），頁 460；鈕琇，《觚賸》，收入《筆記小說大觀·三十編》
（臺北：新興書局影印本），頁 3071–3072；蘇轍，《龍川略志》（北京：中華書局，
1982），頁 7–8。相關文獻見王吉民，《中國歷代醫學之發明》（臺北：新文豐出版

出於古代占卜的知識背景。[54] 晚周數術之學突破，是經脈學說體系化的直接動源，我已在博士論文中涉及了。[55]

關於王孫慶的刳剝案例，討論者多矣。王孫慶若死後有知，大概會驚訝自己的身體曾與「血液循環」的發現，以及一個叫「伯高」的學派有著密切關係。經過以上研究，我不得不時時向王莽的動機投射懷疑的目光。

王莽解剖王孫慶的後七年（地皇四年），新朝滅。東海人公賓就割下王莽的腦袋。軍人們刳剝王莽的身體，臠分其支節肌骨。後來，王莽的腦袋輾轉流落到更始帝劉玄處，被懸掛在宛城的街道。傳說百姓以擲擊王莽腦袋來洩恨，有人切食其舌。

附錄：中國解剖史的回應與展望

〈王莽與王孫慶〉一文引起一些朋友的興趣與討論。張哲嘉認為，中國上古必有重解剖的醫派（如俞跗），另從《靈樞‧經水》「死可解剖而視之」等記載，即表達了解剖一事在上古醫學的重要性。王莽好古，或有所本，其實驗近於「割皮解肌」一系。廖育群有類似意見，他說：「一般認為中國古代醫學對於人體內部的形態構造、解剖知識並不重視。應該說這種現象的產生，主要是在東漢以後，即以《難經》為代表之醫學時代之來臨。」（《中國科學技術史‧醫學卷》，北京：科學出版社，1998，頁 113）

公司，1976），頁 8–17；李今庸，《讀醫心得》（上海：上海科學技術出版社，1982），頁 19–20；范行準，《中國醫學史略》（北京：中醫古籍出版社，1986），頁 204–206。

54. Nathan Sivin, *Medicine, Philosophy and Religion in Ancient China: Researches and Reflections* (Aldershot: Variorum, 1995) I, p. 5；席文，〈比較希臘科學與中國科學〉，《三思評論》2 (1999): 30–31。

55. 李建民，《死生之域》，特別是第五章的討論。

換言之，中國上古醫學史應該有一段勤於解剖的時期。

山田慶兒便曾推測，在《靈樞·經脈》篇寫成之前，「解剖學有了迅速的發展」。他又說：「隨著解剖學的發達，人們把六條陰脈同肺、脾、心、腎、肝這五臟關係，然後把六條陽脈同六腑聯繫起來」（山田慶兒，〈《黃帝內經》的形成〉，收入任應秋、劉長林編，《內經研究論叢》，湖北人民出版社，1982，頁 112，114）。山田氏把《靈樞·經脈》定名為「黃帝派」的論文，也就是西漢前期所形成的派別。但按照他的研究，漢代解剖學飛躍的發展是在新莽時期。這二說似乎是有矛盾的。經脈與臟腑的連繫，與解剖無關，如黃龍祥所說：「顯然是受當時機械的陰陽五行學說的影響」（黃龍祥，〈經絡學說的演變〉，《中國針灸》1994.3: 45–46）。

針對本文，廖育群提出二點看法：

第一、他認為《內經》中對人體的「計算、解剖（實測）、估算（由外揣內，或稱體表測量）三者性質不同。計算有所謂方術的方法，與解剖實測、體表估算毫無關係，且性質不同，解剖與體表估算都是實測，但後者展示了中國傳統文化的特點，此乃山田慶兒之文所欲說明的問題」。

第二、廖育群以為傳統臟象學說與臟腑解剖之間仍然有關。他說：

> 普通解剖學只能了解器官的外部形態與一般的機能。例如消化道、骨骼、韌帶。而像「五臟」，則必須有精細的「局部解剖學」（醫學教程中稱「局解」）與組織學、生理學等知識相配合。例如，如果不知肝小葉、腎小管的構造，則現代醫學也不能從肝、腎的外表構造獲知其生理功能。即便是六府中的胃、腸，如不知其粘膜的精細構造及胃酸的存在（生物化學），也不可能真正了解消化機能的實質。中國傳統醫學存在的問題，恰在於通過膚淺的形態知識解決複雜的機能問題，因而自然只能借助推理。這種現象同樣存在於其他國家的古代醫學體系中，例如法國人一直認為肝是消化的動力之源——

胃為鍋，肝則是鍋下之火。

此外，李貞德以《宋書‧顧覬之傳》為例，提出禮教對人體解剖可能確有抑制作用。但誠如石田秀實已有的研究指出，「僅僅是倫理方面的壓制，仍不足以形成阻礙解剖學發展的理由。」解剖死囚或戰死的敵人並不違反孝的倫理，屍體來源也不虞匱乏（見石田秀實，《氣‧流れる身體》，東京：平河出版社，1992，頁 5–7）。而祝平一特別指出傳統解剖多在死囚身上，顯示了這類醫學活動的權力機制。近代西方醫學解剖的例行化，大概是一個例外。我想，王孫慶的解剖案例，並非出自醫者自發性的實驗，政治暴力等制裁因素當然必然考慮在內。又，古代的醫療空間，包括醫學知識傳授的空間以隱密性為主，毫無疑問，王孫慶的案例是一種刑罰式的剖解行為——公開展示其身體。換言之，有醫家自發而未載正史或其他記錄的秘密性解剖，例如，櫻井謙介，〈《黃帝內經素問》王冰注に記された五臟像について〉，《漢方の臨床》38.4 (1991)。這篇論文我有中文譯稿，《大陸雜誌》待刊。

陳元朋則反對用禮教壓抑來解釋中國醫學解剖不發達。他曾研究《洗冤集錄》，發覺司法檢驗也是以體表檢驗為主流。這一系統的知識並沒有尊重死者的禁忌規定，卻有允許仵作煮熬死者之骨以資檢驗之說。從這個角度來看，醫者沒有動力從事解剖，而傾向對患者外表的診察，是受思維模式的影響，不一定受制於封建禮教。我很贊成陳元朋的觀察。

關於禮教說，馬伯英認為：「中醫解剖不發展的另一個原因，與中國傳統禮教將人視為高於一切動物走獸的思想有關。人為萬物之靈，不能與動物相侔。絕不以禽獸作比。從未有人對動物作解剖研究，更無人敢說動物內臟與人的內臟有相似的形態、位置、功能」，「這大約是中醫解剖不發達的真正根源」（《中國醫學文化史》，上海：上海人民出版社，1994，頁451），這一條禮教箝制的線索，值得探索。

又，栗山茂久教授賜書教如下：

a. Sharpen the focus: The paper ranges over a number of disparate issues (dissection as punishment, the history of *mai*, anatometrics, etc) regarding ancient Chinese anatomy. Perhaps it would be better to concentrate on one, and develop it more intensively, and from a greater variety of perspectives. The effect to strive for is that of a pebble tossed into the middle of a still pond.

b. Broaden the treatment. Though there are discernible efforts (such as the very nice opening) to reach beyond medical history narrowly conceived, much of the discussion seems written for specialists of Chinese medical history. I know, however, that you are familiar with a much broader range of literature than simply medical texts; by drawing on this familiarity, and reconsidering medical ideas and practices against the background of other sorts of sources, you could at once cast new and perhaps unexpected light on these ideas and practices, and also show more effectively why your inquiries are of interest to more than just specialists.

c. Here are four topics that your paper suggested to me, each meriting at least a separate article, and possibly a book.

(i) The history of anatomical seeing in China. Some of the questions here might be: Is there a history to anatomical seeing in China? In what ways did Song dynasty inspection differ from inspection in the Han? Or looking still later, how should we think of Wang Qingren's efforts vis-à-vis the earlier Chinese tradition? How did the Chinese emphasis on the written word affect the vision and understanding of the body?

(ii) The history of deliberately inflicted pain. The idea of dissection as punishment suggests the problem of the whole history of torture in China. Presumably the different forms of punishments reflected perceptions of different degrees and forms of pain. Somehow I have the impression that considerable imagination was devoted (especially in Ming and Qing times? What is the history?) to the devising of tortures and punishments in China. Is this true?

(iii and iv) More closely tied to dissection, the importance of the *mai* and the *zang* in traditional Chinese anatomy suggests that need to look more closely (and through a wide variety of sources) at the history of the conceptualization and experiences of (iii) flow, and (iv) fullness and depletion. Why did these notions/experiences come to claim such extraordinary value in Chinese self-understanding? What would a phenomenology of flow look like? Are there different experiences of flow, and if so, what was the particular sort of flow emphasized in China?

王莽剖王孫慶一事，值得探討之處尚多，但我們只要閱讀漢代人對這件事的評論即可思過半矣。桓譚《新論・言體》云：「王翁刑殺人，又復加害焉。至生燒人，以醯五毒灌死者肌肉，及埋之，復薦覆以荊棘。人既死，與土木等，雖重加創毒，亦何損益。」又云：「王翁之殘死人，觀人五臟，無損於生人，生人惡之者，以殘酷示之也。」（見嚴可均校輯，《全後漢文》卷十三）

後　記

感謝林富士、江漢聲、秦美婷、陳才友、王俊中、賴鵬舉等先生指正錯誤，提示材料，謹誌謝忱。我另有〈歷代筆記小說解剖史料徵存〉一文，是本文的後續研究。

1999 年 10 月 15 日三稿

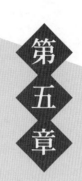

第五章

漢代「移病」研究

一、兩個病人——引言

　　這篇論文旨在討論移病。故事的主角是活動在秦漢政治舞臺的人物。他們藉著公開宣稱自己的病痛來操作人際關係，或以此抒發對難以控制的現況不滿，或借用陳述病痛來表達自己的意願、獲取利益。[1] 所以，移病往往與詐病同義，涉及了政治人物對疾病的運用。

　　如何判斷疾病的真偽呢？這也是歷來醫家所留意的課題，並且發展出診斷詐病的方法。例如，張景岳即說：「夫病非人之所好，何以有詐病？蓋或以爭訟，或以鬥毆，或以妻妾相妒，或以名利相關，則人情詐偽出乎其間。使不有以燭之，則未有不為其欺者。」[2] 若一個人存心做戲，大概連醫生也難辨真假吧。我的興趣當然不在診斷歷史上各種類型裝病的真偽，而是關心傳統社會假借病痛處理人際關係的心態。本文，就從《孟子・公孫丑下》兩個病人的故事說起吧。[3]

　　孟子準備起身朝見齊王，齊王不知情而託疾召見孟子。齊王派人來說自己得了寒疾、不能吹風；如果孟子願意來朝，齊王則力疾臨朝。孟子即推辭：「不幸而有疾，不能造朝。」孟子是真病還是裝病呢？漢人趙歧推測：「孟子不悅王之欲使朝，故稱有疾。」所以，疾病只是藉口罷了。[4] 孟

---

1. 參見林宗義、Arthur Kleinman 共編，《文化與行為：古今華人的正常與不正常行為》（沙田：香港中文大學，1990），〈序言・文化影響下的人際關係的處理〉。

2. 程如海，〈詐病考〉，《中華醫史雜誌》1991.2: 86–87。程文引張山雷的意見，詐病多在特殊的脈絡：「凡我醫界之從事於軍醫、保險醫、監獄醫、警察醫、工廠醫者，關於兵役之徵免，勞動之賑恤，保險之賠償，不得不注意詐病一門。」

3. 《孟子・公孫丑下》正文與歷來註解見〔清〕焦循，《孟子正義》（臺北：文津出版社，1988），頁 255–261。

4. 〔清〕焦循，《孟子正義》，頁 255。

子稱疾不上朝，隔天卻到東郭大夫家弔喪。孟子弟子公孫丑批評孟子此舉不妥。孟子回答：「昔者疾，今者愈，如之何不弔？」不過，既然病好了，為什麼還不去朝見齊王？孟子弔喪的同時，齊王派人和醫生來問疾。孟子的從昆弟孟仲子一面欺哄來者說孟子已經上朝廷，另一方面派人半路攔截孟子，告訴孟子不要回家以免遇到齊王的使者，並勸他趕緊上朝。孟子仍然執意不上朝，暫時躲進了景丑之家。

景丑認為孟子對齊王不敬，並抬出了禮教質疑孟子稱疾不朝。「禮曰，父召，無諾；君命，不俟駕。」[5] 景丑尤其不解：孟子本來準備朝見齊王，怎麼一聽王託病以後反而不去了？這與禮經所說是不相合的。孟子回答說：「將大有為之君，必有所不召之臣；欲有謀焉，則就之。」也就是說，人君以尊德樂義為賢。後世理學家對孟子不合禮的行為解釋說：「孟子之於齊，處賓師之位，非當仕有官職，故其言如此。」[6] 但孟子為何不借問疾朝見齊王？

其實，孟子不願朝見齊王而以疾辭，或許是因為缺乏社會足以認可的方式所致。即使如此，當時的人如公孫丑、孟仲子、景丑等都不以為然。而齊王使人問疾，除了顧及禮數之外，或許有一探虛實的用心。疾病在上述的人際角力是一種不信任、充滿殺機的隱喻。

這篇論文所討論的「移病」，在漢代與「稱疾」、「稱病」、「謝病」、「託疾」等同義，即以疾病為藉口，只是在假借疾病的方式有所不同。[7] 我們

---

5. 按古禮，父親召喚兒子，「唯」一聲馬上即起身；君主召喚臣子，車馬還沒有準備好就啟程。相關的記載例如《論語‧鄉黨篇》：「君命召，不俟駕行矣」。《荀子‧大略篇》：「諸侯召其臣，臣不俟駕，顛倒衣裳而走，禮也。」又云：「天子召諸侯，輦輿就馬，禮也。」又，《禮記‧曲禮》：「父召無諾，先生召無諾，唯而起。」〈玉藻〉：「君召以三節：二節以走，一節以趨。在官不俟屨，在外不俟車。」

6. 〔宋〕朱熹，《四書章句集注》（臺北：大安出版社，1986），頁 243。

7. 李建民，〈漢代「稱病」釋例〉（待刊稿）。這篇論文分析漢代「稱病」例二百多則。

先解釋「移病」的詞義及其相關的稱病個案。

二、病夫易室

　　漢代政治人物「稱病」的案例竟多達二百多則。傳統中國的政治權力
與政治行為具有隱匿、封閉性的特徵。[8] 政治人物有病（特別是重病），隱
密自己的病情勿寧說是正常的，而主動公開、宣稱自己的病就非常值得玩
味了。病人人會裝，巧妙各有不同。政治鬥爭的高手，往往知道什麼是該
稱病的時候了。

　　為了證明自己真的有病，口說無憑，而有「移病」的動作。唐代經師
顏師古說：「移病者，移書言病也，一日言以病移出，不居官府。」[9] 移書
者，即寫移書。按漢代官僚的文書系統，移書係仿正本謄錄文書之後使之
運行，通常是以附件的形式。[10] 《居延新簡》(E.P.F. 22.80–82) 的「病書」
有云：「建武三年三月丁亥朔己丑，城北隧長黨敢言之。迺二月壬午病加脾
雍種，匈丈滿，不耐食飲，未能視事，敢言之。三月丁亥朔辛卯，城北守
候長匡敢言之。謹寫移隧長黨病書如牒，敢言之。今言府請令就醫。」[11]

　　這一類案例，歷代有之。如《永樂大典》，卷之二萬三百十一〈疾〉所示，值得全
　　面研究。

8. 王子今，〈論中國傳統政治形態的內在封閉性〉，《中國社會科學季刊》 9 (1994):
　　119–131。

9. 班固，《漢書》（臺北：洪氏出版社，1975），頁 1931。

10. 李均明，〈簡牘文書稿本四則〉，收入李學勤、謝桂華主編，《簡帛研究》3 (1998):
　　317–318。

11. 甘肅省文物考古研究所編，《居延新簡》（北京：文物出版社，1990），頁 483。關於
　　居延病簡的研究初步見高大倫，〈居延漢簡中所見疾病和疾病文書考述〉，甘肅省文
　　物考古研究所、西北師範大學歷史系編，《簡牘學研究》2 (1997): 94–100。

移病即正式申請病假。[12] 大概漢代官吏以移病為手段的例子太多了，為取信於人，除作書聲稱疾篤、必須就醫之外，或進一步搬出官舍，以示無法視事的心意。[13] 移病往往是求退、去官的婉辭，但個案顯示的訊息並不只如此。病夫易室，借用醫生張景岳的話是：「人情詐偽出乎其間」。以下，是關於「移病」十則個案的分析。

例一、公孫弘（前 199–前 121）：弘少為獄吏。家貧，牧豬海上。一直到四十餘歲乃學《春秋》雜說，年六十餘以賢良徵為博士，使匈奴不合上意，免歸：「武帝初即位，招賢良徵為博士。使匈奴，還報，不合意，上怒，以為不能，弘乃移病免歸。」[14] 漢代官員的病假以三月為限，除非得到皇帝賜告，否則依例當免。[15] 所以，移病往往是一種試風球，以試探皇帝真正的心意。公孫弘後來拜為丞相，封平津侯。史書載其人外寬內忌，與他人有隙皆佯與之善，而後尋隙報復。殺主父偃、徙董仲舒等皆出其謀。之後淮南、衡山反，公孫弘又稱疾，這一次武帝慰留他，「因賜告牛酒雜帛。居數月，有瘳，視事。」[16]

例二、楊敞（？–前 74）：楊敞在昭帝給事大將軍霍光幕府。元鳳中，楊敞得知上官桀等謀反事，不敢奏上，乃移書言病：「元鳳中，稻田使者燕

---

12. 廖伯源，〈漢官休假雜考〉，《中央研究院歷史語言研究所集刊》 65.2 (1994): 233–236。

13. 關於漢代官吏的宿舍的最新研究，見廖伯源，〈漢代官吏休假、宿舍若干問題之辨析〉，《中國史學》4 (1994): 61–72。

14. 班固，《漢書》，頁 2613。

15. 廖伯源，〈漢官休假雜考〉，頁 237。另，據大庭脩的說法：「漢代官吏們既任官，只要沒有錯誤，就應該終身為官，不可隨意辭官。而且，如果因病連續三個月缺勤，即被罷免。不願為官時，可利用這一規定稱病而不仕，此外沒有其他辦法。」見氏著，《秦漢法制史研究》（上海：上海人民出版社，1991），頁 473。

16. 班固，《漢書》，頁 2622。

倉知上官桀等反謀，以告敞。敞素畏事，不敢言，乃移病臥。以告諫大夫
杜延年，延年以聞。倉、延年皆封，敞以九卿不輒言，故不得侯。」[17]上
文涉及燕王旦的第二次謀反。[18]由蓋長公主、上官桀父子、桑弘羊等，結
合燕王旦的勢力，密謀打倒霍光的政變。他們策劃由蓋長公主出面宴請霍
氏，以伏兵暗殺霍光後廢昭帝迎燕王旦即位。結果，這件事被蓋長公主舍
人知悉後告其父燕倉，燕倉又告知楊敞。楊敞怕事，不敢直接奏上，於是
乃移病不知其事。但此涉及嚴重的造反大事，知者不能不報。燕倉乃告訴
諫大夫杜延年。上官桀謀反失敗，事在元鳳元年九月。此事亦詳於《漢書·
杜周傳》。[19]

　　例三、張安世（？–前62）：張湯子。霍光死後，拜為大司馬車騎將軍
領尚書事。另霍光子霍禹（？–前66）為右將軍嗣父封，霍光兄霍去病孫
霍山為奉車都尉領尚書事情。然宣帝親政後，開始削奪霍氏一族之權，拔
擢外戚史氏、許氏。張安世與霍氏有姻親關係，故戒盈滿之患：

> 時霍光子禹為右將軍，上亦以禹為大司馬，罷其右將軍屯兵，以虛
> 尊加之，而實奪其眾。後歲餘，禹謀反，夷宗族，安世素小心畏忌，
> 已內憂矣。其女孫敬為霍氏外屬婦，當相坐，安世瘦懼，形於顏色。
> 上怪而憐之，以聞左右，乃赦敬，以慰其意。安世寢恐，職典樞機，
> 以謹慎周密自著，外內無間。每定大政，已決，輒移病出，聞有詔
> 令，乃驚，使吏之丞相府問焉。自朝廷大臣莫知其與議也。[20]

---

17. 班固，《漢書》，頁2888。

18. 西嶋定生，〈武帝之死〉，收入劉俊文主編，《日本學者研究中國史論著選譯》第3
　　卷（北京：中華書局，1993），頁603–606。

19. 班固，《漢書》，頁2662。

20. 班固，《漢書》，頁2649。

張安世參與機密大事，每每製造不在場的證明，而且很顯然是習慣性
詐病。大概安世個性謹慎周密，所以沒有被人識破移病的機心。上面引文
的「驚」字，與移病相同，都是佯裝的。

例四、弘恭（？－前47）：元帝時弘恭與中書僕射石顯共擅朝政。劉
向、蕭望之等議罷退之，向下獄，及望之皆免官。結果，初元二年連連地
震，劉向因災異赦，為中郎。劉向見機使其外親上奏：

> 前弘恭奏望之等獄決，三月，地大震。恭移病出，後復視事，天陰
> 雨雪。由是言之，地動殆為恭等。臣愚以為宜退恭、顯以章蔽善之
> 罰，進望之等以通賢者之路。如此，太平之門開，災異之原塞矣。[21]

政治人物的移病大半是一種作態，特別是掌握實權的人並不是真正求
退。移病出後多伺機復行視事。弘恭、石顯猜測上份密奏是劉向所為，便
逼迫蕭望之自殺，劉向亦廢十餘年，直到成帝即位才復進用。

例五、疏廣、疏受：宣帝地節三年疏廣被選為太子少傅，不久之後徙
為太傅，其侄疏受同時當少傅。兩人在位五年求退：

> 廣謂受曰：「吾聞『知足不辱，知止不殆』，『功遂身退，天之道』
> 也。今仕（宦）〔官〕至二千石，官成名立，如此不去，懼有後悔，
> 豈如父子相隨出關，歸老故鄉，以壽命終，不亦善乎？」受叩頭曰：
> 「從大人議。」即日父子俱移病。滿三月賜告，廣遂稱篤，上疏乞
> 骸骨。上以其年篤老，皆許之。[22]

---

21. 班固，《漢書》，頁 1931–1932。

22. 班固，《漢書》，頁 3039–3040。

疏廣叔侄任職不過五年，但一旦在少傅之位，要求退官也是不容易的事。因此，連續因病三個月不視事，大概是唯一被罷免的方法吧。疏廣「稱篤」未必真的病重，只表明了求去之心甚堅，所以並不接受皇帝的賜告。

例六、韓延壽（?-前57）：韓延壽是昭帝時有名的地方官，他在淮陽太守、東郡太守任內皆有治績。入守左馮翊，民有昆弟相與訟田，延壽解官：

> 是日移病不聽事，因入臥傳舍，閉閣思過。一縣莫知所為，令丞、嗇夫、三老亦皆自繫待罪。於是訟者宗族傳相責讓，此兩昆弟深自悔，皆自髡肉袒謝，願以田相移，終死不敢復爭。延壽大喜，開閣延見，內酒肉與相對飲食，屬勉以意告鄉部，有以表勸悔過從善之民。延壽乃起聽事，勞謝令丞以下，引見尉薦。郡中歡然，莫不傳相敕屬，不敢犯。[23]

延壽引咎自責，但無意辭職，從其閉閣到開閣是一連串的計謀。「一縣莫知所為」，正點出了移病之後可能達到的視聽效應。

例七、蕭望之（?-前47）：望之於地節三年以災異劾霍氏一族擅權，宣帝拜為謁者。之後歲中三遷，至丞相司直。後為平原太守，「望之雅意在本朝，遠為郡守，內不自得」，上疏，徵入守少府：

> 宣帝察望之經明持重，論議有餘，材任宰相，欲詳試其政事，復以為左馮翊。望之從少府出為左遷，恐有不合意，即移病。上聞之，使侍中成都侯金安上諭意曰：「所用皆更治民以考功。君前為平原太守日淺，故復試之於三輔，非有所聞也。」望之即視事。[24]

---

23. 班固，《漢書》，頁3213。

24. 班固，《漢書》，頁3274。

望之移病明顯是不滿職位的安排，宣帝也了解其意而予以慰留。移病者即假借述說病痛來表達自己的意願，使外在的情況能有利於自己的需求。

例八、朱博（？－前5）：上面提到移病者利用病痛謀利，而且也隱然形成一種禮俗。朱博新任琅邪太守，齊郡曹掾集體移病：

> 齊郡舒緩養名，博新視事，右曹掾史皆移病臥。博問其故，對言「惶恐！故事二千石新到，輒遣吏存問致意，乃敢起就職。」博奮髯抵几曰：「觀齊兒欲以此為俗邪！」乃召見諸曹史書佐及縣大吏，選視其可用者，出教置之。皆斥罷諸病史，白巾走出府門。郡中大驚。[25]

如上所見，一群掾史在家躺著裝病等新來的長官問疾表態，文中的「病吏」未必真的病了。而且，裝病只是部分的掾史，朱博召見諸曹史書佐等擇可用之人而把移病者換掉。所謂「出教置之」，顏歸古云：「皆新補置，以代移病者。」[26]裝病的掾史原本期望新到的長官「遣吏存問致意」之後即就職，想不到卻弄巧成拙。

例九、王莽（前45－23）：王莽一生可謂善用移病以為進退。例如漢成帝死，哀帝即位，王政君的勢力旋為哀帝的祖母家傅氏和母家丁氏所壓倒，王莽暫時罷政：

> 成帝崩，哀帝即位，尊皇太后為太皇太后。太后詔莽就第，避帝外家。莽上疏乞骸骨，哀帝遣尚書令詔莽曰：「先帝委政於君而棄群臣，朕得奉宗廟，誠嘉與君心合意。今君移病求退，以著朕之不能奉順先帝之意，朕甚悲傷焉。已詔尚書待君奏事。」又遣丞相孔光、

---

25. 班固，《漢書》，頁3400。
26. 班固，《漢書》，頁3400。

> 大司空何武、左將軍師丹、衛尉傅喜白太后曰:「皇帝聞太后詔,甚
> 悲。大司馬即不起,皇帝即不敢聽政。」太后復令莽視事。[27]

王莽移病旨在試探主意,哀帝挽留、王政君示意之後本來即可收場,但傅
太后從中作梗,王莽再度求退。最後莽被遣回國(即本封的新都,即今河
南),杜門自守三年,在隱忍中等待機會復出。

又例如,元始四年朝廷要為王莽加「宰衡」之榮譽,莽再度辭讓,裝
病求退,其演技高超,就連王政君也動容:「公每見,叩頭流涕固辭,今移
病,固當聽其讓,令眠事邪?將當遂行其賞,遣歸就第也?」[28] 王政君周
圍的人再次表態擁護之下,「莽乃起眠事」[29],並接受宰衡的稱號。

例一〇、孫懿:孫懿為東漢安帝時的太史令,本欲應試補尚書令,翟
酺自恃才高,用計詐以禍將臨懿之身:

> 時尚書有缺,詔將大夫六百石以上試對政事、天文、道術,以高第
> 者補之。〔翟〕酺自恃能高,而忌故太史令孫懿,恐其先用,乃往候
> 懿。既坐,言無所及,唯涕泣流連。懿怪而問之,酺曰:「圖書有漢
> 賊孫登,將以才智為中官所害。觀君表相,似當應之。酺受恩接,
> 悽愴君之禍耳!」懿憂懼,移病不試。由是酺對第一,拜尚書。[30]

孫懿移病單純為了避禍,逃避試補大概有虧職分,但有了移病的藉口似乎
也就心安理得了。

---

27. 班固,《漢書》,頁 4041–4042。參見張蔭麟,《東漢前中國史綱》(重慶:青年書
　　店,1944),頁 280–292。

28. 班固,《漢書》,頁 4067。

29. 班固,《漢書》,頁 4068。

30. 范曄,《後漢書》(臺北:洪氏出版社,1978),頁 1602。

如前所述，漢代關於「稱病」相關的案例極多，筆者以上僅摘錄「移病」的史料做初步考證。按正規，官員稱病大概都需要移書言病吧。以疾病求退、避禍的確是很好的藉口，但漢代移病的個案顯示裝病求退、不出有權謀化的傾向，如上所見，楊敞、張安世、韓延壽、王莽等案例即是。以移病表辭讓，有時是以退為進。做這場戲，當然，除了有人自稱患病以外，還要有人問疾慰留才演得下去。

三、移病與問疾

什麼是「病人」？除了醫生診斷確定之外，一個政治人物自稱有病，並以此免去職務或其他相關徵召，政治運作也有其認可的程序。移病者往往是裝病，疾病只不過是他們的藉口。妙在他人不予點破而默認。在我所說的故事裡，所謂「病人」往往是透過問疾過程的人際互動而成立。

移病者公開自己的病情，無非是想釋放他們對現況不滿、不安的訊息。在上位的人多半給予賞賜、問候。如皇帝透過問疾試探病人的願望。舉例來說，張禹（？–前 5）在成帝即位後，以帝師賜爵關內侯，拜為諸吏光祿大夫、給事中領尚書事。而當時王鳳權傾內朝，禹內不自安屢屢稱病求退，皇帝「加賜黃金百斤、養牛、上尊酒，太官致餐，侍醫視疾，使者臨問。禹惶恐，復起視事。」[31] 天子給足了張禹面子，病也不能一直裝下去。而張禹無疑是稱病的高手：

> 禹每病，輒以起居聞，車駕自臨問之。上親拜禹床下，禹頓首謝恩，〔因〕歸誠，言「老臣有四男一女，愛女甚於男，遠嫁為張掖太守蕭咸妻，不勝父子私情；思與相近。」上即時徙咸為弘農太守。又

---

31. 班固，《漢書》，頁 3348。

禹小子未有官，上臨候禹，禹數視其小子，上即禹床下拜為黃門郎，給事中。[32]

躺在床上所提出的要求，大概特別令人難以拒絕吧。張禹每次生病即將自己食飲寢臥之增損[33]對外透露，到底存何機心？他病中為自己的女兒、兒子向皇帝求情，老謀深算，不著痕跡，可以說是苦心孤詣。

許多官吏以病免，但稱病者多詐偽，真正有病的人有時反而不敢以病辭退。如鄭崇諫傅太后從弟商封侯，「又以董賢貴寵過度諫，由是重得罪。數以職事見責，發疾頸癰，欲乞骸骨，不敢」。[34]崇得罪權貴董賢，即使有病想藉以退官大概是不被允許的。所以，移病是否被接受是透過他人問疾的態度而確定的。爰叔用計推薦董偃給武帝即是一例。

董偃是武帝姑館陶公主的男寵。爰叔與之善。偃因私侍公主恐誅，爰叔獻策請公主稱疾，「上往臨疾，問所欲」。武帝當然知道疾病不過是公主的藉口。「問所欲」一句，點出了這一類稱病的目的。移病成不成功，要看問疾者是用安慰或懷疑的口吻了。公主不言所欲，顧左右回答武帝：「得獻觴上壽，娛樂左右。如是而死，何恨之有。」公主費如此大的力氣主要是要引見董偃給武帝：

上曰：「主何憂？幸得愈。恐群臣從官多，大為主費。」上還。有頃，主疾愈，起謁，上以錢千萬從主飲。後數日，上臨山林，主自執宰敝膝，道入登階就坐。坐未定，上曰：「願謁主人翁。」[35]

---

32. 班固，《漢書》，頁 3350。

33. 班固，《漢書》，頁 3351。所謂「輒以起居聞」，顏師古云：「謂其食飲寢臥之增損。」

34. 班固，《漢書》，頁 3256。

35. 班固，《漢書》，頁 2854–2855。

主人翁即董偃之名號。武帝深知公主用心良苦，也跟著做戲一番。

館陶公主無疑是裝病，但透過武帝的問疾而取得「病人」的身分。武帝問疾時希望公主身體趕快復元，並且滿足她的請求。類似的例子不少。例如，章帝採尚書張林建言行均輸之法，朱暉不肯署議，「因稱病篤」，諸尚書乃共彈劾。「帝意解，寢其事。後數日，詔使直事郎問暉起居，太醫視疾，太官賜食。暉乃起謝，復賜錢十萬，布百匹，衣十領。」[36] 引文提及「帝意解」說明了皇帝對臣下裝病的意圖有所體諒。又，張禹（？-113）在安帝時數上疾求退，皇帝「詔遣小黃門問候，賜牛一頭，酒十斛，勸令就第。其錢布、刀劍、衣物，前後累至。」[37] 又，龐參（？-136）於元初元年遷護羌校尉，次年敗於先零羌，「參於道所敗。時已失期，乃稱病引兵還，坐以詐疾徵下獄。」[38] 在漢人眼中「稱病」有些的案例與「詐病」同義。不過，後龐參為遼東太守，「時當會茂才孝廉，參以被奏，稱疾不得會」，這次稱疾與上次一樣或許是裝病，但皇上「詔即遣小黃門視參疾，太醫致羊酒。」[39] 龐參先後稱疾，待遇大不同。

如上所述，皇帝透過問疾、賞賜允許稱病、上疾者的請求。移病者的策略是，以暫時離開權力領域，進而藉由上位者的問疾創造出雙方在私領域（如臥榻旁）互動與協商的空間。

特別值得一提的是，在漢代對丞相問疾有禮制可循，「故事丞相病，明日御史大夫輒問病，朝奏事會庭中，差居丞相後，丞相謝，大夫少進，揖。」[40] 另，翟方進被賜死自殺，如淳曰：《漢儀注》有天地大變，天下大過，皇帝使侍中持節乘四白馬，賜上尊酒十斛，牛一頭，策告殃咎。使

---

36. 范曄，《後漢書》，頁 1460–1461。

37. 范曄，《後漢書》，頁 1499。

38. 范曄，《後漢書》，頁 1689。

39. 范曄，《後漢書》，頁 1691。

40. 班固，《漢書》，頁 3280–3281。

者去半道，丞相即上病。使者還，未白事，尚書以丞相不起病聞。」這裡的「上病」不是丞相真的有病。所謂「丞相不起病聞」，則是皇帝所恩賜。按天地有災異之變，丞相自殺之程序：侍中為使者測告殃咎，使者離開後，丞相即上書告病，使者回到京內，尚書即報告謂丞相重病不起。顏師古亦曰：「《漢舊儀》云丞相有疾，皇帝法駕親至問疾，從西門入。即薨，移居第中，車駕往弔，贈棺、棺斂具，賜錢、葬地。葬日，公卿以下會葬焉。」[41]

　　百官稱病，皇帝透過問疾、賞賜予以慰問。而下屬也往往藉由問疾的好機會阿諛、奉承上司。漢代有二則最膾炙人口的問疾故事。其一，漢文帝病癰，鄧通常為皇帝吮膿血。「太子入問疾，上使太子齰癰。太子齰〔齰〕癰而色難之。已而聞通嘗為上齰〔之〕，太子慚，繇是心恨通。」[42]鄧通謹身以媚上，連孝子色難的事都敢做，故名列「佞幸」之林。其二，陳萬年（？–前 44）便是靠問疾升官。「丞相丙吉病，中二千石上謁問疾。遣家丞出謝，謝已皆去，萬年獨留，昏夜乃歸。及吉病甚，上自臨，問以大臣行能。吉薦于定國、杜延年及萬年」。[43]結果，萬年竟代于定國為御史大夫。萬年問疾疑非出自真心：

> 萬年嘗病，召〔陳〕咸教戒於床下，語至夜半，咸睡，頭觸屏風。萬年大怒，欲杖之，曰：「乃公教戒汝，汝反睡，不聽吾言，何也？」咸叩頭謝曰：「具曉所言，大要教咸諂也。」萬年乃不復言。[44]

---

41. 班固，《漢書》，頁 3424；〔清〕孫星衍等輯，《漢官六種》（北京：中華書局，1990），頁 71–72。

42. 班固，《漢書》，頁 3723。

43. 班固，《漢書》，頁 2899–2900。

44. 班固，《漢書》，頁 2900。

讕，古誚字。萬年病中教子以諂媚之道，不知是否與其問疾於丙吉的經驗
有關？

　　所以，從一個「病人」被問疾的情況可以探測其身價高下。晉文經、
黃子艾裝病求名的個案可證：

> 時漢中晉文經、梁國黃子艾，並恃其才智，炫曜上京，臥託養病，
> 無所通接。洛中士大夫好事者，承其聲名，坐門問疾，猶不得見。
> 三公所辟召者，輒以詢訪之，隨所臧否，以為與奪。〔符〕融察其非
> 真，乃到太學，并見李膺曰：「二子行業無聞，以豪桀自置，遂使公
> 卿問疾，王臣坐門。融恐其小道破義，空譽違實，特宜察焉。」膺
> 然之。二人自是名論漸衰，賓徒稍省，旬日之間，憔歡逃去。後果
> 為輕薄子，並以罪廢棄。[45]

若符融不予揭穿晉文經、黃子艾藉病邀譽的騙術，透過好事者不斷的問疾，
無疑確定了二人病夫的形象。

　　上一節的移病案例顯示，移病者有權謀化的傾向。因此，問病的人也
想藉由探望病人一窺虛實。我們就從吳王劉濞（前215–前154）的例子說
起吧。

　　吳王劉濞為高祖兄喜子。文帝時因吳太子為皇太子擊殺，遂稱疾不朝：

> 吳王由是怨望，稍失藩臣禮，稱疾不朝。京師知其以子故，驗問實
> 不病，諸吳使來，輒繫責治之。吳王恐，所謀滋甚。及後使人為秋
> 請，上復責問吳使者。使者曰：「察見淵中魚，不祥。今吳王始詐
> 疾，（反）〔及〕覺，見責急，愈益閉，恐上誅之，計乃無聊。唯上

---

45. 范曄，《後漢書》，頁 2232–2233。

與更始。」於是天子皆赦吳使者歸之，而賜吳王几杖，老，不朝。
吳得釋，其謀亦益解。[46]

吳王詐病，文帝當然知道而且刻意揭露其偽。但吳國使者勸文帝不可逼之
太甚。文帝採納使者之議。但到了景帝，鼂錯上削藩之策，有云：「今吳王
前有太子之隙，詐稱病不朝，於古法當誅。」[47]吳王詐疾是人盡皆知，不
過當他準備謀反時，使應高說服膠西王卬共同舉事，仍堅稱自己有病：「吳
王身有內疾，不能朝請二十餘年，常患見疑，無以自白，脅肩累足，猶懼
不見釋。」[48]所謂「內疾」，顏師古云：「內疾，謂在身中，不顯於外。」[49]
意思是說，吳王並不是裝病，只是他的病不是有徵候顯現於體表罷了。
按古禮「君命不俟駕」，吳王濞唯有堅持身有內疾，才能取得長期不朝的正
當性。

吳王濞以內疾名義裝了二十餘年的病，始終得不到皇帝的信任。但也
有弄假成真的案例。王皇后（？–23），王莽女，立為皇后。始建國元年莽
稱帝後，改名為安定公太后：

> 太后時年十八矣，為人婉瘱有節操。自劉氏廢，常稱疾不朝會。莽
> 敬憚傷哀，欲嫁之，乃更號為黃皇室主，令立國將軍成新公孫建世
> 子襃飾將醫往問疾。后大怒，笞鞭其旁侍御。因發病，不肯起，莽
> 遂不復彊也。[50]

---

46. 班固，《漢書》，頁 1904–1905。

47. 班固，《漢書》，頁 1906。

48. 班固，《漢書》，頁 1907。

49. 班固，《漢書》，頁 1908。

50. 班固，《漢書》，頁 4010–4011。

王皇后裝病，王莽當然知道她稱疾不朝的原因。但皇后稱疾並不被王莽所認可，且進一步被逼婚。平帝死後，王莽希望皇后嫁給孫建世子，藉機問疾，皇后一怒竟發病不起。

王皇后與王莽因有父女關係，所以皇后發病後莽即不再勉強她了。以下二例卻是經人不斷偵測，無法達到以病辭退的目的。韋玄成（？－前41），韋賢少子。宣帝時以明經擢為諫大夫，遷大河都尉。後因父死不願嗣父爵位：

> 〔韋〕賢薨，玄成在官聞喪，又言當為嗣，玄深知其非賢雅意，即陽為病狂，臥便利，妄笑語昏亂。微至長安，既葬，當襲爵，以病狂不應召。大鴻臚（奉）〔奏〕狀，章下丞相御史案驗。玄成素有名聲，士大夫多疑其欲讓爵辟兄者。[51]

玄成佯裝狂癡之疾，可謂唱做俱佳，其「臥便利，妄笑語昏亂」，顏師古曰：「便利，大小便。」[52] 玄成遺其大小便於臥床之上，無非想取信於人。儘管玄成固辭不就，且有如此逼真的演出，終被查驗是詐疾而無法奏效。此外，東漢樂恢初仕本為郡吏，後徵拜為議郎，入為尚書僕射。奏劾竇憲黨徒不遺餘力，其妻屢勸無功。「時竇太后臨朝，和帝未親萬機，〔樂〕恢以意不得行，乃稱疾乞骸骨。詔賜錢，太醫視疾。恢薦任城郭均、成陽高鳳，而遂稱篤。」[53] 竇氏當政，對樂恢以病退官雖表慰留，但俟恢再次表態辭退後即如其所願。樂恢的病無疑只是藉口。唯竇憲不因其稱疾即鬆手，後暗中支使州郡脅迫逼樂恢飲藥自殺。

---

51. 班固，《漢書》，頁 3108–3109。

52. 班固，《漢書》，頁 3109。

53. 范曄，《後漢書》，頁 1478。

　　裝病的目的本來是稱病者為了借病來操縱他人，但也有自討沒趣的失敗例子。舉例來說，霍禹因宣帝繼位後日削其權，因怨稱病不朝，「禹為大司馬，稱病。禹故長史任宣問。禹曰：『我何病？縣官非我家將軍不得至是，今將軍墳墓未乾，盡外我家，反任許、史，奪我印綬，令人不省死。』宣見禹恨望深」，勸之，「禹默然。數日，起視事。」[54] 霍禹得的是心病。按前引的例證，大臣有疾，天子應來問疾、慰問甚至賞賜，但霍禹的例子只有其故長史前來關心。霍禹自稱有病，自起視事，其落寞可知。於是，這奠下了霍禹廢帝自立的陰謀。又如新莽時代的王良，屢徵不仕。建武年間雖先後任諫議大夫、沛郡太守、太中大夫等職，但後來也以病歸不願當官，「後光武幸蘭陵，遣使者問良所苦疾，不能言對。詔復其子孫邑中徭役，卒於家。」[55] 王良屢屢稱病，卻又答不出生什麼病。

　　利用問疾案驗稱病者之虛實，這一類的個案極多。其中楊政、橋玄問疾的案例，最為激烈。楊政為東漢經師，從范升受《梁氏易》。章帝建初中官至左中郎將。

> 時帝婿梁松，皇后弟陰就，皆慕〔楊政〕其聲名，而請與交友。政每共言論，常切磋懇至，不為屈撓。嘗詣楊虛侯馬武，武難見政，稱疾不為起。政入戶，徑升床排武，把臂責之曰：「卿蒙國恩，備位藩輔，不思求賢以報殊寵，而驕天下英俊，此非養身之道也。今日動者刀入脅。」武諸子及左右皆大驚，以為見劫，操兵滿側，政顏色自若。會陰就至，責數武，令為交友。[56]

---

54. 班固，《漢書》，頁 2953。

55. 范曄，《後漢書》，頁 933。

56. 范曄，《後漢書》，頁 2552。

馬武裝病是為了試探楊政的誠心，未料，楊政問疾之道竟是直接登其臥榻、推倒馬武並抓著他的手臂叱責起來。楊政既不裝聾作瞶、床下求教，也不旁敲側擊、後發制人，而採用奇襲的方式驚動四座。

另外，東漢橋玄 (109–183) 逼人就範的例子也值得一提。玄在漢陽太守任內，「郡人上邽姜岐，守道隱居，名聞西州。玄怒，勑督郵尹益逼致之，日：『岐若不至，趣嫁其母。』益固爭不能得，遽曉譬岐。岐堅臥不起。郡內士大夫亦競往諫，玄乃止。」[57] 這種求才的手段，連橋玄旁邊的人都看不下去了。

以病退官或不受徵召，在漢代是常有的事。有些問疾者相逼太急，幾乎不給裝病的人留退路。東漢張湛建武年間以病乞身，並用苦肉計，「湛至朝堂，遺失溲便，因自陳疾篤，不能復任朝事，遂罷之。」[58] 張湛自陳病重，並在廟堂之上遺大小便，其辭退之心大概更甚前述的韋玄成吧。

總結本節所述：問疾有慰問與偵測兩方面的作用。因此，「病人身分」成為探病者與自稱為病人者之間權力互動的場域。透過他人的問疾，稱病者獲得「病人」的身分（如館陶公主例）。或者，經過他人窺探病情後，裝病的人放棄「病人」的身分，起而視事（如霍禹例）。在上述的案例裡，醫者並不壟斷對疾病的詮釋權，往往只扮演了配角的地位。也就是說界定病人，在本文的脈絡裡，並不是經由醫學所認定，而是人際互動的結果。

四、結語——病夫治國

本文考證漢代政治人物「移病」及其相關的案例，即疾病的社會與文化用途 (social and cultural uses of diseases)。初步的結論有幾方面：

---

57. 范曄，《後漢書》，頁 1695。
58. 范曄，《後漢書》，頁 930。

　　首先，移病與稱病、謝病、託疾意思相同，是漢代官吏、士大夫去官或謙辭的用語。移病即移書言病，另外一種說法是以病移出、不居官府。移病者的策略即以離開權力領域的動作，而達成一個權力操作的功能。因此，移病雖然是求退的婉辭，但一個人以疾病作為藉口，進一步有表達意願、抒發不滿或操縱人際關係的效果。不少移病的案例顯示政治人物用裝病表達辭讓的權謀特質。

　　其次，政治人物自稱有病，不一定會得到他人的承認，即使利用移病的方式。透過他人的問疾與否、問疾給予慰留或警示等過程後，稱病者堅持或者放棄「病人」的身分。疾病在此不是本質的存在，而是往人際權力互動的方向傾斜。

　　最後，政治人物宣稱自己有病表示謙退，往往暗藏著強烈的企圖心。漢代官場上，有些人甚至一生以病夫的面貌出現，其生病與否反映了個人宦途的浮沉。多半的例子是，一個人官運不順遂的時候，同時也移病辭官。這其中，張良終生抱病更是特例。然則，他是真病抑或裝病？早被太史公識破。歷來評《史記》者也知道張良是運用病作為煙幕，而他躲在幕後運籌帷幄。吳汝綸便評說：〈留侯〉一篇「多病以著其免於猜忌。」[59] 以病夫的形象示人，並進行政治上的操弄，這對了解漢代政治心態和中國人的行為模式是一條重要的線索。

---

59. 阮芝生，〈論留侯與三略〉，《食貨月刊》（復刊）11.2 (1981): 11。

參考書目

大庭脩著，林劍鳴等譯，1991，《秦漢法制史研究》，上海：上海人民出版社。

王子今，1994，〈論中國傳統政治形態的內在封閉性〉，《中國社會科學季刊》總第 9 期。

甘肅省文物考古研究所編，1990，《居延新簡》，北京：文物出版社。

安作璋、熊鐵基，1985，《秦漢官制史稿》，濟南：齊魯書社。

西嶋定生，1993，〈武帝之死〉，收入劉俊文主編，《日本學者研究中國史論著選譯》第 3 卷，北京：中華書局。

朱熹，1986，《四書章句集注》，臺北：大安出版社。

阮芝生，1981，〈論留侯與三略〉，《食貨月刊》復刊第 11 卷第 2 期。

李均明，1998，〈簡牘文書稿本四則〉，收入李學勤、謝桂華主編，《簡帛研究》第 3 輯。

林宗義、Arthur Kleinman 共編，1990，《文化與行為：古今華人的正常與不正常行為》，沙田：香港中文大學。

范曄，1978，《後漢書》，臺北：洪氏出版社。

高大倫，1997，〈居延漢簡中所見疾病和疾病文書考述〉，甘肅省文物考古研究所、西北師範大學歷史系編，《簡牘學研究》第 2 輯。

班固，1975，《漢書》，臺北：洪氏出版社。

孫星衍等輯，周天游點校，1990，《漢官六種》，北京：中華書局。

張蔭麟，1944，《東漢前中國史綱》，重慶：青年書店。

程如海，1991，〈詐病考〉，《中華醫史雜誌》第 2 期。

焦循，1988，《孟子正義》，臺北：文津出版社。

廖伯源，1994a，〈漢官休假雜考〉，《中央研究院歷史語言研究所集刊》第
　　65 本第 2 分。

廖伯源，1994b，〈漢代官吏休假、宿舍若干問題之辨析〉，《中國史學》第
　　4 卷。

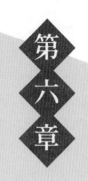

第六章

中國古代「禁方」
考論

一、問題意識

　　本文旨在討論古代「禁方」傳授方式及其變化之軌跡。此處的「方」不僅是指藥方、方劑，而是泛指「方術」。[1] 關於「禁方」研究之學術背景

---

1. 「方術」或曰「數術方技」。數術、方技按《漢書・藝文志》所載內容，前者包括天文、曆譜、五行、蓍龜、雜占、形法等，是以研究「大宇宙」(macro-cosmos) 或所謂「天道」為主；後者包括醫經、經方、房中、神僊等，是以研究「小宇宙」(micro-cosmos) 或所謂「人道」為主。古代數術、方技這兩門學問往往彼此交涉。李零以為「後者是被視作前者的複製」。坂出祥伸則指出：數術這一概念可視為「技術」(technic) 一詞，其範圍除上舉六家之外，還包括方技四家以及〈諸子略〉中的陰陽家與小說家。至於「方」之意，例如《史記・扁鵲傳》中庶子所云：「先生之方能若是，則太子可生也」。此「方」，今人多理解為「方劑」、「藥方」。按方應指方法、技術，或者說於具體技術可說是「醫術」。〈扁鵲傳〉所說「夫子之為方也」、「越人之為方也」似當如是理解。但方不盡用於醫藥。劉勰《文心雕龍・書記》云：「方者，隅也。醫藥攻病，各有所主，專精一隅，故藥術稱方。」此當為後起之說。以上，參見李零，《中國方術考》（北京：人民中國出版社，1993），頁 18；坂出祥伸，〈方術傳の成立とその性格〉，收入氏著，《中國古代の占法：技術と咒術の周邊》（東京：研文出版，1991），頁 23–44。另見以下諸文的討論：許道勛，〈略論秦漢的「方技」〉，收入祝瑞開主編，《秦漢文化和華夏傳統》（上海：學林出版社，1993）；俞曉群，〈數與數術學〉，《文史知識》1993 年 7 期；張明喜，〈術數文化初探〉，收入張榮明主編，《道佛儒思想與中國傳統文化》（上海：上海人民出版社，1994）；龐樸，〈六羕與雜多〉，《學人》6 輯 (1994)；岡崎文夫，《魏晉南北朝通史》（京都：弘文堂書房，1932），頁 530–541；木村英一，〈術數學の概念とその地位〉，《東洋の文化と社會》1 輯 (1950)；鎌田重雄，〈方士與尚方〉，收入氏著，《史論史話：第二》（東京：新生社，1967），頁 46–69；川原秀城，〈術數學——中國の「計量的」科學〉，《中國：社會と文化》8 號 (1993)；西文的著作初步可以參看 Kenneth J. DeWoskin, "A Source Guide to the Lives and Techniques of Han and

及其問題意識有二：

　　馬王堆出土醫書共十五種，「原來都沒有書名，為了稱引方便，整理小組根據內容試加了書名」。[2]《雜禁方》即是其中之一。[3] 這大概是現存最早有具體內容的禁方書。不過，題名《雜禁方》可以理解為：⑴各式各樣的「禁方」；⑵關於「雜禁」之方術書。[4] 上述兩種「禁」在醫方或方術的

Six Dynasties Fang-shih," *Bulletin of the Society for Studies of Chinese Religions* 9 (1981).

2. 馬王堆漢墓帛書整理小組編，《馬王堆漢墓帛書〔肆〕》（北京：文物出版社，1985），〈凡例〉。關於這批簡帛佚書的出土情形見：湖南省博物館、中國科學院考古研究所，〈長沙馬王堆二、三號漢墓發掘簡報〉，《文物》1974 年 7 期；〈馬王堆二、三號漢墓發掘的主要收穫〉，《考古》1975 年 1 期。進一步的介紹可參考：洪樓，〈長沙馬王堆三號漢墓出土帛書簡介〉，《歷史研究》1974 年 1 期；夏鼐，〈考古學和科技史——最近我國有關科技史的考古新發現〉，《考古》1977 年 2 期；李學勤，〈記在美國舉行的馬王堆帛書工作會議〉，《文物》1979 年 11 期；馬繼興，〈馬王堆出土的古醫書〉，《中華醫史雜誌》10 卷 1 期 (1980)；龐樸，〈七十年代出土文物的思想史和科學史意義〉，《文物》1981 年 5 期。另，蕭璠先生有一文對整批文物的歷史背景有詳盡的分析，見氏著，〈從漢初局勢看馬王堆文物〉，《故宮文物月刊》1 卷 10 期 (1984)。外文方面的討論，主要有坂出祥伸，〈養生書あれこれ⑴、⑵〉，《漢方通信》2 卷 6 號、3 卷 10 號 (1993–1994)；Arika Akahori, "Kleiner beitrag: Medical Manuscripts Found in Han Tomb No. 3 at Ma-Wang-tui," *Sudhoffs Archiv* 63 (1979); Paul U. Unschuld, "Ma-wang-tui Materia Madica: A Comparative Analysis of Early Chinese Pharmaceutical Knowledge," *Zinbun* 18 (1982); Fabrizio Pregadio, "The Medical Texts of Ma-wang-dui," *Cahiers d'Extrême-Asie* 5 (1989–1990). 據 Donald Harper 教授告知，他已將馬王堆醫書全部文本翻譯成英文，書題為 *Early Chinese Medical Literature: The Mawangdui Medical Manuscripts* (1977)。

3. 關於《雜禁方》簡文內容的討論，另見拙稿〈「婦人媚道」考——傳統家庭的衝突與化解方術〉，《新史學》7 卷 4 期 (1996)。

4. 古代冠以「雜」的方書，以《日本國見在書目錄》所見中國早期方書有《雜禮要

體系中意義並不相同。前者是將「禁方」視為一個特殊概念。帛書整理小組所指的「禁方」書題應近於此。再者，目前學者對馬王堆《雜禁方》內容的認定：或以為是咒禁書，[5] 或屬方技書的「祝由科」，[6] 或近似房中術「媚道」之流。[7] 準此，是否祝咒、符籙之類的方術即可稱作「禁方」？或

用》一卷，《雜琴譜》百廿卷，《雜抄》廿卷，《雜星占》一卷，《秘要決並雜陰陽》十卷，《雜祭曆》一卷，《雜藥方》一卷，《雜單藥方》一卷，《雜藥論》一卷，《雜藥方》十八卷，《雜藥圖》二卷，《雜要酒方》八卷，《雜藥四印法》一卷，《雜注本草》十卷，《雜療》一卷等。見矢島玄亮，《日本國見在書目錄——集証と研究》（東京：汲古書院，1987）。上引書的「雜」似有駁雜不純之意。

5. 周世榮即以為《雜禁方》內容「是一些無稽之談」，主要是禁咒法，並與《抱朴子》所述的禁法連繫起來。王樹岐等人亦云：「《雜禁方》內容雜亂」，不知何屬。而馬王堆帛書整理小組對這批佚籍性質的推定：「木簡《雜禁方》和帛書《養生方》、《雜療方》的一部分，是一些咒禁術，從今天的認識看，與醫學有別」，這也是這批木簡被題名為《雜禁方》的原因。馬繼興說此書性質是「祝禁書」，近神仙家。以上各說，見周世榮，〈馬王堆竹簡養生方與中國古代養生學〉，《考古與文物》1986年6期，頁101；王樹岐、李經緯、鄭金生，《古老的中國醫學——中國醫學編年史研究》（臺北：緯揚文化有限公司，1990），頁32；《馬王堆漢墓帛書〔肆〕》，〈出版說明〉，頁3；馬繼興，《馬王堆古醫書考釋》（長沙：湖南科學技術出版社，1992），頁867，1006。

6. 例如，周一謀、蕭佐桃云：「《雜禁方》講的是符禁咒語，屬古代祝由科」。彭增福也認為：「《雜禁方》則專言符禁之法，堪稱我國現存最早的祝由符禁專門文獻」。見周一謀、蕭佐桃，《馬王堆醫書考注》（臺北：樂群文化有限公司，1989），頁410，418；周一謀、彭堅、彭增福，《馬王堆醫學文化》（上海：文匯出版社，1994），頁272，278。

7. 有些學者肯定《雜禁方》與房中有關，而且內容近似房中媚道。裘錫圭指出：「本篇簡文的內容至少一半屬於媚道的範圍」。李零亦同意其內容與「媚道」有關，「半數文字涉於房中」。又，兩人都以為「媚道」都是婦人所用。以上，見裘錫圭，〈馬王堆三號漢墓《養生方》簡文釋讀瑣議〉，《湖南考古輯刊》4集(1987)，頁133；

者，房中書因事涉兩性房事，辭不雅馴而在「禁方」之列？此其一。

其次，或有學者從方術傳授、保存形態指出「禁方」即「秘方」。例如，中醫研究院、廣東中醫學院合編的《中醫名詞術語詞典》便解釋：「禁方，即秘方。保存秘方不傳，是封建保守思想的表現。」[8] 然所謂「不傳」的意義為何？是完全私諸一己、絕不示人抑或經由某種程序來傳授？在醫學具備「現代性」之前，醫學知識基本上是秘傳。這種傳授脈絡之下，「禁方」的特質為何？而在不同的傳授方式裡，「禁方」與其他傳授方式（例如「秘方」）又有何異同？此其二。過去研究出土墓葬文書，主要是就文書在墓葬的作用、文書與墓主的關係或就文書內容本身進行分析。[9] 但這些文書可能藉由何種途徑流傳卻鮮有人討論。「禁方」性質的釐清，亦有助於我們對古代方術及其書籍的傳授與流傳有所了解。

以下，筆者嘗試由方書體例、「禁方」的相關材料及醫書中「禁架」或「禁法」等方術幾方面對「禁方」提出初步的考證。文章分為二大部分：第一、著重分析禁方與師資的關係；第二、分疏禁方與秘方、禁術之間的流變。

李零，〈馬王堆房中書研究〉，《文史》35 輯 (1992)，頁 30。

8. 中醫研究院、廣東中醫學院，《中醫名詞術語詞典》（香港：商務印書館香港分館，1979），頁 269。其他的工具書，例如白錦燕編著《醫古文常用詞解》說：「禁方，秘方的古稱。」（呼和浩特：內蒙古人民出版社，1988，頁 169）成都中醫學院編《中醫常用名詞解釋》：「禁方，古代不輕易傳授他人的秘方。」（成都：四川科學技術出版社，1986，頁 235）徐元貞、曹健生等編《中醫詞釋》以為：「禁方，秘方，只傳特定人的有效方。」（河南科學技術出版社，1983，頁 595）

9. 魯惟一，〈秦漢簡帛與秦漢史研究〉，《簡帛研究》1 輯 (1993)，頁 34–39。

二、禁方與師資

　　首先，就醫方、方書體例而言，《漢志》並無專以「禁方」為書題者。〈方技略‧經方〉有《神農黃帝食禁》七卷，此「禁」疑指禁忌、避忌之事。《說文》云：「禁，吉凶之忌也。」又云：「忌，憎惡也。」禁、忌即不宜也。[10]《神農黃帝食禁》收入〈經方〉。事實上，「禁方」是相對於「經方」之外的一種特殊概念（詳下節）。

　　再者，馬王堆醫書所涉及的「禁」字共十七條，其中《五十二病方》屢言「毋禁」共十三條，意指沒有禁忌。[11] 例如，《五十二病方‧脈者》云：「服藥時禁毋食彘肉、鮮魚。」[12] 此「禁」即不宜也。另，《十問》云：「食氣有禁，春辟（避）濁陽，夏辟（避）湯風，秋辟（避）霜（霧），冬辟（避）凌陰，必去四咎，乃椠（深）息以為壽。」[13] 此「禁」亦為禁忌之意，即文中的「四咎」。很顯然的，《雜禁方》所言之「雜禁」並非就上述脈絡的「禁」而言。雖然其中所載之方在實際操作時亦可能涉及禁忌之事。

　　又，《醫心方》匯集隋唐以前醫學方書二百零四種（一說，二百零二種），將各書打散按主題編纂。[14] 其中有〈雜禁〉一篇，內容專指養生諸宜

---

10. 張寅成，《戰國秦漢時代的禁忌——以時日禁忌為中心》（臺北：國立臺灣大學歷史研究所博士論文，1992），頁 8-10。

11. 見《五十二病方》的〈傷痙〉、〈犬筮（噬）人傷者〉、〈冥（螟）病方〉、〈〔人〕病馬不間（癇）者〉、〈種（腫）橐〉、〈睢病〉、〈胻傷〉、〈加（痂）〉、〈鬃〉、〈去人馬疣方〉等條。

12. 《馬王堆漢墓帛書〔肆〕》，頁 53。

13. 《馬王堆漢墓帛書〔肆〕》，頁 147。

14. 《醫心方》為日本平安朝丹波康賴所編纂，成書於 984 年。全書共三十卷，以《諸病源候論》為綱，匯編中國隋唐以前方書共二百零二種（馬繼興先生以為共二百零

忌；[15] 而同書卷一〈服藥禁物〉，卷二〈針禁法〉、〈灸禁法〉，卷十九〈服石禁忌法〉、〈服石禁食法〉，卷二十二〈妊婦脈圖月禁法〉、〈妊婦禁食法〉，卷二十八〈禁忌〉，卷二十九〈四時食禁〉、〈月食禁〉、〈日食禁〉、〈夜食禁〉、〈飽食禁〉、〈醉食禁〉、〈合食禁〉、〈諸果禁〉、〈諸菜禁〉、〈諸獸禁〉、〈諸鳥禁〉、〈蟲魚禁〉等之「禁」皆宜禁之「禁」。[16]

其次，關於「禁方」一詞的記載，與《雜禁方》一書時代相近的史料相當有限，主要即見於《史記・扁鵲倉公列傳》。[17] 該傳除了提到「禁方」，同時也有「方」、「醫方術」、「故方」、「醫藥方」、「方數」、「方書」、「古傳方」、「精方」、「妙方」等相關詞彙。[18] 以上，基本皆指與醫藥相關的方書

四種）。見潘桂娟、樊正倫，《日本漢方醫學》（北京：中國中醫藥出版社，1994），頁 15–19；馬繼興，〈《醫心方》中的古醫學文獻初探〉，《日本醫史學雜誌》31 卷 3 號 (1985)。近有《醫心方の研究》（大阪：オリエント出版社，1994）一書可以進一步參閱。

15. 〔日〕丹波康賴，《醫心方》，頁 459–461。

16. 〔日〕丹波康賴，《醫心方》，頁 7–8，47–49，323–324，353–357，474–475，482–489。

17. 關於《史記・扁鵲倉公列傳》的參考資料，清人張曜孫有《扁鵲倉公列傳注》，未見。另有俞鼎芬等校注，《李濂醫史》（廈門：廈門大學出版社，1992），頁 4–28；幻雲注記，宋版《史記・扁鵲倉公列傳》（日本國立歷史民俗博物館所藏，大阪：オリエント出版社，1992 年影印本），附荒木ひろし，〈影印本綴目附近難讀簡所補記〉。扁鵲的課題可參看，陳邦賢，《中國醫學史》（臺北：臺灣商務印書館，1981 年版），第五章〈周秦醫學的演變〉；劉敦愿，〈漢畫像上的針灸圖〉，《文物》1972 年 6 期；李伯聰，《扁鵲和扁鵲學派研究》（西安：陝西科學技術出版社，1990）；曹東義主編，《神醫扁鵲之謎》（北京：中國中醫藥出版社，1996）；森田傳一郎，〈扁鵲考〉，收入氏著，《中國古代醫學思想の研究》（東京：雄山閣，1985），頁 597–613；加納喜光，《中國醫學の誕生》（東京：東京大學出版會，1988），頁 18–55；山田慶兒，〈扁鵲傳說〉，《東方學報》（京都）60 冊 (1988)。

或方說。[19] 此外，《史記・封禪書》也論及「禁方」一處，並出現了「方」、「卻老方」、「太一方」、「鬼神方」、「神奇、怪方」等詞彙。其中，「卻老方」可能與醫藥有關；而「鬼神方」係「以方蓋夜致王夫人及灶鬼之貌」，近於神仙方術。[20] 從以上「禁方」的出處，大致可以推定「禁方」是醫者、方士、術士彼此交涉、共同擁有的概念。根據杜正勝先生的研究，早期醫家事實上也往往與方士道徒合流。[21] 以扁鵲為例，其行徑帶有「游方郎中」色彩。李零以為扁鵲即是不折不扣的「方士」。[22]

按〈扁鵲倉公列傳〉載扁鵲醫術來自長桑君，扁鵲謹遇之，長桑君亦知扁鵲非常人。相識十餘年，一日，

> 乃呼扁鵲私坐，閒與語曰：「我有禁方，年老，欲傳與公，公毋泄。」扁鵲曰：「敬諾。」乃出其懷中藥予扁鵲：「飲是以上池之水，三十日當知物矣。」乃悉取其禁方書盡與扁鵲。忽然不見，殆非人也。[23]

---

18. 《史記》（臺北：鼎文書局影印本，1984），頁 2785，2794，2796，2814，2815。

19. 《史記》，頁 2785，《索隱》引王劭言。

20. 《史記》，頁 1385–1387，1391，1397。方術中言「禁」者，例如銀雀山兵陰陽作品中即有《禁》篇，見羅福頤，〈臨沂漢簡所見古籍概略〉，《古文字研究》11 輯 (1985)；Robin D. S. Yates, "The Yin-yang Texts from Yinqueshan: An Introduction and Partical Reconstruction, with Notes on Their Significance in Relation to Huang-Lao Daoism," *Early China* 19 (1994).

21. 杜正勝，〈作為社會史的醫療史〉，《新史學》6 卷 1 期 (1995)，頁 123；另見杜正勝，〈道教の日本文化に對する影響——醫療の歷史から見て〉，《中日兩國二千年來の文化交流と「滇王之印金印」》（長崎：孔子廟中國歷代博物館，1993）。

22. 李零，〈戰國秦漢方士流派考〉，《傳統文化與現代化》1995 年 2 期，頁 35。進一步討論，詳見 Nathan Sivin, "Taoism and Science," 收入氏著，*Medicine, Philosophy and Religion in Ancient China* (Aldershot, Hants: Variorum, 1995).

　　上述史料值得注意者有三：⑴長桑君言「我有禁方」，似極強調傳授者的師資身分。《史記‧封禪書》也提及欒大「貴震天下，而海上燕齊之閒，莫不搤捥而自言有禁方，能神僊矣。」[24] 此處亦云方士「自言有禁方」；⑵長桑君的身分不明。史書推測其「非人也」。《索隱》云其為「隱者，蓋神人」，[25] 近之。長桑君授扁鵲醫術只傳書，並不親授；只予藥，「扁鵲以其言飲藥三十日，視見垣一方人。以此視病，盡見五藏癥結，特以診脈為名耳。」[26] 換言之，所謂「禁方」，包括長桑君「懷中藥」與其出示的方技書；⑶至於「禁方」、「禁方書」有何具體之內容，並不清楚。唯曰：「毋泄」，似極隱密。「毋泄」或即「禁」之意耶？陳邦賢解讀扁鵲授受醫術書，有云：「以咒術禁止，叫做禁方，又稱越方」。[27]「禁方」是否即完全等同「越方」，殊難斷定。而「以咒術禁止」之意為何？亦欠清楚。

　　又，中莖謙《扁鵲傳正解》云：「禁方書，日用之方書也。藥能活人，又能殺人，故非其人，則不傳也，因謂之禁方。」[28] 若禁方書只是日用之方書，似不必如此隱密；而上文後半段提到方術傳授「擇人」的原則，頗可留意。另楊士孝則云：「禁方，秘方」，又云：「書中所載，必是古昔的遺方及經絡、臟象、榮衛氣血的醫理。」[29] 說太籠統。我們可與《史記》倉

---

23. 《史記》，頁 2785。引文中，「藥」與「知物」的關係，筆者另有專文討論。

24. 《史記》，頁 1391。

25. 《史記》，頁 2786。

26. 《史記》，頁 2785。清代醫者莫枚士〈扁鵲見垣一方人說〉一文可參見氏著，《研經言》（北京：人民衛生出版社，1990），頁 41。

27. 陳邦賢，《中國醫學史》，頁 24。

28. 〔日〕中莖謙，《扁鵲傳正解》（臺北：史語所傳斯年圖書館微卷，Roll 2476），頁 3。是書成於 1823 年。書末有〈陽明論〉一卷，係作者對漢方醫學中陰陽概念的理解。有日本文政六年癸未 (1923) 年睨齋刻本。

29. 楊士孝，《二十六史醫家傳記新注》（瀋陽：遼寧大學出版社，1986），頁 2。陳槃以

公師授的過程相比較。

　　倉公淳于意的醫術主要得自齊菑川唐里的公孫光與臨菑元里的陽慶二人。意先學技於光，至高后八年（公元前 180 年）又學於陽慶。時陽慶年七十餘。據意自述：

> 臣意聞菑川唐里公孫光善為古傳方，臣意即往謁之。得見事之，受方化陰陽及傳語法，臣意悉受書之。臣意欲盡受他精方，公孫光曰：「吾方盡矣，不為愛公所。吾身已衰，無所復事之。是吾年少所受妙方也，悉與公，毋以教人。」臣意曰：「得見事侍公前，悉得禁方，幸甚。意死不敢妄傳人。」居有間，公孫光閒處，臣意深論方，見言百世為之精也。師光喜曰：「公必為國工。吾有所善者皆疏，同產處臨菑，善為方，吾不若，其方甚奇，非世之所聞也。吾年中時，嘗欲受其方，楊中倩不肯，曰『若非其人也』。胥與公往見之，當知公喜方也。其人亦老矣，其家給富。」時者未往，會慶子男殷來獻馬，因師光奏馬王所，意以故得與殷善。光又屬意於殷曰：「意好數，公必謹遇之，其人聖儒。」即為書以意屬陽慶，以故知慶。臣意事慶謹，以故愛意也。[30]

為方書禁密故亦曰「秘方」。又引《後漢書・濟南王康傳》云：「（章）帝特留蒼，賜以秘書《列仙圖》，道術秘方。」此秘方即禁方也。見氏著，《古讖緯研討及其書錄解題》（臺北：國立編譯館，1991），頁 179–180。《後漢書》這段材料不僅提到「秘方」，也有「秘書」，兩者似與「禁方」意相同。但與後人所稱「秘方」意未必相等也。按《文選・西京賦》云：「匪惟翫好，乃有秘書，小說九百，本自虞初，從容之求，實俟實儲。」薛綜注云：「小說、醫、巫、厭祝之術，凡有九百四十三篇，言九百，舉大數也。持此秘術，儲以自隨，待上所求問，皆常具也。」此處所說「秘書」、「秘術」即漢人「秘方」本誼也。

30. 《史記》，頁 2815–2816。

　　與前舉扁鵲個案相較，倉公前後親炙公孫光、陽慶，兩人係同產兄弟。陽慶善為醫，卻不以此為生，故不聞。公孫光予倉公「禁方」（即引文中的「古傳方」、「妙方」），陽慶亦然；「慶年七十餘，無子，使意盡去其故方，更悉以禁方予之」。[31] 此處說陽慶無子，但上引文卻說「會慶子男殷來獻馬」，疑有錯訛。丹波元簡《扁鵲倉公傳彙考》推測：「按上文言無子，蓋先父而死也。」[32] 亦無明據。陽慶之禁方既不予同產，又不傳子，並囑淳于意曰：「慎毋令我子孫知若學我方也」。[33] 醫術的傳授世業相襲在古代應是主要形態，[34] 但似無關禁方之傳授。

　　再者，公孫光、陽慶傳授禁方的方式有異。淳于意曾於公孫光處「受方化陰陽及傳語法」，此「方」疑泛指方術而言。滕惟寅《扁倉傳割解》云：「方藥以制化陰陽謂之方化陰陽。」[35] 至於「傳語法」，《集解》引徐廣曰：「法，一作『五』」。[36] 傳語五，或指口授醫術或醫書五種。上引文云「悉受書之」，疑倉公把師說吸收並寫成文字。[37] 這些醫術或醫書又稱為「古傳方」。古傳之方似包括周秦以來官學下替的方技內容。《漢志·方技

---

31. 《史記》，頁 2794。

32. 〔日〕丹波元簡，《扁鵲倉公傳彙考》（臺北：史語所傅斯年圖書館微卷，Roll 2476），頁 31。是書上、下卷，書末附〈考異〉、〈備考〉。有日本嘉永三年己酉 (1850) 年存誠藥室刊本。

33. 《史記》，頁 2815。

34. 醫術的世業相襲，見金仕起，〈古代醫者的角色——兼論其身分與地位〉，《新史學》6 卷 1 期 (1995)；范家偉，〈東晉南北朝醫術世家東海徐氏之研究〉，《大陸雜誌》91 卷 4 期 (1995) 的討論。

35. 〔日〕滕惟寅，《扁倉傳割解》卷下（臺北：史語所傅斯年圖書館微卷，Roll 2476），頁 37。是書上、下卷，有日本明和七年庚寅 (1770) 年文錦堂刊本。

36. 《史記》，頁 2816。

37. 楊士孝，《二十六史醫家傳記新注》，頁 40。馬王堆《脈法》云：「脈之玄，書而熟學之。」即「傳語」而「悉受書之」意也。馬繼興，《馬王堆古醫書考釋》，頁 302。

書》云方技「王官之一守也」。其「技術晻昧」或與禁方的傳授方式有關。而陽慶除親授倉公醫術，又傳書。

　　陽慶所傳「禁方書」可知有下列幾種：

> ……脈書上下經、五色診、奇咳術、揆度、陰陽外變、藥論、石神、接陰陽禁書，受讀解驗之，可一年所。[38]

　　這批醫書究竟有幾種，各家理解不一。[39] 龍伯堅以為陽慶傳給倉公醫方書共十種：《脈書》、《上經》、《下經》、《五色診》、《奇咳術》、《揆度》、《陰陽外變》、《藥論》、《石神》、《接陰陽禁書》。[40] 其中，《接陰陽禁書》特別標示「禁書」。按此書龍伯堅以為是講方技陰陽理論之書，近《陰陽外變》。[41] 所謂「禁」疑禁忌之意。由上面十書書題來看，禁方並不專指哪一類醫方而言，恐另有所指。上面引文有「受讀解驗之」之句，「受」、「讀」、「解」、「驗」的學習程序頗值得玩味。按公孫光推崇淳于意「好數」，《索隱》：「謂好術數也」。[42] 大概數術、方技之學都有「禁方」的層次，[43] 恐不

---

38. 《史記》，頁 2796。

39. 滕惟寅、丹波元簡、瀧川龜太郎等對《史記‧倉公傳》這批醫書斷句及內容的理解不一。見滕惟寅，《扁倉傳割解》卷下，頁 5；丹波元簡，《扁鵲倉公傳彙考》卷下，頁 2；瀧川龜太郎，《史記會注考證》（臺北：宏業書局影印，1980），頁 1117。

40. 龍伯堅對《史記‧扁鵲倉公列傳》所載醫書重新斷句，並據《內經》加以解釋。見龍伯堅，《黃帝內經概論》（上海：上海科學技術出版社，1984 年版），頁 3–5。此外，藤木俊郎，《素問醫學の世界──古代中國醫學の展開──》（東京：績文堂，1990 年版），頁 47–64，〈史記‧倉公傳と素問〉；松木きか，〈《黃帝內經》所引の古醫書について〉，《集刊東洋學》69 號 (1993) 等，一併參考。

41. 龍伯堅，《黃帝內經概論》，頁 4。另有以為《接陰陽禁書》為房中書，見李零，〈馬王堆房中研究〉，《文史》35 輯 (1992)，頁 21。

42. 《史記》，頁 2816。

單指咒禁或符禁。

而所謂「咒禁」之「禁」,袁瑋解釋:「禁為禁截、制止之意」,用在醫療,主要是以祝咒的方法驅除致病緣由。[44] 廖育群則以為咒禁「是要求神賜力,威攝受禁對象,達到『禁』的目的」。在此,咒術的對象不在患者本身,而是鬼物等致病因素;「禁」作為名詞,係「令」的一種表現,即透過祝咒等方術對「受禁」者達到控制、制止的效果。[45] 其是否為禁方,則無法確定,須進一步檢證(詳下節)。

按公孫光、陽慶傳倉公禁方時特別交代「慎毋令我子孫知若學我方也」或「毋以教人」,淳于意亦答應「死不敢妄傳人」。此類長桑君「毋泄」之戒也。然何以毋泄?

在公孫光、陽慶傳禁方之前,倉公本身亦擁有若干「醫藥方」,但「多不驗」。[46] 然禁方「驗之,有驗」,「有驗,精良」。[47] 故公孫光自稱其所傳禁方為「妙方」,又說陽慶不輕示之方「甚奇,非世之所聞也」。陽慶傳禁方時「使淳于意盡去其故方」,足證禁方之驗效勝於「故方」也(「故方」疑為一般民間經驗方)。不敢妄傳豈為求驗效耶?扁鵲之醫術,據載是「不待切脈望色聽聲寫形,言病之所在」,[48] 是神乎其技,不循醫家之常規;而

---

43. 關於數術與方技這兩門知識交涉,參見石田秀實,〈風の病因論と中國傳統醫學思想の形成〉,《思想》No. 799 (1991),頁 105–124;白杉悦雄,〈九宮八風圖の成立と河圖、洛書傳承——漢代學術世界の中の醫學——〉,《日本中國學會報》46 集 (1994),頁 16–30。

44. 袁瑋,〈中國古代祝由療法初探〉,《自然科學史研究》11 卷 1 期 (1992),頁 45。

45. 廖育群,〈中國古代咒禁療法研究〉,《自然科學史研究》12 卷 4 期 (1993),頁 378。另參見王鳳陽,《古辭辨》(長春:吉林文史出版社,1993),頁 419–420〈命、令、號、禁〉條。

46. 《史記》,頁 2796。

47. 《史記》,頁 2796。

倉公之為方多能「期決死生」，其預測患者死期充滿數術色彩，[49] 非一般醫家所能也。凡此，皆足徵禁方之驗效，故特珍貴。換言之，傳授者因考量這類方術（書）之驗效故有所禁。

綜合上論，所謂「禁方」，從傳授來看，或言其神秘；從驗效來看，或言其神異。前者是指師徒關係而言，而後者則指「方」的特質。這二方面彼此又有關連，值得進一步討論，以闡明禁方之「禁」義。

先言禁方的傳授。上面提及禁方「毋以教人」、「不敢妄傳人」，並不是不傳、不教，而是傳授過程別有規儀。今本《內經》[50] 中多篇涉及。例如，

---

48. 《史記》，頁 2788。

49. 《史記》，頁 2813–2814。日人片倉元周《青囊瑣探》有云：「余讀史記扁倉傳，二公之指死生，如懸鏡睹之，實可謂神於醫者，然其法其方皆不傳，則雖稱神，無一益於後學。」此是禁方失傳之例也。見氏著，《青囊瑣探》卷上，〈扁倉仲景〉條，收入《皇漢醫學叢書》第 13 冊。另外，關於古代醫術的「預後」理論，參見 Donald Harper, "Iatromancy, Prognosis, and Diagnosis in Early Chinese Medicine," Paper Prepared for the Lu Gwei-Djen Memorial Workshop: Innovation in Chinese Medicine (Cambridge: Needham Research Institute, 1995), pp. 1–30.

50. 所謂今本《內經》即指《素問》、《靈樞》二書。見廖育群，〈今本《黃帝內經》研究〉，《自然科學史研究》7 卷 4 期 (1988)。另 David Keegan, "The '*Huang-ti nei-ching*': The Structure of the Compilation; The Significance of the Structure" (University of California at Berkeley, 1988); Nathan Sivin, "Huang ti nei ching," in Michael Loewe (ed.), *Early Chinese Texts: A Bibliographical Guide* (Berkeley: SSEC and IEAS, University of California, 1993). 山田慶兒先生有一系列極為精彩的《內經》研究論文，"The Formation of the Huang-ti Nei-ching," *ACTA ASIATICA* No. 36 (1979)；〈九宮八風說と少師派の立場〉，《東方學報》（京都）52 冊 (1980)；〈伯高派の計量解剖學と人體計測の思想〉，收入山田慶兒、田中淡編，《中國古代科學史論·續篇》（京都：京都大學人文科學研究所，1991）；"Anatometrics in Ancient China," *Chinese Science* 10 (1991)；〈中國古代的計量解剖學〉，收入氏著，《古代東亞哲學與科技文化——山田慶兒論文集》（瀋陽：遼寧教育出版社，1996）。

《素問・氣交變大論篇》云：

> 黃帝問曰：「五運更治，上應天期，陰陽往復，寒暑迎隨，真邪相薄，內外分離，六經波蕩，五氣傾移，太過不及，專勝兼并，願言其始，而有常名，可得聞乎？」岐伯稽首再拜對曰：「昭乎哉問也！是明道也。此上帝所貴，先師傳之，臣雖不敏，往聞其旨。」帝曰：「余聞得其人不教，是謂失道，傳非其人，慢泄天寶。余誠菲德，未足以受至道；然而眾子哀其不終，願夫子保於無窮，流於無極，余司其事，則而行之奈何？」岐伯曰：「請遂言之也。……乃擇良兆而藏之靈室，每旦讀之，命曰〈氣交變〉，非齋戒不能發，慎傳也。」[51]

〈天元紀大論篇〉云：「請著之玉版，藏之金匱，署曰〈天元紀〉」。[52]〈六元正紀大論篇〉云：「請藏之靈蘭之室，署曰〈六元正紀〉，非齋戒不敢示，慎傳也」。[53] 以上各篇言「五運六氣」天文醫學之傳授。[54]

---

51. 牛兵占等，《中醫經典通釋・黃帝內經》（石家莊：河北科學技術出版社，1994），頁 438，442。〈氣交變〉旨在論述五運之氣在上下氣交過程中所產生的變化。又，此篇對五星的論述頗繁詳。

52. 牛兵占等，《中醫經典通釋：黃帝內經》，頁 420。

53. 牛兵占等，《中醫經典通釋：黃帝內經》，頁 470–471。〈六元正紀〉旨在論述六氣司天在泉及五運值年值時之規律。又此篇布列六十年一輪的天文氣象圖及病理變化表、治則依據條目。

54. 《內經》論運氣（五運六氣）共七篇，即〈天元紀〉、〈五運行〉、〈六微旨〉、〈氣交變〉、〈五常政〉、〈六元正紀〉、〈至真要〉稱運氣七篇。基本上是一部醫學曆法。此七篇為唐・王冰所補，一般認為成書較晚。但廖育群指出，王充《論衡・明雩篇》已有「歲運」、「運氣」、「歲氣」之說。東漢「太史待詔」中有醫生身分者（《後漢書》注引《漢官》）等線索分析，運氣思想在東漢中晚期已具備產生之條件。此外，

又，〈金匱真言論篇〉云：「藏之心意，合心於精，非其人勿教，非其真勿授，是謂得道」。[55] 所謂「藏之心意，合心於精」，高士宗以為，謂其理至微難以語人，合心意而歸於精密也。[56] 〈靈蘭秘典論篇〉云：「余聞精光之道，大聖之業，而宣明大道，非齋戒擇吉日，不敢受也。黃帝乃擇吉日良兆，而藏靈蘭之室，以傳保焉」。[57] 〈三部九候論篇〉：「余願聞要道，以屬子孫，傳之後世，著之骨髓，藏之肝肺，歃血而受，不敢妄泄，令合天道，必有終始」，[58] 又云習此術「必指而導之，乃以為真」。[59] 張景岳云：「指而導之，言必受師之指授，庶得其真也」。[60]

錢超塵由《內經》音韻變化的研究亦以為七篇大論應成於東漢。以上見廖育群，〈東漢時期醫學發展之研究〉，《傳統文化與現代化》1994 年 3 期，頁 70–71；〈《素問》「七篇大論」運氣不同推算方式之分析〉，《中華醫史雜誌》24 卷 2 期 (1994)；錢超塵，《內經語言研究》（北京：人民衛生出版社，1990）；徐子評，《中國天文醫學概論》（武漢：湖北科學技術出版社，1990）。另陸儋辰、陸正齋，《運氣辯與臨證錄》（上海：上海中醫出版社，1987）；王玉川，《運氣探秘》（北京：華夏出版社，1993）勝意尤多，可參看。我個人推測，運氣說可能與漢代讖緯思想有密切關係。初步意見可參中村璋八，〈緯書中的醫學關連記事の考察〉，收入氏編，《緯學研究論叢：安居香山追悼》（東京：平河出版社，1993）。

55. 牛兵占等，《中醫經典通釋・黃帝內經》，頁 225。〈金匱真言論〉是《內經》中論述陰陽五行說較系統的一篇。

56. 牛兵占等，《中醫經典通釋・黃帝內經》，頁 227。

57. 牛兵占等，《中醫經典通釋・黃帝內經》，頁 246。〈靈蘭秘典論〉旨在論述六臟六腑的生理功能以及臟腑之間的相互關係。

58. 牛兵占等，《中醫經典通釋：黃帝內經》，頁 294。〈三部九候論〉，三部指人體上、中、下三個診脈部位；九候指每部分天、地、人三候，三部共計九候。參見廖育群，〈《素問》與《靈樞》中的脈法〉，收入山田慶兒、田中淡編，《中國古代科學史論・續篇》（京都：京都大學人文科學研究所，1991），頁 499–500。

59. 牛兵占等，《中醫經典通釋・黃帝內經》，頁 294。

60. 牛兵占等，《中醫經典通釋・黃帝內經》，頁 296。

又，《靈樞‧病傳》云：

> 黃帝曰：「余受九針於夫子，而私覽於諸方，或有導引行氣、喬摩、
> 灸、熨、刺、焫、飲藥之一者，可獨守耶，將盡行之乎？」岐伯曰：
> 「諸方者，眾人之方也，非一人之所盡行也。」黃帝曰：「此乃所謂
> 守一勿失萬物畢者也。今余已聞陰陽之要，虛實之理，傾移之過，
> 可治之屬，願聞病之變化，淫傳絕敗而不可治者，可得聞乎？」岐
> 伯曰：「要乎哉問。道，昭乎其如日醒，窘乎其如夜瞑，能被而服
> 之，神與俱成，畢將服之，神自得之，生神之理，可著於竹帛，不
> 可傳於子孫。」[61]

此言黃帝習九針之術，並觀覽各種方書。然對疾病侵入人體後的變化
猶難理解，對疾病「可治」、「不可治」的機理誠不可測。岐伯認為此乃醫
術中之奧理。此篇所說「神與俱成」、「神自得之」、「生神之理」的「神」，
馬蒔以為：「乃就醫工之精神、心法、針法而統言之」，[62] 此術雖子孫亦不
可傳之。〈陰陽二十五人〉言二十五人之政「此先師之秘也，雖伯高猶不能
明之也」，「余聞之，得其人弗教，是謂重失，得而泄之，天將厭之。余願
得而明之，金櫃藏之，不敢揚之」。[63]〈外揣〉闡發診法學的內外機理，有
云：「遠者司外揣內，近者司內揣外，是謂陰陽之極，天地之蓋，請藏之靈

---

61. 牛兵占等，《中醫經典通釋‧黃帝內經》，頁 105–106。〈病傳〉旨在論述疾病的傳
　　變秩序、日數及死期預測。

62. 馬蒔，《黃帝內經靈樞注證發微》（北京：人民衛生出版社，1994），頁 246。

63. 牛兵占等，《中醫經典通釋‧黃帝內經》，頁 147。〈陰陽二十五人〉旨在運用陰陽五
　　行說把人依其形質、人性、生理、心理分為二十五種類型，並依據這些相關特徵而
　　制定針刺原則。陸錦川，《中醫望診相法》（北京：中國醫藥科技出版社，1994 年
　　版）通釋《內經》的相人術，可參讀。

蘭之室，弗敢使泄也」。[64]

　　由上引《內經》各條所見，禁方之傳授特色有三：⑴慎重其事，非齋戒、擇吉「不敢發」、「不敢示」、「不敢受」；⑵受之則藏於「靈室」、「靈蘭之室」、「金櫃」之中，凡此皆指古官學藏書之所；[65]⑶傳授的對象，有傳子孫者，亦有不傳子孫者（筆者按：應以後者為主。所謂禁「私傳」也，詳下）。重點在得人乃傳，故云：「傳非其人，慢泄天寶」。

　　這種「傳非其人，慢泄天寶」的情形，從《內經》現存的若干篇名可知一二。例如，〈金匱真言〉、〈靈蘭秘典〉、〈玉版〉、〈玉版論要〉等篇。所謂「金匱」，吳昆：「金匱，帝王藏書者也，範金為之。」[66] 又，「靈蘭」指靈臺、[67]蘭室；「秘典」乃珍藏之典籍。[68] 而「玉版」者，示珍貴也。即將重要醫理著於玉製版牘以永保存：「善乎方，明哉道，請著之玉版，以為重寶，傳之後世，以為刺禁，令民勿敢犯也」。[69] 又，《素問·玉版論要》云：「至數之要，迫近以微，著之玉版，命曰合玉機」。[70]《靈樞·脹論》云：「藏府之在胸脇腹裡之內也，若匣匱之藏禁器也」。[71]丹波元簡以為禁器乃

---

64. 牛兵占等，《中醫經典通釋·黃帝內經》，頁 111。〈外揣〉旨在依據人體外在表現而揣度內在機理的方法。

65. 李零，〈說匱〉，《文物天地》1996 年 5 期，頁 14–16。

66. 牛兵占等，《中醫經典通釋·黃帝內經》，頁 227。

67. 「靈臺」，《內經》以黃帝坐明堂授醫術，後世把針灸著作或者經究經脈流注、孔穴位置、經脈病因病機及病證、針灸臨床等之學概稱為「明堂經脈」。見靳士英，〈明堂圖考〉，《中華醫史雜誌》21 卷 3 期 (1991)。

68. 牛兵占等，《中醫經典通釋·黃帝內經》，頁 247。

69. 牛兵占等，《中醫經典通釋·黃帝內經》，頁 140–141。〈玉版〉旨在論述針刺禁忌，又述危重病後期之凶兆。

70. 牛兵占等，《中醫經典通釋·黃帝內經》，頁 269。〈玉版論要〉旨在論述色診脈診可以揣度疾病深淺和預後等。

71. 牛兵占等，《中醫經典通釋·黃帝內經》，頁 94。〈脹論〉旨在論述各種脹病及治脹

「禁秘之器」，至貴且尊之物也。[72]「禁方」之「禁」亦有此意。要之，神物呵禁，不容妄窺也。《後漢書・方術列傳》所謂「神經怪牒，玉策金繩，關局於明靈之府，封縢於瑤壇之上者，靡得而闚也」。[73] 所謂「明靈之府」、「瑤壇」類似上述之「靈蘭」；而「怪牒」、「玉策」皆示至貴也。

　　另外，《內經》又有〈口問〉一篇：

　　黃帝閒居，辟左右而問於岐伯曰：「余已聞九針之經，論陰陽逆順六經已畢，願得口問。」岐伯避席再拜曰：「善乎哉問也，此先師之所口傳也。」黃帝曰：「願聞口傳。」岐伯答曰：「夫百病之始生，皆生於風雨寒暑，陰陽喜怒，飲食居處，大驚卒恐。則血氣分離，陰陽破敗，經絡厥絕，脈道不道，陰陽相逆，衛氣稽留，經脈虛空，血氣不次，乃失其常。論不在經者，請道其方。」[74]

此指不載經傳（論在經者如「九針之經」），不書文字，唯口口相授。又，〈師傳〉亦指先師以口授傳授醫術，故該篇云：「余聞先師，有所心藏，弗著于方。余願聞而藏之，則而行之」。[75] 此與淳于意由公孫光受禁方有「傳語」後「悉受書之」大概相近。換言之，從形式上，禁方有著於竹帛，亦有不書文字，唯口問師傳。

　　重要的是，師受禁方或禁方書過程有「歃血傳方」之秘儀。《靈樞・禁

技術。

72. 〔日〕丹波元簡，《靈樞識》（東京：東豐書店影印本，1985），頁 593。

73. 《後漢書》（臺北：洪氏出版社影印，1978），頁 2703。

74. 牛兵占等，《中醫經典通釋・黃帝內經》，頁 82。〈口問〉旨在論述欠、噦、唏、振寒、噫、嚏、軃、太息、涎下、耳鳴、嚙舌、嚙唇、嚙頰等的發生機理。

75. 牛兵占等，《中醫經典通釋・黃帝內經》，頁 85。〈師傳〉旨在論述醫者臨診察知病人喜惡以便因勢利導。其中，論述了依人形體來預測臟腑的一些情況，類相人術。

服》記載最詳：

> 雷公問於黃帝曰：「細子得受業，通於《九針》六十篇，旦暮勤服
> 之，近者編絕，久者簡垢，然尚諷誦弗置，未盡解于意矣。〈外揣〉
> 言『渾束為一』，未知所謂也。夫大則無外，小則無內，大小無極，
> 高下無度，束之奈何？士之才力，或有厚薄，智慮褊淺，不能博大
> 深奧，自強於學若細子，細子恐其散於後世，絕於子孫，敢問約之
> 奈何？」黃帝曰：「善乎哉問也！此先師之所禁，坐私傳之也，割臂
> 歃血之盟也，子若欲得之，何不齋乎？」雷公再拜而起曰：「請聞命
> 於是也。」乃齋宿三日而請曰：「敢問今日正陽，細子願以受盟。」
> 黃帝乃與俱入齋室，割臂歃血。黃帝親祝曰：「今日正陽，歃血傳
> 方，有敢背言者，反受其殃。」雷公再拜曰：「細子受之。」黃帝乃
> 左握其手，右授之書，曰：「慎之慎之，吾為子言之。」[76]

篇名曰〈禁服〉，內容涉及經脈、針灸之理論。相關解說亦見於《靈樞‧經
脈》，故醫家或以〈禁服〉之「服」應作「脈」。[77]而所謂「禁」同「禁方」
之「禁」。上文提到「此先師之所禁，坐私傳之也」，此處的「坐」應即獲
罪之意，同於「坐法」、「坐死」；亦即，先師之所禁，禁「私傳」也。丹波
元簡云：「佩服而禁其輕洩也」。[78]輕洩私授者，反受其殃。按雷公受業黃

---

76. 牛兵占等，《中醫經典通釋：黃帝內經》，頁118。〈禁服〉旨在論述經脈的循行規律。

77. 廖育群，《岐黃醫道》（瀋陽：遼寧教育出版社，1992），頁59，289。《靈樞‧禁服》
　　提到的《九針》一書，見於《素問‧三部九候論》：「余聞《九針》於夫子，眾多博
　　大，不可勝數。」〈八正神明論〉：「三部九候為之原，《九針》之論不必存也。」又
　　〈離合真邪論〉：「余聞《九針》九篇，夫子乃因而九之，九九八十一篇。」另《靈
　　樞》有專論〈九針十二原〉、〈九針論〉。以上，牛兵占等，《中醫經典通釋‧黃帝內
　　經》，頁294，314，316，3–5，192–194。

帝,已習〈九針〉六十篇、〈外揣〉等。據雷公自述其旦暮勤服,但僅知大要而未盡其精微處。換言之,受業未必得師之真傳,方亦有可示(如〈九針〉諸篇)、不可示之別。不輕示私傳者曰「禁」。

而「禁」乃經由「盟」得以保證。師徒結盟主在強化、確定彼此關係。雷公曰「細子願以受盟」,所謂「受盟」通常用於卑下者(《左傳》襄公三年等),意同於「乞盟」一詞。[79] 而且,《內經》對結盟之時間(正陽吉日)、場所(齋室)及過程(齋戒三日、割臂歃血、祝說)皆有規定。馬伯英評曰:「可見傳授儀式相當神聖、神秘而嚴格。傳一論一書尚且如此,最初結為師徒時的儀式恐更莊重盛大」。[80]

再者,師徒結盟之後,師乃(1)授書;(2)解說(「吾為子言之」)。按禁方不僅是指某些秘而不傳的方書,[81] 主要是醫術技能不可能只玩索文字,也必須臨床操作。一些書於竹帛的技能,由師解說文意甚至親自演練才能釋然。東漢名醫郭玉故以為醫術「神存於心手之際,可得解而不可得言也」。[82] 阮芝生先生亦曾闡釋古代方術書的特色:「如果只有經文,從經文

---

78. 〔日〕丹波元簡,《靈樞識》,頁 691。

79. 高木智見,〈春秋時代の結盟習俗について〉,《史林》68 卷 6 號 (1985);閻步克,〈春秋戰國時「信」觀念的演變及其社會原因〉,《歷史研究》1981 年 6 期。關於結盟的討論,參見劉伯驥,《春秋會盟政治》(臺北:中華叢書編審委員會,1977),尤其是第八章、第十二章的部分。

80. 馬伯英,《中國醫學文化史》(上海:上海人民出版社,1994),頁 257。Donald Harper 也將「禁方」理解為 tabooed recipes are recipes which are prohibited to any one without the proper authority to acquire them, 見氏著,*The "Wu Shih Erh Ping Fang": Translation and Prolegomena* (Ann Arbor: University Microfilms International, 1982), p. 133.

81. 關於早期醫學文本特質的討論,參見 Nathan Sivin, "Text and Experience in Classical Chinese Medicine," in Don Bates (ed.), *Knowledge and the Scholarly Medicine Traditions* (Cambridge, Mass.: Cambridge University Press, 1995), pp. 177–204.

來看，很多地方是不可解的；如果當時沒有口授、講解的話，是讀不懂的。」[83] 實則除文本的理解之外，技術只可會意不可得言的 (tacit/inarticulate) 知識，尤需師受。

《素問‧陰陽類論篇》對醫術這種授受的反覆論難的記錄，最具代表。黃帝

> 問雷公曰：「陰陽之類，經脈之道，五中所主，何藏最貴？」雷公對曰：「春甲乙青，中主肝，治七十二日，是脈之主時，臣以其藏最貴。」帝曰：「卻念《上下經‧陰陽從容》，子所言貴，最其下也。」雷公致齋七日，旦復侍坐。[84]

此篇與〈禁服〉皆言經脈之理。「陰陽」指三陰三陽之經脈。上文提及黃帝認為雷公未明脈理，於是，雷公齋戒七日（方技傳授過程「齋室」的功能值得注意）再侍坐問學。黃帝接著解說，雷公卻答以「受業未能明」。[85] 黃帝又說明三陰三陽之理，雷公曰：「臣悉盡意，受傳經脈，頌得從容之道，以合《從容》，不知陰陽，不知雌雄。」[86] 黃帝又再次闡述之。最後，「雷公曰：『請問短期。』黃帝不應。雷公復問。黃帝曰：『在經論中。』雷公曰：『請問短期。』」黃帝終乃解說雷公所問。[87]

　　換言之，禁方可能是師「藏之心意」的演練與解說。《抱朴子‧明本》

---

82. 《後漢書》，頁 2375。

83. 阮芝生，〈古今修道第一真經〉，收入程來遠譯著，《黃帝陰符經疏解》（臺北：氣功文化出版社，1993），頁 18。

84. 牛兵占等，《中醫經典通釋‧黃帝內經》，頁 516。

85. 同 83。

86. 牛兵占等，《中醫經典通釋‧黃帝內經》，頁 517。

87. 同 85。

故云：「五經之事，注說炳露，初學之徒，猶可不解。豈況金簡玉札，神仙之經，至要之言，又多不書。登壇歃血，乃傳口訣，苟非其人，雖裂地連城，金璧滿堂，不妄以示之。夫指深歸遠，雖得其書而不師受，猶仰不見首，俯不知跟，豈吾子所詳悉哉？」[88] 故只得方書而無師受，恐怕只是枉然。[89] 我們不妨說，方術傳授，與其說是靠簡帛文字，倒不如說是靠師徒之間的代代遞交。

從禁方不私傳、重視口授心傳的脈絡來看，方技之流傳是「師之求弟甚於弟之求師」（《外臺秘要》金聲〈序〉）。扁鵲、淳于意受禁方皆是其師主動為之。亦即，傳授者（師資）的主體性在此特別予以凸顯。《內經》諸篇亦往往稱引「先師」、「天師」以為尊貴。

《靈樞·官能》論師別擇「可傳」與「不可傳」之條件：

---

88. 王明，《抱朴子內篇校釋》（北京：中華書局，1988 年版），頁 189。

89. 關於古代師弟相從與戰國宗法關係的討論，見裘錫圭，〈戰國時代社會性質試探〉，收入氏著，《古代文史研究新探》（江蘇：江蘇古籍出版社，1992），頁 400–405。至於方術傳授方式，參看阮芝生，〈論留侯與三略〉，《食貨》11 卷 2、3 期 (1981)；山田慶兒，〈古代中國における醫學の傳授について〉，《漢方研究》1979 年 10、11 月號；吉川忠夫，〈師受考——《抱朴子》內篇によせて〉，《東方學報》（京都）52 冊 (1980)；小南一郎，〈《神仙傳》——新神仙思想〉，收入氏著，《中國的神話傳說與古小說》（北京：中華書局，1993），頁 203–208〈明師與試——兩種立場〉；坂出祥伸，〈煉丹術師への道：儀式と傳授〉，《しにか》Vol. 6, No. 11 (1995)，頁 16–21；此外，Joseph Needham, *Clerks and Craftsmen in China and the West* (Cambridge: Cambridge University Press, 1970)，第 18 章 "China and the Origin of Qualifying Examinations in Medicine"; Judith Farquhar, *Knowing Practice: The Clinical Encounter of Chinese Medicine* (Boulder: Westview Press, 1994); Yüan-ling Chao, "Medicine and Society in Late Imperial China: A Study of Physicians in Suzhou" (Ph. D. Dissertation, University of California at Los Angeles, 1995)，特別是 pp. 297–306。筆者的博士論文《貫通死生之域：馬王堆方技書研究》對上述課題有進一步的討論。

雷公問于黃帝曰：「《針論》曰：『得其人乃傳，非其人勿言。』何以
知其可傳？」黃帝曰：「各得其人，任之其能，故能明其事。」雷公
曰：「願聞官能奈何？」黃帝曰：「明目者，可使視色。聰耳者，可
使聽音。捷疾辭語者，可使傳論語。徐而安靜，手巧而心審諦者，
可使行針艾，理血氣而調諸逆順，察陰陽而兼諸方。緩節柔筋而心
和調者，可使導引行氣。疾毒言語輕人者，可使唾癰咒病。爪苦手
毒，為事善傷者，可使按積抑痹。各得其能，方乃可行，其名乃彰。
不得其人，其功不成，其師無名。故曰：『得其人乃言，非其人勿
傳』，此之謂也。手毒者，可使試按龜，置龜於器下而按其上，五十
日而死矣；手甘者，復生如故也。」 [90]

　　本篇旨在師於實際教學中觀察學生德能，按照各人所長，例如眼、耳、
手、口等器官的特殊功能傳授醫事技能。然學生間的不同稟賦師何以知之？
文章最末以握龜試手毒為例，即龜放置在器具下面而手按其上，以龜死生
試驗手毒與否，若然，則授之以按積抑痹之術。張介賓以為龜「靈而多壽，
不易於死，故可用此以驗人之手毒與否」。[91] 眼、耳、口等器官特殊功能的
鑑別，或可類推之。凡此，或可視為傳授儀式中禁秘的部分。各人稟賦不
同，重要的是師能知人而傳。前述〈倉公傳〉載陽慶傳禁方予淳于意，而
公孫光壯年也「嘗欲受其方，楊中倩不肯，曰：『若非其人也』」。[92] 亦即，
禁方的取得是可遇不可求的。

　　綜合本節所論，「禁」在上述不同脈絡至少有三種意義：(1)避忌，以病
人、服藥者之類為對象的「禁」；(2)禁截、制止，以疾病、鬼怪或其他欲加

90. 牛兵占等，《中醫經典通釋・黃帝內經》，頁 171–172。

91. 張介賓，《類經》（臺北：新文豐出版公司影印本，1976），頁 436。

92. 《史記》，頁 2815–2816。

以控制之事物為對象的「禁」；⑶禁而不傳，秘而不宣，以傳方者（包括授、受兩方）為對象的「禁」。而禁方主要是藉由傳授儀式、師受口訣等程序，對珍秘之方達到「禁」的目的。甚至，禁方的「驗」與「不驗」或取決這些儀式與師說。此正禁方之「禁」旨。

三、禁方、秘方與禁術

上一節談到禁方的傳授，大致是存於醫學團體或學派之間，包括官府醫術的授受。至於一般民間某些藥方的傳鈔是否如此，則不得而知。

《論衡・須頌篇》云：

> 今方板（技）之書，在竹帛無主名，所從生出，見者忽然，不卸（御）服也；如題曰「甲甲某子之方」若言「已驗嘗試」，人爭刻寫，以為珍秘。[93]

由上文可知以下幾個訊息：⑴藥方有不題名、亦有題名者，疑以前者為多；⑵題名的體例有「甲甲某子之方」，劉盼遂以為「當是某甲某子之方」，此漢人常語。[94] 這裡的「某甲」、「某子」應是人名，是否即是醫者或傳授者姓名？值得探究。再者，方或題有「已驗嘗試」，即驗於已試之誼；⑶題名的原因之一是為廣流傳。按一般齊民的心理，藥方「無主名」或「所從生出」，皆不願嘗用。《抱朴子・鈞世》云：「新劍以詐刻加價，弊方以偽題見寶也」。[95] 換言之，方有題名也可能只是膺品；⑷相對於上一節師徒親授的謹嚴，有些藥方恐怕只是人們彼此「刻寫」，私自珍藏（「珍秘」兩字，尤

---

93. 黃暉，《論衡校釋》下冊（臺北：臺灣商務印書館影印，1983 年版），頁 855–856。
94. 劉盼遂，《論衡集解》下冊（臺北：世界書局，1976），頁 406。
95. 葛洪，《抱朴子》（臺中：創譯出版社，1981），頁 207。

可刻劃一般人之心理）。亦即並不存在傳授儀式過程的神聖性格。這種齊民
之間相互傳鈔方技書的方式頗類今人所理解的「秘方」。以上的問題，筆者
利用 1972 年甘肅武威旱灘坡漢墓出土的一批醫簡進一步討論。[96]

　　武威醫簡現存九十二枚，與本文相關者共十條（●黑圈點在木簡為界
畫表識之用）：

(1)皆冶合和，以方寸匕酒飲，不過再飲，血立出，不不，即大便血，
　　良禁。●治金創腸出方，冶龍骨三指撮，和以鼓汁飲之，□□禁
　　□□□□（簡 14–15）。

(2)□鬲上當歐，在鬲下當下泄，良，禁，勿忘傳也（簡 34）。

(3)五分□物。皆□酒飲一方寸匕，日三飲，不過三飲，此藥禁（簡
　　36）。

(4)治金創止憑方，石膏一分，薑二分，甘草一分，桂一分，凡四物，
　　皆冶合和，以方寸匕，酢漿飲之，日再夜一，良甚，勿傳也（簡
　　52–53）。

---

96. 見甘肅省博物館、甘肅省武威縣文化館，〈武威旱灘坡漢墓發掘簡報——出土大批
　　醫藥簡牘〉，《文物》1973 年 12 期；中醫研究院醫史文獻研究室，〈武威漢代醫藥簡
　　牘在醫學史上的重要意義〉，《文物》1973 年 12 期。有的學者推測：「考古又論證墓
　　主人恰為一位多年業醫的有社會地位的老人，因此可以推測，武威漢代醫簡很可能
　　是當時墓主人教自己子侄或徒弟的教讀本。」見高春媛、陶廣正，《文物考古與中
　　醫學》（福州：福建科學技術出版社，1993），頁 80。相關研究有：張壽仁，〈西陲
　　漢代醫簡方名考〉，《簡牘學報》12 期 (1986)；赤堀昭，〈武威漢代醫簡について〉，
　　《東方學報》（京都）50 冊 (1978)；村上嘉實，〈漢墓新發現の醫書と抱朴子〉，《東
　　方學報》（京都）53 冊 (1981)。本文引文根據的本子是甘肅省博物館、武威縣文化
　　館，《武威漢代醫簡》（北京：文物出版社，1975）；另參考了赤堀昭、山田慶兒的
　　日譯本，見山田慶兒編，《新發現中國科學史資料の研究：譯注篇》（京都：京都大
　　學人文科學研究所，1985），頁 363–404。

(5)●治金腸出方，冶龍骨三指撮，以鼓汁飲之，日再三飲，腸自為入，大良，勿傳也（簡54）。

(6)●治□□□□□潰醫不能治禁方，其不能愈者，半夏、白歛、勺藥、細辛、鳥喙、赤石脂、貸赭、赤豆初生未臥者、簪矢，凡九物，皆并冶合，其分各等合和（簡55–56）。

(7)治千金膏藥方，蜀椒四升，弓窮一升，白芷一升，付子卅果，凡四物，皆冶父且，置銅器中，用淳溢三升漬之卒時，取賣豬肪三斤，先前之，先取雞子中黃者，置梧中，撓之三百，取藥成以五分匕一，置雞子中，復撓之二百，薄以塗其雍者，上空者遺之中央，大如錢，藥乾復塗之。如前法三塗，去其故藥，其毋農者行愈，已有農者潰，毋得力作。禁食諸采，□置□上，良甚，創恿痤皆中之，良，勿傳也。逆氣吞之，喉痺吞之，摩之，心腹恿吞之，嗌恿吞之，血府恿吞之、摩之，咽乾摩之，齒恿塗之，昏衄塗之，鼻中生蔥傷塗之，亦可吞之。皆大如酸棗，稍咽之。腸中有益為度，摩之皆三，乾而止，此方禁。又中郯人乳餘，□吞之，氣龍，裏藥以穀，塞之耳，日壹易之。金創塗之，頭恿風塗之。以三指摩□。□□□応吞之，身生蔥氣塗之，此膏藥大良，勿得傳（簡57–67）。

(8)☑飲食數□，禁，不傳也（簡74）。

(9)●治久泄，腸辟臥血□□裏□□□□醫不能治皆射去方，黃連四分，黃芩、石脂、龍骨、人參、薑、桂各一分，凡七物，皆并冶合，丸以密，大如彈丸，先餔食，以食大湯飲一丸，不知□□□□腸中應加甘草二分，多血加桂二分，多農加石脂二分，□一□□□□□多□加黃芩一分，禁鮮魚豬肉，方禁，良（簡82甲、82乙）。

(10)□蘇□□□□□陰□有病，如此名為少傷，何巳□□□尚□伏下

☐已汗☐孫☐內傷☐其坐則應中☐見☐☐☐驚☐☐酒大樂，久
坐不起☐，便不☐有病如此，終古母子，治之方，活樓根十分，
天雄五分，牛膝四分，續斷四分，☐☐五分，昌蒲二分，凡六物，
皆并冶合和，以方寸匕一為後飯，愈，久病者，卅日平復，百日
母疾苦。建威耿將軍方，良，禁，千金不傳也（簡84乙）。

以上，為方之有題者。如題有「良」、「良甚」、「大良」（第(1)、(2)、(4)、
(5)、(7)、(9)、(10)條）。馬王堆《五十二病方》中若干方即題「嘗試」、「令」、
「精」。[97]令即善、美也；精，即靈驗也。[98]
　　再者，有題人名者（第(10)條）。以人名為方名，亦見同墓其他醫簡及敦
煌簡牘，例如「公孫君方」、「呂功君方」、「治東海白水侯所奏方」、「惠君
方」、「臣安國方」、「漕孝寧方」等，其中惠君據考即為醫者姓名。[99]羅振
玉、王國維《流沙墜簡·小學術數方技書考釋》云：「諸簡載處方者姓名凡
二：曰臣安國、曰漕孝寧，每方之前又載病之徵候多如後世醫者之診案。
蓋古無方書，醫家所習醫經本草而已。其處方殆集名醫方之有治效者，而
師放之，故並其診案與醫者姓名而同著之與。」[100]換言之，上引《論衡》
所言「某甲某子之方」可能即以醫者或傳授者題名。
　　另，上引諸方標示「禁」、「此藥禁」、「禁方」、「此方禁」、「方禁」。這
裡的「禁」意有二：一是禁忌，如「禁鮮魚豬肉」（第(9)條），餘皆有秘而
不宣之意。即「勿忘傳」、「勿傳」、「勿得傳」、「不傳」、「千金不傳」（第
(2)、(4)、(5)、(7)、(8)、(10)條）。然這些標示「禁」或「不傳」藥方的傳授是

97. 《馬王堆漢墓帛書〔肆〕》，頁28，29，39，62等。
98. 馬繼興，《馬王堆古醫書考釋》，頁351，415。
99. 張壽仁，〈西陲漢代醫簡方名考〉，頁283–284。
100. 羅振玉、王國維，《流沙墜簡》（北京：中華書局，1993），頁98。

經由師徒結盟後授書與解說，抑或只是「偽題」以便一般人刻秘傳？當然，兩者都有可能。

　　按武威醫簡所載藥物約百種，半數見於馬王堆醫書。[101] 除上引諸方之外，筆者亦細繹其他醫簡，相互比較，上引十條醫方似無特別之處，如「治金創止遍方」有石膏、薑、甘草、桂、酢漿飲之（第(4)條）。再以記載較完備的各條中，「治合」程序來看，似不格外複雜或奇珍（第(6)、(7)、(9)、(10)條）。而且這些醫方的內容似與祝咒、符籙或房術無關。那麼，「禁方」之意為何？據原整理者指出，上述醫簡所言的禁或不傳只是「封建社會的一種保守落後思想」、「意指該方是良方、禁方，秘不外傳。係舊社會習見的自私保守思想」。[102] 但這無法解釋何以絕大部分的醫方皆不特別標示「禁」或「不傳」。若進一步與馬王堆《五十二病方》比較，兩者體例皆以「病」為綱，下列各種經驗之方。但大量書寫上「禁」或「不傳」的體例則是《五十二病方》所無。換言之，上引十條醫方可能是有意顯示其與眾方的差異，即有「禁」或「不傳」諸方的性質優於他方。此或與禁方另一特質「驗」或「不驗」有若干關連。若按前節筆者分析，師的傳授儀式以及「治合」過程的師受口訣應占主要之關鍵。

　　清代醫家徐大椿由醫學本身發展的源流來說明「禁方」的幾個不同層面，其著〈禁方論〉一文有云：

> 天地有好生之德，聖人有大公之心，立方以治病，使天下共知之，豈非天地聖人之至願哉？然而方之有禁則何也？其故有二：
> 一則懼天下之輕視夫道也。夫經方之治病，視其人學問之高下以為效驗，故或用之而愈，或用之而反害，變化無定，此大公之法也。

101. 周一謀等，《馬王堆醫學文化》，頁 149。

102. 《武威漢代醫簡》，〈出版說明〉，釋文頁 15，31。

若禁方者，義有所不解，機有所莫測。其傳也，往往出於奇人、隱士、仙、佛、鬼、神，其遇之也甚難，則愛護之必至。若輕以授人，必生輕易之心。所以方家往往愛惜，此乃人之情也。

一則恐發天地之機也。禁方之藥，其製法必奇，其配合必巧，窮陰陽之柄，窺造化之機，其修合必虔誠敬慎，少犯禁忌，則藥無驗。若輕以示人，則氣洩而用不神，此又陰陽之理也。

《靈樞・禁服篇》：「黃帝謂雷公曰：『此先師之所禁，割臂歃血之盟也。』」故黃帝有蘭臺之藏，長桑君有無泄之戒。古聖皆然。若夫詭詐之人，專欲圖利，託名禁方，欺世惑眾。更有修煉熱藥，長慾道淫，名為養生，實速其死，此乃江河惡習，聖人之所必誅也。又有古之禁方，傳之已廣，載入醫書中與經方並垂。有識者自能擇之也。[103]

第一、徐大椿將「經方」與「禁方」並舉。不過兩者的邊界隨時代而有變遷，故曰：「古之禁方，傳之已廣，載入醫書中與經方並垂」。所謂「經方」，其意有二：(1)經驗之方。古人長期服用而證明藥證相符有驗效的方劑。[104]《漢書・藝文志・方技》所錄〈經方〉一門共十一家，二百七十四

---

103. 徐大椿，《醫學源流論》（中國醫學大成本）卷上，頁 34–35。徐大椿 (1693–1771)，清醫家。《醫學源流論》兩卷，成書於 1757 年。主要的版本有半松齋初刻本、四庫全書本、日嘉永五年 (1852) 博採藥寶刻本，近有北京人民衛生出版社點校本 (1988)。關於徐大椿生平、著作見，耿鑒庭，〈醫藥金石過眼錄——《徐靈胎墓志銘》〉，《中華醫史雜誌》13 卷 2 期 (1983)；呼素華，〈徐靈胎醫著初考〉，《中華醫史雜誌》18 卷 2 期 (1988)；吳國良，〈徐靈胎世系及相關問題考證〉，《中華醫史雜誌》25 卷 3 期 (1995)；Paul U. Unschuld, *Forgotten Traditions of Ancient Chinese Medicine: A Chinese View from the Eighteenth Century* (Brookline, Mass.: Paradigm Publications, 1990).

卷，[105]即屬於這一類經驗之方匯集而成的；(2)經典之方。或專指「仲景方」
而言。如上所述，東漢以前藥方基本上以「病」為綱，在每一病名下臚列
各種經驗之方（《五十二病方》、《武威漢代醫簡》體例皆是）。但在張仲景
《傷寒雜病論》一書卻因證立法，以法統方，隨證加減。該書之理、法、
方、藥後世尊為經典。[106]徐氏所說的「經方」應指前者而言。[107]《漢志》

---

104. 廖育群，〈東漢時期醫學發展之研究〉，頁 76。

105. 《漢志》的經方共十一家，二百七十四卷（應為二百九十五卷）。〔清〕曹禾《醫學
讀書志》以為其書「先師未引，殆當時傳習之書也」。張舜徽則云：「經者常也，經
方者，謂常用之驗方也。此十一家之書，大抵為古昔名醫裒集各種驗方而成。」見
曹禾，《醫學讀書志》（北京：中醫古籍出版社，1981），頁 25；張舜徽，《漢書藝文
志通釋》（武漢：湖北教育出版社，1990），頁 294。李零則認為經方者，附醫經之
方也。古代的「方」往往與「經」相附。見氏著，《中國方術考》，頁 21。按《漢
志》所載，經方十一家大致九家是治病之方書，一家涉及「湯液」的製備，一家講
食物禁忌。東漢涪人李助有《經方頌說》一書，與郭玉齊名。「經方」在《漢志》
中卷帙甚大，不太可能是附醫經之方。以今本《內經》為例，其所存之方僅十三
方，用藥不出三十餘種。而經方在方技之學則是獨立的一支。要之，禁方有可能是
所謂經驗之方，反之則未必。

106. 賴鵬舉等，〈古本傷寒論整合研究〉，《整合中醫學年刊》1、2 期 (1987/1989)。另孫
朝宗、孫眉生，《經方方法論》（濟南：山東科學技術出版社，1989）；姜春華、戴
克敏，《經方應用與研究》（北京：中國中醫藥出版社，1994）。

107. 根據本文審查人之一指出，《傷寒論》初為「禁方」，之後轉變為「經方」：「東漢末
張仲景著有《傷寒雜病論》一書，但原書早佚。自北宋以後的傳世本共有三種，即
《傷寒論》、《金匱要略方論》（按：此書係北宋醫官據張仲景《金匱玉函要略方》
整理而成——據宋臣序）、《金匱玉函經》。它們都是經過北宋的校正醫書局核定整
理後公開發行的，既然是公開發行，當然張仲景醫書到了北宋時期以毫無保密性質
的『禁方』可言。然在唐代以前卻並非如此。故唐初孫思邈在其《千金要方》卷九
〈發汗吐下後第九〉一篇之末，特意記出一行文字，即：『江南諸師秘仲景藥方不
傳』。所謂『秘』和『不傳』，應當是和江南諸師把張仲景的醫方書視為『禁方』分

所著錄的經驗之方，有些大概就如《五十二病方》，是「手冊」類型的方技書，內容被「格套」化，可以大量複製鈔傳。正如上面引文所述，醫方用以救人，豈有不示天下之理，經方人人得而用之（如前《論衡》所述），然禁方往往得之不易。

值得注意的是，「經方」一詞始終只用於醫方的範疇，而「禁方」使用的範圍則較廣。如上一節所論，禁方是醫家、方士或術士共同擁有的概念，主要是涉及奇秘技術的傳授。

第二、經方的傳授並不是沒有涉及技術控制問題，[108] 但禁方性質似特別強調其較他方明效大驗。徐大椿說經方「視其人學問高下以為效驗」，禁方則否。然禁方之義理「不解」、「莫測」。不過，相較而言，經方經長期服驗具有普遍性，不因人而異，與個人是否「虔誠敬慎」似無必然關係，而禁方「氣洩而用不神」，其驗效似決定於不傳、勿洩。故「禁」，求驗也。《抱朴子・金丹》言金丹神藥之授受：

> 黃帝以傳玄子，戒之曰，此道至重，必以授賢，苟非其人，雖積玉
> 如山，勿以此道告之也。受之者以金人、金魚投於東流水以為約，

不開的。同時《金匱》作為書名，並且在此書名上在附加『玉函』二字。『函』字的字義為包容（見《漢書・禮樂志》：『人函天地陰陽之氣。』〔唐〕顏師古注：『函，包容也』），其引申義為封套。故玉函即指用玉製成的書套護封。這說明古人形容用黃金及美玉的書匣與書套來珍藏張仲景氏醫書。不言而喻當然也是將其列入秘傳的『禁方』之列。此外，在張仲景《金匱玉函經》卷一〈證治總例〉一篇之後記有：『……非賢勿傳，請秘而用之。共成八卷，號為《金匱玉函經》』的話，也同樣是具有上述涵義的。」以《傷寒論》的個案言，宋代似是「禁方」概念轉變之關鍵。

108. 關於技術轉移的問題，初步參見 John M. Staudenmaier, *Technology's Storytellers: Reweaving the Human Fabric* (Cambridge, Mass.: The Massachusetts Institute of Technology, 1985), pp. 124–128. 另，馮漢鏞，《古方書輯佚》（北京：人民衛生出版社，1993）所輯各方書前之〈輯序〉亦可參看。

歃血為盟，無神仙之骨，亦不可得見此道也。合丹當於名山之中，
無人之地，結伴不過三人，先齋百日，沐浴五香，致加精潔，勿近
穢污，及與俗人往來，又不令不信道者知之，謗毀神藥，藥不成
矣。[109]

又云：

今之醫家，每合好藥好膏，皆不欲令雞犬小兒婦人見之。若被諸物
犯之，用便無驗。又染絲者惡惡目者見之，皆失美色。況神仙大藥
乎。[110]

醫家冶合好藥、好膏尚且如此講究（恐其「無驗」），禁方誇示其明驗，故
「製法」、「配合」奇巧，又不示人。換言之，禁方從師擇人而傳、結盟傳
方到冶合製作等程序，皆有禁秘。陳槃先生評曰：「此方士以此卸責之地
也」，又曰：「漢武之世，方士來言禁方者，數以萬計。史公云，『其效可睹
矣』，其慨乎言之矣。」[111] 這種批評或許忽略古代方技家對「驗效」的觀
念，疑與今人有不同之處。值得注意的是，戰國秦漢方士傳稱「禁方」一
詞，至後世仍舊被襲用，例如《銅人腧穴針灸圖經》的序文稱王惟一「素
授禁方，尤工碼石」，但這裡的「禁方」據學者考證大概泛指方藥。[112]
　　又，經方之傳授者雖術有高下，師資身分不過為一般醫家，但早期禁

---

109. 王明，《抱朴子內篇校釋》，頁 74。

110. 王明，《抱朴子內篇校釋》，頁 85。

111. 陳槃，《古讖緯研討及其書錄解題》，頁 238，240。

112. 此說見李鼎，〈針灸經絡史料中的一些理解問題〉，收入《針灸論文摘要選編》（北
　　京：中國針灸學會，1987），頁 11。另《銅人腧穴針灸圖經》的討論，見馬繼興，
　　《針灸銅人與銅人穴法》（北京：中國中醫藥出版社，1993），頁 90–120。

方的傳授者如徐大椿所言多是奇人、隱士、仙、佛甚至鬼神之流。長桑君、
公孫光、陽慶等殆此中之人物（故云「其遇之也甚難」）。就傳授形態區分，
經方為「常」，禁方為「變」。

　　第三、有非禁方之實而「託名禁方」，此即本節一開始所引《抱朴子》
所說的「偽題」。「偽題」基本上有以下幾種情形。除了徐氏所說「專欲圖
利」而假託之外，或有私家收集之驗方，其中有未載入醫書而不輕示人的，
例如，《魯府禁方》一書其冠以禁方之名，主要是此書所收諸方是明代魯敬
王朱壽鏽的家藏方，[113]《四庫全書總目提要》謂是書所載「亦罕奇秘」。[114]
也可見「禁方」本應奇秘。而其中所載內容各科皆有，不限咒、符也。

　　另外一種情況是，草澤鈴醫衣食得不到保障，迫使他們把自己的經驗、
效方視為至寶，不願輕易傳授，更不願公開出來。[115]這主要是同業競爭而
導致醫家秘而不宣，故託「禁方」傳授形式對其技術與方書有所控制。例
如，清代醫家趙學敏《串雅》所收諸方多是屬於此類。[116]換言之，這些所

---

113. 《魯府禁方》又名《魯府秘方》，四卷。在此，「禁方」與「秘方」可以互換。是書
　　乃明龔廷賢編於萬曆二十二年 (1594)。書中所收為魯府「所蓄秘方」及龔廷賢「素
　　蘊珍奇」，主要是魯府家藏驗方。《四庫全書總目提要》著錄有兩淮鹽政采進本。目
　　前以日本慶安元年 (1648) 小嶋彌龍衛門仿金陵書林摹刊本為優 。 筆者手邊是張慧
　　芳、伊廣謙的點校本《魯府禁方》（北京：中國中醫藥出版社，1992）。又，廖育群
　　先生以為，唐宋人稱「禁方」多與「秘方」通。廖先生的意見，請見拙稿文後的討
　　論。

114. 李經緯、孫學威編校，《四庫全書總目提要‧醫家類及續編》（上海：上海科學技術
　　出版社，1992），頁 56。按《提要》以為《魯府禁方》是明‧劉應泰編。

115. 《串雅內編》選注編寫組，《江湖秘傳神方──串雅選注》（臺北：木鐸出版社影
　　印，1985），〈前言〉，頁 4。

116. 趙學敏（約 1719–1805），清醫家。其著《串雅》內外編各四卷。趙氏以為民間走
　　方醫「頂串諸術操技最神，而奏效甚捷」，故同走方醫趙伯雲合作，於乾隆二十四
　　年 (1759) 撰成是書。其中，外編有〈禁藥門〉、〈字禁門〉、〈術禁門〉等，所收內容

謂的禁方未必有何神驗可言。

當然，上述的心態並不限於醫家，一般齊民眾庶偶聞奇效之方，爭相刻寫，不願示人，今人常說的「秘方」或大抵類此。陳直推度古代的禁方即後代所謂秘方。[117] 筆者以為兩者恐怕並無直接、線性繼承的關係。江忍庵即云：「世不相傳謂之秘方，非禁方也。」[118] 所謂「世不相傳」，或指這些秘方大抵是不見於經典，驗效未明，出處不詳，而只在齊民之間相互秘受刻寫，卻誇稱神驗。事實上，傳授者亦非奇人隱士也（或未必強調師資身分）。不過，江氏的批駁顯示一般人確把禁方、秘方混稱使用。今人據此，又反推溯古代禁方即是秘方之流。徐大椿另撰〈秘方〉一文，有云：「世所為秘方奇術、大熱大補之劑，乃昔人所造以欺人者。若其方偶與其人相合，或有小效，終歸大害。其不相合者，無不傷生，更有一等怪方，乃富貴人賄醫所造者」。[119] 足證冠以「秘方」、「禁方」之方伎，有時往往是醫家術士為了投合一般人（尤其是「富貴人」）的心理所造偽。這種流傳形式，似乎不能說是「自私保守」，反而是術家有意假藉「禁方」之名來促銷其方。當然，民間私相秘授某些藥方亦可能有「託名禁方」的情形。

而在「託名禁方」諸多可能之中，徐氏特別提到「修煉熱藥，長慾道

極雜。例如〈禁蚊〉：「端午日取浮萍一把，鬧楊花一把，為末，清明日取鱉血和二味調勻，搽在房門上，則蚊蟲一室俱無矣。」又，「夜臥禁魘」：「凡臥時，以鞋一仰一覆置床下，無惡夢及魘。」見《串雅內外編》（北京：中國書店影印本，1987）。華祝考，〈趙學敏在發展民間醫藥的貢獻〉，《浙江中醫學學報》1980 年 3 期可供參考。

117. 陳直，〈武威旱灘坡漢墓出土醫藥方匯考〉，收入氏著，《文史考古論叢》（天津：天津古籍出版社，1988），頁 302。

118. 江忍庵之評語，見《徐靈胎醫書全集》（臺北：五洲出版社，1990），頁 78。

119. 徐大椿此文收入《慎疾芻言》一書。見《徐靈胎醫書全集》，頁 96。相關討論，見謝啟舜，〈試評徐大椿《慎疾芻言》〉，《中醫雜誌》1986 年 11 期。

淫，名為養生，實速其死」的情況。此處「長慾道淫」之熱藥，[120] 疑與房中術有關。徐氏所處的時代，房中術多呈淫晦之貌，[121] 而且可能常以「禁方」之名販售。本文一開始所提到的馬王堆房術書《雜禁方》，此「禁方」之書題乃整理者所題名，與「禁方」為傳授者自我陳述的概念似不合。馬王堆醫籍，誠如李學勤所說在當時可能是「秘籍」。[122] 若按「託名禁方」之

---

120. 此類「熱藥」如所謂的「秋石」。見李約瑟，〈中世紀對性激素的認識〉，收入秦學詩主編，《房中養生》（成都：巴蜀書社，1993），頁 230–239；劉廣定，〈從北宋人提煉性激素說談科學對科技史研究的重要性〉，《臺大文史哲學報》30 期 (1981)。

121. 房中術的流傳疑以宋代為一重要分水嶺。宋代以降，房中術不僅漸為醫家所不齒，道家者流亦有視之為旁門左道的。例如，《後漢書》記載左慈知補導之術，羅大經云：「范曄作東漢史，為方士立傳，如左慈之事，妖怪特甚，君子所不道，而乃大書特書之，何其陋也。」（《鶴林玉露》，北京：中華書局，1983，頁 262，〈方士傳〉條）又，孫思邈《千金方》收有〈房中補益〉一篇，清代醫家章虛谷作〈《千金方》房術論〉一文反駁之，謂此篇為偽作，非出自孫思邈也。章氏云：「無論其術驗否，當知天地間未有行悖理喪良之事而反能益壽長生者。其為害道邪說，顯而易見。豈有賢如孫真人，為此害道之邪說哉？必由好奇之人，摭拾附會以偽託耳。」（《醫門棒喝》，臺北：自由出版社影印本，1987，頁 145–149）這一類的批評近世以來極多。可參見王旭東，《中國傳統性醫學》（臺北：啟業書局重排本，1992），頁 8–15；蕭天石，《道家養生學》（臺北：自由出版社，1990 年版），頁 145–153。不過，隨著馬王堆房中書的出土，我們對中國早期的房中術的面貌得以逐步澄清。初步的討論，參見 Donald Harper, "The Sexual Arts of Ancient China as Described in a Manuscript of the Second Century B.C.," *Harvard Journal of Asiatic Studies* Vol. 47, No. 2 (1987); Li Ling and Keith McMahon, "The Contents and Terminology on the Mawangdui Texts on the Arts of the Bedchamber," *Early China* Vol. 17 (1992). 此外，Charlotte Furth，〈中國傳統醫學裡的性與生殖——對高羅佩的反思〉，收入李小江等編，《性別與中國》（北京：三聯書店，1994），頁 323–347；江曉原，〈高羅佩《秘戲圖考》與《房內考》之得失及有關問題〉，《中國文化》11 期 (1995) 等文。

122. 李學勤，〈論新出簡帛與學術研究〉，《傳統文化與現代化》1993 年 1 期，頁 67。

體例，則這整批醫書皆可命名為「禁方」，不獨《雜禁方》此一文本。

　　況且，房術書的性質恐怕也有層次之分。例如，張衡〈同聲歌〉以新婦的口吻，自述其幸得充閨房，勉供婦職的心情：「邂逅承際會，得充君後房。情好新交接，恐慄若探湯。（中略）衣解巾粉御，列《圖》陳枕張。素女為我師，儀態盈萬方。眾夫所希見，天老教軒皇。樂莫斯夜樂，沒齒焉可忘。」[123] 此詩描繪初夜繾綣枕席，新婦以《圖》中的素女為師也。這種使用於閨房中以圖為主的房術書，普及程度不可得知。但如學者所指出，「中國和日本都有以房中書做陪嫁之物的習俗，一直保存到很晚。」[124] 此類房術書恐怕不歸在「禁方」之列的。至於秘傳性格較強的房術書，如《抱朴子‧釋滯》云「此法乃真人口口相傳，本不書也」，「若不得口訣之術，萬無一人為而不以此自傷煞者也。玄素子都容成公彭祖之屬，蓋載其麁事，終不以至要者著於紙上者也。」[125] 可見某些性質房術是「不書」或「不以至要者著於紙上」，沒有師之口訣，按圖索驥，卒不成事。〈勤求〉亦云「至真之訣，或但口傳，或不過尋尺之素，在領帶之中，非隨師經久，累勤歷試者，不能得也。雜猥弟子，皆各隨其用心之疎密，履苦之久遠，察其聰明之所逮，及志力之所辨，各有所授，千百歲中，時有盡其囊枕之中，肘腋之下，秘要之旨耳。」[126] 此段之旨頗類《靈樞‧官能》，即師擇人而傳至真之訣。而且，文中強調千百年中，偶然才會出現一個人完全得到明師藏於囊枕、肘腋寶書秘方的要旨。〈勤求〉接著又批評：「後世頑淺，趣得一人，自譽之子，云：『我有秘書』，便守事之。」[127] 意指求道之徒急急求得

---

123. 見《玉臺新詠箋注》上冊（北京：中華書局，1992 年版），頁 28–29。參見鍾來因，〈《同聲歌》簡論〉，《貴州文史叢刊》1985 年 3 期。

124. 李零，〈馬王堆房中書研究〉，頁 45。

125. 王明，《抱朴子內篇校釋》，頁 150。

126. 王明，《抱朴子內篇校釋》，頁 256。

127. 王明，《抱朴子內篇校釋》，頁 256。

一人便要奉以為師，然所謂的明師不過是自譽得道、藏有「秘書」而已。也可見徒有「秘書」不足以成事。

不過，從徐大椿論述「託名禁方」之例專以房術舉證來看，也可提醒我們某些性質（例如房中術）的方術較易被冠上「禁方」以求售。上一節提及陽慶傳倉公方技書有《接陰陽禁書》，此「禁書」為房中書亦有可能。而不少民間傳鈔的藥方也是經由偽題「禁方」在流通。

最後，簡單的討論「禁術」、「禁法」，以闡述「禁方」與這一類亦冠以「禁」為名方術的關係。

以「禁術」療病初見於《後漢書‧方術列傳》徐登、趙炳的「禁架」：

> 徐登者，閩中人也。本女子，化為丈夫。善為巫術。又趙炳，字公阿，東陽人，能為越方。時遭兵亂，疾疫大起，二人遇於烏傷溪水之上，遂結言約，共以其術療病。各相謂曰：「今既同志，且可各試所能。」登乃禁溪水，水為不流，炳復次禁枯樹，樹即生荑，二人相視而笑，共行其道焉。登年長，炳師事之。貴尚清儉，禮神唯以東流水為酌，削桑皮為脯。但行禁架，所療皆除。[128]

這裡提到徐登、趙炳之術為「巫術」，能「禁溪水」、「禁枯樹」、「行禁架，所療皆除」。所謂「禁架」，應指禁疾病而言。李賢等注云：「禁架即禁術也。」[129] 但禁水、禁樹亦禁術，豈禁術用於療病別有曰「禁架」一名？清儒平步青《霞外捃屑》卷十釋方言俚語〈禁架〉條云：

> 《越言釋》卷二記曰：王子之尊廢禁。禁者，所以禁之使之不動也。

---

128. 《後漢書》，頁 2741–2742。
129. 《後漢書》，頁 2742。

著地為廢。廢禁，卑禁也。禮有以卑為貴者，由諸侯而大夫而士，
其位漸卑，則其禁漸高。鑪亦有鑪禁，今乃謂之架。架是禁之轉。
自謂之架，而禁之矣。惟拳足之相撲者，猶有禁架之名。架得住則
曰禁得，架不住則曰禁不得。按今越人擔負重物，又有禁得起、禁
弗起之語。[130]

「禁架」為越語，其意近「制止」、「制服」。類似咒禁、符禁，這種禁術或
可名為「炁禁」。《抱朴子・至理》云：「吳越有禁咒之法，甚有明驗，多炁
耳」，其用至廣，如禁「大疫」、禁「鬼神」、禁溪毒蝮蛇等物「皆悉令伏不
能起」，又禁白刃、禁兵等。[131] 主要是以炁禁之。禁架乃以炁對人或事物達
到控制操縱的效果。而禁方之「禁」則是對「方」本身而言，所禁內容似
不限「咒」術。

　　另外有「禁法」。與禁架時代相近的見於孫思邈所輯《禁經》。《禁經》
共上、下卷，二十二篇。孫思邈云：

……此書也，人間皆有，而其文零疊，不成卷軸。縱令有者，不過
三章兩章。既不專精，探其至賾，終為難備。斯之一法，體是神秘，
詳其辭采，不近人情。但按法施行，功效出于意表。不有所緝，將
恐零落。[132]

---

130. 平步青，《霞外攟屑》卷 10（香雪崦叢書本），頁 16。

131. 王明，《抱朴子內篇校釋》，頁 114–115。另見澤田瑞澤，〈禁術考〉，收入氏著，《中
　　國の咒法》（東京：平河出版社，1992）；夏德安，〈五十二病方與越方〉，收入《馬
　　王堆漢墓研究文集》（長沙：湖南出版社，1994）。

132. 孫思邈，《千金翼方》（臺北：宏業書局影印本，1991），頁 341。關於孫思邈的生平
　　與《千金翼方》書誌，見小曾戶洋，〈《千金翼方》書誌概說〉、〈孫思邈における醫
　　療と道教〉，收入《千金方研究資料集》（大阪：オリエント出版社，1989）。

上文所見：⑴《禁經》書的部分，「人間皆有」，是可示人的；⑵「按法」
操作，涉及技術傳授，此疑有文字所「不傳」者。《禁經》第一至五篇〈持
禁齋戒法〉、〈受禁法〉、〈雜受禁法〉、〈禁法大例〉、〈掌訣法〉。內容即是接
受禁法的戒律、操作禁法時的原則與相關的神秘口訣（詳下）。

　　再者，《禁經》治療所涉及的範圍不一，不限一般疾病範疇。如〈禁鬼
客忤氣〉、〈禁溫疫時行〉、〈禁瘧病〉、〈禁瘡腫〉、〈禁喉痺〉、〈禁產運〉、
〈禁蠱毒〉、〈禁遁注〉、〈禁邪病〉、〈禁惡獸虎狼〉、〈禁蛇毒〉、〈禁蠍蜂〉、
〈禁狗鼠〉、〈護身禁法〉、〈禁賊盜〉、〈咒童子令說鬼姓字〉 等。上述之
「禁」或同「禁架」之意涵。即以鬼、客忤氣、溫疫、瘧等欲加控制之事
物為對象的「禁」。然《禁經》又涉及對上述方術之傳授，則其「禁」似又
有《靈樞‧禁服》之「禁」意。〈禁服〉是指對經脈這套技術的傳授有所控
制，[133]《禁經》則是對所謂「禁術」的流傳有所控制；技術性質不同，但
傳授方式不殊也。

　　《禁經‧持禁齋戒法》云：

　　　　《神仙經》曰：凡欲學禁，先持知五戒、十善、八忌、四歸，皆能
　　　　修治此者，萬神扶助，禁法乃行。……又云不得穢處誦禁文，又云

---

133. 中國早期經脈體系的發現與形成，由於馬王堆經脈書、張家山《脈書》與四川綿陽
經脈木人模型的發現而有新的進展，有助於對這套技術源流的澄清。見劉宗漢，〈長
沙馬王堆出土帛書《經脈書》研究之一──從帛書《經脈書》論《內經》經脈走向
體系的二元性〉，《文史》36 輯 (1992)；〈長沙馬王堆出土帛書 《經脈書》 研究之
二──帛書《經脈書》的定名和水平估價〉，《亞洲文明》2 集 (1992)；日原傳，〈江
陵張家山漢簡《脈書》について──馬王堆醫帛との比較を通して──〉，《中國哲
學研究》2 號 (1990)；何志國，〈西漢人體經脈漆雕考──兼談經脈學起源的相關問
題〉，《故宮文物月刊》13 卷 6 期 (1995)。韓健平，《馬王堆古脈書研究》（北京：北
京大學博士生學位論文，1996）一文有較全面的討論。

不得與不信人行禁，又不得向人說禁法，又不得穢污手執禁文，又不得與雜人喧戲，又不得輕說神明，又不得嗔打六畜及人不得乘車馬。有犯此，滿三事，則禁道不行。能不犯者，其禁大驗。[134]

故守戒持忌為求「禁大驗」。而學禁之人，持禁的來源恐非「人間皆有」的秘籍，而是禁法的傳授者。又，《禁經·掌訣法》云：

天師曰：得吾法者，上士升仙，下士遷官。庶人得之，益壽延年。父子兄弟，不得相傳。傳必賢人，非賢勿傳，殃及子孫。[135]

此即「禁方」之旨。《抱朴子·登涉》云：「若道士知一禁方，及洞百禁，常存禁及守真一者，則百毒不敢近之，不假用諸藥也。」[136] 此處的「禁方」似與禁法之流相當。亦即，等同於「百禁」、「存禁」之類方術的專稱。若與上一節《史記》、《內經》等所引的「禁方」案例相較，意義已有變化。[137]

禁架或《禁經》所載禁法若放在醫學分科源流，或屬後世「祝由科」。除《千金翼方》外，《聖濟總錄》、[138]《普濟方》[139] 皆有專篇載錄，卷帙頗

---

134. 孫思邈，《千金翼方》，頁 341。

135. 孫思邈，《千金翼方》，頁 345。

136. 王明，《抱朴子內篇校釋》，頁 307。馬繼興所說「禁方」殆指此意，見氏著，《敦煌古醫籍考釋》（南昌：江西科學技術出版社，1988），頁 488，489–490。

137. 關於古代醫學知識傳授方式的轉變，參見陳元朋，《兩宋的「尚醫士人」與「儒醫」——兼論其在金元的流變》（臺北：國立臺灣大學歷史學研究所碩士論文，1996），頁 29–51。

138. 《聖濟總錄》，又名《政和聖濟總錄》。北宋徽宗趙佶勅撰。歷時七年 (1111–1117) 撰成是書，計二百卷。其中，卷一百九十五至卷一百九十七為符禁。有元大德四年 (1300) 刻本、清光緒三年 (1877) 刊本、1962 年北京人民衛生出版社鉛印本。筆者

大。禁術在其原有系統中或自稱有明效大驗，應用廣袤無邊。但收入醫術之中，其功能似趨於邊緣性，非有何「神驗」可言。張介賓《類經・論治類・祝由》即云：

> 祝由者，即符咒禁禳之法，用符咒以治病，謂非鬼神而何？……其法至今流傳，如時瘟、骨鯁、邪祟、神志等疾，間或取效。然必輕淺小疾，乃可用之。[140]

手邊是臺北華岡出版公司 1978 年的影印本。

139. 《普濟方》，明朱橚等撰。刊於永樂四年 (1406)。一說，成書於十四世紀末。全書共一百六十八卷，已殘。《四庫全書》改編本為四百二十六卷。其中，卷二百六十八至卷二百七十一為雜錄與符禁。有明永樂刻本，1958 年北京人民衛生出版社據《四庫》抄本鉛印。

140. 張介賓，《類經》，頁 248。徐大椿，《醫學源流論》卷下，頁 43 可參看。關於「祝由」的課題，值得注意的問題有二：第一、禁架或《禁經》的禁術，若納進傳統醫學之中，在醫學分科疑有分合，例如，《太平御覽・方術部》便將「祝」、「符」、「術」、「禁」、「幻」等各自立為一目，這裡所謂「禁」似乎並不等於祝禁或符禁，而近於上述的禁架。而「術」所指的內涵較廣，泛指雜術也。當然，它們被醫學納入之後則屬於「祝由科」。有趣的是，金元的醫學分十三科，其中，「祝由科」、「禁科」卻是各自獨立成科的。莫枚士便質疑云：「考祝由無不用符禁者，符禁安得別為一科？」（《研經言》卷4〈十三科考〉）恐怕沒如此簡單。對「祝由科」與「禁科」之間實際內容分合為何，值得進一步討論；第二、關於「祝由」的定義，《內經》以「移精變氣」來界說「祝由」，吳昆云：「移易精神，變化藏氣，導引營衛，歸之平調而已。」其術未必涉及咒符也。〔元〕陳櫟〈《素問》祝由辨〉云：「《書・泰誓篇》曰：祝降時喪。孔氏注：祝，斷也。今以祝訓斷，謂但斷絕其受病之由。正與上文移精變氣相照應，轉移自己之精神，變改其所感受陰陽風雨晦明六氣，而斷絕其受病之由，則其病自已。」而賈延利則更清楚區分「祝由」、「祝由科」是不同的術語。他以為，就《內經》上、下文義，祝由一詞不過是「斷絕患病根由」而已，而「祝由科」的祝則有「詛咒」義也。見賈延利，〈祝由與祝由科〉，《醫古

依此而論，祝由之法何「禁」之有？籠統的說其或可視為「託名禁方」之例。

茲將本節討論的經方、禁方、秘方的來源、性質、傳授方式，製成下表：[141]

	經　方	禁　方	秘　方
來　源	(1)醫家； (2)醫書。	奇人、隱士等師資。	(1)醫家、術士； (2)一般人私相授受鈔傳。
性　質	經驗（或經典）之方，視醫技高下，驗效有所不同。	明效大驗。	驗效不明。 徐大椿以為「或有小效，終有大害。」
傳　授	(1)師受； (2)經典。 可求而得。	師受為主，師主動傳授。	或假託「禁方」的方式流傳。唐宋以降，禁方、秘方多混稱。
備　考	此概念一般適用於醫方。	適用的範圍較廣。方技、數術皆可用此概念。不專指符咒禁禳之法。	用於醫方較多。有些祖方、家藏方亦託此名。

文知識》1993 年 3 期。此外，參見山本德子，〈中國の歷史における咒と醫〉，《史境》6 (1983)；酒井忠夫，〈咒術と道教〉，《史境》8 (1984)；N. セビン，〈中國傳統の儀禮的醫療について〉，收入酒井忠夫編，《道教の總合的研究》（東京：國書刊行會，1981）。至於目前著錄祝由科之書目，有岡西為人，《宋以前醫籍考》（臺北：古亭書屋影印，1969），頁 1408–1409；岡西為人，《續中國醫學書目》（臺北：文海出版社，1971），頁 497–501；嚴世芸等，《中國醫籍通考》卷 4（上海：上海中醫學院出版社，1993），頁 5659–5661 等。

141. 此表主要以徐大椿之說為基礎製成的。關於「經方」、「禁方」、「秘方」之間在不同時代的分合關係，及其在醫學史的義涵，將另文分析。

　　值得一提的是，上述經方、禁方與秘方之間或有分合。根據筆者以上
的考證，禁方在漢代以降大概有幾條流變的線索：第一、禁方與秘方混稱，
第二、禁方成為禁術（符咒禁禳之法）專稱，第三、大量「託名禁方」（或
秘方）的方技書產生。而相對來說，周秦兩漢以前的禁方，或流傳久遠，
或載入典籍公開刊行，而轉變為經方。其間涉及醫學傳統對其師資、文本
與驗效等觀念的改變，恐怕必須另文處理。

四、結　語

　　古代如何對於不同性質的技術加以控制?其各別流傳的途徑又有哪些?
本文即以「禁方」為個案提出初步的探討。

　　禁方主在不輕示人也。其因或表其珍重，如前舉《內經》諸篇；或示
其神驗，如長桑君、陽慶所傳禁方。唯形式不拘書寫或口傳，內容亦不專
指咒禁、炁禁或房術。至於「託名禁方」者，範圍更廣。有偽題「禁方」
以廣流傳、有因同業競爭而秘不示人、亦有假借「禁方」之名以圖利欺人。
《史記‧封禪書》提到方士「自言有禁方」的情形，可能即有「託名禁方」
之例。關鍵或於求「驗」。為求神驗，禁方之所以稱「禁」即在傳授過程的
師受、口訣有所禁秘。借用徐大椿的話，這些是「陰陽之理」，無法言傳。

　　除禁方之外，醫方中的「驗方」、[142]「秘方」、「家藏方」、「七方」、[143]
「局方」、[144]「胡方」、[145]「時方」、「乩方」[146] 等層次不一的方說形成流傳

---

142. 關於 「驗方」，據雷祥麟先生告知， 他將在其博士論文 "When Chinese Medicine
　　 Encountered the State: 1900–1949" 中有所討論。古代方術所言的「驗」究竟是在何
　　 種脈絡言，值得細究。

143. 張子和，《儒門事親》卷 1（臺北：旋風出版社，1978），頁 15；繆希雍，《神農本
　　 草經疏》（欽定四庫全書本）卷 1，頁 4–11。

144. 王世民、韓仲成，《局方別裁——宋‧《太平惠民和劑局方》改編本》（天津：天津

與轉變，則有待吾人繼續尋繹矣。

　　　　　　（本文於民國八十五年十一月二十一日通過刊登）

後　記

　　拙稿曾先後在史語所八十四年度第五次講論會（84 年 11 月 27 日）與
「第四屆科學史研討會」（臺北：國際科學史與科學哲學聯合會科學史組中
華民國委員會主辦，85 年 3 月 30 日至 31 日）宣讀。寫作期間，承蒙杜正
勝師、蕭璠師、劉增貴先生、林富士先生、祝平一先生、金仕起先生與兩
位不具名的審查人惠示意見，謹誌謝忱。金仕起先生另有〈古代醫學傳習
型態的轉變──一個社會文化史的初步觀察〉一文，可以參看。北京中國
科學院自然科學史研究所廖育群先生自京都代為影印能條保菴《禁方錄》
一書（見本文之後書影），並賜書評說拙稿。茲摘鈔廖先生書教如下。

　　科技翻譯出版公司，1992）。

145. 范行準，〈胡方考〉，《中華醫學雜誌》22 卷 12 期 (1936)。

146. 龔士澄，《跛鱉齊醫草》（合肥：安徽科學技術出版社，1990），頁 268–269〈乩方
　　漫談〉條。

廖育群先生書

　　概言之，對先生此文有兩點看法供參考。

　　一是立足點：以「禁方」為題加以考證，我以為所要達到的目的就是欲將「禁方」作為一個「術語」、「概念」，求出其特有之含義、內涵。出入于「禁忌」、「秘方」之「禁」，大抵是「禁」字之義。是用「禁」字，而不是「禁方」之概念。換言之，例如武威漢簡中屢見「禁」，是否能說這些是「禁方」概念呢？顯然不是。故首頁綜述中「有三種意義」，其一「避忌」，只是文字中（方中）見有「禁」字，而不是「禁方」概念中所要考察的對象。先生作此文，無疑旨在推敲「禁方」概念，而從一開始，立足點似乎就置于「禁」字，不是「禁方」。故就我看來，真正可以用來考察的早期資料應是〈扁鵲傳〉「我有禁方」這樣的「詞」、「概念」、「術語」，而不得包括《醫心方》、《千金方》之類講「禁忌」的內容。其次「禁方」表述「密而不傳」、「不得輕示」等意時，基本就是「秘方」的同義語了，可以互換。既然可以互換，也就不是一個特殊概念，亦就失去了考察的價值。故凡屬「禁，不妄傳」之類的話語，亦不是此文所要注目之處。

　　其二，具體到「禁方」作為一個術語、概念，排除掉「禁忌」、「禁秘」之類歧義後，其自身內涵究竟為何呢？我以為要有時代區分。後世沿襲先人說法，使用「禁方」這一術語時，往往指「秘方」，但這是後人身上發生的事。或者說是後人對〈扁鵲傳〉「我有禁方」一語的理解，不能與長桑君「我有禁方」同釋。

　　「戰國前無私人著書」（《古史辨》羅根澤語）似屬鐵論，學在官府；「禁」字始終有指皇城或禁域之義。就此思之，長桑君的「禁方」，是否有可能是指正統、正宗醫學而言？就其時代而言，是沿續了官府之學流向民間之途的。再就其所授醫書看，並非狹義「方書」（藥方），而是廣義之

「方」（醫學），這也可以說是「正宗」醫學吧。其中包括診法、經脈等等，談不上「神秘」、「效驗」。

後世醫學記聞中，言及聖上恩典時，仍可見「出禁中之方」云云之類的表述文字，例如，《玉海‧李吉甫傳》：「賜御餌禁方⋯⋯。」《聖濟總錄纂要》：「出御府所藏禁方秘論」（以上皆轉引自岡西為人《宋以前醫籍考》）。這「禁中之方」，也是「禁方」，似與長桑君時代的「禁方」義同；但另一方面，這時的「禁方」，是狹義之「方」，此乃與長桑君之「方」（醫學）不同之處。如果這種解釋能夠成立，那麼，長桑君之「禁方」與淳于意「故方」的區別是：正統－民間、理論－經驗、學－術之不同。當然，唐宋人稱「禁方」，則多與「秘方」通。但對此類「禁方」之語，已無考述之價值了。

1996.9.25

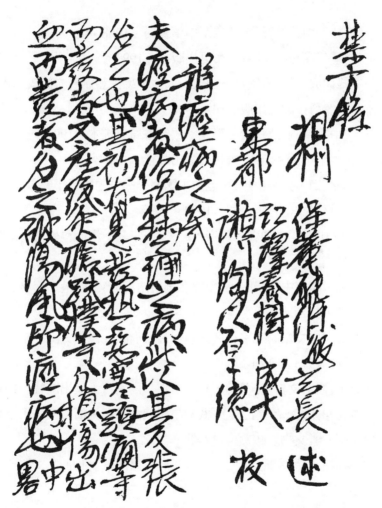

圖二五：《禁方錄》寫本。能條敏（保菴）撰，江澤成大（養樹），
瀨川厚德（陶以）校，成書大約於 1813 年。狩野文庫藏。

參考書目

王明,《抱朴子內篇校釋》,北京:中華書局,1988 年版。

王玉川,《運氣探秘》,北京:華夏出版社,1993。

王世民、韓仲成,《局方別裁——宋·《太平惠民和劑局方》改編本》,天津:天津科技翻譯出版公司,1992。

王旭東,《中國傳統性醫學》,臺北:啟業書局重排本,1992。

王鳳陽,《古辭辨》,長春:吉林文史出版社,1993。

王樹岐、李經緯、鄭金生,《古老的中國醫學——中國醫學編年史研究》,臺北:緯揚文化有限公司,1990。

牛兵占等,《中醫經典通釋·黃帝內經》,石家莊:河北科學技術出版社,1994。

中醫研究院、廣東中醫學院,《中醫名詞術語詞典》,香港:商務印書館香港分館,1979。

中醫研究院醫史文獻研究室,〈武威漢代醫藥簡牘在醫學史上的重要意義〉,《文物》1973 年 12 期。

白錦燕編,《醫古文常用詞解》,呼和浩特:內蒙古人民出版社,1988。

甘肅省博物館、武威縣文化館,〈武威旱灘坡漢墓發掘簡報——出土大批醫藥簡牘〉,《文物》1973 年 12 期。

甘肅省博物館、武威縣文化館,《武威漢代醫簡》,北京:文物出版社,1975。

江曉原,〈高羅佩《秘戲圖考》與《房內考》之得失及有關問題〉,《中國文化》11 期 (1995)。

成都中醫學院編,《中醫常用名詞解釋》,成都:四川科學技術出版社,1986。

李零,《中國方術考》,北京:人民中國出版社,1993。

李零,〈馬王堆房中書研究〉,《文史》35 輯 (1992)。

李零,〈戰國秦漢方士流派考〉,《傳統文化與現代化》1995 年 2 期。

李零,〈說匲〉,《文物天地》1996 年 5 期。

李鼎,〈針灸經絡史料中的一些理解問題〉,收入《針灸論文摘要選編》,北京:中國針灸學會,1987。

李伯聰,《扁鵲和扁鵲學派研究》,西安:陝西科學技術出版社,1990。

李約瑟,〈中世紀對性激素的認識〉,收入秦學詩主編,《房中養生》,成都:巴蜀書社,1993。

李建民,〈「婦人媚道」考——傳統家庭的衝突與化解方術〉,《新史學》7 卷 4 期 (1996)。

李學勤,〈記在美國舉行的馬王堆帛書工作會議〉,《文物》1979 年 11 期。

李學勤,〈論新出簡帛與學術研究〉,《傳統文化與現代化》1993 年 1 期。

李經緯、孫學威編校,《四庫全書總目提要‧醫家類及續編》,上海:上海科學技術出版社,1992。

杜正勝,〈道教の日本文化に對する影響——醫療の歷史から見て〉,《中日兩國二千年來の文化交流と「滇王之印金印」》,長崎:孔子廟中國歷代博物館,1993。

杜正勝,〈作為社會史的醫療史〉,《新史學》6 卷 1 期 (1995)。

阮芝生,〈論留侯與三略〉,《食貨》11 卷 2、3 期 (1981)。

阮芝生,〈古今修道第一真經〉,收入程來遠譯著,《黃帝陰符經疏解》,臺北:氣功文化出版社,1993。

《串雅內編》選注編寫組,《江湖秘傳神方——串雅選注》,臺北:木鐸出版社影印,1985。

金仕起,〈古代醫者的角色——兼論其身分與地位〉,《新史學》6 卷 1 期 (1995)。

何志國，〈西漢人體經脈漆雕考——兼談經脈學起源的相關問題〉，《故宮文
　　物月刊》13 卷 6 期 (1995)。

范行準，〈胡方考〉，《中華醫學雜誌》22 卷 12 期 (1936)。

范家偉，〈東晉南北朝醫術世家東海徐氏之研究〉，《大陸雜誌》91 卷 4 期
　　(1995)。

周一謀、蕭佐桃等，《馬王堆醫書考注》，臺北：樂群文化有限公司，1989。

周一謀、彭堅、彭增福，《馬王堆醫學文化》，上海：文匯出版社，1994。

周世榮，〈馬王堆竹簡養生方與中國古代養生學〉，《考古與文物》1986 年
　　6 期。

吳國良 ，〈徐靈胎世系及相關問題考證〉，《中華醫史雜誌》 25 卷 3 期
　　(1995)。

呼素華，〈徐靈胎醫著初考〉，《中華醫史雜誌》18 卷 2 期 (1988)。

洪樓，〈長沙馬王堆三號漢墓出土帛書簡介〉，《歷史研究》1974 年 1 期。

夏鼐，〈考古學和科技史——最近我國有關科技史的考古新發現〉，《考古》
　　1977 年 2 期。

夏德安，〈五十二病方與越方〉，收入《馬王堆漢墓研究文集》，長沙：湖南
　　出版社，1994。

姜春華、戴克敏，《經方應用與研究》，北京：中國中醫藥出版社，1994。

俞曉群，〈數與數術學〉，《文史知識》1993 年 7 期。

俞鼎芬等校注，《李濂醫史》，廈門：廈門大學出版社，1992。

馬蒔，《黃帝內經靈樞注證發微》，北京：人民衛生出版社，1994。

馬伯英，《中國醫學文化史》，上海：上海人民出版社，1994。

馬繼興，《經典醫籍版本考》，北京：中醫古籍出版社，1987。

馬繼興，《敦煌古醫籍考釋》，南昌：江西科學技術出版社，1988。

馬繼興，《馬王堆古醫書考釋》，長沙：湖南科學技術出版社，1992。

馬繼興，《針灸銅人與銅人穴法》，北京：中國中醫藥出版社，1993。

馬繼興，〈馬王堆出土的古醫書〉，《中華醫史雜誌》10 卷 1 期 (1980)。

馬繼興，〈《醫心方》中的古醫學文獻初探〉，《日本醫史學雜誌》31 卷 3 號 (1985)。

馬王堆漢墓帛書整理小組編，《馬王堆漢墓帛書〔肆〕》，北京：文物出版社，1985。

高春媛、陶廣正，《文物考古與中醫學》，福州：福建科學技術出版社，1993。

袁瑋，〈中國古代祝由療法初探〉，《自然科學史研究》11 卷 1 期 (1992)。

徐子評，《中國天文醫學概論》，武漢：湖北科學技術出版社，1990。

徐大椿，《醫學源流論》，北京：人民衛生出版社點校本，1988。

徐元貞、曹健生等編，《中醫詞釋》，河南科學技術出版社，1983。

華祝考，〈趙學敏在發展民間醫藥的貢獻〉，《浙江中醫學學報》 1980 年 3 期。

孫思邈，《千金翼方》，臺北：宏業書局影印本，1991。

孫朝宗、孫眉生，《經方方法論》，濟南：山東科學技術出版社，1989。

耿鑒庭，〈醫藥金石過眼錄——《徐靈胎墓志銘》〉，《中華醫史雜誌》13 卷 2 期 (1983)。

陳直，〈武威旱灘坡漢墓出土醫藥方匯考〉，收入氏著，《文史考古論叢》，天津：天津古籍出版社，1988。

陳槃，《古讖緯研討及其書錄解題》，臺北：國立編譯館，1991。

陳元朋，《兩宋的「尚醫士人」與「儒醫」——兼論其在金元的流變》，臺北：國立臺灣大學歷史學研究所碩士論文，1996。

陳邦賢，《中國醫學史》，臺北：臺灣商務印書館，1981 年版。

陸錦川，《中醫望診相法》，北京：中國醫藥科技出版社，1994。

陸儋辰、陸正齋，《運氣辯與臨證錄》，上海：上海中醫出版社，1987。

許道勛，〈略論秦漢的「方技」〉，收入祝瑞開主編，《秦漢文化和華夏傳

統》，上海：學林出版社，1993。

曹禾，《醫學讀書志》，北京：中醫古籍出版社，1981。

曹東義主編，《神醫扁鵲之謎》，北京：中國中醫藥出版社，1996。

黃暉，《論衡校釋》，臺北：臺灣商務印書館影印，1983 年版。

靳士英，〈明堂圖考〉，《中華醫史雜誌》21 卷 3 期 (1991)。

張子和，《儒門事親》，臺北：旋風出版社，1978。

張介賓，《類經》，臺北：新文豐出版公司影印本，1976。

張明喜，〈術數文化初探〉，收入張榮明主編，《道佛儒思想與中國傳統文
　　化》，上海：上海人民出版社，1994。

張寅成，《戰國秦漢時代的禁忌——以時日禁忌為中心》，臺北：國立臺灣
　　大學歷史研究所博士論文，1992。

張慧芳、伊廣謙的點校本《魯府禁方》，北京：中國中醫藥出版社，1992。

張舜徽，《漢書藝文志通釋》，武漢：湖北教育出版社，1990。

張壽仁，〈西陲漢代醫簡方名考〉，《簡牘學報》12 期 (1986)。

馮漢鏞，《古方書輯佚》，北京：人民衛生出版社，1993。

葛洪，《抱朴子》，臺中：創譯出版社，1981。

湖南省博物館、中國科學院考古研究所，〈長沙馬王堆二、三號漢墓發掘簡
　　報〉，《文物》1974 年 7 期。

楊士孝，《二十六史醫家傳記新注》，瀋陽：遼寧大學出版社，1986。

賈延利，〈祝由與祝由科〉，《醫古文知識》1993 年 3 期。

裘錫圭，〈馬王堆三號漢墓《養生方》簡文釋讀瑣議〉，《湖南考古輯刊》4
　　集 (1987)。

裘錫圭，〈戰國時代社會性質試探〉，收入氏著，《古代文史研究新探》，江
　　蘇：江蘇古籍出版社，1992。

費俠莉，〈中國傳統醫學裡的性與生殖——對高羅佩的反思〉，收入李小江
　　等編，《性別與中國》，北京：三聯書店，1994。

廖育群，《岐黃醫道》，瀋陽：遼寧教育出版社，1992。

廖育群，〈今本《黃帝內經》研究〉，《自然科學史研究》7 卷 4 期 (1988)。

廖育群，〈《素問》與《靈樞》中的脈法〉，收入山田慶兒、田中淡編，《中國古代科學史論‧續篇》，京都：京都大學人文科學研究所，1991。

廖育群，〈中國古代咒禁療法研究〉，《自然科學史研究》12 卷 4 期 (1993)。

廖育群，〈東漢時期醫學發展之研究〉，《傳統文化與現代化》1994 年 3 期。

潘桂娟、樊正倫，《日本漢方醫學》，北京：中國中醫藥出版社，1994。

劉伯驥，《春秋會盟政治》，臺北：中華叢書編審委員會，1977。

劉宗漢，〈長沙馬王堆出土帛書《經脈書》研究之一──從帛書《經脈書》論《內經》經脈走向體系的二元性〉，《文史》36 輯 (1992)。

劉宗漢，〈長沙馬王堆出土帛書《經脈書》研究之二──帛書《經脈書》的定名和水平估價〉，《亞洲文明》2 集 (1992)。

劉盼遂，《論衡集解》，臺北：世界書局，1976。

劉敦愿，〈漢畫像上的針灸圖〉，《文物》1972 年 6 期。

劉廣定，〈從北宋人提煉性激素說談科學對科技史研究的重要性〉，《臺大文史哲學報》30 期 (1981)。

滕惟寅，《扁倉傳割解》，臺北：史語所傅斯年圖書館微卷，Roll 2476。

魯惟一，〈秦漢簡帛與秦漢史研究〉，《簡帛研究》1 輯 (1993)。

賴鵬舉等，〈古本傷寒論整合研究〉，《整合中醫學年刊》 1、2 期 (1987/1989)。

錢超塵，《內經語言研究》，北京：人民衛生出版社，1990。

閻步克，〈春秋戰國時「信」觀念的演變及其社會原因〉，《歷史研究》1981 年 6 期。

謝啟舜，〈試評徐大椿《慎疾芻言》〉，《中醫雜誌》1986 年 11 期。

鍾來因，〈《同聲歌》簡論〉，《貴州文史叢刊》1985 年 3 期。

韓健平，《馬王堆古脈書研究》，北京：北京大學博士生學位論文，1996。

繆希雍，《神農本草經疏》（欽定四庫全書本）。

蕭璠，〈從漢初局勢看馬王堆文物〉，《故宮文物月刊》1 卷 10 期 (1984)。

蕭天石，《道家養生學》，臺北：自由出版社，1990 年版。

龍伯堅，《黃帝內經概論》，上海：上海科學技術出版社，1984 年版。

羅福頤，〈臨沂漢簡所見古籍概略〉，《古文字研究》11 輯 (1985)。

羅振玉、王國維，《流沙墜簡》，北京：中華書局，1993。

嚴世芸等，《中國醫籍通考》卷 4，上海：上海中醫學院出版社，1993。

龐樸，〈七十年代出土文物的思想史和科學史意義〉，《文物》1981 年 5 期。

龐樸，〈六坒與雜多〉，《學人》6 輯 (1994)。

龔士澄，《跛鱉齊醫草》，合肥：安徽科學技術出版社，1990。

川原秀城，〈術數學——中國の「計量的」科學〉，《中國：社會と文化》8
　　號 (1993)。

山田慶兒，〈古代中國における醫學の傳授について〉，《漢方研究》1979
　　年 10、11 月號。

山田慶兒，〈九宮八風說と少師派の立場〉，《東方學報》（京都） 52 冊
　　(1980)。

山田慶兒，〈扁鵲傳說〉，《東方學報》（京都） 60 冊 (1988)。

山田慶兒，〈伯高派の計量解剖學と人體計測の思想〉，收入山田慶兒、田
　　中淡編，《中國古代科學史論・續篇》，京都：京都大學人文科學研究
　　所，1991。

山田慶兒，〈中國古代的計量解剖學〉，收入氏著，《古代東亞哲學與科技文
　　化——山田慶兒論文集》，瀋陽：遼寧教育出版社，1996。

山本德子，〈中國の歷史における咒と醫〉，《史境》6 (1983)。

小南一郎，〈《神仙傳》——新神仙思想〉，收入氏著，《中國的神話傳說與
　　古小說》，北京：中華書局，1993。

小曾戶洋，〈《千金翼方》書誌概說〉、〈孫思邈における醫療と道教〉，收入

《千金方研究資料集》，大阪：オリエント出版社，1989。

木村英一，〈術數學の概念とその地位〉，《東洋の文化と社會》 1 輯 (1950)。

日原傳，〈江陵張家山漢簡《脈書》について――馬王堆醫帛との比較を通して――〉，《中國哲學研究》2 號 (1990)。

中村璋八，〈緯書中の醫學關連記事の考察〉，收入氏編，《緯學研究論叢：安居香山追悼》，東京：平河出版社，1993。

中莖謙，《扁鵲傳正解》，臺北：史語所傅斯年圖書館微卷，Roll 2476。

丹波元簡，《扁鵲倉公傳彙考》，臺北：史語所傅斯年圖書館微卷，Roll 2476。

丹波元簡，《靈樞識》，東京：東豐書店影印本，1985。

幻雲注記，宋版《史記‧扁鵲倉公列傳》，日本國立歷史民俗博物館所藏，大阪：オリエント出版社，1992 年影印本。

片倉元周，《青囊瑣探》，收入《皇漢醫學叢書》第 13 冊。

石田秀實，〈風の病因論と中國傳統醫學思想の形成〉，《思想》 No. 799 (1991)。

矢島玄亮，《日本國見在書目錄――集証と研究》，東京：汲古書院，1987。

白杉悅雄，〈九宮八風圖の成立と河圖、洛書傳承――漢代學術世界の中の醫學――〉，《日本中國學會報》46 集 (1994)。

加納喜光，《中國醫學の誕生》，東京：東京大學出版會，1988。

吉川忠夫，〈師受考――《抱朴子》內篇によせて〉，《東方學報》（京都）52 冊 (1980)。

赤堀昭，〈武威漢代醫簡について〉，《東方學報》（京都）50 冊 (1978)。

赤堀昭、山田慶兒的日譯本，〈五十二病方〉，收入山田慶兒編，《新發現中國科學史資料の研究：譯注篇》，京都：京都大學人文科學研究所，1985。

坂出祥伸，〈方術傳の成立とその性格〉，收入氏著，《中國古代の占法：技術と咒術の周邊》，東京：研文出版，1991。

坂出祥伸，〈養生書あれこれ⑴、⑵〉，《漢方通信》2 卷 6 號、3 卷 10 號 (1993-1994)。

坂出祥伸，〈煉丹術師への道 ： 儀式と傳授〉，《しにか》 Vol. 6, No. 11 (1995)。

村上嘉實，〈漢墓新發現の醫書と抱朴子〉，《東方學報》（京都） 53 冊 (1981)。

岡西為人，《宋以前醫籍考》，臺北：古亭書屋影印，1969。

岡西為人，《續中國醫學書目》，臺北：文海出版社，1971。

岡崎文夫，《魏晉南北朝通史》，京都：弘文堂書房，1932。

松木きか，〈《黃帝內經》 所引の古醫書について〉，《集刊東洋學》 69 號 (1993)。

高木智見，〈春秋時代の結盟習俗について〉，《史林》68 卷 6 號 (1985)。

酒井忠夫，〈咒術と道教〉，《史境》8 (1984)。

森田傳一郎，〈扁鵲考〉，收入氏著，《中國古代醫學思想の研究》，東京：雄山閣，1985。

澤田瑞澤，〈禁術考〉，收入氏著，《中國の咒法》，東京：平河出版社，1992。

藤木俊郎，《素問醫學の世界──古代中國醫學の展開──》，東京：績文堂，1990 年版。

鎌田重雄，〈方士與尚方〉，收入氏著，《史論史話：第二》，東京：新生社，1967。

瀧川龜太郎，《史記會注考證》，臺北：宏業書局影印，1980。

N. セビン，〈中國傳統の儀禮的醫療について〉，收入酒井忠夫編，《道教の總合的研究》，東京：國書刊行會，1981。

Akahori, Arika, "Kleiner beitrag: Medical Manuscripts Found in Han Tomb No. 3 at Ma-Wang-tui," *Sudhoffs Archiv* 63 (1979).

Chao, Yüan-ling, "Medicine and Society in Late Imperial China: A Study of Physicians in Suzhou," Ph. D. Dissertation, University of California at Los Angeles, 1995.

DeWoskin, Kenneth J., "A Source Guide to the Lives and Techniques of Han and Six Dynasties Fang-shih," *Bulletin of the Society for Studies of Chinese Religions* 9 (1981).

Farquhar, Judith, *Knowing Practice: The Clinical Encounter of Chinese Medicine,* Boulder: Westview Press, 1994.

Harper, Donald, *The "Wu Shih Erh Ping Fang": Translation and Prolegomena*, Ann Arbor: University Microfilms International, 1982.

Harper, Donald, "The Sexual Arts of Ancient China as Described in a Manuscript of the Second Century B.C.," *Harvard Journal of Asiatic Studies* Vol. 47, No. 2 (1987).

Harper, Donald, "Iatromancy, Prognosis, and Diagnosis in Early Chinese Medicine," Paper Prepared for the Lu Gwei-Djen Memorial Workshop: Innovation in Chinese Medicine, Cambridge: Needham Research Institute, 1995.

Keegan, David, "The '*Huang-ti nei-ching*': The Structure of the Compilation; The Significance of the Structure," University of California at Berkeley, 1988.

Li Ling and McMahon Keith, "The Contents and Terminology on the Mawangdui Texts on the Arts of the Bedchamber," *Early China* Vol. 17 (1992).

Needham, Joseph, *Clerks and Craftsmen in China and the West*, Cambridge:

Cambridge University Press, 1970.

Pregadio, Fabrizio, "The Medical Texts of Ma-wang-dui," *Cahiers d'Extrême-Asie* 5 (1989–1990).

Sivin, Nathan, "Huang ti nei ching," In Michael Loewe (ed.), *Early Chinese Texts: A Bibliographical Guide*, Berkeley: SSEC and IEAS, University of California, 1993.

Sivin, Nathan, "Text and Experience in Classical Chinese Medicine," In Don Bates (ed.), *Knowledge and the Scholarly Medicine Traditions*, Cambridge, Mass.: Cambridge University Press, 1995.

Sivin, Nathan, "Taoism and Science," in item, *Medicine, Philosophy and Religion in Ancient China*, Aldershot, Hants: Variorum, 1995.

Staudenmaier, John M., *Technology's Storytellers: Reweaving the Human Fabric*, Cambridge, Mass.: The Massachusetts Institute of Technology, 1985.

Unschuld, Paul U., "Ma-wang-tui Materia Madica: A Comparative Analysis of Early Chinese Pharmaceutical Knowledge," *Zinbun*18 (1982).

Unschuld, Paul U., *Forgotten Traditions of Ancient Chinese Medicine: A Chinese View from the Eighteenth Century*, Brookline, Mass.: Paradigm Publications, 1990.

Yamada Keiji, "The Formation of the Huang-ti Nei-ching," *ACTA ASIATICA* No. 36 (1979).

Yamada Keiji, "Anatometrics in Ancient China," *Chinese Science* 10 (1991).

Yates, Robin D. S., "The Yin-yang Texts from Yinqueshan: An Introduction and Partical Reconstruction, with Notes on Their Significance in Relation to Huang-Lao Daoism," *Early China*19 (1994).

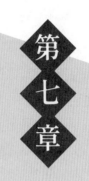

第七章

馬王堆漢墓帛書
「禹藏埋胞圖」箋證

一、前　言

　　1973 年底至 1974 年初，湖南長沙馬王堆三號漢墓出土了大量的帛書與竹木簡。根據三號墓出土的一件木牘「十二年二月乙巳朔戊辰」推測，其年代為漢文帝初元十二年二月二十四日，即公元前 168 年。[1] 這批文獻，包括醫學佚書十五種，計帛書十一種，竹木簡四種。內容涉及古經脈學、古方藥學、早期房中養生著作及內、外、婦、兒等臨床學說。[2] 「禹

---

1. 有關馬王堆三號漢墓發掘的情況，請參看陳舜華，《馬王堆漢墓》（香港：香港中華書局，1973）；〈馬王堆二、三號漢墓發掘簡報〉，《文物》1974 年 7 期；〈馬王堆二、三號漢墓發掘的主要收穫〉，《考古》1975 年 1 期；何介鈞、張維明，《馬王堆漢墓》（北京：文物出版社，1982）；Jeffery K. Riegel, "A Summary of Some Recent Wenwu and Kaogu Articles: Mawangdui Tombs Two and Three," *Early China* 1 (1975). 綜合性的初步研究見湖南省博物館編，《馬王堆漢墓研究》（長沙：湖南人民出版社，1981）。關於馬王堆漢墓墓主的討論，參見馬雍，〈軑侯和長沙國丞相——談長沙馬王堆一號墓主人身份和墓葬年代的有關問題〉，《文物》1972 年 6 期；傅舉有，〈關于長沙馬王堆三號漢墓的墓主問題〉，《考古》1983 年 2 期；王利器，〈試論軑侯利蒼的籍貫〉，《中國文化》4 期 (1991)；劉曉路，〈馬王堆漢墓若干史實鉤沉〉，《中華文史論叢》50 輯 (1992)。另蕭璠，〈從漢初局勢看馬王堆文物〉，《故宮文物月刊》1 卷 10 期 (1984) 分析這批文物的歷史背景，可以參看。近有 Wu Hung, "Art in a Ritural Context: Rethinking Mawangdui," *Early China* 17 (1992) 及松崎つね子，〈戰國秦漢の墓葬に見る地下世界の變遷——馬王堆漢墓を手がかりに——〉，《古代文化》45 卷 5 號 (1993) 等二文，對此墓葬的相關問題有進一步之討論。

2. 關於這批古醫書的介紹與討論，請參看：〈馬王堆帛書四種古醫學佚書簡介〉，《文物》1975 年 6 期；Donald Harper, "Mawangdui Tomb Three: Documents, I. The Medical Texts," *Early China* 2 (1976)；赤井清美，〈馬王堆三號墓出土醫書遣冊（併解說）〉，《漢簡》12 卷，收入《書道資料集成》1 期（東京：東京堂，1977）；戴應新，〈解放後考古發現的醫藥資料考述〉，《考古》1983 年 2 期；侯良，〈考古發掘擴

藏埋胞圖」（以下簡稱「禹藏圖」）有圖和使用方法的說明，分別載錄於《胎產書》、《雜療方》。

　　「禹藏圖」，原題作「南方禹藏」，見於《胎產書》（圖二六所示）。根據帛書整理小組云：「本圖在帛書左上部，名《禹臧（藏）》，圖上『南方』係標明方位，以上為南，與同墓古地圖同。」[3]「以上為南」係古圖通例，應無疑義。若由「南方」兩字在原圖書寫的位置與方式來看，疑「南方」代表著不同系統或地域性之標示。史料有闕，暫不深論。

　　至於託名「禹藏」的原因，《醫心方》卷廿三引《產經》云：「昔禹於雷澤之上，有一婦人悲哭而來。禹問其由，答曰：『妾數生子而皆夭死，一無生在，故哀哭也。』禹教此法，子皆長壽，無復夭失也。」[4] 按《產經》

大了醫學研究範圍〉，《江漢考古》1984 年 3 期；周一謀，〈古墓醫書澤綿後世〉，《醫古文知識》1989 年 3 期；傅芳，〈考古發掘中出土的醫學文物〉，《中國科技史料》11 卷 4 期 (1990)。另外，藪內清著，梁第、趙煒宏譯，《中國、科學、文明》（臺北：淑馨出版社，1989）第二部第四章〈新出土資料和醫學〉；廖育群，《岐黃醫道》（瀋陽：遼寧教育出版社，1992）第二章〈馬王堆出土醫籍〉。

3. 馬王堆漢墓帛書整理小組編，《馬王堆漢墓帛書〔肆〕》（北京：文物出版社，1985）。承杜正勝師示知，「禹」字在原圖加有硃點，此硃點可能有被除避邪的性質。

4. 丹波康賴，《醫心方》卷 23（臺北：新文豐出版公司影印，1976），頁 19。按《醫心方》三十卷，於日本平安時代圓融天皇天元五年 (982) 由當時典藥頭、針博士丹波康賴，費數年之力，援引隋唐醫籍與仙術書於永觀三年 (985) 編撰而成。是書分門名目次第，大致與《千金方》相類；纂集舊說，皆著書名，與《外臺秘要》同例。《四庫提要續編》云，其「所引方書凡八十餘種，今世所存者不及十分之二三」，「是書所系一鱗片甲，為嗜古者所珍貴，不特已佚之書籍存梗概，即未佚者亦可互校文字之異同，而音注皆可見唐以前舊音舊訓，其有資考据者非尟也。」主要版本有半井家本，仁和寺本，宮內廳本，安政版，淺倉屋版等。詳見富士川游，〈本朝醫人傳‧丹波康賴〉，《中外醫事新報》835 號 (1915)；吳涵冰，〈丹波一家對中醫學術的貢獻〉，《中華醫史雜誌》14 卷 2 期 (1984)；藪內清，〈《醫心方》所引古文獻〉，《醫譚》71 號 (1985)；馬繼興，〈《醫心方》中的古醫學文獻初探〉，《日本醫史

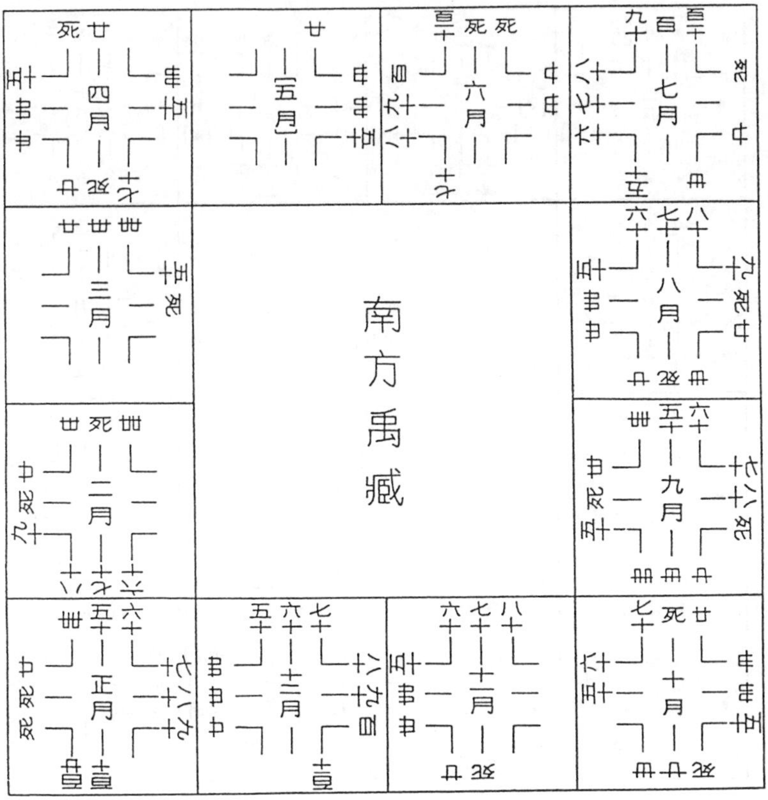

圖二六：禹藏埋胞圖，原題「南方禹藏」，見於《胎產書》。取自《馬王堆漢墓帛書〔肆〕》，北京：文物出版社，1985，頁 134。

一書，《隋書・經籍志》有著錄，今佚。丹波元胤《醫籍考》疑《醫心方》所引《產經》，殆此書也。[5] 大概晚至隋代，有關埋胞之類的方伎多託名於

學雜誌》31 卷 3 期 (1985)；杉立義一，《醫心方の傳來》（京都：思文閣，1991）第一章〈《醫心方》序說〉。

5. 丹波元胤，《醫籍考》卷 72（高雄：平凡出版社影印，1961），〈方論五十〉，頁 1233。按《醫籍考》或作《中國醫籍考》，八十卷，〔日〕丹波元胤 (1789–1827) 編。其父元簡編《醫籍考》未成而逝，元胤繼之。是書編成於 1826 年（道光六年），收中國歷代醫籍二千六百多種。每種書籍，均注明出處卷數、存佚、序跋、著者傳

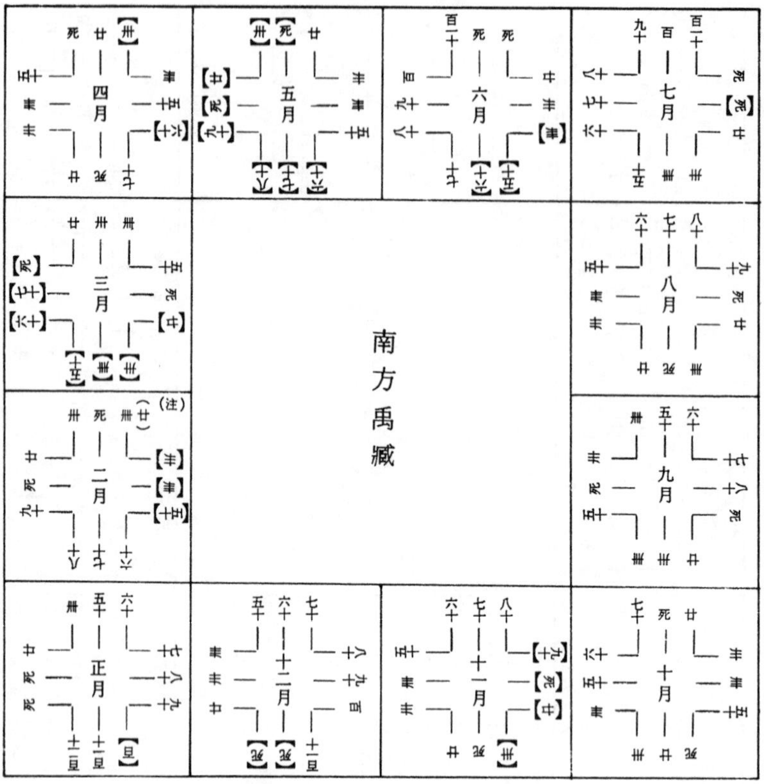

圖二七：禹藏埋胞圖初步復原圖。取自周一謀、蕭佐桃，《馬王堆醫書
考注》，臺北：樂群文化公司，1989，頁 347。

注：二月未位帛書原為卅，按數與死位排列規律，當為廿。

禹，故曰「禹藏」。[6] 原圖有若干殘損，如有些方位與數字已模糊難辨。周

略、考證按語。關於丹波氏，請參見森潤三郎，《多紀氏の事蹟》（京都：思文閣，
1985）；松井舉堂，《丹波史年表》（東京：臨川書店，1987）。

6. 《馬王堆漢墓帛書〔肆〕》，頁 126；周一謀、蕭佐桃，《馬王堆醫書考注》（臺北：
樂群文化事業公司影印本，1989），頁 328；馬繼興，《馬王堆古醫書考釋》（長沙：
湖南科學技術出版社，1992），頁 763。事實上，古代不少方伎皆託名於禹，如禹
符、禹步、禹須臾等，此疑與巫的傳統有密切關係。見饒宗頤、曾憲通，《雲夢秦

一謀、蕭佐桃等人補出缺文，復原埋胞圖（圖二七）。本帛書有圖無文，文另見《雜療方》。

　　《雜療方》全文抄為一卷帛書。全書殘泐嚴重，多處甚至整片文字缺失，內容無法得知。現存文字可考者大約有七十九行，自四〇行至四二行，即產後埋胞之法，原文大多清晰可辨。帛書整理小組將其隸定，異體字、假借字隨文注出，外加（　）號，不能識別或無法補出的殘缺字，釋文中用□表示：

　　　〔●〕禹臧（藏）貍（埋）包（胞）圖法：貍（埋）包（胞），避小時、大時所在，以產月，視數多者貍（埋）包（胞）□。
　　　字者已，即以流水及井水清者，執酒輚（澣）（洒為酒之誤植，據裘錫圭《釋讀瑣議》改）其包（胞），執捉，令母（無）汁，以故瓦甋母（無）無（蕪）者盛，善密蓋以瓦甌，令虫勿能入，貍（埋）清地陽處久見日所。使嬰兒良心智，好色，少病。[7]

這段文獻的內容有四：(1)處理胞衣的方法。字即分娩之意。《說文》云，字，乳也。段玉裁《注》：「人及鳥生子曰乳，獸曰㹠。」[8]字者已，指婦人生產之後。用清潔的流水或井水將胞衣洗滌乾淨，再以乾淨的舊瓦甋盛胞衣。(2)選擇適當時間藏胞，上文只提到「以產月」。胞衣保存不易，產月恐怕就是指生產後的一個月內。但以產月的哪一日，則未說明。《產經》即云：「甲辰乙巳丙丁午未戊申戊戌。右日勿藏胞，淨洗十餘過，置甕中，須待良日乃藏之。」（見附錄二第七條）(3)選擇適當場所，上文提及「貍

　　簡日書研究》（香港：香港中文大學出版社，1982），頁 20–24。

7. 《馬王堆漢墓帛書〔肆〕》，頁 126。又，裘錫圭，〈馬王堆醫書釋讀瑣議〉，收入氏著，《古文字論集》（北京：中華書局，1992），頁 535。

8. 段玉裁，《說文解字注》（臺北：蘭臺書局影印，1983），頁 750。

（埋）清地陽處久見日所」。清地，帛書整理小組認為應讀為「靜地」，全句指僻靜向陽，不易被人畜毀壞的地方。[9] (4)選擇方位。埋胞的方位必須考慮到「避小時、大時所在」，而且，該方位又是「數多」之位。埋胞者選擇上述之方位就要參考「禹藏圖」。

本文即欲討論「禹藏圖」的內容與結構。古人認為利用此圖選擇適當的時間、場所與方位埋胞，將影響嬰兒的吉凶、愚智與夭壽。《產經》即云：「夫生之與死，夭之與壽，正在產乳藏胞。凡在產者，豈可不慎。」（見附錄二第二六條）可見藏埋胞衣之重要。在進入主題前，本文嘗試對「禹藏圖」的性質及本文研究取向先作交代。

㈠「禹藏圖」之性質——經方、五行還是房中？

「禹藏圖」著錄於《胎產書》，似乎可以將其歸類為產科作品。不過，由原帛書抄錄方式，圖與文分開的情形來看，「禹藏圖」原來也許並不屬於《胎產書》的一部分。根據周一謀、蕭佐桃等的說明：「《胎產書》與『禹藏埋胞圖』、『人字圖』為一卷帛書。帛書分上下兩部分，上部為二幅彩圖，左為埋胞圖，右為人字圖（圖二八）。下部抄載《胎產書》。本卷帛書兩圖無文字說明。」[10] 事實上，馬王堆這批佚書是帛書整理小組根據各書內容，分別定名，前後曾經多次變動。[11] 與「禹藏圖」抄在一起的「人字圖」，亦

---

9. 《馬王堆漢墓帛書〔肆〕》，頁 126。

10. 周一謀、蕭佐桃，《馬王堆醫書考注》，頁 344。

11. 例如，所謂《養生方》最早有甲、乙編之分，甲編內容《十問》、《合陰陽方》；乙編內容包括《雜禁方》、《黃帝問于左神》、《天下至道談》等，與現在各書的命名略不同，參見周世榮，〈馬王堆竹簡《養生方》與中國古代養生學〉，《考古與文物》1986 年 6 期，頁 100-104。另參看李學勤，〈記在美國舉行的馬王堆帛書工作會議〉，《文物》1979 年 11 期，頁 72；裘錫圭，〈馬王堆三號漢墓《養生方》簡文釋讀瑣議〉，《湖南考古輯刊》4 集 (1987)，頁 132-136。裘文後經增訂收入氏著，《古文字論集》，頁 132-136。

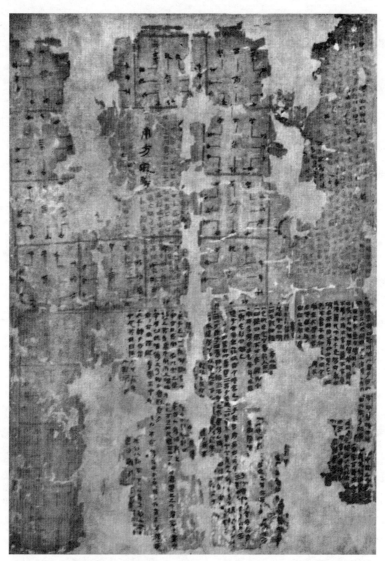

圖二八：《胎產書》之書影。帛書分上下二部分，上為埋胞圖，下
抄載《胎產書》。埋胞圖之文字說明另見《雜療方》。取自《馬王堆
漢墓帛書〔肆〕》，彩色圖版部分。

見於湖南睡虎地雲夢秦簡《日書》甲種，是術數之類的作品。[12]「禹藏圖」之性質或亦屬術數之書。事實上，在古代經方、五行甚至房中家之著作都曾經搜錄這一類的產圖。

漢代婦產科的作品，據《漢書‧藝文志》記載，有《婦人嬰兒方》十九卷，今佚。[13] 原書是否有載錄埋胞圖，不得而知。張仲景《金匱要略》有〈婦人妊娠〉、〈婦人產後〉和〈婦人雜病〉三篇，內容包括月經病、帶下病、妊娠病、產後病、婦科雜病等，具有理、法、方、藥，但不見埋胞相關的資料。[14] 不過，筆者曾整理歷來中國婦、產科書（見附錄一：〈歷代

---

12. 睡虎地秦墓竹簡整理小組編，《睡虎地秦墓竹簡》（北京：文物出版社，1990），頁206。張寅成似乎傾向將「禹藏圖」視為術數之類的作品。見氏著，《戰國秦漢時代的禁忌：以時日禁忌為中心》（臺北：國立臺灣大學歷史研究所博士論文，1992），頁20–22 的討論。

13. 陳國慶編，《漢書藝文志注釋彙編》（臺北：木鐸出版社影印本，1983），頁229。關於《漢書‧藝文志‧方技略》的分類理念，參見石田秀實，《中國醫學思想史：もう一つの醫學》（東京：東京大學出版社，1992），頁104–111。

14. 宋代林億等校理《金匱要略方論》，有云：「張仲景為《傷寒雜病論》，合十六卷，今世但傳《傷寒論》十卷，雜病未見其書，或于諸家方中載一二矣。翰林學士王洙在館閣日，于蠹簡中得仲景《金匱玉函要略方》三卷，上則辨傷寒，中則論雜病，下則載其方，並療婦人。乃錄而傳之士流，才數家耳。」（《金匱要略方論‧序》）這就是現代流傳的《金匱要略方論》，簡稱《金匱要略》或《金匱》。其中婦人的相關篇章由第二十到二十二篇。歷來注家不少，吳考槃曾於1929年輯《金匱要略五十家注》，可參考。詳見謝利恆，《中國醫學源流論》（臺北：古亭書屋影印，1970），頁9–10；顧保群，《中醫文獻源流論》（臺北：啟業書局重排，1980），頁84–85；楊百茀主編，《金匱集釋》（沔陽：湖北科學技術出版社，1984），頁748–855；何任主編，《金匱要略注釋》（北京：人民衛生出版社，1990），頁133–151；楊向輝，《金匱要略注釋》（臺北：正中書局，1986），頁253–275；伍卓琪，《金匱婦科研究》（臺北縣：國立中國醫藥研究所，1981）。

婦、產科著作書目〉），中古時代產書大部份亡佚，現存最早的產科專著《產寶》，是唐代咎殷所撰。[15] 自宋以後，朝廷醫事行政有婦產之分科，有關產書的專著亦日益豐富。[16] 大量的產圖（包括埋胞圖）的確出現在宋以後的產科著作之中。如果按照有些學者的說法，馬王堆漢墓《胎產書》是中國最早編著的婦產科專書的話，[17] 產書中收錄埋胞圖之類的方伎也許是相當

---

15. 《經效產寶》又稱《產寶》。謝利恆云：「今世所傳女科書，始於〔唐〕咎殷之《產寶》」，「《產寶》久佚，近人乃得之日本重刻之。書凡三卷，分四十一門，每門皆前有短論，後刊方藥，其體例與《千金》略相似，真古書也。」見氏著，《中國醫學源流論》，頁 38。咎殷，蜀人，生平記述甚少。鄭樵以為「成都醫博士」，陳自明以為「朱梁時節度處官」，均未知何據。是書成於大中六年至九年之間 (852–855)。上卷載經閉、帶下以及妊產期諸病；中卷論述坐月、難產；下卷為產後各證。後人於書末附有續編，收宋代周頲、郭稽中等醫家之方論。有光緒三年 (1877) 影宋刻本（二卷本），日本影宋刊本，婺源張金城購得原版於光緒七年 (1881) 印行，1955 年人民衛生出版社鉛印本。參見賈維誠，《三百種醫籍錄》（臺北：啟業書局重排，1986），頁 458–461；羅元愷，《中國婦科學》（臺北：知音出版社重排，1991），頁 9–14〈歷代婦產科主要著作簡介〉。

16. 早在《周禮‧天官》已有疾醫（內科）、瘍醫（外科）、食醫（營養科）、獸醫等分科。自此以下也有若干發展，不過，醫學分科真正成熟完備要到宋代以後。宋代醫學分九科，即大方脈（內科）、風科、眼科、產科、小兒脈科、瘡腫兼折瘍科（外科）、口齒兼咽喉科、針兼灸科、金鏃兼書禁科。金元又在宋代分科基礎上由九科擴為十三科，除了上述各科之外，多了雜醫科、正骨科，而口齒兼咽喉科析為口齒科、咽喉科、禁科亦析為祝由科、禁科等。這十三科的劃分使古代醫學分科基本趨於定型。以上詳見陳邦賢，《中國醫學史》（臺北：臺灣商務印書館，1981），頁 131–142；劉伯驥，《中國醫學史》上冊（臺北：華岡出版部，1974），頁 267；王樹岐、李經緯、鄭金生，《古老的中國醫學——中國醫學編年史研究》（臺北：緯揚文化事業公司，1990），頁 187–191；另外，有二文值得參考：鄭金生，〈宋代政府醫藥發展所起的作用〉，《中華醫史雜誌》18 卷 4 期 (1988)；李經緯，〈北宋皇帝與醫學〉，《中國科技史料》10 卷 3 期 (1989)。

久遠的傳統。若用《漢書・藝文志》的分類，「禹藏圖」疑是經方家的作品。

　　不過，由附錄一所示，傳統產、婦科著作之中，又有一類以圖譜為主的作品，例如《生產符儀》一卷，《產圖》二卷，《雜產圖》四卷，崔知悌《產圖》（《崇文總目》作《產鑑圖》）一卷，《產科經真環中圖》一卷等，以上各書皆佚。[18]《生產符儀》可能是著錄安胎符、押煞符等。據載，如孕婦有犯胎神甚危時，可將符化火調水食，則胎自安；或符能起殺制壓土殺神禳胎神之用，後世產書多有收錄。[19] 另有所謂《產科經真環中圖》，大概是指生產的臟象圖；「經真環中」乃古臟象之專有名詞，僧幻雲云：「存真，五藏六府圖也；環中，十二經圖也。」[20] 而《產圖》、《雜產圖》，按宋代以下之產書所見即「月產圖」、「十二月產圖」（包括埋胞圖）也。[21] 這些圖譜，《隋書・經籍志》、《新唐書・藝文志》皆列為「五行」類，為術數家之作品。[22] 筆者懷疑，早期的埋胞圖恐怕大部分皆屬於五行家的著作。《漢書》雖載有《婦人嬰兒方》，嚴格而言，並非產科專著，其與《五藏六府痺十二病方》、《金創瘲瘈方》、《湯液經法》等皆為「經方」家。《金匱要略》所載婦人諸病，內容已具備了婦科學的規模，然而，產婦科逐漸獨立成為醫學的一支，恐怕要宋代以後之事。[23] 所以，「產圖」之類的作品，早期可

---

17. 羅元愷，《中醫婦科學》，頁 3；馬大正，《中國婦產科發展史》（溫州：山西科學教育出版社，1991），頁 18。

18. 丹波元胤，《醫籍考》，頁 1234–1235，1242。

19. 郭立誠，《中國生育禮俗考》（臺北：文史哲出版社，1971），頁 82–84。

20. 嚴世芸主編，《中國醫籍通考》（上海：上海中醫學院出版社，1990），頁 714。

21. 丹波元胤，《醫籍考》，頁 1240，1242。

22. 丹波元胤，《醫籍考》，頁 1234–1235。

23. 傅維康云：「宋金元時期，婦產科已從其立學科中脫胎出來，成為專門學科」，這一時期也產生了許多婦產科專著，例如李師聖《產論》，郭稽中《產育保慶集》，朱端章《衛生家寶產科備要》，薛仲軒《坤元是保》，齊仲甫《女科百問》，陳素庵《陳秘蘭婦科》、《素庵醫要》，陸子正《胎產經驗方》，虞流《備產濟用方》，楊子健《十

能存於術數著作之內較為普遍。後世的產書，集諸家驗方，亦多採「產圖」或符儀術數之文字，然而有些醫家則刻意不錄。如明代醫家王肯堂《女科證治準繩》即云：「夫安產藏衣，吉凶方位，皆非醫家事，故削不載云」。[24] 推究王氏不取產圖之因，也許與這類圖譜主要源自民間術數有關。

除經方、五行家作品之外，房中書亦曾經收錄此類圖譜。《漢書·藝文志》載房中八家，百八十六篇。其中有《三家內房有子方》十七卷，可知房中書除講究陰陽衛生之道，「有子」亦為其主要目的之一。可惜漢代房中書皆佚，有些學者則從《醫心方》卷二十八〈房內〉輯出不少古房中佚書。[25] 如《玉房秘訣》[26] 論及受胎及相關禁忌即云：

產論》，陳自明《婦人大全良方》等。參見傅維康，《中國醫學史》（上海：上海中醫學院出版社，1990），頁 249–252；顧保群，《中醫文獻源流論》，頁 96；馬大正，《中國婦產科發展史》，第八章第三節〈宋代婦產科的獨立分科與理論臨床的崛起〉。

24. 丹波元胤，《醫籍考》，頁 1254。

25. 中國古代房中專著大多散佚，而《醫心方》卷 28〈房內〉則保存中古房中書多種。根據山原太明的考證：〈房內篇〉在第四次中日戰爭後，才被中國人發現，而肇始了中國近代性理學復興的開端。光緒廿八年 (1902) 長沙考據學家葉德輝之門徒，在日本上野帝國圖書館發現《醫心方·房內》引用中國早已失傳的房中術書，乃將其抄送其師，於是葉氏重訂編成《素女經》、《素女方》、《玉房秘訣》、《洞玄子》各一卷，於光緒廿九年 (1903) 與其他稀見古書九部，均收在《雙梅景闇叢書》中。另日本醫學自明治時期始，即由東洋醫學轉向德國的新式醫學，漢方漸受歧視。但若干漢醫典籍仍時被翻刻、研究。《醫心方》卷 28 則因涉及猥褻而被禁止發行，以致明治末期以後的幾個版本皆刪去此篇。詳見山原太明，《古代中國の性理學——《醫心方》房內部釋義》（東京：醫學書院，1953）；飯田吉郎、石原明，《醫心方卷第廿八〈房內〉》（東京：至文堂，1967）；Akira Ishihara and Howard S. Levy, *The Tao of Sex* (New York: Harper and Row, 1970)；吉田隆、伊澤凡人，《醫心方·房內篇，現代譯付原文》（東京：出版科學總合研究所，1978）；杉立義一，《醫心方の傳來》，第六章第七節〈中國への紹介〉。

人生溺死者，父母過。藏胞於銅器中，覆以銅器，埋於陰垣下，入
地七尺，名曰童子裏，溺死水中。[27]

此即因父母處理胞衣不當而導致其子不幸「溺死水中」。當時人相信是小孩
父母將其胞衣「埋於陰垣下，入地七尺」之故。《醫心方》亦將此段抄入
〈房內〉的〈求子〉章。[28]〈求子〉的內容除了受胎理論，大多是有關於
求子禁忌事項，包括埋胎、胎教等。[29]李零推測，馬王堆《胎產書》「主要
是講養胎、埋胎和求子之法。這些內容與產科知識有關，但在古代亦屬房
中書的研究範圍。」[30]余意《胎產書》性質似乎就類於《醫心方·房內》

---

26. 葉德輝云：「嘗考《隋書·經籍志》子部醫家類，載有《玉房秘訣》十卷，又重出
八卷，均不題撰人。《唐書·經籍志》作《房秘錄訣》八卷，云沖和子撰。《新唐
書·藝文志》作《沖和子玉房秘訣》十卷，云張鼎撰。此書每稱沖和子曰，則為張
鼎無疑。」沖和子另有《太清璇璣文》七卷，亦見《隋書·經籍志》。姚振宗《隋
書經籍志考證》云：「張鼎有《補孟詵食療本草》，初唐時人，似神仙家流。」另
〔唐〕釋法琳《辨正論》卷6〈內異方同制指八〉云：「沖和子與陶隱居，常以敬重
佛法為業。」疑張鼎與梁陶弘景是同時代之人也。詳見嚴世芸主編，《中國醫籍通
考》，頁1596；另此書著錄及版本，見岡西為人，《宋以前醫籍考》（臺北：古亭書
屋影印，1969），頁1399。

27. 收入葉德輝輯，《雙梅景闇叢書》（京都：中文出版社影印清光緒宣統間長沙葉氏郎
園刊本，1986），頁73。

28. 丹波康賴，《醫心方》卷28，頁21。

29. 根據太田典禮的解說，《醫心方》卷28〈房內〉共三十篇。其中的〈求子〉篇中關
於「受胎的理論與方法，以及有關禁忌的項目占大部分，從神仙家思想的五行說，
諸子百家的論點、《易》、占到迷信皆有。」參見〈《醫心方》中日文解說〉，收入
《醫心方》第6冊（臺北：新文豐出版公司影印本），頁256；另其他各篇內容參見
頁260–269。

30. 李零，〈馬王堆房中書研究〉，《文史》35輯(1992)，頁28；Li Ling and Keith

的〈求子〉之章。

按馬王堆十五種古醫書，分別題為《足臂十一脈灸經》、《陰陽十一脈灸經》甲本、《脈法》、《陰陽脈死候》、《五十二病方》、《卻穀食氣》、《陰陽十一脈灸經》乙本、《導引圖》、《養生方》、《雜療方》、《胎產書》、《十問》、《合陰陽》、《雜禁方》、《天下至道談》等。自《養生方》以下七書，大致可歸為房中養生書。「禹藏圖」分別載於《雜療方》、《胎產書》，此二書之內容亦多涉及房中之事。其中所載有關胎孕求子的方法，大約可以分為兩大類，一是通過飲食或藥物的調理，以求胎兒的性別、健康，或治療產婦不孕之疾；另外一種，是用埋胞等方術來達成前述的目的。前者如：

(1)●懷子者，為享（烹）白牡狗首，令獨食之，其子美皙，有（又）易出。欲令子勁者，□時令食母馬肉。[31]

(2)〔●〕懷子未出三月者，呻（吞）爵甕二，其子男殹（也）。一曰：取爵甕中虫青北（背）者三，產呻（吞）之，必產男，萬全。[32]

McMahon, "The Contents and Terminology of the Mawangdui Texts on the Arts of the Bedchamber," *Early China* 17 (1992), pp. 154–155. 另外，相關之研究可以參見：Donald Harper, "The Sexual Arts of Ancient China as Described in a Manuscript of the Second Century B.C.," *Harvard Journal of Asiatic Studies*, Vol. 47, No. 2 (1987)，此文是馬王堆房中書《合陰陽》之研究；Douglus Wile, *Art of the Bedchamber: The Chinese Sexual Yoga Classics Including Women's Solo Meditation Texts* (N.Y.: State University of New York Press, 1992) 的 VIII 部分 "The Han Classics Rediscovered"，有《合陰陽》、《天下至道談》的譯文及導論；石田秀實，〈初期の房中養生思想と儒説〉，《東方宗教》77 號 (1991)，此文對馬王堆房中書有較為全面的討論。

31. 《馬王堆漢墓帛書〔肆〕》，頁 138。
32. 《馬王堆漢墓帛書〔肆〕》，頁 138。

(3) ●欲產女，〔取〕烏雌雞煮，令女人獨食肉潛（歠）汁，席☒。[33]

(4) ●求子之道曰：求九宗之草，而夫妻共以為酒，飲之。[34]

由上面的記載得知，產婦企圖服用某些藥物或藉由飲食改變胎兒性別（以欲產男較多）；再者，希望藉此達到順產（「易出」）或新生嬰兒的健康（「美皙」、「萬全」）之目的。

　　另外一種，是產婦經由象徵性的儀式行為（或語言）來祈求母子平安。例如：

(1) ●字者，且垂字，先取市土濡請（清）者，☐之方三四尺，高三四寸。子既產，置土上，勿庸☐，令嬰兒☐上，其身盡得土，乃浴之，為勁有力。[35]

(2) ●字者已，即燔其蓐，置水中，☐☐嬰兒，不疕騒（瘙）。及取嬰兒所已浴者水半桮（杯）飲母，母亦毋（無）餘病。[36]

第(1)例，大意是在產婦分娩之前，事先準備「市土濡請（清）者」。市土濡清者，即草木茂盛處之濕潤而潔淨的泥土。[37] 俟嬰兒出生，用前取之土「浴之」，使新生兒得市土之氣而「勁有力」。第(2)例，為保母子產後健康，即以產蓐燒灰漬水浴洗嬰兒，然後，母親又飲嬰兒所浴之水，據說可以使母子無餘病。「禹藏圖」大約屬於此類之方伎。換言之，透過撰擇方位埋藏胞

---

33. 《馬王堆漢墓帛書〔肆〕》，頁139。

34. 《馬王堆漢墓帛書〔肆〕》，頁139。

35. 《馬王堆漢墓帛書〔肆〕》，頁139。

36. 《馬王堆漢墓帛書〔肆〕》，頁139。

37. 周一謀、蕭佐桃，《馬王堆醫書考注》，頁360；另馬繼興，《馬王堆古醫書考釋》，頁812另有解釋，亦可參考。

衣以求嬰兒長壽、無病。

　　總結上說，「禹藏圖」之類產圖的性質，可能有三：即屬於經方產科、五行術數或者房中衛生之書。不過，就馬王堆醫書本身脈絡而言，「禹藏圖」可能係房中家之作品。這是本文首先必須釐清的一個觀念。

㈡研究取向

　　如前所說，「禹藏圖」係馬王堆房中著作的一部分。馬王堆房中書目前有兩種釋文，一是由周世榮發表的早期釋文，內容僅包括《十問》、《合陰陽》、《雜禁方》及《天下至道談》四種，當時被視為一書，定名為《養生方》。[38] 日本學者麥谷邦夫將馬王堆房中養生書翻譯為日文，即根據此種釋文。[39] 另一種釋文，是唐蘭、李學勤、馬繼興、周世榮等組成的馬王堆帛書整理小組發表的釋文，內容除上述四種，又加上《養生方》、《雜療方》、《胎產書》等。[40] 本文所引用的釋文，以後者為準。

　　在注釋方面，馬王堆帛書整理小組對釋文內容有簡單加注說明。之後，周一謀、蕭佐桃等十四位學者在 1988 年出版《馬王堆醫書考注》，除對各書原文逐字逐句予以考證之外，並用通俗的語言對文意進行串講。[41] 該書對「禹藏圖」給予初步的復原、注釋，並附有「十二月建順序」、「每月十二方位順序」兩圖，但沒有進一步之研究。1990 年，吳長新出版《馬王堆房中養生學》一書。內容分二大部分，一是收錄馬王堆房中書五種（《胎產書》、《雜禁方》除外），其中注釋多採周一謀的《考注》；該書後半部是收

---

38. 早期的釋文及注解，收入湖南中醫學院，《長沙馬王堆醫書研究專刊》 第 2 輯 (1981)。參與考釋者如易建純、蕭佐桃、彭堅、胡天雄、鄧磐石等人。

39. 麥谷邦夫的譯注，收入山田慶兒編，《新發現中國科學史資料の研究・譯注篇》（京都：京都大學人文科學研究所，1985），頁 297–362。

40. 《馬王堆漢墓帛書〔肆〕》，〈出版說明〉。

41. 周一謀、蕭佐桃，《馬王堆醫書考注》，〈前言〉。

錄大陸首屆馬王堆醫書會議的論文共十一篇，其中並無關於「禹藏圖」的
論文。[42] 另外，周一謀又有《中國古代房事養生學》、《馬王堆漢墓出土房
中養生著作釋譯》二書，主要是講男女陰陽交接之道及對《十問》、《合陰
陽》、《天下至道談》三篇進行釋譯。[43] 1992 年，馬繼興的《馬王堆古醫書
考釋》一書出版，對前人的研究多所補正。這也是目前較好的注本。[44] 所
以，以下的討論即參考《考注》與《考釋》的注釋為主。

《考注》認為「按圖埋胞是一種迷信活動」，「這種迷信的做法不僅盛
行於西漢以前，而且影響遠及於後世」，又說：「此種迷信方法也可能曾對
產婦起過某種心理安慰作用，但總的來說是應當加以批判和揚棄的。」[45]
可是，產後為什麼要埋胞（若從比較的觀點來看，埋胞並不是產後處理胞
衣的唯一方式，詳下）？埋胞的時間、場所與方位又何以能影響嬰兒？這必
須了解古人對胞衣的觀念，以及「禹藏圖」本身內容與結構所流露的信息。

本文根據幾種材料進行討論，第一、在天文方面，以時代相近的《淮
南子・天文》為主。第二、對人生理臟象的解說，皆從《內經》，[46] 後世相

---

42. 吳長新主編，《馬王堆房中養生學：中國最古老的性氣功醫學》（臺北：氣功雜誌
社，1990）。

43. 周一謀，《中國古代房事養生學》（北京：中外文化出版公司，1990）；周一謀，《馬
王堆漢墓出土房中養生著作釋譯》（香港：海峰出版社；北京：今日中國出版社，
1992）。

44. 馬繼興，《馬王堆古醫書考釋》，〈前言〉。

45. 周一謀、蕭佐桃，《馬王堆醫書考注》，頁 327，329。

46. 今本《內經》包括《素問》、《靈樞》兩部分所組成。二者或分或合，版本不一。有
的學者以為《素問》、《靈樞》即《漢書・藝文志》所著錄的《黃帝內經》十八卷；
有的學者則以為未必，而主張《靈樞》、《素問》應是兩部獨立著作，與所謂的《黃
帝內經》十八卷無關。前說見龍伯堅，《黃帝內經概論》（上海：上海科學技術出版
社，1984），頁 1–12；後者意見詳范行準，《中國醫學史略》（北京：中醫古籍出版
社，1986），頁 27。在成書時代方面，一般認為《內經》大致成書於戰國晚期，個

關醫書可供參考者，亦錄之。第三、「禹藏圖」對應之資料極為缺乏。大量
產圖見於宋代以後，時間相近者只有《醫心方》還保存了中國中古埋胞的
資料（見附錄二：〈《醫心方》埋胞資料輯佚〉）。由附錄二得知，當時埋胞
必須用「十二月圖」，今本《醫心方》已無是圖，可能是傳鈔時亡佚或原先
就沒有收錄。然而，從使用「十二月圖」的說明，可以提供我們解答「禹

別的篇章時代則有不同，例如，龍伯堅即將《素問》分為四種不同時期的作品，不
過基本上，他亦以為此係周秦人傳述之書（詳龍伯堅，《黃帝內經概論》，頁 12–
23）。廖育群近年的研究指出，《素問》、《靈樞》年代大致在《七略》之後，但又特
別強調兩書內容皆有古近之分，實際上反映了戰國到東漢前期醫學發展的過程（詳
廖育群，〈今本《黃帝內經》研究〉，《自然科學史研究》7 卷 4 期 (1988)，頁 367–
374）。近幾年，《內經》的研究趨勢即嘗試由其中君臣問答體裁來分析當時醫學學
派，山田慶兒以為：「我從這問答形式看到黃帝學派中存在著若干流派的痕跡」。此
外，廖育群亦由類似的研究取徑，得到了「通過對這些問答關係的考察，可以看出
他們在論述醫學問題時，各自有不同的立足點。也就是說，《靈樞》、《素問》並不
存在統一的、貫徹全書的理論核心。不過是由一些不同觀點、不同派別的不同著作
匯集而成，在某一歷史時期，由某人或某些人加以改編，冠之以黃帝諸臣問答的形
式而成書。」當然，這種學派分類的研究方法，亦有持異議者，如石田秀實。以上
各家之討論詳見：山田慶兒，〈《黃帝內經》的形成〉，收入任應秋、劉長林主編，
《內經研究論叢》（湖北：湖北人民出版社，1984）；山田氏又有二文，〈九宮八風
說と少師派の立場〉，《東方學報》（京都）52 冊 (1980)；〈伯高派の計量解剖學と人
體計測の思想〉，收入山田慶兒、田中淡編，《中國古代科學史論・續篇》（京都：
京都大學人文科學研究所，1991）；廖育群，《岐黃醫道》，頁 56–64；石田秀實，
〈由身體生成過程的認識來看中國古代身體觀的特質〉，收入楊儒賓編，《中國古代
思想中的氣論及身體觀》（臺北：巨流圖書公司，1993），頁 178–183。本文所引
《內經》之文，即以《素問》、《靈樞》為主，至於個別引文到底屬於哪一種學派或
哪一個時代，暫時無法詳考。歷來對《內經》的校正、注釋及研究的著作極多，參
見許半龍，〈《內經》研究之歷程考略〉，收入《近代中醫珍本集・醫經分冊》（浙
江：浙江科學技術出版社，1990），頁 476–512。

藏圖」若干的線索。「禹藏圖」有唐蘭、李學勤、周一謀、蕭佐桃、馬繼
興、張寅成等學者作注解，本文企圖以上述學者注解作基礎，略加補充、
訂正與闡釋。

二、釋胞衣

胞至少有三意。一曰胞宮，或稱為女子胞，大約即指女子之子宮。[47]
二曰胞脬，或稱為尿胞，即膀胱。[48] 三曰胞衣。三者在古醫籍或一般書籍

---

[47] 《素問・五臟別論》：「腦、髓、骨、脈、膽、女子胞，此六者，地氣之所生也，皆
藏於陰，而象於地，故藏而不寫，名曰奇恆之府。」王冰《注》：「腦髓骨脈，雖名
為府，不正與神藏為表裡。」而所謂「奇恆」者，言異於常也。按《內經》對臟象
的分類，「藏精氣而不寫，滿而不能實」者，稱之為臟，如心、肝、脾、肺、腎。
凡「傳化物而不藏，實而不能滿」者，稱之為腑，如胃、大腸、小腸、膀胱、三
焦、膽。此外，還有一類「奇恆之府」，如上所述。其中女子胞，郭靄春主編：《黃
帝內經素問校注》以為：「即子宮，亦稱胞宮」，又引森立之之說云：「女子胞者，
即為寫出有餘之血之處，其用亦多」。按《內經》的記載，女子胞與腎、沖任二脈
的關係密切。因腎主人的生殖機能，與女子胞有關係，而沖任二脈都起於胞中，有
「沖為血海」、「任主胞胎」之說。參見郭靄春主編，《黃帝內經素問校注》上冊（北
京：人民衛生出版社，1992），頁 168–169，9–10。另參考《素問》的〈奇病論〉、
〈評熱病論〉、及《靈樞》的〈水脹〉、〈五音五味〉、〈邪氣藏府病形〉各篇等相關
材料。

[48] 《靈樞・淫邪發夢》：「厥氣……客于胞脬，則夢溲便。」按本篇主要說明各種夢境
的發生，與臟腑的功能、屬性及虛實情況有關。這裡所謂的胞指膀胱，脬指直腸。
張景岳云：「胞，溲脬也；脬，大腸也。」兩者往往連稱。又《素問・痹論》有「脬
痹」、「膀胱痹」等證：「胞痹者，少腹膀胱按之內痛，若沃以湯，澀於小便，上為
清涕。」此多因膀胱虛寒，氣化失常所致。另《史記・倉公傳》：「齊王太后病，召
臣意入診脈，曰『風癉客脬，難于大小溲，溺赤。』」《史記正義》：「脬，膀胱
也。」以上各條參見：河北醫學院，《靈樞經校釋》下冊（北京：人民衛生出版社，

皆名為「胞」，有時極難分辨其所指為何。例如，胞有膀胱之意，與脬字
通，《釋名・釋形體》云，脬，「或曰膀胱」。畢沅以為：「脬今本作胞。案
《說文》云，胞，兒生裹也。乃別一字，俗以音同便借用。」[49]《金匱要
略》有婦人「轉胞」一疾，胞者乃謂尿胞，非胞衣或胞宮也。[50] 又，胞有
胞衣之意，亦常常與胞宮混淆。如《周易參同契・養性立命》形容人的胚
胎：「類如雞子，黑白相扶，縱廣一寸，以為始初。四肢五臟，筋骨乃俱。
彌歷十月，脫出其胞，骨弱可卷，肉滑若飴。」[51] 這裡以胚胎的生長過程

1982），頁 21；郭靄春主編，《黃帝內經素問校注》上冊，頁 559。另關於〈淫邪發
　　夢〉一篇的討論，見柴文舉、蔡濱新，《中醫釋夢辨治》（北京：學苑出版社，
　　1991），頁 6–10；劉文英，《夢的迷信與夢的探索》（北京：中國社會科學出版社，
　　1989），頁 186–201，〈《內經》的「淫邪發夢」說〉、〈夢象與藏象〉等篇。

49. 畢沅，《釋名疏證》（臺北：廣文書局影印，1979），頁 16。

50. 伍卓琪，《金匱婦科研究》，頁 17–19。按《金匱・婦人雜病脈證并治》云：「問曰：
　　婦人病，飲食如故，煩熱不得臥，而反倚息者，何也？師曰：此名轉胞，不得溺
　　也。以胞系了戾，故致此病」。轉胞原因，有因妊娠胎壓膀胱；或因忍溺致胞系
　　了戾；或中焦脾虛，不能散精歸於胞；或上焦肺虛，不能下輸布於胞。本節所述轉
　　胞之胞字，歷代註家多解作脬，亦有解為胞宮者，其實此乃尿胞，非血胞也。陸淵
　　雷云：「《巢源》小便候之胞轉，多指男子，不但婦人。《外臺》有胞轉方一十五首，
　　亦在小便門，不在婦人門」，又引《說文》以為脬乃膀胱，胞則指兒生裹。實則這
　　兩者之間常致混淆。詳見《金匱教學參考資料》（臺北：啟業書局重排本，1989），
　　頁 406–407；陳修園，《金匱要略淺註》（臺北：文光圖書公司，1981），頁 200；陸
　　淵雷，《金匱今釋》卷 7（臺北：樂群出版公司，1976），頁 134–135；大塚敬節，
　　《金匱要略講話》（大阪：創元社，1980），頁 552。

51. 潘啟明，《周易參同契通析》（上海：上海翻譯出版公司，1991），頁 91。按《周易
　　參同契》，簡稱《參同契》。後蜀彭曉《周易參同契通真義序》以為，是書係後漢魏
　　伯陽所著。魏伯陽之事歷，未見范曄《後漢書》、袁宏《後漢記》、吳樹平所輯《東
　　觀漢記》及周天游所輯《八家後漢書》等書。據彭曉〈序〉云，魏伯陽大致生活於
　　桓帝時代，曾向淳于叔通傳授該書。晉葛洪《神仙傳》云：魏伯陽「本高門之子，

來比喻丹法。其中，提及胎兒經歷十月，乃「脫出其胞」，所謂胞是指產婦的子宮或是胞衣，似乎都可以說得通。又如同書〈姹女黃芽〉云：「男生而伏，女偃其軀，稟乎胞胎，受氣之初。」[52] 此段係指男女先天之性在受精之初就已決定，「胞胎」應指子宮，但理解為胞衣似無不可。另〈兩孔穴法〉云：「水為金子，子藏母胞」[53] 亦然。

要之，胞宮、胞衣皆婦女之臟器，並與胎孕密切相關。不過，「禹藏圖」所謂「貍（埋）包（胞）」之「胞」，當為胞衣。

胞衣，又稱人胞，或作胎衣、水衣、子衣、兒衣、紫河車、混元母（丹）、混沌衣（皮）、佛袈裟、仙人衣等。李時珍云：「人胞，包人如衣，故曰胞衣，方家諱之，別立諸名焉。」[54] 這些別名的含意如何？方家又為何諱之？

王勳臣〈懷胎說：兼記難產、胎衣不下方〉言胞衣的形成，有云：

而性好道術。」疑其為宦官子弟。此書至《舊唐書·經籍志》始著錄。鄭樵《通志·藝文略》立有《參同契》一門，載注本十九部，除彭曉之注本外，餘皆佚。自宋至清，又有許多注本。其中，以朱熹、俞琰、陳致虛、仇兆鰲的注本較佳。再者，《參同契》有二種不同編次，一是彭曉注本之編次，另一類則據明代杜一誠、楊慎等的編次。本文所引以前者為主，引用文字則採近人潘啟明的《通析》一書。相關討論請參見王明，〈周易參同契考證〉，《史語所集刊》19 本 (1948)，此文後收入氏著，《道家和道教思想研究》（北京：中國社會科學出版社，1984）；石島快隆，〈魏伯陽と葛洪との道家思想について〉，《集刊東洋學》No. 3 (1960)；周士一、潘啟明，《周易參同契新探》（長沙：湖南人民出版社，1981）；胡孚琛，〈《周易參同契》研究瑣談〉，《齊魯學刊》1985 年 2 期；孟乃昌，《周易參同契考辨》（上海：上海古籍出版社，1993）。

52. 潘啟明，《周易參同契通析》，頁 106。

53. 潘啟明，《周易參同契通析》，頁 41。

54. 李時珍，《本草綱目》卷 52〈人部〉（臺北縣：國立中國醫藥研究所影印，1981），頁 1615。

結胎一月之內，並無胎衣。一月後兩月內，胎衣既成，兒體已定。胎衣分兩段，一段厚，是雙層，其內盛血。一段薄，是單層，其內存胎。厚薄之間，夾縫中長一管，名曰臍帶，下連兒臍，母血入胎衣內盛血處，轉入臍帶。長臟腑肢體，周身齊長，並非先長某臟，後長某腑。一月小產者，並無胞衣。兩月小產者，有胎衣，形如秤錘，上小下大，不過三指長短。三月小產者，耳目口鼻俱備，惟手足有拳不分指。至月足臨生時，兒蹬破胎衣，頭轉向下而生，胎衣隨胎而下，胎衣上之血，隨胎衣而下，此其常也。最關緊要是難產。[55]

胎兒大致懷胎三月之後成形，耳目口鼻俱備，此為歷來產書之通說，最早見於馬王堆《胎產書》。[56]《醫心方》卷廿二現存的產婦十月懷胎圖，共十張，一月一張。其中前三月之圖，第一月懷胎，結胎之形僅以一黑子表示，二月胚胎稍大，三月之圖即有兒形，頭部四肢俱備（圖二九 a、b、c）。三月小產，則可見胎兒之形。胚胎化成胎兒及胞衣之形，王勳臣以為在「一月後兩月內」，事實上，胞衣獨立發展為一器官，大約要十二週左右（圖三〇）。胞衣分兩段，一厚一薄，「其內存胎」，包兒如衣，所以有人胞、胞衣、佛袈裟、仙人衣之稱。方家將之名為「佛」、「仙人」，似有特殊之意。這必須先了解胞衣另一個別名「紫河車」的涵意。

　　陳嘉謨《本草蒙筌》卷十二〈人部〉云：「名河車者，蓋以天地之先，陰陽元祖。乾坤之橐籥，鉛汞之匡廓。胚胎將兆，九九數足。兒則載而乘

---

55. 王勳臣，《醫林改錯》（臺北：集文書局，1975），頁 110–111。關於王氏的醫事與著作，參見任應秋主編，《中醫各家學說》（上海：上海科學技術出版社，1989），頁 260–265。

56. 《馬王堆漢墓帛書〔肆〕》，頁 136。

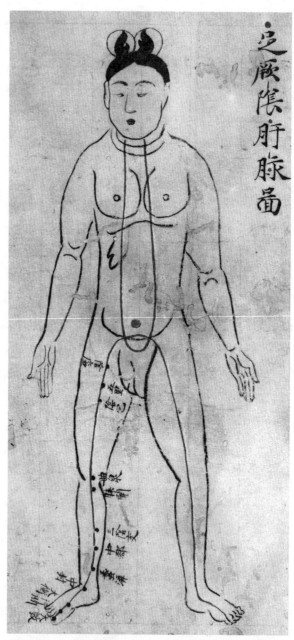

圖二九 a：婦人懷胎一月圖。胚胎以一黑子表示。
取自丹波康賴，《醫心方》卷 22，臺北：新文豐出
版社公司影本，1976。

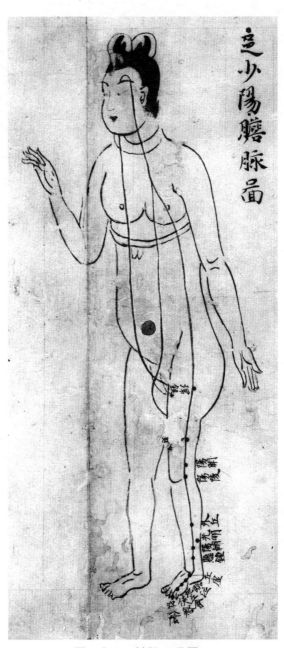

圖二九 b：懷胎二月圖。

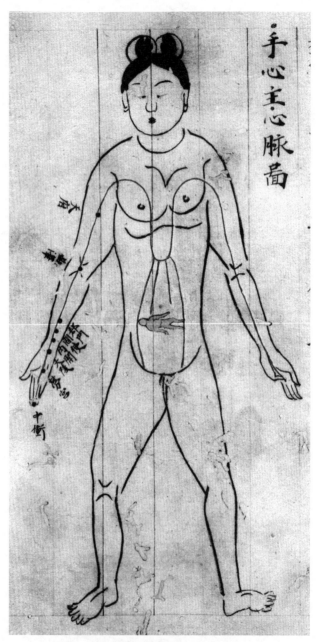

圖二九 c：懷胎三月圖，始有兒形。

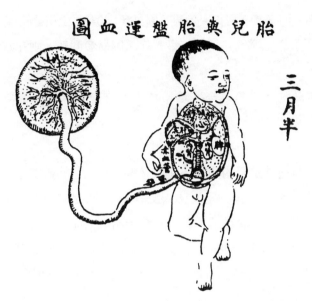

圖三〇：胎兒與胞衣。取自閻純璽，《增補繪圖胎產
心法》，臺北：國泰文化事業公司影本，1984，附圖
頁 2。

之，故取象而立名也。」[57] 李時珍《本草綱目》卷五二〈人部〉引《丹書》
云：「天地之先，陰陽之祖。乾坤之橐籥，鉛汞之匡郭。胚胎將兆，九九數
足，我則載而乘之，故謂之河車，其色有紅、有綠、有紫，以紫者為
良。」[58] 各家的解釋相類。所謂「九九數足」，意河車成形約八十一日左右
（也就是上說的十二週）。又據李時珍所引，胞衣除有「紫河車」之名，似
應還有綠河車、紅河車，只是「以紫者為良」，故採之入藥。

---

57. 陳嘉謨，《本草蒙筌》，收入《新安醫籍叢刊：本草類》（合肥：安徽科學技術出版
　　社，1991），頁 359。本書為明·陳嘉謨 (1485–1565) 所撰，又名《圖像本草蒙筌》，
　　十二卷。主要是在《大觀本草》、王綸《本草集要》與汪石山《本草會編》等書基
　　礎，附以己意，于嘉靖四十四年 (1565) 編纂而成。有明書林劉氏刻本、明萬曆元年
　　(1573) 刻本、明崇禎元年 (1628) 劉孔敦增補刻本。
58. 李時珍，《本草綱目》，頁 1615。

　　胞衣名「河車」，「河車」始見《周易參同契》。上引「乾坤」、「橐籥」、「鉛汞」、「匡廓」等，亦見於該書。[59]《周易參同契·兩孔穴法》云：

　　　　水者道樞，其數名一。陰陽之始，玄含黃芽，五金之主，北方河車。[60]

意思是說，丹道最主要的關鍵係在坎（腎）水，它的數字是一。按五行與數字相配的關係，水是一與六，木是三與八，火是二與七，金是四與九，土是五與十。一至五諸數稱生數，六至十諸數稱成數。所以，上文「一」字，義為原始。陰卵陽精結合之後，生成的就是水。坎戊（所謂「玄」）代表金精（黃芽），存在於北方坎水之中。[61]方家以為，元陰元氣交融之後，

<hr />

59. 關於「乾坤」、「橐籥」、「鉛汞」、「匡郭」等術語在《周易參同契》的意涵，以及歷來各家之注解，此處不擬細談，詳參蕭漢明，〈論《周易參同契》的人體生命模型〉，收入《眾妙之門——道教文化之謎》（湖南：湖南教育出版社，1992）；張其成主編，《易學大辭典》（北京：華夏出版社，1992），頁 926–945，〈乾坤用施行〉、〈以類相求〉、〈河上姹女〉、〈牝牡四卦〉、〈坎離匡郭〉、〈橐籥〉、〈乾坤二用〉、〈經營養鄞鄂〉、〈乾坤德洞虛〉、〈金為水母〉等條的討論。

60. 潘啟明，《周易參同契通析》，頁 41。按引文中的黃芽，疑是丹道、真人、聖德、神明等之隱語。玄即坎三也，則黃芽即坎中一陽。五金即土也。參見朱元育，《周易參同契闡幽》（臺北：自由出版社影印，1987），頁 85–88；董德寧，《周易參同契正義》（臺北：自由出版社影印，1986），頁 35–36；俞琰，《周易參同契發揮》（臺北：自由出版社影印，1986），頁 165。

61. 按《靈樞·本神篇》：「生之來謂之精」。張介賓：「所謂精者，天之一，地之六也，天以一生水，地以六成之，而為五行之最先，故萬物初生，其來皆水。如果核未實，猶水也。胎卵未成，猶水也」。水為河圖生數「一」，水為至陰，為生命之源，萬物之祖。又張志聰云：「蓋未成形，而先受天一之精，故所生之來謂之精。」張氏以為「精」是人之水，生命來自此水之中。此即《參同契》所謂「水者道樞」、

腎中產生一種真氣，能在經絡中上下循環，起交通運轉作用，如車在河
（水）之中，載物返還，此曰「河車」，或指人腎間之動氣。[62] 之所以稱為

<hr>

「陰陽之始」意。詳見吳國定，《內經解剖生理學》（臺北縣：國立中國醫藥研究
所，1991），頁 439，383–384。

62. 按《鍾呂傳道集・論河車》云：「蓋人身之中，陽少陰多，言水之處甚眾。車則取
意搬運，河乃主象于多陰，故此河車，不行于地而行于水」，「河車者，起于北方正
水之中，腎藏真氣之所生之正氣，乃曰河車」。依功之深淺有三車，即小河車、大
河車、紫河車。《西山群仙會真記・識物》亦云：「河車者，取意於人身之內、萬陰
之中，有一點元陽上升，薰蒸胞絡，上生元。自腎傳肝肝傳心心傳肺肺傳腎而曰小
河車也。肘後飛金晶，自尾閭穴起，從下關過中關，中關過上關；自上田至中田，
中田至下田，而曰大河車也。純陰下降，真水自來；純陽上昇，真火自起，一昇一
沉，相見於十二樓，顆顆還丹，而出金光萬道則曰紫河車也。故車行於河，如在血
絡之中，中暗藏真水，如車載物。」按上二書所述，河車者意腎中正氣之運行，亦
即「元陽」、「真氣」在任督兩脈的周流運轉。其運轉路線為：由尾閭穴上升，經夾
脊穴、玉枕穴至泥丸，然後下降鵲橋、重樓，納入丹田。凡築基百日之內運行者稱
「小河車」或「小周天」；在坎离交媾後運行者稱「大河車」或「大周天」。紫河車
指練功最高階段內氣運氣之景象。而方伎之士以河車來稱胞衣，甚至服此物來練
功。蕭天石引元真子董德寧之言，提及當時之人「用胞衣為紫河車，鍊小便為秋
石」，又引《性命圭旨》說修道者或「有煉小便為秋石者，有採女經為紅鉛者，有
扶陽服胞衣而謂紫河車者」等。這種風氣最早始於何時，在此不能詳考。不過將胞
衣視為元陽、真氣的觀念大概是不晚的。至於其功用，清人熊伯龍《無何集》有
云：「服河車，可以成仙。狄人攻哀公而殺之，盡食其肉，楚圍宋，宋人易子而食。
又，歲欺或人相食。河車乃人之肉，服之可以成仙，彼何以不仙乎？」（〈醫書不可
盡信〉條）以上各說參見：《鍾呂傳道集》（臺北：自由出版社影印，1992），頁
142；《西山群仙會真記》（臺北：自由出版社影印，1985），頁 10；以上二書的成書
時代及性質，見朱越利，《道經總論》（瀋陽：遼寧教育出版社，1992），頁 90，94；
任繼愈主編，《道藏提要》（北京：中國社會科學出版社，1991），頁 177–178。此
外，關於河車搬運的討論，見胡孚琛，〈道教史上的內丹學〉，《世界宗教研究》
1989 年 2 期；馬濟人，〈道教內丹學〉，收入牟鍾鑒、胡孚琛、王葆玹編，《道教通

「北方河車」，按五臟、五行、五方的關係（圖三一），北方即是腎、水的位置。方家認為，元氣來自先天，藏於腎間，是為一身之根本。[63]《本草綱目》引吳球之說：「紫河車即胎衣。兒孕胎中，臍系于胞。胞系母脊，受母之蔭。父精母血，相合生成。真元所鍾，故曰河車。雖稟後天之形，實得先天之氣，超然非他金石草木之類可比。」[64]此將胞衣視為「真元」、「先天之氣」，故以「河車」隱喻之。熊叔陵《中風論》論諸藥不如紫河車之妙，更以為胞衣即由兩腎所生：

> 蓋人身結胎時，其形如兩甲，即兩腎也。此衛氣受生之始，河車即從兩甲而生。[65]

熊氏指出，人身結胎，最初的形狀如兩甲，兩甲即兩腎，就是先天之氣的

論——兼論道家學說》（濟南：齊魯書社，1991）。另外，以胞衣為紫河車一事，見蕭天石，《道家養生學概要》（臺北：自由出版社，1990），頁 147，150 及熊伯龍，《無何集》（北京：中華書局，1979），頁 415。

63. 按《難經・八難》：「所謂生氣之原者，謂十二經之根本也，謂腎間動氣也。此五藏六府之本，十二經脈之根，呼吸之門，三焦之原，一名守邪之神。」滑壽以為：「腎間動氣，人所得於天以生之氣也。腎為子位，位乎坎，北方卦也，及天一之數，而火木金土之先也，所以為生氣之原，諸經之根本，又為守邪之神也。」又《難經・六十六難》：「齊下腎間動氣者，人之生命也，十二經之根本也，故名曰原。」葉霖則云：「三焦之根，起於腎間命門，人之生命之原，十二經之根本，皆繫乎此。」張君房《雲笈七籤》卷 56〈諸家氣法・元氣論〉云：「夫元氣者，乃生氣之源，則腎間動氣是也。」詳見滑壽，《難經本義》（臺北：文光圖書公司，1984），頁 10；葉霖，《難經正義》（北京：人民衛生出版社，1990），頁 127；張君房輯，《雲笈七籤》（臺北：自由出版社影印明正統道藏本，1991），頁 779。關於《難經》的成書時代的性質，見廖育群，〈《難經》醫學理論的時代特徵〉，《中華醫史雜誌》23 卷 1 期 (1993)。

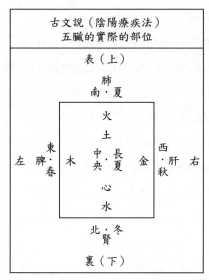
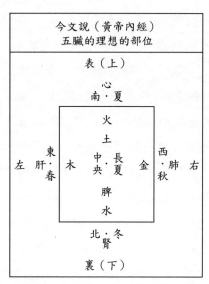

圖三一：五行、五方、五臟配置圖。北方即腎、水之位。取自龍伯堅，《黃帝內經概論》，千葉：東洋學術出版社，1986，頁 99。

來源，河車就由兩腎而生。而胞衣又稱為「混元母」、「混沌衣」，意義疑與「河車」相類。所謂「混」，可能指人在母胎中精氣未漏的先天狀態。陳嘉謨以為，「稽諸古方，又曰混沌衣，又曰混元丹。所加混字，抑非與紫同一意乎？是則河車雖成後天之形，實稟先天之氣。」[66] 故其又有「佛袈裟」、「仙人衣」的尊諱，大致就不難理解了。要之，古人視胞衣為生命的來源，比之為腎間動氣，喻之為「仙」、「佛」，這也關乎他們選擇用埋藏的方式來

---

64. 李時珍，《本草綱目》，頁 1616。

65. 熊叔陵，《中風論》（光緒二十二年醉經閣刻本）。此書為〔清〕熊笏所撰。熊笏，字叔陵，安義（今江西）人。《中風論》一書首論臟象、經絡次序、總論天地之氣與人的關係、脈訣、病因等基本理論，次論中風、八風、輕重、寒熱、證候、風脈、治法、藥餌等十八篇，一卷，近二萬字左右。成於道光元年 (1821)。有關胞衣的討論見中風藥餌的部分。

66. 陳嘉謨，《本草蒙筌》，頁 359。

處理胞衣（詳下節）。

再者，「禹藏圖」所言之胞衣，若與西說相質證，範圍可能有二：

第一、 胚胞初成 ， 而有胎膜 (embryonic and fetal membranes) 與胎盤 (placenta) 等物保育胎兒 。 上述的胎膜， 包括羊膜 (amnion) 、 絨毛膜 (chorion)、尿囊 (allantois) 與卵黃囊 (yolk sac) 等，而其由接合子 (zygote) 所形成。而胎盤則是由胚胎的組織與母體子宮內膜的組織結合而成的。胎兒出生時，胎盤、臍帶、羊膜、污血等隨胎兒之後以「胞衣」(Afterbirth) 的形式排出母體。上引王勳臣〈懷胎說〉之論，胞衣「分兩段，一段厚，是雙層，其內盛血。一段薄，是單層，其內存胎。厚薄之間，夾縫中長一管，名曰臍帶」。筆者懷疑，所謂兩層「厚」處，即胎盤；單層「薄」者係羊膜之類。《莊子・外物》云：「胞有重閬」，疑即指此乎？[67] 胞衣也許是指所有產後排泄物之泛稱。

第二、胞衣僅指胎盤而言，並不包含臍帶、羊膜、產後污血等物。李

---

67. 按《莊子》「胞有重閬」句，《釋文》云：「胞，腹中胎。」《一切經音義》16、30 並引有司馬彪《注》：「胞，腹內兒衣也。」卷 2 引作「胞者，腹肉衣也。」肉蓋內之誤。另成玄英《疏》云：「人腹內空虛，故空藏胃；藏胃空虛，故通氣液。」余疑應以司馬彪《注》為確。胞為胞衣，非指人胞或腹中胎也。又閬，郭象《注》：「閬，空曠也。」似古人略識胞衣之形狀構造，厚薄之間，尚有空曠之處。林希逸《南華真經口義》以為：「人身腑膜，空曠之地，所以行氣者。」劉鳳苞《南華雪心編》 以為：「胞膜中緊密相承，尚有重重空曠之地。此句乃陪襯『心有天遊』句。」以上腑膜、胞膜疑與司馬彪說相類，皆可參看。另王叔岷另有別解，以胞當作庖，意「庖廚之間有較空曠之處也」。又引于鬯之言：「腹中胎何以云『重閬』平」！然而，若以胞衣相關記載來看，胞衣容有「重閬」之處。故胞可以解為腹內兒衣，從司馬彪舊注，應該是說得通的。近人楊柳橋即將此句譯為：「胞衣有多層的間隙」。參見郭慶藩，《莊子集釋》（臺北：木鐸出版社影印，1983），頁 941；王叔岷，《莊子校註》中冊（臺北：中研院史語所，1988），頁 1078–1079；楊柳橋，《莊子譯詁》（上海：上海古籍出版社，1991），頁 572。

時珍《本草綱目》卷五二〈人部〉即將「人胞」、「胞衣水」與「初生臍帶」等，分項敘述，各為一種藥材。[68]而一般本草書的繪圖所見之「人胞」、「紫河車」，殆為胎盤無疑 （如圖三二）。Bernard E. Read 的 *Chinese Materia Medica: Animal Drugs* 一書即將「人胞」翻譯為 human placenta，[69]可作參考。

「禹藏圖」的胞衣，包含今人所謂的胎盤應無疑義。但當時人處理產後排泄物，是否僅僅處理胎盤一物而已？事實上，如臍帶、污血之類，在當時恐怕亦不能隨意棄置。[70]本草之類的藥書，將「人胞」、「胞衣水」、「初生臍帶」等分別載錄，主要站在用藥之立場，胎盤、臍帶等各自有不同的氣味用途。一般人處理產後排泄之物，疑不能如此分明。故胞衣的內容，雖有兩種可能，我個人則較傾向於前者，亦即，將其視為所有產後遺物的泛稱。

胞衣的名義及範圍，如上所述。一般正史或子書相關記載極為罕見，與「禹藏圖」時代相近者僅有三例。

案一，是睡虎地秦墓竹簡《封診式》關於「出子」的記錄。出子，即流產，或稱為墮胎，專指由外傷所引起的流產。本例是戰國時期診斷外傷性流產的產科醫案，也是典型法醫學活體檢驗案例：

---

68. 李時珍，《本草綱目》，頁 1615–1617。

69. Bernard E. Read, *Chinese Materia Medica: Animal Drugs* （臺北：南天書局影印，1982），第 436 條。此書為《本草綱目》之英譯。

70. 參見 Emily M. Ahern, "The Power and Pollution of Chinese Women," in Margery Wolf and Roxane Witke (ed.), *Women in Chinese Society* (Stanford: Stanford University Press, 1975), pp. 169–175; Charlottee Furth, "Concepts of Pregnancy, Childbirth, and Infancy in Ch'ing Dynasty China," *Journal of Asian Studies*, Vol. 46, No. 1 (1987), pp. 7–35.

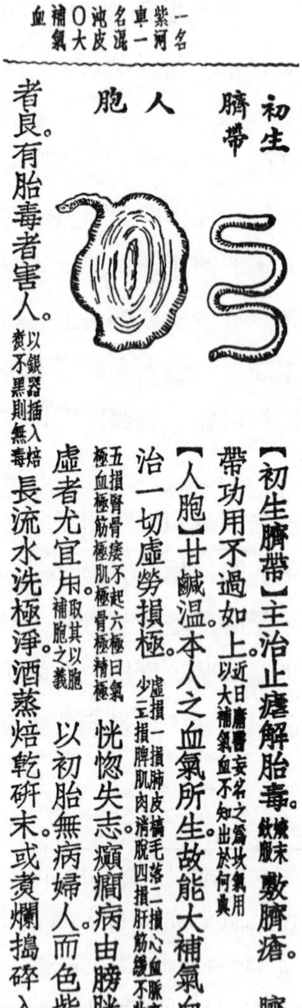

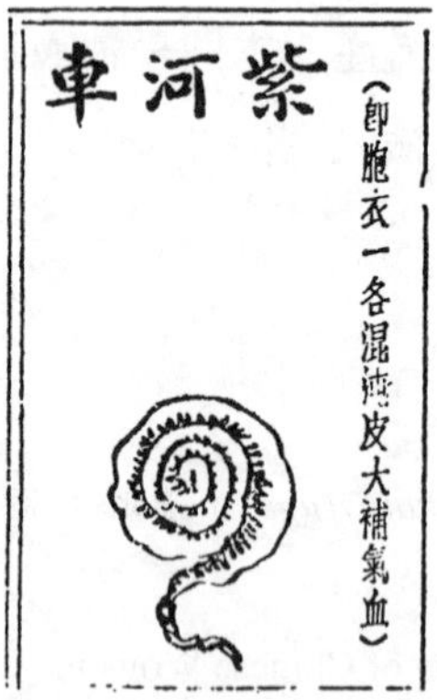

一名紫河車　混皮名沌　大補血氣

初生臍帶

人胞

【初生臍帶】主治止瘧解胎毒。燒灰敷臍瘡。臍帶功用不過如上以近日醫書妄名之紫狀氣用大補氣血不知出於何典

【人胞】甘鹹溫本人之血氣所生故能大補氣血治一切虛勞損極　虛損一損肺皮槁毛落二損心血脈不收三損脾肌肉消瘦四損肝筋緩不能五損腎骨痿不起六損曰氣極血極筋極肌極骨極精極　恍惚失志癲癇病由膀胱虛者尤宜用取其以胞補胞之義　以初胎無病婦人而色紫者良。有胎毒者害人。以銀器插入焙炙不黑則無毒　長流水洗極淨酒蒸焙乾研末或煑爛搗碎入

紫河車

（即胞衣一名混沌皮大補氣血）

圖三二：本草書中之胞衣圖。左為《本草備要》，胞衣似為今人所謂胎盤。右圖取自《本草從新》，人胞亦僅指胎盤，其與臍帶各自一藥。

出子　爰書：某里士五（伍）妻甲告曰：「甲懷子六月矣，自晝與同
里大女子丙鬥，甲與丙相捽，丙償媸甲。里人公士丁救，別丙、甲。
甲到室即病發（腹）痛，自宵子變出。今甲裹把子來詣自告，告
丙。」即令令史某往執丙。即診嬰兒男女、生髮及保之狀。有（又）
令隸妾數字者，診甲前血出及癃狀。有（又）訊甲室人甲到室居處
及復（腹）痛子出狀。●丞乙爰書：令令史某、隸臣某診甲所詣子，
已前以布巾裹，如衋（衃）血狀，大如手，不可智（知）子。即置
盎水中搖（搖）之，衋（衃）血子殹（也）。其頭、身、臂、手指、
股以下到足、足指類人，而不可智（知）目、耳、鼻、男女。出水
中有（又）衋（衃）血狀。[71]

甲、丙兩婦互毆，其中甲懷孕六個月，結果傷孕小產，胎死腹中。有司檢
驗的項目有二：一是檢查流產婦人甲受傷及出血的狀況，一是檢驗甲送來
的「血塊」是否確為胎兒。[72] 其中胎兒的部分有「診嬰兒男女、生髮及保
之狀」，竹簡整理小組云：「保，讀為胞，胞衣。」[73] 甲婦懷孕六月，應有
胞衣無疑。而且據簡文所示，胞兒的頭、身、臂、手指、大腿以下到腳、
腳趾都可清楚的辨識。婦人甲保留胞衣除作為證物之外，依照當時禮俗可
能事後還必須妥為處理（案二可為證）。因甲傷孕夭子，如前引《產經》所
說「數生子而皆夭死，一無生在」，必須依法埋胞，而後「子皆長壽，無復
夭失也」。

71. 《睡虎地秦墓竹簡》，頁 161–162。

72. 賈靜濤，《中國古代法醫學史》（北京：群眾出版社，1984），頁 14–15。按胞衣在
　　法醫檢復的角色，詳見許槤，《洗冤錄詳義》（光緒庚辰雲南書局重刊本）卷 1〈驗
　　婦女屍〉以下各條；羅時潤等，《洗冤集錄譯釋》（福州：福建科學技術出版社，
　　1992），頁 67–71。

73. 《睡虎地秦墓竹簡》，頁 162。

案二，是漢成帝因溺愛趙昭儀殘滅繼嗣之事。按成帝壯年無子，繼承無人，故希望得子。趙飛燕姊弟顯寵十餘年，卒皆無子。趙氏姊弟又恐掖庭其他美人生子，動搖其地位，故凡御幸生子者輒死，飲藥傷墮者亦不可勝數。其中，曹宮一案與本文有關：

> ……元延元年（公元前12年）中（曹）宮語（道）房曰：「陛下幸宮。」後數月，曉入殿中，見宮腹大，問宮。宮曰：「御幸有身。」其十月中，宮乳掖庭牛官令舍，有婢六人。中黃門田客持詔記，盛綠綈方底，封御史中丞印，予（籍）武曰：「取牛官令舍婦人新產兒，婢六人，盡置暴室獄，毋問兒男女，誰兒也！」武迎置獄。（曹）宮曰：「善藏我兒胞，丞知是何等兒也！」後三日，客持詔記與武，問「兒死未？手書對牘背。」武即書對：「兒身在，未死。」有頃，客出曰：「上與昭儀大怒，奈何不殺？」[74]

掖庭獄丞籍武受命置曹宮母子於死地，一時心軟留其後路，並請田客將其心意轉奏於上，但成帝似乎無動於衷。不久，田客奉帝告訴籍武，將嬰兒交給中黃門王舜，由王舜攜回宮中擇一乳母哺育，其時約兒生八九日左右。而曹宮則令其自繆。最後，「宮長李南以詔書取兒，不知所置」，恐怕亦遭不測。[75]

成帝弒子案中，曹宮於暴室獄曾託籍武一事：「善藏我兒胞，丞知是何等兒也！」顏師古《注》：「胞謂胎之衣也」，又云：「意言是天子兒耳。」[76]

---

74. 《漢書》（臺北：洪氏出版社影印，1975）卷97下〈外戚傳〉，頁3990–3991。關於曹宮一事，另見拙作，〈胞衣──關於它的傳說、咒術與禮俗〉，《北縣文化》36期 (1993)。

75. 《漢書》，頁3991。

76. 《漢書》，頁3992。

曹宮在牛官令舍生下小兒，並沒有將胞衣丟棄，而且一直到身繫囹圄之中
始終帶在身邊。曹宮為何請籍武代為藏胞呢？當然，最可能的一個理由即
其身在暴室獄，無法親自處理。然所謂「善藏」又是何意？是暫時代為收
藏保管抑是請其妥為埋胞？今不得而知。由曹宮的口氣推測，似以胞衣為
證，故曰：「丞知是何等兒也！」即暗示這不是普通人的小孩，請其三思而
行。按籍武受詔殺其母子之時，疑尚未得知曹宮之子的身分，田客曾囑籍
武「毋問兒男女，誰兒也」。但是，曹宮出示其子胞衣如果只為證明此「是
天子兒」，似不必再交代籍武「善藏」之。而「善藏」之意，若僅是請其代
為保管，以當時保存物質之條件，胞衣極易腐壞，恐不宜久存。古人重視
產後胞衣之處理，曹宮也許請籍武代為依法埋胞。倘藏胞一事，可決定新
生嬰兒之生死夭壽，曹宮似有保留胞衣、俟時埋藏的可能性。

　　類似曹宮的例子，漢代並不多見。但像曹宮一樣，產後不棄置胞衣，
甚至身繫囹圄猶請人代埋，恐怕不是極端的個案。產後埋胞在當時應是相
當普遍之禮俗。

　　案三，資料出處時代稍晚。《南齊書・王敬則傳》載：「王敬則，晉陵
南沙人也。母為女巫，生敬則而胞衣紫色，謂人曰：『此兒有鼓角相。』」[77]
中國古代相術之源流，已有學者作詳細的討論。[78] 相人的依據，大多以人

---

77. 《南齊書》卷 26〈王敬則傳〉（北京：中華書局，1978），頁 479。

78. 祝平一，《漢代的相人術》（臺北：學生書局，1990）。漢代以下相人之術，見張榮
　　華，《中國古代民間方術》（安徽：安徽人民出版社，1991），頁 1–100。從上二書
　　的研究得知，古代相人術並無相胞衣之傳統，但王敬則之母相胞衣應非櫬壁虛構之
　　事。晉・嚴助有《相兒經》一書，今佚。《千金要方》卷 5〈相兒命短長法〉收有佚
　　文三十二條。內容如「兒初生，叫聲連延相屬者，壽」；「臍中無血者，好」；「自開
　　目者，不成人」；「頭四破，不成人」；「額上有旋毛，早貴，妨父母」；「陰囊下白者
　　死，赤者死」等等。上述相嬰兒初生叫聲，或相臍中有無血等，一般相術之中亦
　　無。相初生嬰兒之胎衣疑是這個傳統。參見《千金小兒方校釋》（西安：陝西科學
　　技術出版社，1992），頁 62–65。

的外表、聲音、行止為主。胞衣是產後之遺物，除產婦、穩婆（即接生婆）或嬰兒家屬之外，一般人並不容易得見。相胞衣疑不在相術的主流之中，抑或，敬則之母別有根據？資料有闕，今暫勿論。然而，值得注意的是，敬則之母將胞衣與嬰兒未來的命運（「有鼓角相」）連繫起來。此外，如上所述，胞衣有紅、紫、綠三色，紫色為良，敬則之母相胞衣亦在其顏色之上。「紫色為良」這個傳統也許是相當久遠的。若胞衣的形色即可顯示嬰兒的某些特質，疑前例曹宮出示籍武之胞衣亦即紫色耶？

綜上所說，胞衣稱為「紫河車」、「混元母」或「仙人衣」之類，方家推為「天地之先」，醫家比為「真元所鍾」，足證胞衣與嬰兒的關係密切，古人亦視胞衣甚重。其次，「禹藏圖」所說之胞衣，包括今人所理解的胎盤。然就實際處理而言，胞衣 (Afterbirth) 似指胎盤、臍帶、羊膜、產後污血之泛稱。第三，由前舉三件案例來看，前二案皆以胞衣為證據。胞衣一般人可能皆不隨意丟棄，外人取得不易，所以作假的可能性不大。其中曹宮囑籍武「善藏」胞衣之例，尤值得玩味。以下，筆者欲進一步討論為何要「善藏」胞衣。

三、為何要埋胞？

埋胞並不是處理產後遺物唯一的方法。若以比較的觀點來看，據《隋書》載，「琉球國婦人產乳，必食子衣。」即產婦生產之後，即自己將胎兒的胞衣吃掉。也有的民族將之當成菜餚，如宋人張師正《倦游錄》云：「八桂獠人產男，以五味煎調胞衣，會親啖之。」八桂疑即廣西、湘南一帶；獠人是指仡佬族。李時珍在《本草綱目》即引用上述二種不同民族處理胞衣的風俗，批評道：「此則諸獸生子，自食其衣之意，非人類也！」[79] 古人

---

79. 李時珍，《本草綱目》，頁 1615。

應該很早就觀察到，有些正常的草食性動物如母牛會吃下牠們剛產下的胞衣。所以，就不同文化處理胞衣的方式，不論是琉球國產婦自食子衣或八桂獠人作人胞筵宴客，對古代中國人而言，無異是「諸獸生子，自食其衣」的非人行為。一般來說，中國處理產後遺物以埋藏的方式為主。以下，筆者嘗試由四個不同方向來探究埋藏胞衣的可能原因。

　　第一、由生產本身來看，漢人視乳子為忌諱，「以為不吉」。甚至，「將舉吉事，入山林，遠行，度川澤者，皆不與之交通。乳子之家，亦忌惡之，舍丘墓廬道畔，逾月乃入，惡之甚也。」[80]當時將舉吉事或有遠行者，忌與產婦來往、接觸，以免沾染不吉。乳子之家甚至讓產婦住於丘墓廬道的茅舍，滿月之後才接之回家。

　　由於視乳子不吉，連帶的亦視「胞為不吉」。王充以為，人含精微之元氣而生，有何不吉？六畜產子與人一樣，諱人而不諱六畜，不知何理？《論衡‧四諱篇》云：

> 夫婦人之乳子也，子含元氣而出。元氣，天地之精微也，何凶而惡之？人，物也；子，亦物也。子生與萬物之生何以異？諱人之生謂之惡，萬物之生又惡之乎？生與胞俱出，如以胞為不吉，人之有胞，猶木實之有柎也。包裹兒身，因與俱出，若鳥卵之有殼，何妨謂之惡？如惡以為不吉，則諸生物有柎、殼者，宜皆惡之。[81]

這裡提及「諸生物有柎、殼者」，按柎同柎，指保留在果實上的花萼。王充以為，人之有胞衣，就如木之有柎、鳥卵之有殼一樣，何惡之有？然而，漢人卻以為「胞衣不吉」。王充解釋「諱忌產子」，「卻使人常自潔清，不欲使人被污辱也。」[82]當時之人視胞衣為不吉，或許亦基於類似的理由，即

---

80. 黃暉，《論衡校釋》（臺北：臺灣商務印書館，1983），頁971。

81. 黃暉，《論衡校釋》，頁972。

胞衣是不潔的。接觸或看到胞衣則「被污辱」之，所以，產後必妥為埋藏，以免他人沾染污穢。

第二、胞衣對產婦之影響主在生產一事。由產婦與胞衣的關係來看，胞衣原非產婦所有，因結胎而始生，產後又隨胎俱出。若胞衣不下，將危及產婦，甚至嬰兒。

《詩經‧大雅‧生民》載周之始祖棄誕生之傳說。姜嫄懷子，

> 誕彌厥月，先生如達。不坼不副，無菑無害。以赫厥靈，上帝不寧。不康禋祀，居然生子。[83]

鄭玄《箋》：「達，羊子也，大矣。后稷之在其母，終人道十月而生。生如達之生，言易也。」[84] 意指姜嫄十月懷胎，頭生卻如「羊子」之易生。其中「不坼不副，無菑無害」，異說頗多。[85] 胡承珙《毛詩後箋》引《虞東學詩》云：「人之初生，皆裂胎而出，驟失所依，故墮地即啼。惟羊連胞而

---

82. 黃暉，《論衡校釋》，頁 974。另參見北京大學歷史系《論衡》注釋小組，《論衡注釋》（北京：中華書局，1979），頁 1334–1337 的注釋。

83. 鄭玄，《毛詩箋》（臺北：新興書局影印校相臺岳氏本，1981），頁 113。

84. 鄭玄，《毛詩箋》，頁 113。

85. 例如，「不坼不副」句，毛《傳》：「凡人在母，母則病，生則坼副，菑害其母，橫逆人道。」孔穎達《疏》云：「橫逆人道，謂不由人所生之道也，《史記‧楚世家》云，陸終娶於鬼方氏，曰女嬇，孕三年不乳，乃剖其左脅，獲三人焉，剖其右脅，獲三人焉。〈帝王世紀〉云，簡狄剖背生契。如此之類，是橫逆人道也。」又《史記‧楚世家》，《集解》引干寶曰：「原詩人之旨，明古之婦人，嘗有坼剖而有產者矣，又有因產而遇菑害者，故美其無害也。」將坼副解為坼剖，王充《論衡‧奇怪篇》斥為「妄也」。邱述堯，《史記新探》（臺北：明文書局，1992），頁 326–333 收集了相關的材料，可以參考。又棄母姜嫄的故事，見王照圓，《列女傳補注》（臺北：臺灣商務印書館，1976），頁 3–4。

下，其產獨易，詩以如達為比，恐稷未出胎，故無坼副菑害之事，而啼聲亦不聞也。坼副，謂破裂其胎。菑害，謂難產。皆主稷言，非言其母。」又引姜氏《廣義》云：「親見里人有產此者，剝去胞，兒方能啼。」又，馬瑞辰《毛詩傳箋通釋》亦引虞東之說，又引陶元淳曰：「凡嬰兒在母腹中，皆有皮裹之，俗所謂胞衣也。生時其衣先破，兒體手足少舒，故生之難。惟羊子之生，胞仍完具，墮地而後母為破之，故其生易。后稷生時蓋藏於胞中，形體未露，有如羊子之生者，故言如達。」馬氏又云：「蓋連胞而生，異於常兒，疑其或有菑害，故詩又言無菑無害也。」近人余巖《詩病疏》以為，其實羊生非連胞而下，虞東有此說法可能是為了遷就鄭玄「羊子」之箋。不過，他卻認為：「胎兒之連胎而下，在產科學中非絕無之事，今謂之幸帽兒 (Glüks-haube, caul)，姜氏《廣義》謂親見里人產此，非虛言也，惟產後急須為之破坼，少緩，即窒息死矣。故謂后稷連胞而生，可也」。[86] 要之，各家之說，旨在后稷生之易也，連胞而下，不坼不副，無有菑害。[87] 換言之，胞衣在生產過程是可能會造成危害的。

　　周棄出生之事是否如此，不在本文討論之列。余巖以為胎兒連胎而下非絕無之事，但究非常態也。一般而言，胞衣必俟小兒產出之後，約數分鐘至十餘分鐘左右，產婦即當發生後陣縮，而後順利產出。若胞衣遲不產出，古稱為息胞、息胎、胞衣不出、胞脹不下等（圖三三）。胞衣不下，多

86. 見余巖，《古代疾病名候疏義》（臺北：自由出版社影印，1972），頁 312。由西方世界一些相關材料看，連胞而下的嬰兒一般都具有某種的神聖性，見 Carlo Ginzburg, *Ecstasies: Deciphering the Withches' Sabbath* (N.Y.: Pantheon Books, 1991), pp. 160–161, 167–168, 264–265 等。此條資料由康豹 (Paul Katz) 先生示知。

87. 〈生民〉一篇，見岑仲勉，〈周初《生民》之神話解釋〉，收入氏著，《兩周文史論叢》（上海：商務印書館，1958）；田倩君，〈說棄〉，收入《中國文字叢釋》（臺北：臺灣商務印書館，1968）；陳炳良，〈《生民》新解〉，收入氏著，《神話、禮儀、文學》（臺北：聯經出版公司，1985）。

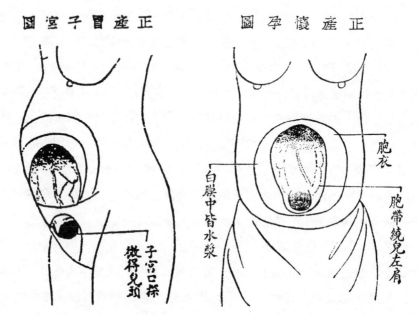

圖三三：分娩圖。胞衣俟嬰兒產出之後隨之共出，若滯留不出，稱「息胞」。取自賀川玄迪，《產論翼》，臺北：大新書局影本，1972，〈諸產懷孕圖三十二〉。

數伴有出血現象，甚而大量出血或出血不止，導致虛脫，嚴重者死亡。[88]歷代醫籍或產書皆有「胞衣不下」一項。

　　茲摘引數家之說如下。巢元方《諸病源候總論》卷四十三〈胞衣不下候〉條云：

> 有產兒下苦胞衣不落者，世謂之息胞。由產婦初時用力，比產兒出而體已疲頓，不能更用氣產胎。經停之間，外冷乘之，則血道否澀，故胞久不出。……舊方胞衣久不出恐損兒者，依法截臍，而以物繫其帶一頭。亦有產而看產人不用意慎護，而挽牽甚，胞系斷者，其

---

88. 時逸人，《中國婦科病學》（臺中：昭人出版社，1980），頁 190–192；朱鶴皋，《朱氏女科》（臺北：文光圖書公司，1989），頁 106。

胞上掩心，則斃人也。縱令不死，久則成病也。[89]

陳自明《婦人良方》卷十八〈胞衣不出方論〉引郭稽中云：

> 胞衣不下者，因氣力疲憊，不能努出。或血入衣中，脹大而不能下，以致心胸脹痛喘息。速服奪命丹，血散脹消，其衣自下。牛膝散亦效。[90]

張景岳《婦人規》下卷〈胞衣不出〉條云：

> 胞衣不出，有以氣血疲弱，不能傳送，而停擱不出者。……有以惡露流入胞中，脹滯不出者。蓋兒既脫，胞帶必下墜，故胞在腹中形如仰葉，仰則盛聚血水，而脹礙難出。惟老成穩婆多識者，但以手指頂其胞底，以便血散，或以指摸上口，樊開一角，使惡露傾瀉，則腹空自落矣。[91]

---

89. 巢元方，《諸病源候總論》卷 43（臺北：宇宙醫藥出版社影印，1975），頁 2。巢元方，隋醫家。大業中 (605–618) 任太醫博士，主持集體編成《諸病源候論》。是書成於大業六年 (610)，共五十卷。《四庫全書總目提要》云：「蓋其時去古未遠，漢以來經方脈論存者尚多，又裒集眾長，共相對討論，故其言深密精邃，非後人之所能及。《內經》以下，自張機、王叔和、葛洪數家書外，此為最古」。

90. 陳自明，《婦人良方》卷 18（臺北：文光圖書公司影印，1984），頁 3。陳自明 (1190–1270)，宋醫家。本書撰於宋嘉熙元年 (1237)，共八門，二十四卷。明代薛己《醫案》曾以己意刪訂，逐篇附以按語及治驗，自成一書。

91. 張景岳，《婦人規》，收入氏著，《景岳全書》（臺北：臺聯國風出版社影印，1980），頁 644。張景岳 (1563–1640)，明醫家。本書於天啟四年 (1624) 撰成，共分九類，二卷。

傅山《女科》卷下〈正產〔血瘀〕胞衣不下〉條云：

> 產婦有兒已下地，而胞衣留滯于腹中，二、三日不下，心煩意躁，
> 時欲昏暈，人以為胞衣之蒂未斷也，誰知是血少乾枯，粘連于腹中
> 乎？世人見胞衣不下，未免心懷疑懼，恐其衝之于心，而有死亡之
> 兆，然而胞衣究何能上衝于心也？但胞衣不下，〔而〕瘀血未免難
> 行，恐有血暈之慮耳。[92]

　　各家之說，大同小異。按胞衣遲滯不下，多因產婦分娩後元氣大虛，
無力排出，敗血流入胞中，作脹不下，或感邪而氣血凝滯所致也。巢氏以
為，處理不慎甚至有「胞上掩心」的危險，歷來醫家都信之。唯傅山認為
胞衣不能「上衝於心」，但久滯不下，仍有血暈之虞。以上所引，多為隋代
以下的醫書，但胞衣不下（或因胞衣先破或前置等）導致的種種難產，恐
怕是自人類有產事以來便有的問題。所以，《詩經・大雅・生民》會以胞衣
「不坼不副」引為美事（或奇事）。不過，連胞而生，畢竟是少之又少的個
案。前面提到漢代人視「胞為不吉」，就產婦而言，胞衣確為不吉之物。[93]
　　胞衣不下引起難產，而順利產下之後的胞衣，仍繼續對婦女有若干作
用。馬王堆漢墓《胎產書》云：

92. 見何高民，《傅青主女科校釋》（北京：中醫古籍出版社，1992），頁132。傅山
　　(1607–1684)。傅山醫書有《傅青主女科》、《傅青主男科》、《傅氏幼科》等。一說傅
　　氏《女科》係鈔陳士鐸之《辨證錄》等醫書，見上引書，頁1–11〈《傅青主女科》
　　考述〉一文的討論。
93. 傅山即以為：「夫胞衣是包兒之一物，非依于子，即依于母，子生而不隨子俱下，
　　以子之不可依也，故留滯于腹，若有回顧其母之心。母胞雖已生子，而其蒂間之氣
　　原未遽絕〔也〕，所以留連欲脫而未脫〔耳〕。」胞衣雖依於母、子之間，但胞衣畢
　　竟是與胎兒一體，留滯母體終是有害。見何高民，《傅青主女科校釋》，頁132。

⑴●字而多男毋（無）女者而欲女，後□□□□包（胞）貍（埋）
　　陰垣下。多女毋（無）男，亦反〈取〉〔胞〕貍（埋）陽垣下。[94]
⑵●女子鮮子者產，令它人抱其□，以去□□濯其包（胞），以新布
　　裹之，為三約以歙之。入□中，令其母自操，入谿谷□□□之三，
　　置去，歸勿顧，即令它人善貍（埋）之。[95]

第⑴例，是透過埋胞改變產婦日後受孕胎兒的性別，「多男毋（無）女
者」，埋於陰垣；「多女毋（無）男」者，埋於陽垣。這裡的陰、陽配置，
也許與男陽女陰之類的概念有關。

第⑵例，「女子鮮子者」，是指不易受孕，或子嗣鮮少的婦人，[96] 透過
特殊的方術以求日後多孕。其法為，將初產後的胞衣以新布纏緊（「為三約
以歙之」），再由產婦親自拿此胞衣「入谿谷」，並藉由象徵性的行動「置
去，歸勿顧」，達成求子之目的。儀式結束，再令他人找回胞衣善埋之。值
得注意的是，胞衣對產婦的影響似不在產婦本身的吉凶夭壽，而是在於日
後生產這件事。換言之，產婦與胞衣的關係，無論從生產過程或產後的處
理來看，似僅限於產事一環。

第三、由嬰兒與胞衣的關係來看，兩者原為一體。彼此分開之後，仍
有感應。按馬王堆漢墓《胎產書》記載胚胎變化成長的過程，第一個月稱
「留（流）刑」，留刑意同流形，象徵胚胎流動而模糊的形象。第二個月稱
「始膏」、三個月稱「始脂」，所謂膏、脂仍舊是指尚未成形的狀態，「當是
之時，未有定義（儀），見物而化」。這個時期，胎兒的性別、美醜、賢愚

---

94. 《馬王堆漢墓帛書〔肆〕》，頁 137。

95. 《馬王堆漢墓帛書〔肆〕》，頁 139。

96. 周一謀、蕭佐桃，《馬王堆醫書考注》，頁 361；馬繼興，《馬王堆古醫書考釋》，頁
　　813。

似乎還未完全決定，而且，胎兒可能隨孕婦所遇之人事物而發生變化。在這個階段，胎兒與胞衣的發育也逐漸完成。第四個月以後，藉著稟受水、火、金、木、土等外界的精氣逐漸生成身體各個臟器。[97] 茲將《胎產書》與相關資料的胎兒生成說，列為下表所示：[98]

類型	資料／月份	一	二	三	四	五	六	七	八	九	十	備考
I	馬王堆《胎產書》	留刑（流形）	始膏	始脂	水受（授）之成血	火受（授）之成氣	金受（授）之成筋	木受（授）之成骨	土受（授）之成膚革	石受（授）之成毫毛	氣陳	
	《產經》《醫心方》(1)	始形	始膏	始胎	受水精盛血脈	受火精盛血氣	受金精成筋骨	受木精成骨髓	受土精成膚革	受石精成皮毛	已成子	胎疑即胎衣
	《諸病源候總論》	始形	始膏	始胎	受水精盛血脈	受火精成其氣	受金精成其筋	受木精成骨	受土精成膚革	受石精成皮毛	五臟俱備六腑齊通	

---

97. 石田秀實，〈由身體生成過程的認識來看中國古代身體觀的特質〉，頁 183–192。

98. 赤堀昭，〈胎教說の成立〉（日本醫史學會關西支部春季大會講演資料，1986）；杉立義一，《醫心方の傳來》，頁 170，表 2。

組	出處											
	《千金要方》(1)	始胚	始膏	始胎	受水精盛血脈	受火精成其氣	受金精成其筋	受木精成其精	受土精成膚革	受石精成皮毛	五臟俱備六腑齊通	
II	《產經》《醫心方》(2)	胚	胎	血脈	具骨	動	形成	毛髮生	瞳子明	穀入胃	兒出生	
	《千金要方》(2)	始胚	始膏	始胞	形體成	能動	筋骨立	毛髮生	臟腑具	穀氣入胃	日滿產	胞疑即胞衣
III	《淮南子》	膏	胅	胎	肌	筋	骨	成	動	躁	生	
	《太素》《醫心方》(3)	膏	脈	胞	胎	筋	骨	成	動	躁	生	胞疑即胞衣
IV	《耆婆五臟論》	如珠露	如桃花	男女分	形象具	筋骨成	毛髮生	游其魂動左手	游其魄動右手	三動身	受氣足	產書「氣陳」受氣疑即《胎

	《顱顖經》	胎胞精血凝	胎形成胚	陽神為三魂	陰靈為七魄	五行分五臟	六律定六腑	精開竅通光明	元神具降	以定生人	受氣足	

　　歷來醫書述胎兒成長者，大致不出以上四種類型。例如《醫心方》即同時引用三種不同說法，[99]《千金要方》則收錄二種不同的說法。[100] 以時代來看，《胎產書》最早，其說在《諸病源候總論》[101] 等書尚得以見，流傳最廣。[102] 其次，是《淮南子・精神》[103] 所載之胚胎說，並見《尹文子・九守篇》、《廣雅・釋親》、[104]《太素》[105] 等書。此外，《耆婆五臟論》、[106]《顱

---

99. 丹波康賴，《醫心方》卷 22，頁 2；又卷 24，頁 6。

100. 孫思邈，《千金要方》(臺北：宏業書局影印，1987)，頁 21–24。孫思邈 (約 581–682)，唐醫家。是書成於約公元 625 年左右，共三十卷，二百三十二門，合方五千三百餘首。而後又撰《千金翼方》三十卷，作為《要方》之續篇。《千金方》成書之後，流傳甚廣，版本頗雜，據統計至少有二十八種版本。馬繼興考證其主要有五個版本系統：南宋初刊本 (宏業書局即據此影印)、元刊本、道藏本、左卷子本與新雕本。此外，宋代以後出現不少關於《千金要方》的評注、類編及節選本。如張璐《千金方衍義》、黃恩榮《唐千金類方》、郭思《千金寶要》等。又《千金要方》有若干佚文不載於今本，散見《外臺秘要》、《醫心方》等書。以上參看《千金小兒方校釋》，頁 1–5〈孫思邈生平事跡及著作簡介〉一文；另任育才，〈唐代醫學家孫思邈生年考辨〉，《文史學報》21 期 (1991)；任育才，〈論孫思邈之年壽及其醫學思想〉，《興大歷史學報》2 期 (1992)。

101. 巢元方，《諸病源候總論》卷 41，頁 2–5。

102. 例如葉桂，《女科全書》(臺北：力行書局影印，1991)，頁 47–51。葉桂 (1667–1746)，清醫家，是書又名《女科證治》，四卷，分〈調經〉、〈安胎〉、〈保產〉、〈求嗣〉、〈保嬰〉等篇。

103. 劉文典，《淮南鴻烈集解》卷 7 (臺北：文史哲出版社，1985)，頁 59–60。

104. 劉文典，《淮南鴻烈集解》卷 7，頁 60。《尹文子・九守篇》作一月而膏，二月而

頗經》[107] 之胚胎說則受佛教影響較深。[108]

脈，三月而肧，四月而胞。《廣雅·釋親》則作一月而膏，二月而脂，三月而胎，四月而胞。這些名詞的解釋，見范行準，《中國病史新義》（北京：中醫古籍出版社，1989），頁 628-637〈胎兒發育的過程〉；王明輝，《中醫性醫學》（臺北：旺文社重排，1993），頁 111-119；馬繼興，《馬王堆古醫書考釋》，頁 781-802。

105. 《太素》有關胎兒成長之說，不見於今本。此條疑是《內經》之佚文。按《內經》是一部綜合性著作，故每篇不只是涉及一個主題或內容。因此醫家便比類分次，將《內經》原文打散，進行分類匯編。楊上善的《太素》便是最早一部《內經》分類研究。是書共三十卷，分十九類。大約南宋時已佚。現所見《太素》是日本所藏唐人卷子抄本影寫，僅存二十三卷，近幾年在日本又發現了三卷。《太素》改編經文，名歸其類，取法《甲乙經》。其相承舊本有可疑者，於注中破其字，定其讀，不輕改易其文。《太素》之文，同全元起本；其為注，依經立訓，學者或以為其有勝于王冰之注。參見丸山敏秋，〈楊上善と王冰，楊、王兩注の比較論的考察〉，收入《東洋醫學善本叢書》卷 7（東京：東洋醫學研究會，1980）；松木きか，〈《黃帝內經素問》〈全元起注本〉の復元と〈王冰注本〉の構成〉，《集刊東洋學》66 號 (1991)；王玉興、趙靜，〈《黃帝內經太素》成書年代研究述評〉，《中華醫史雜誌》23 卷 1 期 (1993)。

106. 《耆婆五臟論》，《崇文總目》一卷，存。丹波元胤云：「按《醫方類聚》所載《五臟論》，篇首生育說，與陳（自明）氏《婦人良方》所引同。其藥名之部，及五常之體，其文理殆類《雷公炮炙論·序》，體製古樸，似非唐以後之書也。」耆婆者，據陳竺同之考證似即印度之耆域，典出《女耆因緣經》。魏晉六朝託其名之醫籍有《耆域術經》、《耆域術四經》、《弟子慢為耆域述經》、《耆婆八十四問》、（《宋志》作六四問）、《耆婆五臟論》、《耆婆所述仙命論》、《耆婆脈經》等七種。陳氏認為，《耆婆五臟論》為印度、西域輸入之著作，而且當與晉裴璆、唐裴靈、吳兢、劉清、張文懿以及偽託黃帝、神農等《五臟論》有關。丹波以為《耆婆五臟論》「似非唐以後之書」，應該是可信的。詳見丹波元胤，《醫籍考》，頁 232；陳竺同，〈漢魏南北朝外來的醫術與藥物的考證〉，《暨南學報》1 卷 1 號 (1936)，頁 65-78。

107. 見舊題師巫，《顱顖經》（光緒戊寅泉唐丁氏當歸草堂刊本），〈原序〉，頁 2。按師巫又作巫方或巫妨。巢元方云：「中古有巫方，立小兒《顱顖經》，以占夭壽，判疾病

其中，類型 I 的特色有二：以三個月為一分水嶺，是時胎兒成形，性別也能識別。其次，胎兒的生長要與天地之氣如自然界木、火、土、金、水五行之氣相適應。《靈樞‧本神篇》提及人之始生，「天之在我者，德也；地之在我者，氣也。德流氣薄而生者也。」即生命藉由「德」、「氣」兩種力量而成長，張介賓注云：「人稟天地之氣以生」，[109] 皆是基於相同的想法。

胎兒與胞衣本是一體，上述胚胎各說言之甚明。所謂三月「始胎」或「始胞」，這裡的「胎」或「胞」應指胎衣或胞衣。上一節提及胞兒與胞衣乃「胚胎將兆，九九數足」而成，亦約三月之數。三個月以後，兩者大致成為獨自的個體，藉臍帶保持這種一體的關係。然而在角色上，胎衣成為供養者，是生命之源。上一節筆者解釋胞衣有「河車」之名時，方家以其為「天地之先」、「陰陽之祖」，甚至用「兒則載而乘之」來比喻胞衣之角

死生，世所相傳，有小兒方焉。」孫思邈《千金方》則曰：「中古有巫妨者，立小兒《顱顖經》，以占壽夭，判疾病死生，世相傳授，始有小兒方焉。」此書巢元方、孫思邈有提及，但據《四庫全書提要》考證「疑是唐末宋初人所為，以王冰《素問注》等七卷內，有師氏藏之一語，遂託名師巫，以神其說耳。」淺田宗伯云：此書「不著撰人名氏，即《宋志》所謂師巫《顱顖經》也。錢乙為幼科之聖，而《宋史》稱其出於此經」。丹波元胤則以為：《諸病源候論》所謂巫方《顱顖經》即是書也。是編非據王冰師氏藏之一語，而託名者也。另有所謂東漢衛汛《顱顖經》二卷（一作三卷）。衛氏好醫術，知識淵博，曾師張仲景，擅婦、兒科，撰有《四逆三部厥經》、《婦人胎藏經》，原書皆佚。詳見淺田宗伯，《醫學讀書規》，收入《日本書目大成》4 卷（東京：古典研究會，1979），頁 451；丹波元胤，《醫籍考》，頁 1267-1269；熊秉真，〈明代的幼科醫學〉，《漢學研究》9 卷 1 期 (1991)，頁 53-56〈明代以前的中國傳統幼科〉。又顱顖之意，見沈彤，〈釋骨〉，收入《近代中醫珍本集‧醫經分冊》，頁 466-471。

108. 如陳自明云：「《五臟論》者，類皆淺鄙，妄託其名，至於三藏佛書，且涉怪誕，漫不可考。」詳氏著，《婦人良方》卷 10，頁 2。

109. 吳國定，《內經解剖生理學》，頁 438。

色。茲舉王宏翰《醫學原始》論胚胎成長的過程，進一步說明胞衣與胎兒的關係：

> 夫男女交媾之始，皆動元火、元氣，而後精聚，兩火氣感，則兩精滲洽，凝于子宮。如爐煉金，如漿點腐，兩精凝結細皮，即成胚胎之胞衣矣。兩精既相感凝，猶如哺雞之蛋，雖未變未熟，而在將變之時，其內體尚未盡凝，猶如汁包，即有多線相接合，其外白而內紅，如以血酒之，中見小雞將變，其臍與細皮，并化成胞衣矣。人之胚胞子宮概相似也。夫兩精凝結細皮，變為胞衣，此細皮不但為胞衣褌益凝結之體，更為胚胎脈絡之系，乃先生一血絡與一脈絡，以結成臍與命門。但臍絡乃九日後結成，而臍系於胚，以代口之用，吸取母血以養，漸化為胚胎也。……人之始生，先臍與命門，故命門為十二經脈之主。一曰真火，一曰真氣，一曰動氣。真火者，人身之太極，無形可見，先天一點之元陽，兩腎之間是其息所，人無此火，則無以養生。曰真氣者，稟于有生之初，從無而有，即元氣之本體也。曰動氣者，蓋動則生，亦陽之動也。命門具而兩腎生，兩腎者，靜物也，靜則化，亦陰之靜也。命門者，立命之門，乃元火、元氣之息所、造化之樞紐、陰陽之根蒂，即先天之太極，四行由此而生，臟腑以繼而成。[110]

按王氏之說以為，人之始生，最早出現的臟器是臍與命門，此時五臟六腑尚未完具。命門有幾種說法：(1)五臟中大多為單一臟器，唯腎有兩枚，醫

---

[110]. 王宏翰輯，《醫學原始》（上海：上海科學技術出版社，1989），頁 51–55。王宏翰（？–約 1700），清醫家。《醫學原始》撰於 1688 年，四卷。是書取醫學經典及宋諸家之說而成，又兼採西學，摻以性理之說，以明人體生理病理。

家或以左者為腎，右者為命門；⑵或主張兩腎總號為命門；⑶有的根據命門穴在十四椎下陷中之部位，認為其在兩腎之間，具體體現為「腎間動氣」（此亦河車之本意），亦指兩腎之間所產生人體動力之來源。[111] 命門具則兩腎生，胎兒的「臟腑以繼而成」。而生成的管道則在於臍，「臍系於胚，以代口之用，吸取母血以養」。胞衣則由兩精凝結細皮所成，稟受父母之元火、元氣。後世方家修煉之道，欲回胎兒的先天狀態，關鍵亦繫乎臍與命門。[112] 這種觀念可上溯馬王堆房中養生書，《十問》屢言所謂「玉閉」之秘術，據饒宗頤考證此即言「丹田」（正確的說是「下丹田」），這個部位為男之精室、女之胞宮所在之處。[113] 而胞衣即由此而生，此說與前引熊叔陵以為胞衣生於「兩腎」是相類的觀念。

　　要之，胞衣、胎兒為一體，而胞衣又為胎兒生命之源。兩者分離之後，似能感應，而主要的是胞衣能繼續對嬰兒造成影響。崔知悌《纂要方》云：

> 凡胎衣宜藏于天德、月空、吉方。深埋緊築，令男長壽。若為豬狗食，令兒顛狂；虫蟻食，令兒瘡癬；鳥鵲食，令兒惡死；棄于火中，令兒瘡爛；近于社廟污水井灶街巷，皆有所禁。按此亦銅山西崩，洛鐘東應，自然之理也。[114]

---

111. 姜春華，《相火考略》（臺北：啟業書局重排本，1988），頁 299–314；丁光迪主編，《金元醫學》（江蘇：江蘇人民出版社，1987），頁 41–49。

112. 石田秀實，《氣‧流れる身體》（東京：平河出版社，1992），頁 200–241。

113. 饒宗頤，《老子想爾注校證》（上海：上海古籍出版社，1991），頁 142–143，〈漢初馬王堆養生方言「合氣」為張陵所本〉條。

114. 引自李時珍，《本草綱目》，頁 1615–1616。原引文作「崔行功《小兒方》」。按《本草綱目》書前〈引据古今醫書目〉，稱崔行功《纂要方》。《纂要方》，丹波元胤《醫籍考》引《舊唐志》以為〔唐〕崔知悌所撰，然《新唐志》稱崔行功所撰。蘇沈《內翰良方》云「西晉崔行功方」，丹波氏疑是書「非晉人所著」，應為崔知悌書

相對於胞衣影響產婦大致限於生產一事，胞衣影響嬰兒可謂全面而徹底。
甚至胞衣一有某種事故，即能感應嬰兒，如「棄（胞衣）于火中，令兒瘡
爛」之類。崔氏認為，這種關係乃「銅山西崩，洛鐘東應」之理，亦即胞
衣為「銅山」，嬰兒為「洛鐘」。按此說典出《世說新語‧文學》，原文係
「銅山西崩，靈鐘東應」：

> 殷荊州曾問遠公：「《易》以何為體？」答曰：「《易》以感為體。」
> 殷曰：「銅山西崩，靈鐘東應，便是《易》耶？」遠公笑而不答。[115]

余嘉錫《箋疏》引〈東方朔傳〉云：

> 孝武皇帝時，未央宮前殿鐘無故自鳴，三日三夜不止。詔問太史待
> 詔王朔，朔言恐有兵氣。更問東方朔，朔曰：「臣聞銅者山之子，山
> 者銅之母，以陰陽氣類言之，子母相應，山恐有崩弛者，故鐘先鳴。
> 《易》曰：『鳴鶴在陰，其子和之。』精之至也。其應在後五日
> 內。」居三日，南郡太守上書言山崩，延袤二十餘里。[116]

又引〈樊英別傳〉云：

> 漢順帝時，殿下鐘鳴，問（樊）英。對曰：「蜀岷山崩。山於銅為

矣。考崔知悌（約 615–685），唐許州鄢陵（今河南鄢陵）人，中書令崔知溫之兄。
著有《產圖》一卷，《骨蒸病灸方》一卷，《纂要方》十卷，均佚。佚文見於《外產
秘要》（《舊唐書‧崔知溫傳》、《舊唐書‧經籍志》、《新唐書‧崔知溫傳》、《新唐
書‧藝文志》、《宋史‧藝文志》）。參見丹波元胤，《醫籍考》，頁 693。

115. 余嘉錫，《世說新語箋疏》（臺北：仁愛書局影印，1984），頁 240–241。
116. 余嘉錫，《世說新語箋疏》，頁 241。

母，母崩子鳴，非聖朝災。」後蜀果土山崩，日月相應。[117]

這似乎為埋胞提供了理論基礎。銅山與銅鐘之所以會相應，因「銅者山之子，山者銅之母」，換言之，胞衣與胎兒相應，胞衣似為胎兒之母，「以陰陽氣類言之，子母相應」。所以棄胞衣於火中，小兒瘡爛，即是「母崩子鳴」的結果。這裡所說的「感」，用漢代人的術語即是「類感」或「感類」。[118]

　　第四、由胞衣的用途來看，在本節一開始提及，中國古代並不食胞衣，甚至以食胞衣為獸行。但在一種情況例外，即以胞入藥。人胞為藥材最早見於唐代陳藏器《本草拾遺》：

　　人胞，主血氣羸瘦，婦人勞損，面䵟皮黑，腹內諸病，漸瘦瘁者。[119]

不過，以胞入藥當時恐怕尚不普及。[120] 一直到元代朱震亨的提倡，才廣為

---

117. 余嘉錫，《世說新語箋疏》，頁 241。

118. 漢代「類感」、「感類」思想，如《呂氏春秋·應同》、《淮南子·覽冥》、《春秋繁露·同類相動》、《論衡·感類篇》等。

119. 陳藏器，《本草拾遺》（臺中：華夏文獻資料出版社，1988），頁 169。按原書早佚，本文所引為那琦、謝文全、林麗玲之輯本。陳藏器，唐醫家。「以《神農本草經》雖有陶、蘇補集之說，然遺逸尚多，故為〈序例〉一卷、〈拾遺〉六卷、〈解紛〉三卷，總曰《本草拾遺》，共十卷」（掌禹錫語）。是書成於開元二十七年 (739)。丹波元胤《醫籍考》云：「《藝文略》有四明人《本草拾遺》二十卷，恐系是書復出，陳氏蓋四明人也。二十是十字誤文，仍不著錄。」又是書除載人胞之外，亦載人肉等諸藥，李時珍云是書「膚譾之士，不察其詳核，惟誚其僻怪，宋人亦多刪削」。岡西為人曰：「中言人肉可療羸疾，故後之孝子多行之」，影響大矣。見丹波元胤，《醫籍考》，頁 116；岡西為人，《宋以前醫籍考》，頁 1207。

120. 關於以胞衣入藥的歷史背景，見桑原騭藏，〈支那人間に於ける食人肉の風習〉，收

人知。[121] 明代吳球用胞衣製「大造丸」，頗有驗效，風氣乃為大開。[122] 胞衣
既能影響胎兒，後世之人又以胞衣入藥，李時珍便質疑云：「今復以之蒸、
煮、炮、炙，和藥搗餌，雖曰以人補人，取其同類，然以人食人，獨不犯
崔氏之禁乎？」[123] 崔氏即前引的崔知悌。所以，為恐他人取己子胞衣為藥
餌；藏胞之事，尤為產後要事。

　　以胞入藥之風甚晚，疑不存「禹藏圖」出土之時代。考《神農本草
經》[124] 中有關人藥僅髮髲一項，馬王堆漢墓《五十二病方》所見之人藥稍

入《桑原騭藏全集》卷 2（東京：岩波書店，1968），尤其是頁 196–202；William
C. Cooper and N. Sivin, "Man as a Medicine: Pharmacological and Ritual Aspects of
Traditional Therapy Using Drugs Derived from the Human Body," Shigeru Nakayama
and N. Sivin ed., *Explorations of an Ancient Tradition* (Cambridge, Mass.: MIT East
Asian Science Series, 2, 1973), pp. 203–272.

121. 朱震亨 (1282–1358)，元醫家。婺州義烏（今浙江）人，世居丹溪，又稱丹溪先生。
為金元四大家之一，「滋陰派」的代表人物。朱氏論胞衣效用見《丹溪心法》。如補
腎丸、補天丸、太上混元丹等皆用之。

122. 吳球，明醫家，活動時代約十六世紀上半葉。著有《諸證辨疑》、《用藥玄機》、《活
人心統》、《方脈主意》、《食療便民》等，均佚。李時珍《本草綱目》中有佚文。按
大造丸出自吳氏《諸證辨疑》。用紫河車、敗龜版、酥炙黃、黃蘗、杜仲、牛膝、
肥生地黃、砂仁、白茯苓、天門冬、麥門冬、人參等組成。為末米糊丸如小豆大，
空心鹽湯下。有奪造化之功，故曰。又云：「一人病弱，陽事大痿，服此二料，體
貌頓異，連生四子。一婦人年六十，已衰憊，服此壽九十，尤強健。一人病後，不
能作聲，服此氣壯聲出。一人病痿，足不任地者半年，服此後能遠行。」吳氏之
後，河車之用遂廣。見李時珍，《本草綱目》，頁 1616。關於中國古代對胎盤組織的
認識及大造丸成分之分析，見李約瑟，〈中世紀對性激素的認識〉，收入秦學詩主
編，《房中養生》（成都：巴蜀書社，1993），頁 231–233。

123. 李時珍，《本草綱目》，頁 1616。

124. 《神農本草經》，又稱《本草經》、《本經》，四卷，撰人不詳。「神農」為其託名。
成書時代，大約總結戰國以來的用藥經驗，經秦漢醫家不斷抄錄增補而成。《本經》

多，但亦不見人胞一藥。[125] 據李時珍考證云：「《神農本草》人物惟髮髲一種，所以別人于物也。後世方伎之士，至于骨、肉、膽、血，咸稱為藥，甚哉不仁也」，又云：「人胞雖載于陳氏《本草》，昔人用者猶少。近因丹溪朱氏言其功，遂為時用。而括蒼吳球創大造丸一方，尤為世行。」[126] 據此，人胞廣為時用，大概是元明以後的事。

　　雖然以胞入藥之風不存於「禹藏圖」之時代，但既能透過埋胞來改變嬰兒之命運，若有人欲加害於嬰兒，而其胞衣又落於此人之手，即可能不利小兒。《淮南萬畢術》云：

　　⑴赤布在戶，婦人流連。取婦人月事布，七月七日燒為灰，置楣上，即不復去。勿令婦人知。[127]

內容據後代一般通行四卷輯本，共分序例（藥物學之總論）一卷和本文三卷。《本經》人藥僅髮髲一項，收入〈蟲獸部〉上品：「髮髲，味苦溫。主治五癃關格不通，利小便水道，療小兒癇，大人痙，仍自還神化。」見曹元宇，《本草經輯注》（上海：上海科學技術出版社，1987），頁 265；另參見大形徹，〈《神農本草經》の神仙觀〉，《東方宗教》77 號 (1991) 的討論。

125. 村上嘉實，〈五十二病方の人部藥〉，收入山田慶兒編，《新發現中國科學史資料の研究：論考篇》（京都：京都大學人文科學研究所，1985），頁 167–223。

126. 李時珍，《本草綱目》，頁 1597，1615。

127. 《淮南萬畢術》（道光十四年梅瑞軒逸書十種本），頁 2。按《漢書·淮南王傳》載劉安著《內書》二十一篇，《外書》甚眾，又有《中篇》八卷，多言神仙、黃白之事。《漢書·藝文志》著錄有淮南《內篇》、《外篇》，而不言《中篇》。又《萬畢》之名《隋志》有《淮南萬畢經》、《淮南變化術》。《唐志》有《淮南王萬畢術》，今佚其書。佚文散見《初學記》、《藝文類聚》、《太平御覽》等。褚少孫補《史記》已用其說，葛洪《神仙傳》、《拾遺記》、《白帖》皆稱是書為淮南之書。輯本極多，除本文引用之本外，就個人所知閱有黃奭（黃氏逸書本）、葉德輝（郎園先生全書本）、孫馮翼（問經堂叢書本）、王仁俊（經籍佚文稿本）等輯本。參見楠山春樹，

⑵磁石懸入井，亡人自歸。取亡人衣裏磁石，懸室中，亡者自歸矣。
取亡人衣帶裏磁石，懸井中，亡人自歸。[128]

第⑴例，似乎是一種迷惑婦人的方術。「流連」、「不復去」的確切意含，今
不得知。但為了達此目的，可取婦人之「赤布」或「月事布」，燒成灰置於
門楣。例⑵，是取亡人衣或衣帶裏磁石，懸在井或室之中，亡人自回。亡
人可能指離家之人或死去之人，疑以前者稍近。然而，無論是施術於「赤
布」或「亡人布」，這些衣物皆須本主所有。試設想：嬰兒的胞衣若不善加
埋藏，不幸落入方伎之士或懂得方伎的一般人手中，其後果大概不是小兒
之親屬所樂見的。

　　其實不僅是小兒之胞衣，古人對已經剪下的頭髮、指甲等都要進行非
常謹慎的處理。處理的方法，一是埋於適當的地方，「凡梳頭髮及爪，皆埋
之，勿投水火」。另一種是精心收藏起來，等到喪葬時埋於適當地方或隨棺
埋入墓裡。《儀禮·士喪禮》、《禮記·喪大記》所載，王和大夫死後，要把
生前收藏的毛髮和指甲以及死後沐浴修剪遺存的髮、甲之物，放入一小囊
置於棺內角上。士則挖一個長二尺、寬一尺、深三尺的坑，埋在其中。後
世喪禮的規定大致相同。[129]總之，為避免胞衣被人移作他用（不一定是作

〈淮南中篇與淮南萬畢〉，收入秋月觀映編，《道教與宗教文化》（東京：平河出版
社，1987），頁 27–44；又萬畢之意，見沈曾植，《海日樓札叢》（臺北：河洛圖書
出版社，1975），頁 231〈萬畢〉條。

128.《淮南萬畢術》，頁 3。

129. 江紹原，《髮鬚爪：關於它們的風俗》（上海：上海文藝出版社影印，1987），頁
122–137〈死者的髮鬚爪被認為有埋藏的必要〉一節。近年關於頭髮、指甲巫術之
研究，可以參看 Philip A. Kuhn, *Soulstealers: The Chinese Sorcery Scare of 1768*
(Cambridge, Mass.: Harvard University Press, 1990), pp. 102–103；高國藩，《敦煌巫術
與巫術流變》（南京：河海大學出版社，1993）第八、九章。

為藥材），產後必須慎為藏胞。由此我們可以理解，曹宮何以產後還一直帶著其子之胞衣，臨死之前猶再三囑咐籍武「善藏」的原因。

胞衣放在不同脈絡呈現相異多樣的面貌。就產事的角度言，它是不潔的，是「不吉之物」；在產事過程危及產婦，甚而影響婦女下一次之生產。另一方面，它又是孕育胎兒之源，產後也持續影響嬰兒的夭壽禍福。然而，無論基於上述何種理由，「善藏我兒胞」成為當時所有產婦的共同願望或壓力。

四、埋胞圖的內容與結構

「禹藏圖」包括三個組成部分：⑴全圖為一大方環，由十二個月的小方框依左行排列而成，每月的月份如「正月」、「二月」等皆有標示；⑵每月的方框內有十二個方位，以一個「十」字及四個小鉤「L」標示這些方位；⑶月框內容以兩個〔死〕位及從廿到百廿的數字組成，〔死〕位與數字的位置每月不同。又根據「禹藏埋胞圖法」的說明，在埋胞的過程中，有幾項因素是必須被嚴格遵守的，即時間、方位與數字的規律。[130] 其中以時間因素較為複雜，以下先討論「禹藏圖」的時間問題。

---

130. 山田慶兒即將馬王堆醫書的治療方法，粗分為醫術療法與咒術療法。前者係指用藥物的服用、洗滌、入浴、薰蒸、灸法、簡單的外科手術等。所謂咒術療法的性質雖與之有重疊之處，但是，他以為有兩點構成其決定性的差異：第一、在咒術療法中，構成其治療行為之所有因素均被嚴格限定。第二、是物質性的手段與非物質手段等價，可以互換。例如，排列石塊這樣的動作可以由說「排列石塊」這樣的語言所代替。換言之，可以藉由象徵性的行為（或語言）而達到實際效果，山田慶兒稱之為「物質—非物質的互換」原則。若按山田氏的分類，「禹藏圖」可能較近於後者。在埋胞的儀式性行為中，有幾項因素是必須被嚴格限定的：時間、方位及數字的排列規律。詳見山田慶兒，〈夜鳴く鳥〉，《思想》No. 736 (1985)，頁 2。

(一)時　間

「埋胞圖法」云：「埋胞，避小時、大時所在，以產月」。埋胞時間，以產婦分娩之月為宜。按埋胞圖有十二月之圖，各人依產月不同擇圖埋胞。埋胞又避產月大時、小時的所在位置，此應即不可埋胞之凶位；從圖中看，每一個月的十二方位中均標明兩個〔死〕位，可知這兩個方位可能即是大時、小時在該月的位置。

何謂大時、小時？《淮南子‧天文》云：「大時者，咸池也；小時者，月建也。」又云：「斗杓為小歲」、「咸池為太歲」。[131]《外臺秘要》卷三十五〈攘謝法〉云：「大時者，兌神；小時，北斗使者。犯之令兒腹脹下痢」。[132] 故大時為太歲、咸神、或兌神；小時為斗杓、月建，或北斗使者。《星曆考原》引《神樞經》云，大時者，將軍之象也，所直之日忌出軍、攻戰、築室、會親；小時乃郎將之象，其日忌結親姻、開倉庫。[133] 要之，

---

131. 劉文典，《淮南鴻烈集解》卷 3（臺北：文史哲出版社，1985），頁 67。太歲、月建等相關資料及解說，見允祿、梅轂成、何國宗等編，《協紀辨方書》（南寧：廣西人民出版社，1993），頁 94–97，151–155，217–218。

132. 王燾，《外臺秘要》（臺北縣：國立中國醫藥研究所影印，1985），頁 980。王燾（約 670–755），唐郿（今陝西郿縣）人。宰相王珪之孫。歷給事中、鄴郡太守，並任職於尚書蘭臺二十餘載，得以博覽弘文館圖籍方書，采集諸家醫方。書名為「外臺」者，《四庫全書總目提要》云：「是編則成于守鄴時，其結銜持節鄴郡諸軍事，兼守史，故曰外臺。」丹波元胤則以為：外臺乃「取《魏志》蘭臺為外臺之謂者也。」是書撰於唐天寶十一年 (752)。分一千一百四門，皆先論而後方，其論採巢元方之《病源》，每條下必詳注原書在某卷，《四庫提要》以此例「創于燾」。徐靈胎《醫學源流論》云：「其人本非專家之學，故無所審擇以為指歸，乃醫方之類書也。然唐以前之方，賴此書以存」。詳見丹波元胤，《醫籍考》，頁 697–703；岡西為人，《宋以前醫籍考》，頁 661–686。

133. 張培瑜，〈出土漢簡帛書上的曆注〉，收入《出土文獻研究續集》（北京：文物出版社，1989），頁 138。

兩者所直之日皆有所避忌。

　　大時源自古人對歲星的觀察。歲星，又稱為木星，是五星中最大的行星。木星在星空中繞行一周年約 11.8622 年，即十二年左右。因此，每積八十六年就會發生超次的現象。如果有一個人在某星域中找到木星的位置，大約十二年之後，可以再次於同一星域發現木星的行蹤。於是，古人把將行經天赤道附近一周按西向東的順時針方向分為：星紀、玄枵、娵訾、降婁、大梁、實沉、鶉首、壽星、大火、析木等十二次即十二辰，每辰都可以二十八宿的某些星宿為標志。十二次是等分的，二十八宿的距離廣狹不一，所以，十二次的起止不能和宿與宿的分界完全一致。《淮南子‧天文》云：「太陰在四仲，則歲星行三宿；太陰在四鉤，則歲星行二宿。二八十六，三四十二，故十二歲而行二十八宿。」[134] 太陰，也叫歲陰、太歲，是假設的星體，與歲星相應，但運行方向相反。按歲星在星空運行的速度不均勻，「其趨舍而前曰贏，退舍曰縮」，[135] 由於這種贏縮及前述的超辰的現象，古人又設計了一個理想的天體，方向是由東向西，也是以十二年為一周天，但速度均勻（圖三四）。《詩‧大雅‧小弁》孔穎達疏引服虔云：「歲，歲星之神也。左行於地，十二歲而一周。」[136]《周禮‧春官‧馮相氏》亦云：「馮相氏掌十有二歲」，鄭玄注，「歲，謂太歲」，賈公彥疏：「此太歲在地，與天上歲星相應而行。」[137] 又上文四仲，高誘以為：「謂太陰在卯、酉、子、午四面之中也」。假令歲星在卯，星守須女、虛、危，故曰三宿。又太陰四鉤，即「太陰在四角」，就方位上是丑寅為一鉤，辰巳為一鉤，未申為一鉤，戌亥為一鉤（圖三五），假令歲陰在寅，歲星在斗、牛，

134. 劉文典，《淮南鴻烈集解》卷 3，頁 58。另參看夏鼐，〈從宣化遼寧的星圖論二十八宿和黃道十二宮〉，收入氏著，《考古學與科技史》（北京：科學出版社，1979）。

135. 高平子，《史記天官書今註》（臺北：中華叢書編委會，1965），頁 28–29。

136. 孔穎達，《毛詩正義》（臺中：藍燈出版社影印），頁 421。

137. 孫詒讓，《周禮正義》第 8 冊（北京：中華書局，1987），頁 2103–2105。

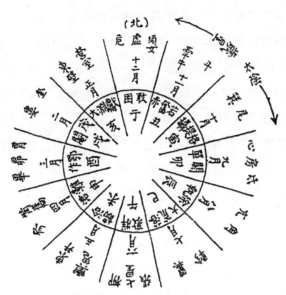

圖三四：歲星與太陰。取自劉坦，《中國古代之星歲紀年》，北京：科學出版社，1957，頁 3。

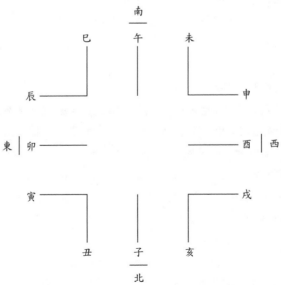

圖三五：十二方位圖。子、午、卯、酉謂之四仲，即太歲所在。取自周一謀、蕭佐桃，《馬王堆醫書考注》，頁 342。

故曰二宿。即歲星每一次，有的舍二宿，有的舍三宿。[138]

太歲運行方式如《淮南子・天文》所述，「二月建卯，月從右行四仲，終而復始。」四仲，在十二辰即子、午、卯、酉之位，一月一方，終而復始，終歲運行三周。[139]「禹藏圖」大時運行也是自東而南、而西、而北，每月一易，四個月一周，一年運行三周。這與「歲星出，東行十二度」，「十二歲而周天」[140] 的說法不同，曾憲通認為：「前者是地球上人們對歲星運行的直觀感覺，後者則為歲星在天體星座上的實際行度，二者有所不同」，這一類方伎之書，「不記歲星行度，只記行向，并以其所在方位預測災祥吉凶。」[141]

前面提到歲星運行並不規律，有贏縮等現象，對一般人而言，單用肉眼不僅實際觀察歲星的行度有困難，要了解其每月之行向、方位所在恐怕亦非易事。所以，為了讓擁有「禹藏圖」這一類方伎書的人便於使用、操

---

138. 劉文典，《淮南鴻烈集解》卷 3，頁 58–59。

139. 劉文典，《淮南鴻烈集解》卷 3，頁 67。關於十二辰的討論，見傅運森，〈十二辰考〉，收入《張菊生先生七十生日紀念文集》（上海：商務印書館，1937），頁 369–407。

140. 高平子，《史記天官書今注》，頁 29。

141. 曾憲通，〈秦簡日書歲篇講疏〉，收入饒宗頤、曾憲通，《雲夢秦簡日書研究》，頁 69–70。關於歲星的討論，參見劉坦，《中國古代之星歲紀年》（北京：科學出版社，1957）；何幼琦，〈評乾嘉間關于太歲太陰的一場爭論〉，《學術研究》1979 年 5 期；陳久金，〈關于歲星紀年若干問題〉，《學術研究》1980 年 6 期；王勝利，〈星歲紀年管見〉，收入《中國天文學史文集》第 5 集（北京：科學出版社，1989）；此外，歲星相關討論有劉雲友，〈中國天文史上的一個重要發現：馬王堆漢墓帛書中的《五星占》〉，《文物》1974 年 11 期；藪內清，〈馬王堆三號漢墓出土的「五星占」について〉，收入《東方學論集：小野勝年博士頌壽紀念》（京都：龍谷大學東洋史學研究會，1982）；席澤宗，〈馬王堆漢墓帛書中的《五星占》〉，收入《中國古代天文文物論集》（北京：文物出版社，1989）。

作，通常將某些因素（如時間）給予規律化。換言之，「禹藏圖」所呈現大時（小時亦然）的行向或方位所在，未必是其實際的行向或方位所在。而使用「禹藏圖」的人，亦不必親自觀看天象以確認圖中所記載的星曜方位。就操作上而言，天文知識並不是必需的一門學問。

這種規律化的傾向，亦見於湖北雲夢出土秦簡《日書》中的〈歲〉篇與〈家（嫁）子〉篇，這兩篇皆記載歲星運行與行事災祥的關係。其中，〈歲〉篇經曾憲通的整理，歲星的運行與月份的搭配如下：

正月、五月、九月	歲在東方
二月、六月、十月	歲在南方
三月、七月、十一月	歲在西方
四月、八月、十二月	歲在北方[142]

其月份、方位與「禹藏圖」完全一致。另外，〈家（嫁）子〉篇今按睡虎地竹簡整理小組對其脫字及錯簡部分的說明，製成下表：[143]

月份＼方位	東	東南	南	西南	西	西北	北	東北	備考
正月 五月 （九月）	歲在正東	夬麗	缺文	執辱	郯逐	續光	吉富	（反鄉）	東南應為「斷」（鬥），南應為「夬麗」。東北有脫文。
二月 六月 十月	吉富	反鄉	歲在正南	斷（鬥）	夬麗	執辱	郯（逐）	續光	北、東北皆有脫文。

<hr>

142. 曾憲通，〈秦簡日書歲篇講疏〉，頁 78–79。

143. 《睡虎地秦墓竹簡》，頁 248–249。據曾憲通推測，〈家（嫁）子□〉一篇其內容「當與歲星占之類有關」。見曾憲通，〈秦簡日書歲篇講疏〉，頁 79。

三月 七月 十一月	郊逐	續光	吉富	反鄉	歲在正西	斲（鬥）	夬麗	執辱	
四月 八月 十二月	夬麗	執辱	郊逐	續光	吉富	反鄉	歲在正北	斲（鬥）	東北方位脫文。東南方位脫文。

〈家（嫁）子〉篇的方位，即《淮南子・天文》所說的四仲、四鉤八個方位。歲星每一年自正月至十二月按東南西北方位運行，「終而復始」。而每月的吉凶亦按斲（鬥）、夬麗、執辱、郊逐、續光、吉富、反鄉等規律的排列運作。[144] 其中，大時所在可能即凶煞之方位，也就是「禹藏圖」的〔死〕位。

　　小時，即斗柄、月建，源自古人對北斗的觀察。用以紀時，也根據斗柄的指向來確定季節。[145] 按北斗由天樞、天璇（一作璿）、天璣、天權、玉衡、開陽、搖光（一作瑤）所組成，其形如斗，故曰北斗。又因其每日環極而運，又有帝車之稱。其中，樞、璇、璣、權四星組成斗身，稱做斗魁；而玉衡、開陽、搖光三星組成斗柄，稱為柄或標（標、杓通）。[146] 斗星在紫微垣的位置如圖三六所示。

---

144. 參見《睡虎地秦墓竹簡》，頁 249 之注釋。

145. 月建、季節、斗柄、夜時之相互關係一般的說法如下：

月建	子	丑	寅	卯	辰	巳	午	未	申	酉	戌	亥
季節	冬至	大寒	雨水	春分	穀雨	小滿	夏至	大暑	處暑	秋分	霜降	小雪
斗柄所指	在下	下右	右下	右	右上	上右	上	上左	左上	左	左下	下左
時間	6	5	4	3	2	1	0	23	22	21	20	19

146. 馬繼興，《馬王堆古醫書考釋》，頁 818。

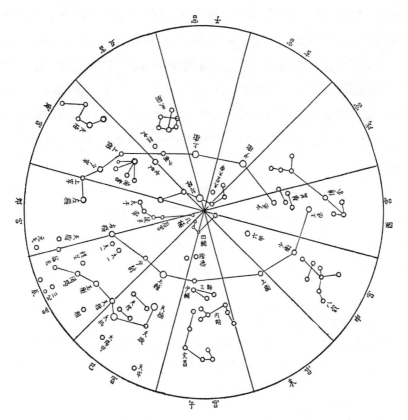

圖三六：紫微垣與斗星（左下）。取自高魯，《星象統箋》，中研院天文
研究所，1933，頁2。

　　它是北方的標誌，不同季節和夜晚不同的時，斗杓的方位和指向不一。
所以，古人根據斗柄的指向來定四時。《鶡冠子・環流》：「斗柄東指，天下
皆春；斗柄南指，天下皆夏；斗柄西指，天下皆秋；斗柄北指，天下皆
冬。」[147] 斗柄的方位與季節的關係是：東—春、南—夏、西—秋、北—冬。
除了用斗杓以定四時之外，又以斗杓每月在十二辰所指之位來定時，稱為
月建。《淮南子・天文》云：「斗杓為小歲，正月建寅，月從左行十二辰」，

147. 陸佃，《鶡冠子解》（臺北：臺灣商務印書館影印，1978），頁21。

又云：「帝張四維，運之以斗，月徙，復反其所。正月指寅，十二月指丑。一歲而匝，終而復始。」[148] 這裡提及「正月建寅」、「正月指寅」，是為夏正，即以農曆正月為歲首。[149] 正月斗杓所指為寅，則寅為建，二月則卯為建，以此類推，至十一月則子為建，十二月則丑為建。「禹藏圖」即按此而製作（圖三七 a、b）。《周易參同契·四者混沌》：「二月榆落，魁臨于卯；八月麥生，天罡据酉。」[150] 二月斗杓指卯，八月指酉，與「禹藏圖」完全相同。

要之，太歲行於四仲之位，月行三辰；而月建一月一辰，兩者關係如圖三八所示。「禹藏圖」所避大時、小時之所在，即太歲、月建每月所居之方位。不過，《淮南子·天文》所述，大時、小時的運行方向不同，一從右行，一從左行，而「禹藏圖」的大時、小時運行方向一致，皆從左行，即

---

148. 劉文典，《淮南鴻烈集解》卷 3，頁 67，72。

149. 春秋戰國各國曆法的區別主要在年首、曆元及閏月設置的年份或月份的不同。例如，有以含冬至之月為正月的「周正」；有以此後一月為正月的「殷正」；有以此後二月為正月的「夏正」。由於夏正切合生產和生活的實際需要，一般民間使用較廣。王勝利以為楚曆是以夏正十月為正月，但「以夏正十月為首月，節氣正當立冬、小雪，這于農業生產似無多大意義」，可能主要著眼宗教上的考慮。所以，「楚國民間仍普遍使用夏正曆法」。張正明則推測楚用顓頊曆，是夏曆的變種。詳見楊寬，〈月令考〉，《齊魯學報》2 期 (1941)，頁 11；徐世昌，《清儒學案》卷 81（臺北：世界書局，1962），〈春秋時列國多用夏正〉條；張正明主編，《楚文化志》（湖北：湖北人民出版社，1988），頁 297–302；張正明，《楚文化史》（上海：上海人民出版社，1987），頁 231–233；另外，關於楚曆的討論，詳見曾憲通，〈楚月名初探〉，《中山大學學報》1980 年 1 期；何幼琦，〈論楚國之曆〉，《江漢論壇》1985 年 10 期；平勢隆郎，〈楚曆小考〉，《中山大學學報》1981 年 2 期；曾憲通，〈秦簡日書歲篇講疏〉，頁 73；王勝利，〈關於楚國曆法的建正問題〉，《中國史研究》1988 年 2 期；王勝利：〈再談楚國曆法的建正問題〉，《文物》1990 年 3 期。

150. 潘啟明，《周易參同契通析》，頁 109。

建巳 四月	建午 五月	建未 六月	建申 七月
建辰 三月	↑南		建酉 八月
建卯 二月			建戌 九月
建寅 正月	建丑 十二月	建子 十一月	建亥 十月

圖三七 a：月建圖。取自周一謀、蕭佐桃，《馬王堆醫書考注》，頁 341。

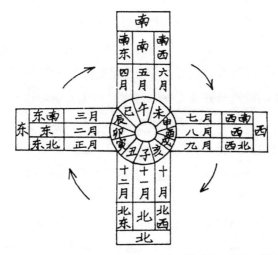

圖三七 b：月建方位示意圖。取自馬繼興，《馬王堆古醫書考釋》，長沙：湖南科學技術出版社，1992，頁 819。

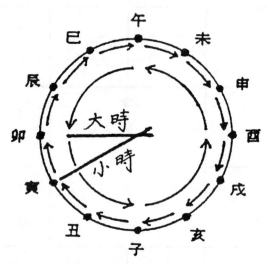

圖三八：大時、小時關係圖。取自《九州學刊》
4 卷 1 期，1991，頁 48。

從斗柄所指的運行方向。其次，《淮南子·天文》云，大時當始於「二月建
卯」，小時「正月建寅」，而「禹藏圖」則大時、小時皆始於夏曆正月建寅，
亦從月建之月。對於以上兩個問題：第一、大時、小時運行方向，有的學
者推測：「《淮南子》之太歲運行乃遵實際歲星運行方向；而帛書之太歲運
行，則是遵太歲為假設星體，運行方向與歲星相反。」[151] 然而，太歲之所
以從斗柄所指的運行方向左行，可能也是為操作上的方便。龐樸以為，「它
被假設為與斗柄按同一方向旋轉，這樣一來，太歲紀年、斗建紀月、太陽
紀日，這三大紀時物的方向便一致起來了，人們從感覺上和觀念上，都得
到了統一與和諧的滿足。」[152] 第二、大時「二月建卯」疑是「正月起卯」
之誤，因太歲並非斗杓，用「建」表示方位日辰似有未妥，而且，《淮南

151. 潘遠根，〈馬王堆帛書埋胞圖考證〉，《中華醫史雜誌》19 卷 4 期 (1989)，頁 249。

152. 龐樸，〈「火曆」續探〉，收入氏著，《稂莠集──中國文化與哲學論集》（上海：上
海人民出版社，1988），頁 177。

子・天文》也沒有指出太歲正月從何辰開始，唐人李鼎祚即云：「大時者正月起卯，逆行四仲」，[153] 此說正與「禹藏圖」同。以上的推測有兩則佐證。居延漢代遺址新出土的簡冊有殘簡一枚 (E.P.S4. T2: 105)：

大時　　　　　　北方　西方
　　　　并在東方
小時　　　　　　東方　南方[154]

又，敦煌漢簡亦云：

正月大時在東方害卯小時丑在東方害寅子朔巳反支辰解律。[155]

　　這二枚殘簡指出：⑴居延新簡提及大時、小時「并在東方」，敦煌簡亦云「大時在東方」、「小時丑在東方」（丑或衍字）。根據後者，大時、小時並在東方是為「正月」，此正與「禹藏圖」正月大時、小時之方位相同。⑵敦煌簡提及大時「害卯」，小時「害寅」，卯、寅是大時、小時正月所直之位，害是凶或不利之意。「禹藏圖」正月的兩個〔死〕位亦在卯、寅的方位，也就是大時、小時之所在。所以，大時、小時運行方向一致，兩者皆以夏曆正月為始，恐怕流行於漢代一般的曆注之中。
　　大時、小時如上所述。「禹藏圖」以為埋胞要避開這兩個方位。《論衡・調時篇》提及對付歲、月之神的方法：

153. 張培瑜，〈出土漢簡帛書上的曆注〉，頁 138。

154. 甘肅省文物考古研究所等編，《居延新簡》（北京：文物出版社，1990），頁 562。

155. 羅振玉，〈流沙墜簡〉，收入氏著，《羅雪堂先生全集續編》冊 7（臺北：文華出版公司，1965），頁 2811。

假令太歲在子，歲食于酉，正月建寅，月食于巳，子、寅地興功，
則酉、巳之家見食矣。見食之家，作起厭勝，以五行之物懸金木水
火。假令歲月食東家，東家懸炭。設祭祀以除其凶，或空亡徙以辟
其殃。[156]

就上而論，對付太歲、月建之神的方法有三：一是厭勝，二是祭祀，三是
用逃避（「辟」）的方式。「空亡」即全家出走，徙即搬遷。王充又引述當時
人之觀念：「歲月惡其不避己之位，怒之也」。[157]「禹藏圖」的性質大致屬
於第三類，即「辟」大時、小時之「衝位」，埋胞圖稱之為〔死〕之方位。
《論衡》亦云：歲月「所食之地，必有死者」。[158]

其次，太歲、北斗逐漸被神格化。《淮南子‧天文》「天神之貴者，莫
貴於青龍，或日天一，或日太陰」，又云：「北斗之神有雌雄」。[159]大概遲至
西漢，人們已將太歲之神每年所行經的方位，與動工興功、遷徙、嫁娶等
禁忌連繫起來。由「禹藏圖」所示，埋胞亦必須考慮太歲的因素。而北斗
的信仰，到了東漢晚期，甚有「南斗注生，北斗注死，凡人受胎，皆從南
斗過北斗。所有祈求，皆向北斗」的說法，[160]換言之，北斗主掌人的夭壽。

---

156. 黃暉，《論衡校釋》，頁 978。

157. 黃暉，《論衡校釋》，頁 978。

158. 黃暉，《論衡校釋》，頁 978。

159. 劉文典，《淮南鴻烈集解》卷 3，頁 83，82。

160. 「南斗注生，北斗注死」的想法，如《後漢書‧趙壹傳》云：「乃收之於斗極，還
之於司命」；《搜神記》卷 3〈管輅教顏超延命〉條亦可參考。人之壽夭受星宿影響，
如王充所云：「人稟氣而生，含氣而長，得貴則貴得賤則賤，貴或秩有高下，富或
貲有多少，皆星位尊卑大小之所授也。」（《論衡‧命義篇》）又，《抱朴子‧辨問
篇》引《玉鈐》云：「人之吉凶修短，於結胎受氣之日，皆上得列宿之精。」見《後
漢書》卷 80 下（臺北：樂天書局影印，1978），頁 2628；干寶，《搜神記》（臺北：

有趣的是，這裡提到「凡人受胎，皆從南斗過北斗」，埋胞圖為祈嬰兒長壽亦要避其衝位。北斗注死的信仰起源較晚，然而，人的壽限受星宿影響的觀念應該是相當早的。

(二)方　位

　　上一小節解釋大時、小時的觀念時，事實上已經牽涉其運行方位的問題。在這一節，將進一步討論「禹藏圖」本身的方位。

　　埋胞圖基本上包括大圖、小圖二部分。大圖圖上有「南方」二字，即上南下北的方位，與今日輿圖上北下南的通例不同。方位在古代又稱「準望」。同墓出土的駐軍圖，上亦清楚標有「南」，左標有「東」的方位字樣（圖三九）；另外，稍早的河北平山中山王墓出土的「兆域圖」（圖四〇）也是呈現這種方位，據研究者指出：「兆域圖上雖然沒有標出方向，但是從圖的內容和表示形式，可以看出它是有一定方位的。例如，圖上四個宮的門表示在上方，據中山王墓發掘表明，墓室門朝南開，無疑本圖的上方是南，下方是北。」[161] 這種上南下北的方位有兩種可能形式：(1)上南、下北、左東、右西；(2)上南、下北、左西、右東。後者是從觀測者面向北，仰看天北極周圍而來的方位系統。天北極之下，是地平方位的正北；由天北極向上，經過天頂，觀測者背後即是正南。從天北極向觀測者右側平指出去是正東，而與之相對的另一邊即是正西（圖四一 a）。前者則是從觀測者面

　　洪氏出版社影印，1982），頁 33–34；黃暉，《論衡校釋》，頁 45。另關於斗星之崇拜，見蕭登福，《道教星斗符印與佛教密宗》（臺北：新文豐出版公司，1993）。

161. 中國科學院自然科學史研究所地學史組，《中國古代地理學史》（北京：科學出版社，1984），頁 286–287；楊鴻勛，〈戰國中山王陵及兆域圖研究〉，《考古學報》1980 年 1 期；孫仲明，〈戰國中山王墓兆域圖及其表示方法的研究〉，收入曹婉如等編，《中國古代地圖集》（北京：文物出版社，1990）；劉來成，〈戰國時代中山王嚳兆域圖銅版釋析〉，《文物春秋》1992 年增刊。

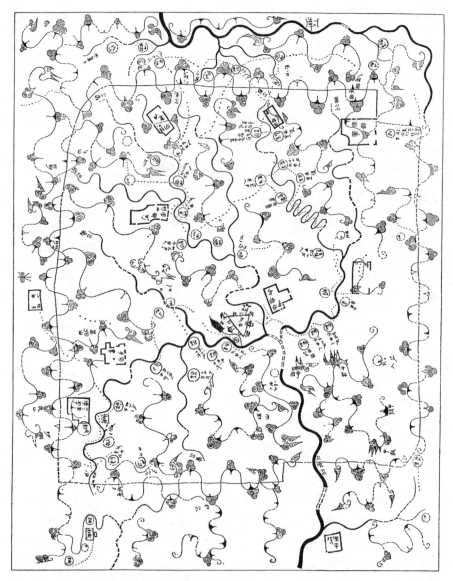

圖三九：馬王堆三號漢墓出土帛書駐軍圖復原圖。取自王成組，《中國地理學史》，北京：商務印書館，1988，圖 5。

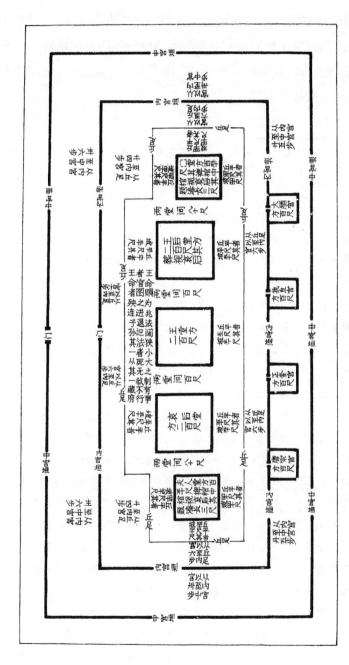

圖四〇：兆域圖（銅版銘文釋文）。取自曹婉如等編，《中國古代地圖集》，北京：文物出版社，1990。

向南，俯視地平面，正北在身後，左側為地平面東，右側為西（圖四一b），上舉的禹藏圖、駐軍圖與兆域圖等皆屬於這個方位系統。[162] 王成組以為：「這是我國古代制圖的傳統——上南下北、左東右西，這和指南針『南面稱王』等古代觀念相符合。」[163]

---

162. 王立興，〈方位制度考〉，收入《中國天文學史文集》5 集（北京：科學出版社，1989），頁 16–19。

163. 王成組，《中國地理學史》（北京：商務印書館，1988），頁 74–75。關於古代上南下北的方位傳統，再舉若干實例討論：第一、以馬王堆出土地圖為例，其呈現之方位，李學勤以為以南為上，「這應該是古圖，至少是楚地出現的古圖的傳統」。而海野一隆則推測，這或許與長沙侯國處於漢帝國南部邊境有若干關係。第二、再以長沙子彈庫的楚帛書為例，帛書文字共分三篇，位於帛書中間的兩篇（八行、十三行）書寫方向互倒，四周排列附有圖形的十二段，為第三篇。三篇的次第，與帛書擺法的理解有關。蔡季襄、蔣玄怡、饒宗頤等主張以上夏、下冬、左春、右秋的方位；而董作賓、李學勤則主張上冬、下夏、左秋、右春的方位為正。後來，李學勤根據整理帛書的經驗而改為以南（即夏）為上，所以，三篇次第應以八行、十三行、邊文為先後。饒宗頤又指出，「帛書以代表夏五月之神像為三首神祝融，當正南之位，是為楚先祖，故得以南為上。」第三、八卦方位，無論是所謂先天卦位或後天卦位，基本上是上南下北的方位。馬王堆帛書《周易》的卦位亦然，李學勤說：「馬王堆帛書裡面的圖，不管是地圖還是數術性質的圖，一律上南下北。後天卦位圖採取上南下北的表示法，說明它的產生年代不會很晚」。第四、又如《靈樞‧九宮八風篇》的九宮圖其卦位亦是离在上、坎在下，標明上南下北之方位。第五、相面術士的人面圖，王立興指出：「相面術士的人面圖，額頭是南，鼻準是中央，右耳為東，左耳為西，下巴是北。相書中的人面八卦部位圖、人面九州部位圖、人面干支部位圖、人面五星部位圖全都如此」。我懷疑以南為上的方位觀可能與術數、宗教有關。不過限於材料，目前僅是推測，有待日後加以證明。以上，馬王堆地圖的討論請參見：〈長沙馬王堆漢墓出土地圖的整理〉，《文物》1975 年 2 期；譚其驤，〈二千一百多年前的一幅地圖〉，《文物》1975 年 2 期；傅舉有，〈馬王堆三號漢墓出土駐軍圖〉，收入曹婉如等編，《中國古代地圖集》；海野一隆，〈地圖學的見地と

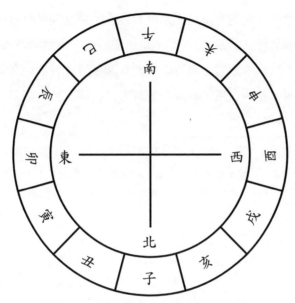

圖四一a：仰看天北極周圍的方位圖。

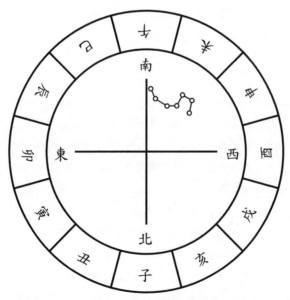

圖四一b：在天外從北辰俯視時圈方位。取自《中國天文學史文集》第5集，北京：科學出版社，1989，頁18。

　　然而，上南下北的方位是不是所有古圖的慣例呢？甘肅天水放馬灘秦墓出土的一幅地圖（圖四二），即不是這種方位。何雙全認為：「圖下方寫有『上』字，指示本圖的正讀方向。從有關帶方向性的地名來看，此圖方位是上北下南，左西右東，與現在地圖方位相同。」[164] 但是，有的學者以

りする馬王堆出土地圖の檢討〉，《東方學報》（京都）51 冊 (1979)。另楚帛書相關討論，見李學勤，〈論楚帛書中的天象〉，《湖南考古輯刊》1 集 (1982)，頁 68；饒宗頤、曾憲通，《楚帛書》（香港：中華書局，1985），頁 194–198；李零，《長沙子彈庫戰國楚帛書研究》，（北京：中華書局，1985），頁 29–30。卦位的討論見：李學勤，〈馬王堆帛書《周易》的卦序卦位〉，收入氏著，《李學勤集》（哈爾濱：黑龍江教育出版社，1989），頁 351–361；韓仲民，《帛易說略》（北京：北京師範大學出版社，1992），頁 88–91；中島和歌子，〈八卦法管見〉，《文化學年報》12 號 (1993)，頁 89–133。另《靈樞・九宮八風篇》的討論，見河北醫學院，《靈樞經校釋》下冊，頁 373–376；王旭、徐昭玉，〈《靈樞・九宮八風篇》的九宮圖非其所固有〉，《中華醫史雜誌》22 卷 2 期 (1992)，頁 95–96。面相圖的方位，見王立興，〈方位制度考〉，頁 17。

164. 何雙全，〈天水放馬灘秦墓出土地圖初探〉，《文物》1989 年 2 期，頁 13。這種上北下南的方位，亦見於馬王堆漢墓的「辟兵圖」（一說，「神祇圖」或「社神圖」）。周世榮以為此圖之方位應參照馬王堆帛書《地形圖》和漢代四神鏡銘文所見的方位來定，即上南下北，左東右西。圖形自南至北，可分為上、中、下三層。而李零卻主張此圖實屬上北下南方位，並指出：「中國唐以來的地圖是取上北下南，但早期往往作上南下北。近來學者往往以為早期地圖只有後一種方向，其實不對，如近出放馬灘秦地圖即取上北下南。」討論詳見：周世榮，〈馬王堆漢墓的「神祇圖」帛書〉，《考古》1990 年 10 期，頁 925；李零，〈馬王堆漢墓「神祇圖」應屬辟兵圖〉，《考古》1991 年 10 期，頁 940–942。關於此圖的性質，參見最近李學勤，〈「兵避太歲」新證〉，《江漢考古》1991 年 2 期；李零，〈湖北荊門「兵避太歲」戈〉，《文物天地》1992 年 3 期；陳松長，〈馬王堆漢墓帛畫「太一將行」圖淺論〉，《美術史論》1992 年 3 期；李學勤，〈古越閣所藏青銅兵器選粹〉，《文物》1993 年 4 期，頁 25 討論神人紋劍部分；陳松長，〈馬王堆漢墓帛畫「神祇圖」辨正〉，《江漢

為，「此方位清初以前，古人甚少用之。」[165] 無論如何，我們得知古代方位的標示不只一種系統。李零曾經復原《管子》的《玄宮》、《玄宮圖》等材料指出，其實古代方位概念主要有二種系統，一種是按日照而取的方位（背陽、向陽），即上南下北；另一種是按斗極和斗旋順序而取的方向，即上北下南。大致而言，前者用於地形，後者主要是用於天文、時令。[166] 古代的方位系統應不只一種，但筆者懷疑，中國古代時間、空間應該是結合在一起的，恐怕沒有如此截然的分別。[167]

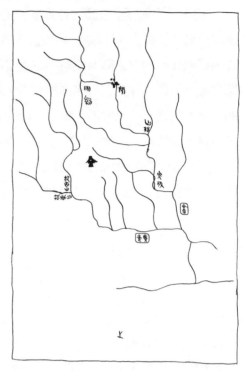

圖四二：天水放馬灘秦墓出土地圖 (M1: 7.8.11)。取自《文物》1989 年 2 期，頁 14。

考古》1993 年 1 期。關於「辟兵圖」我將另文討論。

165. 王立興，〈方位制度考〉，頁 19。

166. 李零，〈楚帛書與「式圖」〉，《江漢考古》1991 年 1 期，頁 61；李零，〈「式圖」與中國古代宇宙模式〉（上），《九州學刊》4 卷 1 期 (1991)，頁 42–43；李零，〈「式」與中國古代的宇宙模式〉，《中國文化》4 期 (1991)，頁 13。

167. 例如，元代張理《大易象數鉤深圖》有「仰觀天文圖」、「俯察地理圖」。明代來知德《易經來注圖解》採此圖稍異。按此二圖是解釋八卦來源之圖式，本於《周易・繫辭下》。其中，「仰觀天文圖」，呈現上南下北，左東右西之方位，八卦方位則是上離下坎，四周附麗二十八宿等。而「俯察地理圖」，方位同於天文圖，以子午、卯酉定四方之位，並畫九州等以配合卦位。這二圖，一個或可稱之天圖，另一或可

不過，「禹藏圖」大圖的性質基本上屬於地形圖應該是可以確定的。這由其託名於「禹」，可作為一項佐證。禹為假託，應該沒有異議。但假託的古聖賢與作品內容之間有沒有一定程度的連繫呢？顧頡剛發現古代不少有關地理、輿圖等作品皆託名禹的名下，如《禹貢》、《山海經》以至於後世的「禹九州圖」、「禹跡圖」等。[168] 而大量禹的傳說，如禹遠方圖物之說；《尚書・立政》：「陟禹之跡」；[169] 《詩經・韓奕》：「奕奕南山，維禹甸之」；[170] 《淮南子・齊俗》：「禹令民聚土積薪，擇丘陵而處之」；[171] 《呂氏春秋・齊初篇》：「禹行水，竊見塗山之女，禹未之遇而巡省南土」[172] 等等。

稱為地圖，兩者方位是一致的（來知德，《易經來注圖解》，臺南：大千世界出版社影印，1987，頁538）。換言之，古代地形之圖與天文時令之圖是否截然為二個系統，值得進一步研究。又如，式盤上所見之二十八宿排列圖，並非實際上其在天上的排列方式，龐樸說：「後世的種種二十八宿排列圖，都只能叫做『地圖』，而不是天圖；它們是堪輿家的作品，不是天文家的記錄」，而且為了使用上的方便，紀年的太歲、紀月的年建、紀日的日行都安置在地上，天文時令與輿地之間，並不是完全割裂的。見龐樸，〈火曆續探〉，頁178；另馮友蘭，《中國哲學史新編》（北京：人民出版社，1985）3冊，頁187–207〈緯書中的世界圖式〉對此問題亦間有觸及，可一併參考。

168. 顧頡剛，《中國上古史研究講義》（北京：中華書局，1988），頁88；顧頡剛，《顧頡剛讀書筆記》卷2（臺北：聯經出版社，1990），頁983；卷4，頁2182–2183；卷7，頁5607等條。按地理著作多託名於禹，此顧頡剛已發其覆。除本文所提及之書，唐代杜佑《通典》注引《禹受地統書》，清代王謨輯《禹受地記》收錄古地理佚書，亦託名禹，凡此可證余之推測。另禹之形象，見丁山，《中國古代宗教與神話考》（上海：上海文藝出版社影印，1988），頁32–34；袁珂，《中國神話史》（上海：上海文藝出版社，1988），頁351。

169. 孔穎達，《尚書正義》（臺中：藍燈出版社影印），頁265。

170. 鄭玄，《毛詩箋》，頁129。

171. 劉文典，《淮南鴻烈集解》卷11，頁64。

172. 陳奇猷，《呂氏春秋校釋》（臺北：華正書局影印，1985），頁334。

凡此種種記載，都將禹形容成巡行各地，
而且熟知天下山川形勢、風土所宜的古
賢。余意「禹藏圖」似乎即如「禹九州
圖」、「禹跡圖」一樣，其作品性質與上述
禹的傳說取得連繫。

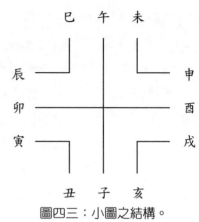

圖四三：小圖之結構。

　　這個地形、方位之圖又包括十二個小
圖，或可以稱為「月圖」或「十二月圖」
（見附錄二）。現在將小圖中的月份、數
字的部分暫時除去（如圖四三），即是由
子午、卯酉二條直線所構成的「十」字，以及丑寅、辰巳、未申、戌亥等
四個不同方位的「ㄴ」形成結合而成的。

　　這種圖式，是如何形成的？只是為了劃分十二等次以配合月建的數目，
抑或，這種圖式的結構是基於某種宇宙觀？我以為可能是後者。這種圖式，
我暫定名為「二繩四鉤」宇宙圖式。《淮南子‧天文》云：

> 子午、卯酉為二繩，丑寅、辰巳、未申、戌亥為四鉤。東北為報德
> 之維也，西南為背羊之維，東南為常羊之維，西北為蹏通之維。[173]

子午卯酉是辰次。就方位來看，子為北，午為南，卯為東，酉為西，所謂
二繩即由子午、卯酉交叉所形成的二條直線。《說文》云：「十，數之具也。

---

[173] 劉文典，《淮南鴻烈集解》卷 3，頁 63。這種二繩四鉤圖式的應用，亦見近年發現
之《日書》，見劉信芳，〈《日書》四方四維與五行淺說〉，《考古與文物》1993 年 2
期。另外，馬王堆《刑德》乙本所附的九宮圖，其基本結構亦然。《刑德》云：「卯
酉，二根也。」又云：「二根司殺」，因卯酉是對衝。見傅舉有、陳松長，《馬王堆
漢墓文物》（長沙：湖南出版社，1992），頁 133–135；饒宗頤，〈馬王堆《刑德》
乙本九宮圖諸神釋〉，《江漢考古》1993 年 1 期，頁 84–87。

一為東西，｜為南北，則四方中央備矣。」[174] 此亦可謂為「經緯」或「縱
橫」。[175] 子午繩、卯酉繩所構成的圖式，即如埋胞圖的小圖所見。二繩所劃
分的「四方」之位，在田地的周邊可稱之「四至」，在住宅的周邊則可稱之
「四鄰」。其次，丑寅、辰巳、未申、戌亥等亦為辰次。丑寅即丑與寅之
間，為東北；辰巳即辰與巳之間，為東南；未申即未與申之間，為西南；
戌亥即戌與亥之間，為西北，此謂為「四鉤」。四鉤交叉又構成四維，以方
位來看，《淮南子・天文》云：「東北為報德之維也；西南為背陽之維；東
南為常羊之維；西北為蹏通之維」，又云：「兩維之間九十一度十六分之
五」。[176] 古分周天為三百六十五度又四分度之一，合以現時三百六十度之
說，即相當於九十度左右。這「二繩四鉤」之說，即漢代早期的宇宙圖式，
劉復、林巳奈夫曾將其復原（圖四四 a、b）。如果我們將圖四四的若干線
條除去，這個圖式正是埋胞圖小圖的基本結構了。

　　我們觀看這個「二繩四鉤」圖式時，可以由下往上，想像它是在我們
頭頂之上一個圓形的穹蒼。如果再由側面看去，就如圖四五所示。這也就
是「蓋天說」的宇宙模型。《天問》云：「斡維焉系？天極焉加？」斡，洪
興祖《楚辭考異》云：「一作筦」，即轉也。維，即繩索；斡維似為轉動著
的繩索。[177] 孫作雲云：「古人認為，天體如蓋，上有繩栓繫，所以不墜；又
因為這繩索轉動，故天蓋也跟著轉動，這就是所謂蓋天說」。[178] 而《天問》
所說的「維」，程嘉哲以為就是上述報德之維等所謂「四維」。[179] 四維支撐

---

174. 段玉裁，《說文解字注》，頁 89。

175. 姜亮夫，《楚辭通故》4 輯（濟南：齊魯書社，1985），頁 856；Stephen Field,
　　 "Cosmos, Cosmograph, and the Inquiring Poet: New Answers to the Heaven Questions,"
　　 Early China 17 (1992), pp. 98–100.

176. 劉文典，《淮南鴻烈集解》卷 3，頁 63–64。

177. 臺靜農，《楚辭天問新箋》（臺北：藝文印書館，1972），頁 4–5。

178. 孫作雲，《天問研究》（北京：中華書局，1989），頁 120。

179. 程嘉哲，《天問研究》（成都：四川人民出版社，1984），頁 21–22。

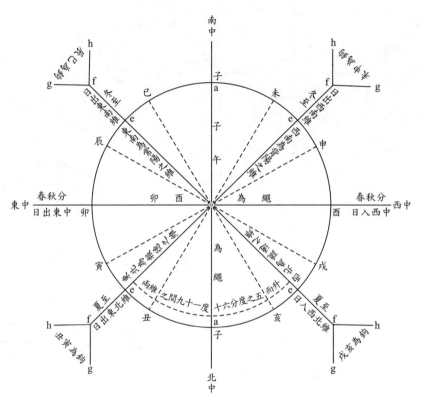

圖四四 a：二繩四鉤宇宙圖式。取自劉復，〈西漢時代的日晷〉，《國學季刊》3 卷 4 期，1932，頁 20。

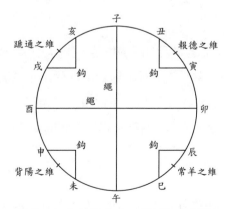

圖四四 b：二繩四鉤圖。取自林巳奈夫，〈漢鏡の圖柄二、三について〉，收入氏著，《漢代の神神》，京都：臨川書店，1989，頁 13。

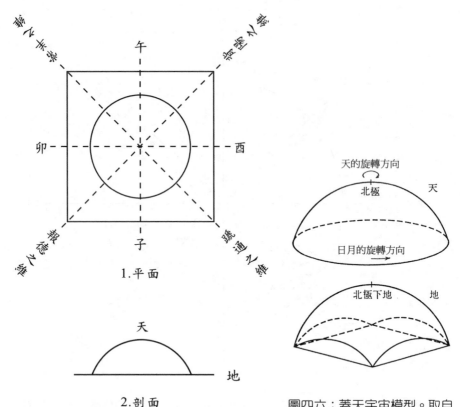

1.平面

2.剖面

圖四五：蓋天說剖面圖。古人認為天體如蓋，上有繩索拴繫。取自《九州學刊》4 卷 1 期，頁 38。

圖四六：蓋天宇宙模型。取自山田慶兒，《朱子の自然學》，東京：岩波書店，1978，頁 17。

所造成的「四鉤」，正是周天的四個角落，我們也可以確定「禹藏圖」所用的宇宙模型是屬於「蓋天說」（圖四六）。漢代出土栻盤上所標示的子午、卯酉等辰次、方位似亦反映著這種宇宙模型（圖四七）。

　　與本文相關的是，二繩、四鉤與方位之間的關係是如何確定的？《淮南子·天文》云：

　　東方木也，其佐句芒，執規而治春，其神為歲星，其獸蒼龍，其音

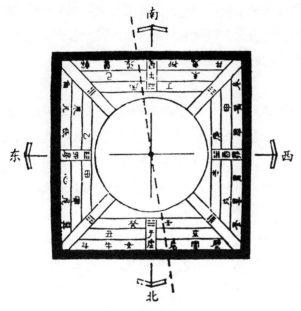

圖四七：漢代栻盤。盤面上子午、卯酉辰次，及上南下北，左東右西的方位基本上與禹藏圖的小圖一致。取自王其亨主編，《風水理論研究》，天津：天津大學出版社，1992，頁225。

角，其日甲乙。南方火也，其帝炎帝，其佐朱明，執衡而治夏，其神為熒惑，其獸朱鳥，其音徵，其日丙丁。中央土也，其帝黃帝，其佐后土，執繩而制四方，其神為鎮星，其獸黃龍，其音宮，其日戊己。西方金也，其帝少昊，其佐蓐收，執矩而治秋，其神為太白，其獸白虎，其音商，其日庚辛。北方水也，其帝顓頊，其佐玄冥，執權而治冬，其神為辰星，其獸玄武，其音羽，其日壬癸。[180]

以上，將五星、五帝、季節、音律、二十八宿與方位結合起來，並予以系統化。這樣的結合，或許有其一定的道理，例如，東方、春、歲星等幾個因素的聯繫，似乎是建立在古人對自然現象的觀察。「禹藏圖」所見歲星的方位，是「正月建寅」（春），東方的位置。但是，這一類的圖式為求其系

---

180. 劉文典，《淮南鴻烈集解》卷 3，頁 57–58。

統的完整性，不免會附會或雜夾了其他的一些因素進來。[181] 劉復曾嘗試解釋上文之中繩、維、鉤名稱的由來，以及東一規，南一衡，西一矩，北一權，中一繩等之間聯繫在一起的可能原因。他說：

> 我以為在比較近於原始的時候，即人類剛開始研究天文的時候，所用以經天緯地的東西，是一大幅布（或一大張牛皮之類）。這一大幅布，不用的時候，可以捲起或疊起，用的時候卻並不是平攤在地上，而是直立，或是斜立的。因其如此，所以必須要有維繫的東西。於是先用兩條較大一點的繩，相交作十字形，靬於布上，而交點於全幅的中心，這就叫做繩，次取四條較小的繩，繫於四角，使不往下掉，這就叫維。但要把這樣一大幅東西常用幾個人握在手裡是很不方便的，必須設法將它拴系在什麼地方才好，於是又借用當時的科學儀器權、衡、規、矩四物，分扣於上下左右四個繩頭上，以為拴系之具：衡直而長，置之上方（南）；權小而重，置之下方（北）；規矩則分置於左（東）右（西）；至於四維頭上所用的，卻是普通日用品中的鉤子。因為在很古的時候有過這樣的事實，所以後來才有東方之神執規而治春，南方之神執衡而治夏……那一套神話；其謂中央之神執繩而制四方者，謂子午、卯酉二繩之交點在中央也。[182]

劉復的推測，主要是在疏解繩、鉤及權衡規矩四物與方位的關係（圖四八）。這是他個人的意見，未必能據為定論。不過，《易緯通卦驗》云：「冬

---

181. 參見李澤厚，〈秦漢思想簡議〉，收入氏著，《中國古代史論》（臺北：漢京文化有限公司重排本，1987），頁 139–167；金春峰，〈「月令」圖式與中國古代思維方式的特點及其對科學、哲學的影響〉，收入《中國文化與中國哲學》（北京：東方出版社，1992），頁 126–159。

182. 劉復，〈西漢時代的日晷〉，《國學季刊》3 卷 4 期 (1932)，頁 21–22。

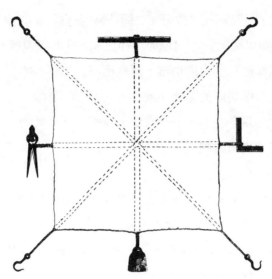

圖四八：二繩四鉤與方位關係推想圖。取自劉
復，《西漢時代的日晷》，頁 21。

至日，置八神，樹八尺之表，日中視其影，如度者歲美人和，晷不如度者
歲惡人偽，言政令為之不平。」《注》：「神，讀如引。言八引者，樹杙於
地，四維、四中（仲）引繩以正之，故因名之曰引。」[183] 亦即樹立測日影
的八尺之表要從八個方向以八條繩來栓繫，以此模擬天體之象，求歲之美
惡。換言之，在古代似乎存在以繩所構成的四維、四仲的圖式來測量日影
的事實（或觀念）。

　　再者，權衡規矩等計量器，除了實用之外，亦具有象徵意義。《淮南
子・天文》：「規生矩殺，衡長權藏，繩居中央，為四時根。」[184] 這裡提到，
「規」使萬物生存，「矩」使萬物凋零，「衡」使萬物成長，「權」使萬物隱
藏。上面的種種計量器表示天地運行的時序。而「繩居中央」的繩應指子
午、卯酉之繩，從「禹藏圖」的小圖來看，大時與小時行於二繩所形成四

<hr />

183. 引自孫詒讓，《周禮正義》第 8 冊，頁 2109。
184. 劉文典，《淮南鴻烈集解》卷 3，頁 74。

維、四仲之位，月月不同，故云：二繩「為四時根」。《史記‧龜策列傳》：「規矩為輔，副以權衡」，[185] 《漢書‧律曆志》：「準繩連體，衡權合德」，[186] 《鶡冠子‧道端篇》：「鉤繩相布，銜枒相制」[187] 等，要之，由鉤、繩來定四方之位，而其所構成的圖式亦成為天文宇宙的象徵。

埋藏胞衣必須參考小圖上的方位，而使用「禹藏圖」的人是以何為確定方向的基準？馬繼興說：

> 這種方位首先是以產婦居室為中心，在其四周外方的十二個方位即：東方（東北、東、東南），南方（南東、南、南西），西方（西南、西、西北），北方（北西、北、北東）。選擇必須避忌埋胞的方位，和埋胞最佳的方位。[188]

即方位是以個別「產婦的居室為中心」，[189] 換言之，「禹藏圖」所避忌太歲與北斗的方位可能因人的居所而異，形成了「東家之西，即西家之東」的情況。王充即批評說：

> 今正言在子位，觸土之中直子午者不得南北徙耳，東邊直丑、巳之地，西邊直亥、未之民，何為不得南北徙？丑與亥地之民，使太歲

---

185. 《史記》卷 128（臺北：鼎文書局影印，1984），頁 3229。

186. 《漢書》卷 21 上，頁 970–971。

187. 陸佃，《鶡冠子解》，頁 26。

188. 馬繼興，《馬王堆古醫書考釋》，頁 764。

189. 如羅盤的使用亦然，「以官老爺而論，按羅盤的中心設在公堂的公座上為準，來定太歲方位。以庶民而論，按羅盤的中心設在家主本人睡的床上為準，來定太歲方位。」詳見王立興，〈方位制度考〉，頁 13–14。另見《協記辨方書》，頁 670–674〈論用盤針〉、〈定方隅法〉諸條之討論。

　　左右通，不得南北徙及東西徙。何則？丑在子東，亥在子西，丑亥
　　之民東西徙，觸歲之位；巳未之民東西徙，忌歲所破。[190]

王充以子午線立論，破避忌太歲方位之說，即假令太歲所處在子位，那麼，
應該只有子午位置的人家不能向南北搬遷，然而，在「土之中」東部丑、
巳位置的人家，與西部亥、未位置的人家，假使太歲能左右移動，則他們
不但不能南北徙，而且也不能東西徙。然而避忌太歲是以個人為中心，則
王充的質疑就不能成立了。這指出方位對應人的所在而異。也就是說，太
歲的方位是以個別產婦的居室為準的話，則子家應該避忌埋胞的方位，對
丑家而言可能是埋胞最佳的方位。

　　綜合本節所論，「禹藏圖」大圖的方位是上南下北，可能屬於地形圖。
小圖的方位乃「二繩四鉤」的宇宙圖式，其上又分置大時、小時，其方位
隨月而易，在實際使用時，上述的方位則又以產婦居室為準。值得一提的
是，「二繩四鉤」的圖式，亦見於漢代的栻盤、日晷、規矩紋鏡（或稱之
「博局紋鏡」）、六博局盤等器物上（圖四九），討論這幾種器物的學者多
矣，基本上都認為它們應有一個共同的來源。至於這個共同的來源為何，
性質又為何，各家異說。的宇宙圖式也許是一條線索，值得進一步探究。
我個人以為「二繩四鉤」的宇宙圖式也許是一條線索，值得進一步探究。[191]

---

190. 黃暉，《論衡校釋》，頁 1015。

191. 關於漢代的栻盤、日晷、規矩紋鏡（TLV 紋鏡）、六博局盤等器物之間的關係，論
　　者極多，今摘其要，並略加評述如下。第一、漢代日晷迄今發現三件，分別為端
　　方、懷履光 (W. White)、周進所藏。三者圖紋基本相同，李約瑟 (Joseph Needham)
　　推測說：「吾人可暫時假定這 TLV 記號的原來目的是一個實用的和天文的。這些記
　　號之刻在鏡鑑上乃十分自然的。尤其那些上面有精巧的宇宙象徵。六博版可能是這
　　些圖案的變化，或者是從此推演出來。既和占卜有關，當然用日晷面作六博版乃
　　極其自然之事，因為這面上表現了天象的形象。鏡面上的花紋是為裝飾用的」，我

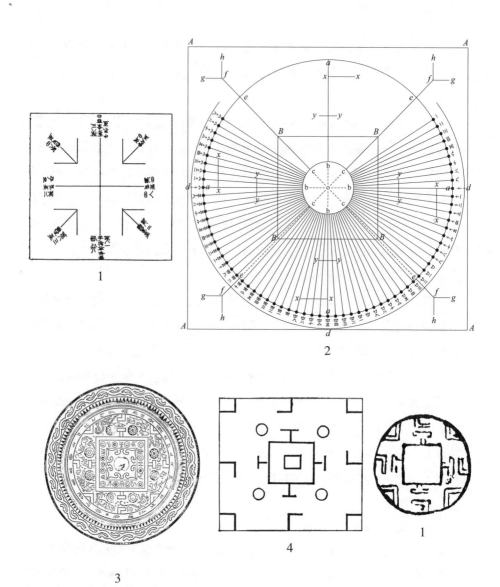

圖四九：二繩四鉤宇宙圖式相關器物。 1.栻盤，取自《九州學刊》4:(1)，頁 8；
2.日晷盤面，取自劉復,〈西漢時代的日晷〉，頁 16； 3.規矩鏡，取自孫機,《漢
代物質文化資料圖說》，北京：文物出版社，1991，頁 271； 4.六博盤面，取自
《考古學報》1986:(1)，頁 24； 5.漢代厭勝錢上的 TLV 紋，取自《中原文物》
1988:(3)，頁 79。

㈢ 數　字

　　「禹藏埋胞圖法」云：「視數多者埋胞」，埋胞圖的小圖的十二個方位，以兩個死位及數字標示。其中數字的部分，茲按月鈔列如下：

前有一舊文亦從此說。劉復則以為日晷圖紋是由二繩四鉤所構成，孫機亦以為「晷面上刻出的 TLV 紋，則是象徵天宇的記號」，「與測影的功能無關」，換言之，晷面上的圖紋是象徵性的，不是實用的（李約瑟，《中國之科學與文明》第 5 冊，臺北：臺灣商務印書館，1985，頁 213–214，相關討論見頁 203–214；李建民，〈漢代局戲的起源與演變〉，《大陸雜誌》77 卷 3 期，1988，頁 102–108；劉復，〈西漢時代的日晷〉，頁 21–22；孫機，《漢代物質文化資料圖說》，北京：文物出版社，1991，頁 290；郭寶鈞，〈古玉新詮〉，《史語所集刊》20 本下，1948，頁 27）。第二、規矩鏡的 TLV 圖紋，各家說法分歧，其中林巳奈夫以為是《淮南子‧天文》的二繩四鉤之說，孫機亦有類似看法。李學勤則說：「如果把規矩紋的 T 看成連通的十形，即表示二繩，而 V 恰是把丑寅等鉤連起來，即表示四鉤。再如將 V 形用交叉直線連通，像石日晷上的樣子，即表示四維。所以，這種圖紋之作 TLV 形，絕不是偶然的。」另外，有人發現新莽時期四神規矩鏡的銘文有「刻婁（鏤）博局去不羊（祥），家常大富宜君王」之句，故主張將 TLV 鏡改稱「博局鏡」。按銘文所說，這種圖紋擁有「去不羊（祥）」之作用，故亦見於漢代厭勝錢之中（關於 TLV 紋鏡的各家解說，見孔祥星、劉一曼，《中國古代銅鏡》，北京：文物出版社，1988，頁 80–83；孫機，《漢代物質文化資料圖說》，頁 270–272；李學勤，〈論含山凌家灘玉龜、玉版〉，《中國文化》6 期，1992，頁 147；周錚，〈「規矩鏡」應改稱「博局鏡」〉，《考古》1987 年 12 期，頁 1116–1118；西田守夫，〈「方格規矩鏡」の圖紋の系譜──刻婁博局去不羊の銘文をもつ鏡について〉，《東京國立博物館美術誌》No. 427 (1986)；李零，〈跋石板村式圖鏡〉，《文物天地》1992 年 1 期；徐力民，〈論宗教與我國古代的厭勝錢〉，《中原文物》1988 年 3 期，頁 76）。第三、六博局鏡上亦有 TLV 紋，勞榦以為源於古代亞字形的宮室建築，張光直的說法近之。而孫機主張其來自栻盤，Michael Loewe 亦有類似的說法（見勞榦，〈六博及博局的演變〉，《史語所集刊》35 本，1964，頁 25–26；張光直，〈說殷代的「亞形」〉，收入氏著，《中國青銅時代》2 集，北京：三聯書局，1990，頁 88–94；孫機，《漢代物質文化

正月：20、30、50、60、70、80、90、100、110、120、〔死〕、〔死〕。

二月：20、30、〔死〕、40、30、40、50、60、70、80、90、〔死〕。

三月：20、30、40、50、〔死〕、20、30、40、50、60、70、〔死〕。

四月：20、30、40、50、60、70、〔死〕、20、30、40、50、〔死〕。

五月：20、30、40、50、60、70、80、90、〔死〕、20、30、〔死〕。

資料圖說》，頁 394 ； Michael Loewe, *Ways to Paradise: The Chinese Quest for Immortality,* London: George Allen & Unwin, 1979, p. 82）。事實上，六博局面的圖紋與前述日晷、規矩鏡都是一脈相承的，如李學勤所說「體現的中國遠古以來的宇宙觀念」，亦即二繩四鉤的宇宙圖式。這種圖式，在安徽含山凌家灘 M4 出土的帶四方八位的玉片亦可見，學者多以為與上述幾種圖式有關連（參見陳久金、張敬國，〈含山出土玉片圖形試考〉，《文物》1989 年 4 期；饒宗頤，〈未有文字以前表示「方位」與「數理關係」的玉版〉，《文物研究》1990 年 6 輯；李學勤，〈論含山凌家灘玉龜、玉版〉等文）。這些器物基本上呈現亞字形，Sarah Allan 推測亞字形是殷人心目中宇宙中心之象徵，此說可與含山凌家灘玉版的可能的象徵意義合參（Sarah Allan，〈亞形與殷人的宇宙觀〉，《中國文化》4 期，1991，頁 31–47；Sarah Allan, The *Shape of the Turtle: Myth, Art, and Cosmos in Early China*, N.Y.: State University of New York, 1991, Chapter IV）。第四、栻（式）盤。漢代栻盤有幾種形式，其中安徽阜陽雙古堆 M1 出土漆木式（西漢初）之栻盤，地盤即呈現二繩四鉤之結構。Donald J. Harper 認為栻盤中心的十字交叉的雙線可能與二繩（四維）的思維有關（參見〈阜陽雙古堆西漢汝陰侯墓發掘簡報〉，《文物》1978 年 8 期；殷滌非，〈西漢汝陰侯墓出土的占盤和天文儀器〉，《考古》1978 年 5 期；嚴敦杰，〈式盤綜述〉，《考古學報》1985 年 4 期；Donald J. Harper, "The Han Cosmic Board," *Early China* 4, 1978–1979；成家徹郎，〈中國古代占星術和古星盤〉，《文博》 1989 年 6 期；Denis Twitchett and Michael Loewe eds., *The Cambridge History of China*, Vol. I, N.Y.: Cambridge University Press, 1986, pp. 678, 724）。總結來說，上面這幾種器物上之圖案，關係是一脈的，即源於二繩四鉤的宇宙模式。其先後關係可能是栻→博局→TLV 鏡，或者日晷→博局→TLV 鏡。其間的源流變化，限於材料，目前僅是一種推測，有待日後證明。

六月：20、30、40、50、60、70、80、90、100、110、〔死〕、〔死〕。

七月：20、30、40、50、60、70、80、90、100、110、〔死〕、〔死〕。

八月：20、30、40、50、60、70、80、90、〔死〕、20、30、〔死〕。

九月：20、30、40、50、〔死〕、30、40、50、60、70、80、〔死〕。

十月：20、30、40、50、60、70、〔死〕、20、30、40、50、〔死〕。

十一月：20、30、40、50、60、70、80、90、〔死〕、20、30、〔死〕。

十二月：20、30、40、50、60、70、80、90、100、110、〔死〕、〔死〕。

由上所示，可以得知：一、數的範圍大約在 20–120 之間，二、排列的規律，由 20 始，依次增加，每遇〔死〕位再從 20 開始，其中，正月疑有脫文，二月有錯字，九月遇〔死〕位從 30 開始，亦不合上述之規律。茲校正如下（下面列原帛書之〔數〕）：

正月：20、30、<u>40、50、60、70、80、90、100、110</u>、〔死〕、〔死〕。
　　　　　　 50、60、70、80、90、100、110、120

二月：20、30、〔死〕、<u>20</u>、30、40、50、60、70、80、90、〔死〕。
　　　　　　　　　(40)

九月：20、30、40、50、〔死〕、<u>20、30、40、50、60、70</u>、〔死〕。
　　　　　　　　　　　　 30、40、50、60、70、80

改訂這三個月的〔數〕，基本上是假定這一類方技之書是有規律可循。而且，在十二個月之中，絕大部分的月份皆按上述規律排列，唯正月、二月、九月略有出入，故以為這三個月部分數字的脫錯可能是傳鈔時所造成的。每月數字的排列具有規律性，我們可以東、南、西、北的方位將數字重新排列如下，其中兩個〔死〕位，皆改成月建、太歲（數字下面列改訂後的「數」）：

正月：月建、太歲、20、30、50、60、70、80、90、100、110、120。
　　　　　　　　　40、50、60、70、80、90、110、120
二月：90、月建、20、30、太歲、40、30、40、50、60、70、80。
　　　　　　　　　(20)
三月：60、70、月建、20、30、40、50、太歲、20、30、40、50。
四月：30、40、50、月建、20、30、40、50、60、70、太歲、20。
五月：90、太歲、20、30、月建、20、30、40、50、60、70、80。
六月：80、90、100、110、太歲、月建、20、30、40、50、60、70。
七月：60、70、80、90、100、110、月建、太歲、20、30、40、50。
八月：30、40、50、60、70、80、90、月建、20、30、太歲、20。
九月：50、太歲、30、40、50、60、70、80、月建、20、30、40。
　　　　20、30、40、50、60、70
十月：40、50、60、70、太歲、20、30、40、50、月建、20、30。
十一月：30、40、50、60、70、80、90、太歲、20、30、月建、20。
十二月：20、30、40、50、60、70、80、90、100、110、太歲、月建。

如上表所示，月建一月一移，所以正月在首，至十二月在尾；而太歲行四
仲之位，每月移動二格，一年循環三次。每逢月建、太歲之位，數字皆從
20 重排，只有正月、二月、九月有誤。

　　其次，這 20–120（應為 110）的「數」代表什麼？完全沒有意義，還
是如有些學者指出的是一種「神秘數字」呢？聞一多、楊希枚等即以為像
72 或所謂「天地數」之類是古代的神秘數字。[192] 我推測這些「數」象徵人
的壽限。它不是「天地數」之類的神秘數字，然而卻是有意義的。《呂氏春

---

192. 楊希枚，〈中國古代的神秘數字論稿〉，《中央研究院民族學研究所集刊》 33 期
　　(1972)。

秋‧盡數》云：

> 天生陰陽寒暑燥溼，四時之化，萬物之變，莫不為利，莫不為害。
> 聖人察陰陽之宜，辨萬物之利以便生，故精神安乎形，而年壽得長
> 焉。長也者，非短而續之也，畢其數也。畢數之務，在乎去害。

這裡所謂「盡數」的數，即盡其天年，故云：「年壽得長」。[193] 本文附錄二
中《醫心方》的埋胞資料也提到按圖埋胞，有云：「筭（算）多處者有壽，
筭（算）少處者不壽」（第二七條），此處的「筭」字，六朝《老子想爾注》
的寫本亦見之，饒宗頤以為即「籌」也，並引《抱朴子》之文曰：「凡人之
受命，得壽自有本數，數本多者則紀筭難盡而遲死，若所稟本少，而所犯
者多，則紀筭速盡而早死」。[194] 所以，「禹藏圖」的數，疑即〈盡數〉篇所
言之「年壽」，或與「筭」字同義。

　　古時以百歲或一百二十歲為「天年」，天年即一個人應有的壽命之限。
《尚書‧洪範》云：「五福，一曰壽」，《傳》云：「百二十年」，孔穎達
《疏》：

> 人之大期，百年為限。世有長壽云百二十年者，故《傳》以最長者
> 言之。[195]

百二十年是壽之最長者，一般皆曰「百年」。《禮記‧曲禮上》云：

---

193. 陳奇猷，《呂氏春秋校釋》，頁 136–137。

194. 饒宗頤，《老子想爾注校證》，頁 71。

195. 孔穎達，《尚書正義》，頁 179。

> 人生十年曰幼，學；二十曰弱，冠；三十曰壯，有室；四十曰強，
> 而仕；五十曰艾，服官政；六十曰耆，指使；七十曰老，而傳；八
> 十、九十曰耄；七年曰悼，悼與耄，雖有罪，不加刑焉；百年曰期，
> 頤。[196]

又，《內經・靈樞・天年》亦以「百歲」為壽限：

> 人生十歲，五臟始定，血氣已通，其氣在下，故好走。二十歲，血
> 氣始盛，肌肉方長，故好趨。三十歲，五臟大定，肌肉堅固，血脈
> 盛滿，故好步。四十歲，五臟六腑十二經脈，皆大盛以平定，腠理
> 始疏，榮華頹落，髮鬢斑白，平盛不搖，故好坐。五十歲，肝氣始
> 衰，肝葉始薄，膽汁始減，目始不明。六十歲，心氣始衰，苦憂悲，
> 血氣懈墮，故好臥。七十歲，脾氣虛，皮膚枯，故四肢不舉。八十
> 歲，肺氣衰，魄離，故言善。九十歲，腎氣焦，四臟經脈空虛。百
> 歲，五臟皆虛，神氣皆去，形骸獨居而終矣。[197]

《禮記》是以人的社會責任或義務來劃分年齡，《內經》則根據人體血氣及
內臟的盛衰和年齡的關係，把人生自然衰退的過程分成幾個階段。所謂「天
年」，是上天給人的壽命，它是有一定期限。而以上兩者都是以「百年」、
「百歲」為數，「百二十年」大概是其極限。

百歲為正常人所應得之「數」，然能善盡數者畢竟不多，因此產生種種
延壽之術，或有種種性命之學以解釋人無法得此「百歲」之數的原因。例
如，《白虎通・壽命》即有「三命」之義：

---

196. 王夢鷗，《禮記校證》（臺北：藝文印書館，1976），頁 19。相關考證見頁 19–23。
197. 吳國定，《內經解剖生理學》，頁 516–517。歷代考證見頁 525–526。

　　命者何謂也？人之壽也，天命已使生者也。命有三科以記驗：有壽
　　命以保度，有遭命以遇暴，有隨命以應行。[198]

此即將「命」解釋為「人之壽」。[199] 其中，壽命為正命，隨命是「隨行為
命」，而遭命是「逢世殘賊，若上逢亂君，下必災變暴至，夭絕人命」。陳
立《疏證》引《援神契》云：「受命謂年壽也，遭命謂行善而遇凶也，隨命
謂隨其善惡而報之」。[200] 因此，人雖皆稟百歲之數，但隨個人所遭、隨而有

---

198. 陳立，《白虎通疏證》（臺北：廣文書局影印光緒元年春淮南書局刊本，1987），頁
　　463–464。

199. 參見劉翔，《中國傳統價值觀念詮釋學》（臺北：桂冠圖書公司，1993），頁 190–
　　199〈命〉條。

200. 陳立，《白虎通疏證》，頁 464。按三命之說，壽命為正命，隨命、遭命為變命也。
　　《孟子・盡心篇》趙岐《注》：「命有三名，行善得善曰受命，行善得惡曰遭命，行
　　惡得惡曰隨命。」《音義》又云：「丁云：『三命事出《孝經援神契》。』」按《禮記・
　　祭法》注云：「司命主督察三命。」孔穎達《正義》引《孝經援神契》云：「命有三
　　科，有受命以任慶，有遭命以謫暴，有隨命以督行。受年，謂年壽也。遭命，謂行
　　善而遇凶也。隨命，謂隨其善惡報之。」《春秋繁露・重政篇》云：「人始生有大
　　命，是其體也；有變命存其間者，其政也。政不齊，則人有忿怒之志；若將施危難
　　之中，而時有隨遭者，神明之所接，絕續之符也。」又，《太平御覽》360 引《春秋
　　元命苞》云：「壽命，正命也，起九九八十一。有隨命，隨命者，隨行為命也。有
　　遭命，遭命者，行正不誤，逢世殘賊，君上逆亂，辜咎下流，災譴並發，陰陽散
　　忤，暴氣需至，滅日動地，絕人命，沙鹿襲邑是。」漢儒言三命，大同小異。黃暉
　　以為：「三命之說，義並相近，惟趙岐論隨命略異耳。」又焦循以為：「《論衡》全
　　本《孝經諱》，以年壽得諸自然，不由善報，與趙氏為異也。」參見黃暉，《論衡校
　　釋》，頁 46–47；焦循，《孟子正義》下冊（臺北：文津出版社影印本，1988），頁
　　879–880。另參見森三樹三郎，《上古より漢代に至る性命觀の展開──人性論と運
　　命觀の歷史》（東京：創文社，1987）；廖果，《自養之道──中國古代個體差異養
　　生學說》（臺北：明文書局，1993），頁 9–15〈古代對年齡差異的劃分〉一節。

所不同。王充《論衡‧氣壽篇》則云：「若夫強弱夭壽，以百為數，不至百者，氣自不足也」，[201] 他認為人的壽命長短，取決於人在母體時受氣的厚薄，但無論所受之氣的厚薄，基本上是以百歲為衡量標準的：「百歲之命，是其正也。不能滿百者，雖非正，猶為命」。[202] 一百歲，是正常的壽限。《內經》稱之為「天年」；若不然，則稱為「夭」。[203] 在〈命義篇〉，他也提及「三命」之說：

> 正命者至百而死。隨命者五十而死。遭命者初稟氣時遭凶惡也，謂妊娠之時遭得惡也，或遭雷雨之變，長大夭死。此謂三命。[204]

王充反對當時對「隨命」的解釋，而認為「富貴貧賤皆在初稟之時，不在長大之後隨行而至也」。[205] 一個正常人可以活一百歲左右稱「正命」。活五十歲左右而死稱「隨命」，只是人承受氣的不同，而與道德無關。同樣的，遭命是指人在承受氣的時候遭到外界環境不良影響而形成的一種命，具有這種命的人，注定會遭到外來的、不可預測的凶禍而死亡。不管如何，「百歲為正」的觀念，恐怕是當時相當普遍的。葛洪《彭祖傳》亦云：「人之受氣，雖不知方術，但養之得宜，常至百二十歲，不及此者，傷也」。[206]

　　要之，百歲雖是「天年」，但一般人的年壽往往不及於此，凶死、夭折

---

201. 黃暉，《論衡校釋》，頁 26。

202. 黃暉，《論衡校釋》，頁 28。

203. 夭，短折也。不盡天年之意，與壽字對舉。黃暉，《論衡校釋》，頁 31。

204. 黃暉，《論衡校釋》，頁 49。

205. 黃暉，《論衡校釋》，頁 48–49。

206. 關於《彭祖經》，參見坂出祥伸，〈彭祖傳說と《彭祖經》〉，收入氏著，《道教と養生思想》（東京：ぺりかん社，1992），頁 23–105。李零以為《彭祖經》是漢代古書，見李零，〈馬王堆房中書研究〉，頁 26。

者亦常有聞見。所以，《白虎通》等書或以「行善而遇凶」、「隨其善惡而報」來解釋，或完全歸於人出生稟受氣的厚薄來決定。不過，以當時養生的條件而言，就算在正常的情況之下，得以盡數的人也許不多。清儒金鶚《求古錄禮說》有云：

> 人生以百年為期，然不必盡百年也。五十以下為夭折，五十以上為壽考。約而言之，壽有三等：百歲為上壽，八十為中壽，六十為下壽，〈魯頌〉所謂三壽也。人自少而壯而老，分為三限。惟少則三壽皆同，壯、老各異。上壽，三十至六十為壯，七十至百歲為老；中壽，三十至五十為壯，六十至八十為老；下壽，三十、四十為壯，五十、六十為老。是則上壽七十始衰，為老；中壽六十始衰，為老；下壽，五十始衰為老。天下下壽最多，中壽已少，上壽尤罕覯。故養老之典，必始于五十。〈曲禮〉「五十曰艾，六十曰耆」，艾者已訓為老，蓋以中下壽為率也。[207]

天下之人殆以中壽、下壽為多也。五十以上已經可稱為「壽考」。因此，一般人或備衛生之具，或求諸方伎之術（如埋胞），以去害而畢其「數」。

至於為什麼「禹藏圖」的數是二十歲為始呢？有兩種可能：第一、埋胞圖的小圖共十二等分，除去兩個「死」位，若從二〇開始排起，雖然每個月排列組合皆不同，但基本上都可排到九十歲以上；除了三月、四月、十月等三個月份較低以外，都為上壽、中壽。其中，百歲以上的「正命」

---

207. 金鶚，《求古錄禮說》卷6（清光緒二年刊本），頁15〈七十曰耆說〉條。又《魯頌・閟宮》三壽，參姜昆武，《詩書成詞考釋》（濟南：齊魯書社，1989），頁253–256。另關於中國年齡觀，參見石山隆，〈古代中國人の年齡觀〉，《東洋學論叢：飯田利行博士古稀紀念》（東京：國書刊行會，1981），頁363–369。

占四個月之多。假使是從《禮記・曲禮》、《內經》的分法，以十歲為始，則大部分月份的最高之「數」多在六〇～八〇之間。第二、《靈樞・衛氣失常篇》云：「人年五十已上為老，二十已上為壯，十八已上為少，六歲已上為小。」[208] 馬蒔以為「十八已上，六歲已上之上字，俱當作下。」又引王弘義之說云：「二十者，陰陽之生數始也。五十者，五行之生數終也。」[209] 按《靈樞》的說法，二十以上謂之「壯」年，以下稱為少小。古時一般平均壽命可能不高，二十歲稱「壯」年或許並不過分。而埋胞既為求嬰兒長壽，當然不會希望自己的小孩尚在「少」、「小」時就夭折了。埋胞圖以二〇為始，難道是基於上述的考慮嗎？再者，王弘義的說法，將二〇與陰陽觀念結合，恐怕是較晚的事，「禹藏圖」的數始於二〇，未必是因其為「陰陽之生數始」的原故。

當然，也有一種可能：即以二十歲開始，根本沒有任何含義。不過，埋胞圖的設計者若只是一味求「數多」，例如每月皆以三〇為始，按上述規律排列，則將有半數以上的月份超過「百歲」，如此一來，似乎更能迎合使用埋胞圖的產婦或其家屬的需求。然而，該圖既不採用漢代十歲為始（如《禮記》、《內經》）的慣例，也不為了求數多而以三〇以上的「數」為始，或許有其用意吧。

再者，為何數一遇到「死」位就要從頭重新排列呢？以三月為例，埋胞圖原排列順序是：20、30、40、50、〔死〕、20、30、40、50、60、70、〔死〕。可是，為何不是 20、30、40、50、〔死〕、60、70、80、90、100、110、〔死〕這樣的排列方式？後者的排列方式，數的範圍仍然在 20–110 之間，為什麼要用前者的排法而不用後者？這樣的設計是任意的嗎？也許不

---

208. 吳國定，《內經解剖生理學》，頁 516。一說，三十歲以上為壯，前引書，頁 525；又，《千金小兒方校釋》，頁 31。

209. 吳國定，《內經解剖生理學》，頁 525。

是。《淮南子·天文》云：「太歲迎者辱，背者強，左者衰，右者昌」，又云太歲「不可迎也，而可背也，不可左也，而可右也。」[210] 小時月建亦然，「不可迎也，而可背也，不可左也，而可右也。」[211] 此即以迎背論吉凶。《淮南子》以太歲右行，故其右為迎，左為背；而帛書大時、小時皆左行，所以，當左為迎，右為背。小圖之「數」由小而大，左升右降，始於「死」位，自二〇起漸增，至另一個「死」位又自小而大。左為背，愈背而接近「死」位者數愈大，此所謂「可背也」；右為迎，愈迎而接近「死」位者數愈小，此所謂「不可迎也」。所以，迎辱數小，背強數大。由於大時、小時都必須符合這個迎背論吉凶的原則，所以遇到「死」位必須由數小的二〇重新排列。換言之，數的排列必須顧及大時、小時兩者。茲以三月為例，圖解如圖五〇a、b。如圖所示，圖五〇a就完全符合大時、小時迎背的原則。若是按我的排法（圖五〇b），就只有太歲合乎上述的原則，而月建則違反了迎辱、背強的原則了。

最後，牽涉到選擇適當的「數」埋胞的問題。「禹藏埋胞圖法」云「視數多者」的方位埋胞，意思是說：以小圖中最大之數埋胞，例如上面三月小圖，以 70 之數最大時，所以就埋於「卯」位；還是除了考慮數的大小之外，也要關照數與大時、小時的相關方位？本文附錄二《醫心方》引《產經》的埋胞資料提供我們若干的線索：

> 凡欲藏胞胎（胎疑作衣）者，可先詳視十二月圖。笄（算）多處者有壽，笄（算）少處者不壽，或笄（算）多地者忌神併者，亦當避之。次取笄（算）多，亦吉（第二七條）。

---

210. 劉文典，《淮南鴻烈集解》卷3，頁67。

211. 劉文典，《淮南鴻烈集解》卷3，頁67。

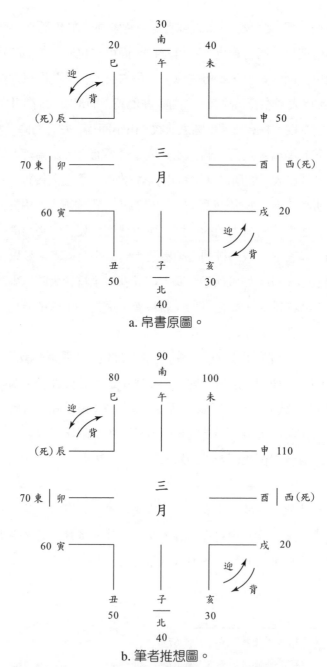

a. 帛書原圖。

b. 筆者推想圖。

圖五〇：數字排列規律與迎辱背強原則（以三月為例）。

由上文可知，六朝埋胞亦有「十二月圖」，圖的內容與結構不得而知，今本《醫心方》未見（可能最初沒收月圖，附錄二第二八條有：「今案藏胞衣法，不載月圖」云云）。但可以推測，當時的埋胞圖之上亦有「數」，而且數的多寡關係嬰兒未來之壽夭。埋胞原則亦是擇數多處者埋之，但是數多處與神相沖者，「亦當避之」。循此原則，上舉三月小圖，雖以 70 為最大之數，但其與大時之方位正好相沖，故比較合適的埋胞方位也許是 60 之數，「寅」這個方位。《產經》以為：「次取筭（算）多，亦吉」。筆者嘗試將十二月適合埋胞的方位與其相對應數的大小製成下表：

月份	正月	二月	三月	四月	五月	六月	七月	八月	九月	十月	十一月	十二月	備考
大時、小時 太歲／月建	太歲／月建	太歲／月建	太歲／月建	太歲／月建	太歲／月建	太歲／月建	太歲／月建	太歲／月建	太歲／月建	太歲／月建	太歲／月建	太歲／月建	
	東／東北	南／東	西／東南	北／東	東／南	南／西南	西／西南	北／西	東／西北	南／西北	西／北	北／東北	
	卯／寅	午／卯	酉／辰	子／巳	卯／午	午／未	酉／申	子／酉	卯／戌	午／亥	酉／子	子／丑	
數	110	90	60	70	90	110	110	90	60	70	90	110	數指年壽
埋胞方位	丑	寅	寅	亥	寅	巳	未	申	申	巳	申	亥	參考方位

若以漢代「百歲為正」的觀念來衡量，其實也只有正月、六月、七月及十二月符合；而介於六十～七十歲之間的月份占所有月份的三分之一。所以，這雖然是一種祈求嬰兒長壽的活動，但不同產月出生的嬰兒壽限各有不同，並不是所有人都能達到「正命」的，這也多少反映了當時人對「數」與「時」之間關係的一些看法。在方位方面，子、午、卯、酉是太歲運行的方位，所以不適合埋胞；適合埋胞者，「寅」位出現三次，「申」

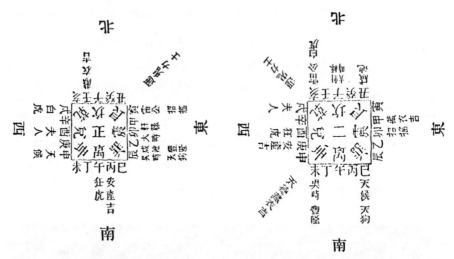

圖五一：宋代埋胞圖。共十二張，一月一張。此為正月、二月部分。其特色：
清楚標示方位、神名、「藏衣吉」、「安產吉」等項目。取自宋朱瑞章，《衛生家
寶產科備要》，臺北：萬人出版社影印，卷 1，〈產圖〉，頁 5。

位也出現三次，「亥」二次，「巳」二次，「丑」、「未」各一次。所以，似以
東北，以及與其相應的西南為最佳埋胞方位。當然，上述的方位也必須考
慮產婦的居室及相關場所等條件。

　　現在我仿照宋代的埋胞圖，重新整理「禹藏圖」。按後世的埋胞圖，標
出神名、方位及適合埋胞之方位 （圖五一）。準此原則，我將每月兩個
「死」位代以「太歲」、「北斗」之名，適合埋胞處亦標出「▲」的符號（箭
頭所示處），並校正圖中正月、二月、九月的若干數字，重建如圖五二所
示。馬繼興先生亦有一復原圖（圖五三），讀者可一併參考。[212]

五、結　語

　　本文旨在討論古代的埋胞禮俗，以「禹藏圖」為討論對象。結論如下：

---

212. 馬繼興，《馬王堆古醫書考釋》，頁 820–821。

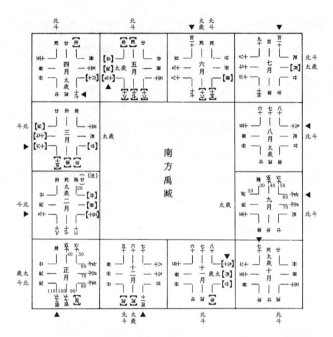

圖五二：禹藏圖之復原（適合埋胞處以▲標出，箭頭所示）。

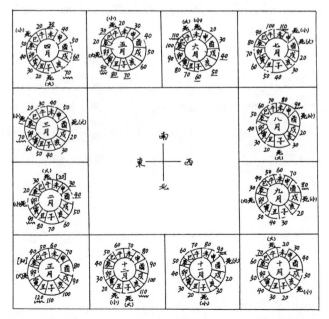

圖五三：適合埋胞處以〜〜表之。取自馬繼興，《馬王堆古醫書考釋》，頁 821。

⑴「禹藏圖」屬於古代房中書之性質。雖然，後世術數家或醫家產婦科的作品亦收錄了這一類產圖，但「禹藏圖」是馬王堆房中養生書的一部分。後世房中書如《玉房秘訣》、《醫心方·房內》都有提及埋胞之避忌。

⑵胞衣 (Afterbirth) 殆指胎膜與胎盤等產後遺物之泛稱。

⑶古代產後必須埋胞有幾種可能的原因。其中，以嬰兒與胞衣關係這一點最為密切。換言之，埋胞是建立在胎兒與胞衣一體感應，以及胞衣為胎兒生命之源等觀念上。

⑷「禹藏圖」的內容有三：時間、方位與數字。時間、方位是結合在一起的。圖的結構，大圖為輿地之圖，呈現上南下北、左東右西的方位；十二月圖皆以「二繩四鉤」宇宙圖式組成；而數字則象徵人的壽命。所以「禹藏圖」形成了天（太歲、北斗）—地（方位）—人（壽限）感應的關係。而透過「埋胞」這樣的活動將胞衣與嬰兒未來的命運連繫起來。

馬王堆三號漢墓的墓主利豨（一說，利豨之兄弟），據醫學鑑定其遺骸，死時僅僅三十多歲。其母軚侯夫人辛追，也就是一號墓之女屍，生前大概是使用過「禹藏圖」的。據推算，她生利豨時只十五歲上下。試想：她新乳不久，在產月的某個吉日，手持瓦甀，裡面裝著洗滌清潔利豨之胞衣，另一手可能就持著產圖，或許，就在她居所不遠之處，找到了一塊所謂向陽「清地」，而後將胞衣深埋緊築。而她所祝禱的內容大概也是當時天下所有母親共同的心願，如「禹藏埋胞圖法」說的，願子：「良心智」、「好色」、「少病」與長壽。

謹以此文悼念去世的友人：楊邠蓁、張裕盟、吳順朋。

82.3.25 一稿；7.2 二稿；10.8 三稿；83.1.9 四稿。

（本文於民國八十三年二月十七日通過刊登）

附錄一：歷代婦、產科著作書目

一、本書目自以下各書輯出：黑田源次：《中國醫學書目》、丁福保：《中國歷代醫學書目》、岡西為人：《宋以前醫籍考》、《續中國醫學書目》、丹波元胤：《醫籍考》、李經緯、孫學威：《四庫全書總目提要·醫家類及續編》、賈維誠：《三百種醫籍錄》、余瀛華、傅景華：《中國古籍珍本提要》、莊樹藩：《中華古文獻大辭典·醫藥卷》。

二、本書目體例，每書先揭其名，撰者，次示其卷第，詳其存佚或未知。至於諸家之序跋，撰者之履歷，版本之考證等，非本書目之重點，有意於此者或取上述各書參稽之。又所收歷代醫籍，大略以時代為先後。

三、按黑田源次所收歷代婦產科之書六十種，岡西為人同。丹波元胤所收為諸家之冠，約一百二十餘種。莊樹藩所收書亦在百種以上。余瀛華所列約四十餘種，賈維誠不過八種之多。本書目綜合各家，計收二百五十餘種。欲研究宋代以後之產圖或歷代產圖之變化者，請由以下各書著手。

《婦人嬰兒方》，撰者未詳，十九卷，佚。

《婦人胎藏經》，衛汎，三卷（一說，一卷），佚。

《張仲景療婦人方》，撰者未詳，二卷（一說，一卷），佚。

《范氏療婦人藥方》，撰者未詳（或為范汪），十一卷，佚。

《雜湯丸散酒煎薄貼膏湯婦人少小方》，撰者未詳，九卷，佚。

《黃帝素問女胎》，撰者未詳，一卷，佚。

《黃帝養胎經》，撰者未詳，一卷，佚。

《療婦人產後雜方》，撰者未詳，三卷，佚。

《徐文伯療婦人瘕》，撰者未詳，一卷，佚。

《推產婦何時產法》，王琛，一卷，佚。

《推產法》，撰者未詳，一卷，佚。

《生產符儀》，撰者未詳，一卷，佚。

《雜產書》，撰者未詳，六卷，佚。

《雜產圖》，撰者未詳，四卷，佚。

《產圖》，撰者未詳，二卷，佚。

《產乳書》，劉祐，二卷，佚。

《產經》，撰者未詳，一卷，佚。

《產經》，德貞常，十二卷，佚。

《產圖》，崔知悌，一卷，佚。

《產經圖》，撰者未詳，三卷，佚。

《粧臺記》，宇文士及，一卷，佚。

《楊氏粧臺寶鑑集》，撰者未詳（一說，南陽公主），三卷，佚。

《亡名氏婦人方》，撰者未詳，十卷，佚。

《婦人方》，撰者未詳，二十卷，佚。

《治婦人方》，撰者未詳，二卷，佚。

《小女節療方》，俞寶，一卷，佚。

《亡名氏小女方》，撰者未詳，十卷，佚。

《小女雜方》，撰者未詳，二十卷，佚。

《產乳集驗方》，楊歸厚（歸一作師），三卷，佚。

《樂產神樞靈轄》，撰者未詳，十卷，佚。

《子母祕錄》，許仁則（又云巢安世、張傑所撰，諸家說不一），十卷，佚。

《產寶》（又名《經效產寶》），昝殷，三卷（又有一卷、二卷本），殘。

《產寶諸方》，撰者未詳，一卷，存。

《產經》，時賢，一卷（又有二卷、三卷本），存。

《產後論》，楊全迪、李壽，一卷，佚。

《產前後論》，王守愚（愚一作忠），一卷。

《集產後十九論》，撰者未詳，一卷，佚。

《家寶義囊》，撰者未詳，一卷，佚。

《產書》，王嶽，一卷，存。

《產宜秘要方》，撰者未詳，一卷，佚。

《胎教論》，撰者未詳，一卷，佚。

《注解胎產大通論》，楊子建，不分卷，存。

《七說》，楊子建，佚。

《十產論》，楊子建，存。

《產科經驗寶慶集》（或作《婦人產育保慶集》），郭稽中，一卷，佚。

《婦人方》，郭稽中，佚。

《產經》，郭稽中，二卷，佚。

《附益產育保慶集》，杜荍，一卷，佚。

《產乳備要》，趙瑩，佚。

《增校產乳備要》，趙瑩，佚。

《校附產育保慶集》，冀致君，二卷，存。

《胎產真經》，鄭汝明，二卷，存。

《衛生產科方》，沈虞卿，一卷，佚。

《產乳十八論》，沈炳（或作柄），佚。

《胎產經驗方》，陸子正，一卷，佚。

《備產濟用方》，撰者未詳，佚。

《女科濟陰要語萬金方》，鄭春敷，二卷，存。

《女科萬全方》，薛古愚，一卷，存。

《產寶諸方》，撰者未詳（一說，王卿月撰），一卷，存。

《衛生家寶產科方》，朱端章，八卷，存。

《女科百問》（或作《產寶百問》、《產保百問》），齊仲甫，卷數不一，存。

《婦人大全良方》，陳自明，二十四卷，存。

《婦人良方補遺大全》，熊宗立，二十四卷，存。

《校注婦人良方》，薛己，二十四卷，存。

《產科經真環中圖》，撰者未詳，一卷，佚。

《濟生產寶》，徐明善，二卷，存。

《產育保生方》，張元素，佚。

《胎產救急方》，李辰拱，存。

《坤元是保》，薛軒（一說姓李），二卷，存。

《產寶百問》，朱震亨（疑假託），五卷，存。

《產寶》，朱震亨（疑假託），一卷，存。

《陳秘蘭婦科》，陳沂，五卷，存。

《素庵醫要》，陳沂，十五卷，存。

《產科大通論方》，張聲道，一卷，存。

《胎產》，徐守貞，一卷，存。

《仙傳濟陰方》，撰者未詳，三卷，存。

《便產須知》，顏漢，二卷，存。

《濟世女科經驗全方》，劉倫，一卷，存。

《廣嗣要語》，俞橋，三卷，存。

《女科撮要》，薛己，二卷，存。

《嗣產法論》，撰者未詳，一卷，存。

《胎產須知》，趙輝，二卷，佚。

《女科樞要》，撰者未詳，四卷，佚。

《辨疑集》，撰者未詳，三卷，佚。

《婦人秘科》，撰者未詳，三卷，存。

《廣嗣紀要》，萬全，五卷（或有十六卷本），存。

《婦人科》，萬全，三卷，存。

《廣嗣精要》（資料未詳，僅存目以俟考）。

《婦科心鏡》，徐春甫，三卷，存。

《螽斯廣育》，徐春甫，一卷，存。

《螽斯集》，蔡龍陽，一卷，存。

《香奩潤色》，胡文煥，一卷，存。

《濟陰方》，胡氏（闕名），資料未詳。

《亡名氏婦人明理論》，資料未詳。

《婦人千金家藏方》，資料未詳。

《婦人經驗方》，資料未詳。

《保生集要》，張文遠，一卷，存佚未詳。

《亡名氏產科大全》，資料未詳。

《產寶百問附產寶雜錄》，齊仲甫，二卷，存佚未詳。

《女科證治準繩》，王肯堂，五卷，存。

《女科要論》，許兆禎，資料未詳。

《衍嗣寶訓》，資料未詳。

《胤產全書》，王肯堂，四卷，存。

《女醫雜言》，楊談允賢，一卷，存。

《玉泉子金閨秘方》，張文介，一卷，存。

《胤嗣全書》，李盛春，一卷，存。

《產鑑》，王化貞，三卷（一作二卷），存。

《婦人規》，張介賓，二卷，存。

《婦人規古方》，張介賓，一卷，存。

《宜麟策》，張介賓，一卷，存。

《保產萬全書》，陳治道，一卷，存。

《女科百病問答》，錢國寶，四卷，存。

《女科百病補遺》，撰者未詳，一卷，存。

《胎產護生篇》，李長科，一卷，存。

《亡名氏廣嗣秘旨》，十卷，存佚未詳。

《產寶》，皇甫泰，資料未詳。

《濟陰舉要》，陳鶴溪，資料未詳。

《濟陰綱目》，武之望，十四卷（又五卷本），存。

《亡名氏保室方》，三卷，存佚未詳。

《繡閣寶生書》，錢養庶，一卷，存。

《集驗廣嗣珍奇》，資料未詳。

《濟生婦人方》，卿均，存佚未詳。

《亡名氏保產育嬰》，二卷，存佚未詳。

《求嗣秘書》，錢大義，四卷，存佚未詳。

《祈嗣真詮》，袁黃，一卷，存佚未詳。

《問答十四門》，鄭氏，存佚未詳。

《種子類纂》，一卷，存佚未詳。

《亡名氏大生方論》，資料未詳。

《胎產遺論》，趙獻可，一卷，存。

《胎產全書》，單養賢，一卷，存。

《廣嗣要語》，俞橋，不分卷，存。

《胎產方書》，鄭五全，二卷，存。

《內府秘傳經驗女科》，龔定國，一卷，存。

《達生編》，亟齋居士，一卷，存。

《濟陰綱目》，武之望，十四卷，存。

《妙一齋醫學正印種子編》，岳甫嘉，二卷，存。

《女科全編》，資料未詳。

《保產機要》，湯處士，一卷，存。

《婦人諸證辨覽》，李春茂，存佚未詳。

《女科微論》，李中梓，存佚未詳。

《性原廣嗣》，王宏翰，存佚未詳。

《女科機要》，資料未詳。

《女科經論》，蕭壎，八卷，存。

《種嗣玄機》，程雲鵬，存佚未詳。

《濟陰近編》，陳治，五卷，存。

《女科宜今》，吳儀洛，存佚未詳。

《大生要旨》，唐千頃，五卷，存。

《女科切要》，秦之楨，存佚未詳。

《婦科玉尺》，沈金鰲，六卷，存。

《女科要訣》，舒詔，一卷，存。

《大生集成》，王繩武，五卷，存。

《女科輯要》，沈又彭，二卷，存。

《女科輯要》，周紀常，八卷，存。

《女科旨要》，雪岩禪師，四卷，存。

《女科醫案》，徐大椿，一卷，存。

《女科指要》，徐大椿，一卷，存。

《種子要方》，徐大椿，一卷，存。

《女科指掌》，葉其蓁，五卷，存。

《女科要旨》，陳念祖，四卷，存。

《女科要略》，潘霨，一卷，存。

《女科秘旨》，輪應禪師，八卷，存。

《女科秘要》，靜光禪師，八卷，存。

《女科歌訣》，邵登瀛，六卷，存。

《女科醫案選粹》，嚴鴻志，四卷，存。

《女科折衷纂要》，凌德，不分卷，存。

《女科秘訣大全》，陳蓮舫，五卷，存。

《生生寶錄》，袁于江，三卷，存。

《寧坤秘籍》（又名《竹林寺女科》），竹林寺僧，三卷，存。

《新產證治》，王實穎，不分卷，存。

《達生真訣》，王實穎，不分卷，存。

《種子心法》，王實穎，不分卷，存。

《廣嗣五種備要》，王實穎，存。

《達生保赤編》，寄湘漁父，四卷，存。

《竹泉生女科集要》，彭遜之，一卷，存。

《產寶》，倪枝維，一卷，存。

《產孕集》，張曜孫，二卷，存。

《產科心法》，汪哲，二卷，存。

《產科四十三症》，傅山（疑假託），一卷，存。

《婦科雜證》，文晟，一卷，存。

《婦科冰鑒》，柴得華，八卷，存。

《婦科指歸》（又名《婦科宗旨》），曾鼎，四卷，存。

《婦科采珍》，馮鄪，不分卷，存。

《婦科秘方》，李小有，一卷，存。

《胎產護生篇》，李小有，一卷，存。

《婦科心法要訣》，吳謙等，六卷，存。

《婦科胎產經驗良方》（又名《胎產輯萃》），汪家謨，四卷，存。

《鄭氏秘傳萬金方》（又名《女科萬金方》），鄭玉峰，一卷，存。

《詳要胎產問答》，亞齋居士，一卷，存。

《臨產須知》，周莘農，一卷，存。

《保產金丹》，劉文華，四卷，存。

《保產要旨》，許廷哲，四卷，存。

《胎產心法》，閻純璽，三卷，存。

《胎產指南》，單南山，八卷，存。

《胎產症治錄》，單南山，二卷，存。

《胎產秘書》（又名《胎產金針》），陳笏庵（一說佚名），二卷（又作三卷、四卷），存。

《胎產集要》，黃惕齋，三卷，存。

《秘診濟陰》，周詒觀，三卷，存。

《難產神驗良方》，姚文田，一卷，存。

《繡閣保產良方》，沈二榆，一卷，存。

《盤珠集胎產症治》，嚴潔、施雯、洪煒，三卷，存。

《女科》，傅山，二卷，存。

《女科仙方》（又名《仙方便覽》），傅山，四卷，存。

《急救仙方》，撰者未詳，十一卷，存。

《槐茂堂婦人科經驗良方》，賈弘祚，三卷，存。

《婦科凍鑒》，柴得華，不分卷，存。

《胎產至寶》，蔡璘，三卷，存。

《保生集要》，黃陽杰，一卷，存。

《坤中之要》（又名《秘傳內府女科》），伊精阿，不分卷，存。

《求嗣指要》，永福氏，二集，存。

《婦科摘抄要訣》，撰者未詳，一卷，存。

《旃檀保產萬全經》，田浩然，二卷，存。

《秘傳女科》，劉有忠，存。

《婦科集說》，醒道人，二卷，存。

《閨門寶鑑》，李榮，不分卷，存。

《紅線女博識摘腴》，撰者未詳，不分卷，存。

《醫學纂要婦人科》，朱敩，不分卷，存。

《催生安胎良方》，高要梁，不分卷，存。

《胎產合璧》，永思堂主人，三卷，存。

《婦科約囊萬金方》，撰者未詳，二卷，存。

《婦嬰方書》，撰者未詳，存。

《胎產秘方》（又名《胎前產後神效秘方》），方金山，四卷，存。

《坤寧集》，撰者未詳，不分卷，存。

《長生草婦科》，劉榮枝，四卷，存。

《女科揭要》（又名《女科要旨》），趙廷玉，一卷，存。

《產育案》（又名《葉氏產育醫案》），葉氏，存。

《婦科秘方》，陳桂圓，不分卷，存。

《錢氏秘傳產科方——試驗錄》，錢少楠，不分卷，存。

《婦科問答》，撰者未詳，不分卷，存。

《女科原旨》，程文囿，一卷，存。

《張氏婦科》，撰者未詳，不分卷，存。

《毓麟驗方》，撰者未詳，不分卷，存。

《濟陰近編》，陳治，五卷，存。

《產後十八論》，撰者未詳，不分卷，存。

《女科精要》，馮兆張，三卷，存。

《家傳女科經驗摘奇》，撰者未詳，不分卷，存。

《女科證治約旨》，嚴鴻志，四卷，存。

《女科精華》，嚴鴻志，三卷，存。

《中西合纂婦科大全》，顧鳴盛，七卷，存。

《產論》，賀川子玄，四卷，存。

《產論翼》，賀川玄迪，二卷，存。

《產科發蒙》，片倉元周，六卷，存。

《產航》，桑原惟親，二卷，存。

《產科養草》，佐佐井玄敬，一卷，存。

《產科發明》，奧川岐庸，三卷，存。

《坐婆必研》，池田御年，二卷，存。

《產育全書》，水原義博，十卷，存。

《產科探領圖式》，水原義博，一卷，存。

《達生圖說》，近藤直義，三卷，存。

《產科手術秘祿》，劣齋先生，一卷，存。

《醫學三藏辨解》，岡本為竹，三卷，存。

《安產手引草》，橫地見碩，一卷，存。

《產科摘要》，小林義直，三卷，存。

《婦嬰新說》，合信，二卷，存。

《產科》，密爾，一卷，存。

《婦科精蘊圖說》，妥瑪，五卷，存。

附錄二：《醫心方》埋胞資料輯佚（共三十條）

一、《產經》云：凡欲藏胞衣，必先以清水好洗子胞，令清潔。以新瓦甕，其蓋亦新。畢乃以真絳繒裹胞訖，取子貢錢五枚，置甕底中羅列，令文上向，乃取所裹胞盛內甕中，以蓋覆之，周密泥封，勿令入諸蟲畜禽獸得食之。畢，案隨月圖，以陽人便埋之，掘深三尺二寸，堅築之，不欲令復發故耳。能順從此法者，令兒長生、鮮潔、美好、方高、心善、聖智、富貴也。且以欲令兒有父才者，以新筆一柄著胞上，藏之，大吉。此《黃帝百廿占》中之秘文也。且藏胞之人，當得令名佳士者，則令兒辨慧多智；有令名美才，終始無病，富貴長壽矣。

二、又云：一法，先以水洗胞，令清潔訖，復用清酒洗胞。以新瓦甕盛胞，取雞雛一枚，以布若繒纏鶵置胞上。以瓦甌蓋其口，埋之。案十二月圖於笄（算）多上藏之，吉。其地向陽之處，深無過三尺，堅築之，勿令發也，大吉。男用雄鶵，女用雌鶵（一說云：如來云，我不煞生，故得壽長；何煞生求壽命？故不疏之）。

三、又云：數數失子藏胞衣法：昔禹於雷澤之上，有一婦人悲哭而來。禹問其由，答曰：「妾數生子而皆夭死，一無生在，故哀哭也。」禹教此法，子皆長壽，無復夭失也。取產胞衣，善擇去草塵，洗之清。作一土人，生兒男者作男像，生兒女者作女像，以絳衣裹土人。先以三錢置新甕中，已，取土人著錢上，復取子胞置錢上，以蓋新甌，令周密封泥之。案笄（算）多地上，使兒公（按：兒公者兒父也）自掘埋之。畢，祝曰：「一錢為汝領地主，一錢為汝壽領笄（算），一錢為汝領口食。」訖，以左足踏之，堅築如上法。（以上藏胞衣斷埋法）

四、《產經》云：正月亥子，二月丑寅，三月巳午寅，四月申酉卯，五月亥酉，六月寅卯辰，七月午，八月未申，九月巳亥，十月寅申，十一月

未午，十二月申酉（吉日）。

五、又云：甲乙生，丙丁藏；丙丁生，戊己藏；戊己生，庚辛藏；庚辛生，壬癸藏；壬癸生，甲乙藏（吉日）。

六、《產經》云：春無以甲乙，夏無以丙丁，秋無以庚辛，冬無以壬癸。右四時忌日，皆惡，不避身（生）子俱亡（忌日）。

七、又云：甲辰乙巳丙丁午未戊申戊戌。右日勿藏胞，淨洗十餘過，置甕中，須待良日乃藏之（忌日）。

八、又云：避月十日、廿日，月未盡一日，不可埋胞，大凶。

九、又云：當避月一日、十一日、廿一日，凶。又云：避建、除、破、厄、閉日，大凶。又云：勿以兒生日，令兒不壽。又云：藏胞以牢日，小兒死（又牢日法在《湛餘經》中）。

十、又云：无以八魁日、復日、伯日、小兒生相剋日，皆忌。（以上藏胞衣吉凶日法）

十一、《產經》云：藏胞陰地不見日月，若垣壁下，若冀水中，水潰坑坎之旁，若清溷旁，皆不宜藏之。令兒多氣疾，瘡疥癰腫也。

十二、藏胞當道中，若四衢對間，令兒屢逢縣官、飛官，遇疫疾。藏胞近故井，若社稷旁，冢墓之邊，祠神處所，所居近者，皆令兒狂癡不壽。

十三、藏胞故器瓦甕者，兒令（疑應作令兒）五罪，凶。

十四、藏胞火燒之處者，令兒則燒死，凶。

十五、藏胞勿令入蟲蛾草等入者，令兒醜惡，多死瘍創病，凶。

十六、藏胞近社祠，若故社處旁，鬼神祭所，令兒魂魄飛揚，不具惡夢（不疑衍字），奔走如狂癡癲，兒脈易驚，恐啼，喜見鬼，生惡瘡腫，腸癰。

十七、藏胞勿令犬鼠豬食之，令兒驚癇多疾。

十八、藏胞故垣墟下，令兒常病腹腸。

十九、藏胞中道，令兒戮死、不壽，後無子孫。

二十、藏胞故墳井處，令兒耳目不聰、害孔竅。

二一、藏胞當門戶，令兒癡、失明、瘖聲。

二二、藏胞水旁故池處，令兒以為溺死，不葬。

二三、藏胞溜中，令兒失精明而盲。

二四、藏胞牛蘭，若穿窬處，令兒癡。

二五、又云：勿以小兒行年上（男寅女申為行年上），又避小兒禍害絕命之
　　　地（天門，絕命地；鬼門，禍害地）。（以上藏胞惡處法）

二六、《產經》云：夫生之與死，夭之與壽，正在產乳藏胞。凡在產者，豈
　　　可不慎。敬神畏天者，典墳之所崇；避難推禍者，諸賢之所務也。
　　　是以順天道者昌，違地理者亡，古之常道也。余以闇塞，究搜百家
　　　之要，藏胞之道術於此備矣。使產生之場，幾得無咎也。

二七、凡欲藏胞胎（胎疑作衣）者，可先詳視十二月圖。笒（算）多處者
　　　有壽，笒（算）少處者不壽，或笒（算）多地者忌神併者，亦當避
　　　之。次取笒（算）多，亦吉。又既得壽地，其日惡者，待以良日乃
　　　埋之，吉。又雖為壽處，必得高燥向陽之地。能者壽長、智高、富
　　　貴無極也。其高燥地者，達近自在無苦。又云，《經》曰：欲藏產子
　　　胞胎者，先視十二月神圖，八神、諸神在方不可至犯，犯之咎重，
　　　不可不慎。

二八、又云：未央子曰，凡欲藏子胞，直就天德、月德之地者，子必富貴
　　　壽老無疾。最吉之地，故其利萬倍也。若不得天德、月德者，天道
　　　人道地亦吉，其利百倍。又不得此地者，亦可用反向大吉之地，亦
　　　吉利。若雖是吉地，而與惡神併者，此為凶地，宜慎擇之。今案藏
　　　胞衣法，不載月圖，但避八神等所在之凶地，取天德、月德等吉方。

二九、正月藏胞衣，丁地吉，年一百（是天德地）。丑地，年百十而月煞併
　　　在，亦小兒禍害地，故不成其善。他皆效此。又曰，虛月德在丙，
　　　天道在辛。

二月藏胞衣，人門地吉，年九十（是天德、人道地）。天門、鬼門雖有吉神，而是小兒禍害絕命之地，故不吉。丑地，壽多而小兒行年所立之地，故不可犯，至凶也。又乙丁辛地，無惡神，可用之。

三月藏胞衣，庚地吉，年九十二（是天德、人道地）。又壬地大吉（是天道地）。又丁地吉。

四月藏胞衣，辛地吉，年八十（是天德、人道地）。又丁地（是天道）。

五月藏胞衣，乾地吉，年九十一（是天德、人道地）。又乙辛地，無惡神。

六月藏胞衣，壬地吉，年七十八（是天德、人道地）。又乙辛地，無惡神。

七月藏胞衣，癸地吉，年七十八（是天德、人道地）。又辛地（天道）壬地，大吉。

八月藏胞衣，艮地鬼門吉，年八十六（是天德、人道地）。又乙丁辛地，無惡神。

九月藏胞衣，甲地吉，年八十五（是天德、人道地）。又丙地（天道，大吉），癸地無惡神。

十月藏胞衣，乙地吉，年八十四（是天德、人道地）。又甲地（月德，大吉），癸地（天道）、丁地，無惡神。

十一月藏胞衣，巽地、戶地吉，年百廿（是天德、人道地）。又乙辛癸地，無惡神。

十二月藏胞衣，丙地吉，年百（天德、人道地）。又乙辛地，無惡神。（以上藏胞衣吉方）

三十、人生溺死者，父母過。藏胞於銅器中，覆以銅器，埋於陰垣下，入地七尺，名曰童子裏，溺死水中。

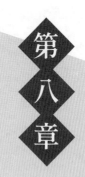

第八章

明堂與陰陽——

以《五十二病方》

「灸其泰陰泰陽」為例

一、問題意識——中國醫學的數術風土

這篇文章旨在討論中國方技學[1]的腧穴與陰陽兩個觀念。腧穴的「腧」，義與「輸」通，有轉輸、灌注之意。其在醫書又稱作「節」、「會」、「氣穴」、「氣府」、「骨空」、「孔穴」、「穴道」、「穴位」等。[2]其為經氣輸注之處，同時也是邪氣入侵之門戶。腧穴之學又曾有「明堂」之稱。例如，

---

1. 方技，按照《漢書・藝文志》的分類，有醫經、經方、房中與神仙四支。貝塚茂樹以為上述方技四支即是「醫學」。山田慶兒也說「對於古代人來說，這四個領域的全體就是醫學」。以上參見貝塚茂樹，〈中國における古典の運命〉，收入氏著，《古代中國の精神》（東京：筑摩書房，1985 年版），頁 185；山田慶兒，〈中醫學的歷史與理論〉，收入氏著，《古代東亞哲學與科技文化》（瀋陽：遼寧教育出版社，1996），頁 258–259。而《漢志》對方技的分類，《七錄》將醫經、經方收入「術技錄」，與天文、曆算、五行、卜筮、雜占、形法並列；而服餌、房中則收入「仙道錄」，與經戒、符圖同科也。筆者以為：方技的內容不僅是「醫學」，還包括技巧繁複的養生技術；而神仙、房中二支更與當時宗教有不解之緣。在學術分科則近於數術，兩者合稱「方術」。相關研究可參見酒井忠夫，〈方術と道術〉，收入東京教育大學東洋史學研究室編，《東洋史學論集》（東京：清水書院，1953），頁 49–59；鎌田重雄，〈方士と尚方〉，收入氏著，《史論史話・第二》（東京：新生社，1967），頁 46–69；中村璋八，〈中國思想史上における術數〉，《東洋の思想と宗教》14 (1997)：1–20。夏曾佑，〈儒家與方士之糅和〉、〈黃老之疑義〉、〈儒家與方士分離即道教之原始〉等，要言不煩，可以參考。見氏著，《中國古代史》（臺北：臺灣商務印書館，1963），頁 334–343。最新的研究如李零，《中國方術考》（北京：人民中國出版社，1993），頁 281–434。英文著作方面初步可以參見 Kenneth J. DeWoskin, *Doctors, Diviners, and Magicians of Ancient China: Biographies of Fang-shih* (New York: Columbia University Press, 1983).

2. 腧穴一般性的通論可參見楊甲三主編，《腧穴學》（上海：上海科學技術出版社，1984）；康鎖彬主編，《經脈腧穴學》（石家莊：河北科學技術出版社，1995）。

與月令有關的針灸書有《明堂蝦蟇圖》。[3] 中國首部腧穴專著稱為《黃帝明堂經》。謝利恆云：「明堂二字，為古人稱人體生理之名。」[4] 又，根據黃龍祥的考證：「《黃帝明堂經》中四肢穴分屬十二經，每經各有五輸，皆自下而上依次流注，與『明堂』之有十二宮，王者月居一室，依次輪居相合，而且取五腧穴，亦因時而異，與月令相關，因此，有關腧穴之書遂以『明堂』為名」。[5] 從黃氏的解說，暗示著「時令─脈序（腧穴）」的線索。腧穴的組成與「明堂」相類，具備宇宙圖式。《漢志・方技略》云方技之術「論病以及國，原診以知政」，論病與知政之間，對方技家而言，疑有相通之處。[6]

---

3. 靳士英指出，「明堂」在針灸學上有兩種含義，一是指所有的針灸著作，另一是指經脈孔穴。《明堂蝦蟇圖》、《孔穴蝦蟇圖》、《黃帝針灸蝦蟇忌》據考是同書不同傳本，似出於漢人之手。見靳士英，〈明堂圖考〉，《中華醫史雜誌》21.3 (1991): 135；相關討論參見曲祖貽，〈黃帝針灸蝦蟇經的簡介〉，收入王雪苔主編，《中國針灸薈萃：現存針灸醫籍之部》（長沙：湖南科學技術出版社，1993），頁 37–40；坂出祥伸，〈《黃帝蝦蟇經》について──成書時期を中心に〉，收入《東洋醫學善本叢書・第二九冊》（大阪：オリエント出版社，1996），頁 1–16。

4. 謝利恆，《中國醫學源流論》（臺北：新文豐出版公司，1997），頁 91。又，關於《黃帝明堂經》的書誌學考察，參見篠原孝市，〈《黃帝內經明堂》總說〉，收入小曾戶洋等編，《東洋醫學善本叢書・第八冊》（大阪：東洋醫學研究會，1981），頁 153–173；丸山敏秋，《鍼灸古典入門：中國傳統醫學への招待》（京都：思文閣，1987），頁 147–158；小曾戶洋，《中國醫學古典と日本：書誌と傳承》（東京：塙書房，1996），頁 142–174。

5. 黃龍祥，《黃帝明堂經輯校》（北京：中國醫藥科技出版社，1988），頁 240。相關研究可參看黃龍祥，〈《黃帝明堂經》與《黃帝內經》〉，《中國針灸》1987.6: 43–46；黃龍祥，〈《黃帝內經明堂》佚文考略〉，《中國醫藥學報》2.5 (1987): 35–36。

6. 陳國慶，《漢書藝文志注釋彙編》（臺北：木鐸出版社，1983），頁 233。有的學者將「論病以及國，原診以知政」理解為「通過診斷國君的病來推知國情政事」。見采

　　全文分為兩個部分：第一、自馬王堆脈書《足臂十一脈灸經》（以下簡稱《足臂經》）、《陰陽十一脈灸經》（以下簡稱《陰陽經》）出土以來，這批新資料清楚的描述十一條脈的循行路線，卻沒有記載一個腧穴名。對於馬王堆脈書的發現，誠如山田慶兒所說：「脈從一開始就是脈。換句話說，是作為血和氣這樣的流體流動的管道（線），而不是像以往常常想像的那樣，最初是許多穴位被發現，在穴位與穴位之聯線的基礎上產生了脈的概念。」[7] 這就動搖了大陸學者陸瘦燕先生自五十年代以來提出經脈「由點（穴）到線（脈）」發展過程的觀點，甚而產生「先經後穴」的新說。[8]

　　為什麼脈一被發現即是脈而不是穴與穴的歸納，確是饒富興味的課

忠主編，《醫古文譯解》（北京：中國中醫藥出版社，1992），頁 212。按《國語·晉語》，趙文子曰：「醫及國家乎？」秦和對曰：「上醫醫國，其次疾人，固醫官也。」晉平公疾在「遠男而近女，惑以生蠱」。韋昭《注》云：「止其淫惑，是為醫國。」又，醫和有期決死生之術，說平公「若諸侯服不過三年，不服不過十年，過是，晉之殃也。」果然，十年平公死。顧實則云：「上世從巫史社會而來，故醫通於治國之道耳。」以上，見《國語》（臺北：漢京文化事業公司，1983），頁 473–476；王應麟，《漢藝文志考》（臺北：大化書局影印，1977），頁 4078；顧實，《漢書藝文志講疏》（臺北：臺灣商務印書館，1980 年版），頁 254。

7. 山田慶兒，〈中醫學的歷史與理論〉，收入氏著，《古代東亞哲學與科技文化》，頁 261。相關論文參見山田慶兒，〈鍼灸の起源〉，收入氏編，《新發現中國科學史資料の研究：論考篇》（京都：京都大學人文科學研究所，1985），頁 3–78。

8. 周一謀、彭堅、彭增福，《馬王堆醫學文化》（上海：文匯出版社，1994），頁 18。關於馬王堆脈書的研究成果，參見韓健平編，〈古脈書研究論著目錄〉，收入氏著，《馬王堆古脈書研究》（北京：北京大學博士學位論文，1996），頁 85–89。另外，穴經起源可見王啟才，〈略論腧穴和經絡起源之先後〉，《上海針灸雜誌》 1987.3: 34–35；李生紹，〈穴位起源關係探〉，收入《針灸論文摘要選編》（北京：中國針灸學會，1987），頁 18；黃龍祥，〈腧穴歸經源流初探〉，《針灸臨床雜誌》 10.5 (1994): 1–2。

題。⁹ 或許我們可以換一種方式發問：脈是逐一漸進被發現，還是在很短時間內（周秦之際），十一條（或者十二條不等）脈一起被發現的？若是後者，《足臂經》或《陰陽經》缺少臂厥陰脈或任督脈似乎不能簡單視為尚未發現。¹⁰

再者，檢閱《靈樞‧經脈》這篇已被正典化的文本，其敘述脈的循行方式與馬王堆脈書是一致的，即基本上不涉及任何腧穴。這種行文體例或可揭示脈被發現的特殊規律，¹¹ 卻無法得出脈與穴之間產生的孰先孰後問題。所以，「全部馬王堆醫書，都沒有提到一個明確的穴名名稱」 的成

---

9. Shigehisa Kuriyama, "Interpreting the History of Bloodletting," *Journal of the History of Medicine* 50 (1995), p. 23 以下。

10. 李鼎以為，馬王堆脈書十一脈系統不是簡單少一條手厥陰脈，而是手厥陰脈與手太陰脈混合為一。見李鼎，〈從馬王堆墓醫書看早期的經絡學說〉，《浙江中醫學院學報》1978.2。另外，新近在四川綿陽出土時代與馬王堆脈書相近的經脈木人模型，即有手厥陰脈與督脈。詳見謝克慶等，〈「西漢人體經脈漆雕」的價值和意義〉，《成都中醫藥大學學報》19.1 (1996): 36–38；何志國，〈西漢人體經脈漆雕考〉，《大自然探索》1995.3: 116–121；馬繼興，〈雙包山漢墓出土的針灸經脈漆木人形〉，《文物》1996.4: 55–65。又，四川省文物考古研究所、綿陽博物館，〈綿陽永興雙包山二號西漢木槨墓發掘簡報〉，《文物》1996.10: 13–29。另針灸銅人的歷史，見哈鴻潛，〈針灸銅人考〉，《中國醫藥學院研究年報》14 (1988): 15–28。

11. 李伯聰以為傳統醫學表現「早熟性」的特性。所謂「早熟性」意指二：(1)理論體系的早熟；(2)戰國時期醫學學派在其中的決定性。廖育群也有類似的意見。例如，「經脈體系的發展歷史頗不符合醫學其他分枝乃至自然科學其他領域中，沿著經驗積累、逐步上升成為理論，並在不斷修改否定中臻於完備的一般發展規律」，所以，廖育群不同意沿用經驗積累的說法解釋經脈學說的起源與形成。以上，參見李伯聰，〈中醫學歷史和發展的幾個問題〉，收入《科學傳統與文化》（西安：陝西科學技術出版社，1983），頁 289–312；廖育群，《岐黃醫道》（瀋陽：遼寧教育出版社，1992），頁 15。

說，[12] 是否成立呢？筆者以解讀《五十二病方》「灸其泰（太）陰泰（太）陽」[13] 為例，重新探討這個問題。

---

12. 周一謀等，《馬王堆醫學文化》，頁 17。

13. 馬王堆漢墓帛書整理小組編，《馬王堆漢墓帛書〔肆〕》（北京：文物出版社，1985），頁 52。關於《五十二病方》，其釋文最早發表於《文物》1975.9，並有鍾益研、凌襄的〈我國現已發現的最古醫方——帛書《五十二病方》〉一文。至 1979 年馬王堆漢墓帛書整理小組編，《馬王堆漢墓帛書五十二病方》（北京：文物出版社）出版，有釋文與簡注。在研究方面，以馬繼興與尚志鈞的作品特別值得一提。馬先生的作品有〈馬王堆古醫書中有關藥物製劑的文獻考察〉，《藥學通報》1979.9；〈我國最古的藥酒釀製方〉，《藥學通報》1980.7；〈馬王堆古醫書中有關采藥、製藥和藏藥的記述〉，《中醫雜誌》1981.7；〈馬王堆漢墓醫書的藥物學成就〉，《中醫雜誌》1986.5–1986.8 連載。其次，尚志鈞著有《《五十二病方》與《山海經》》、《《五十二病方》中藥物製備工藝考察》、《《五十二病方》與《神農本草經》》、《《五十二病方》殘缺字試補》等，以上見於《長沙馬王堆帛書研究專刊》1、2 輯 (1980–1981)。另外，若干極優秀的研究，例如廖育群分析《五十二病方》的「湯液」的劑型（〈漢代內服藥的劑型演變與「湯液」研究〉，《自然科學史研究》9.2 (1990): 178–183）；傅芳質疑《五十二病方》的書題，並指出其是「外科專著」（〈關於《五十二病方》的書名及其外科成就的討論〉，《中華醫史雜誌》11.1 (1981): 19–24）；萬芳則著重《五十二病方》的藥理學（〈《五十二病方》藥物成就初探〉，北京：中國中醫研究院中國醫史文獻研究所碩士論文，1986）等。《中華全國首屆馬王堆醫書學術討論會論文專集》上冊，共 31 篇，皆集中在《五十二病方》的考論。日本方面，赤堀昭、山田慶兒將《五十二病方》翻譯為日文（收入山田慶兒編，《新發現中國科學史資料の研究：譯注篇》，京都：京都大學人文科學研究所，1985，頁 137–289）。山田慶兒特別著墨《五十二病方》的咒術療法，作品有〈《五十二病方》の咒術療法〉（收入山田慶兒編，《新發現中國科學史資料の研究：論考篇》，京都：京都大學人文科學研究所，1985，頁 253–262）、〈夜鳴く鳥〉（《思想》736 (1985): 1–26）。在西文方面，有 Paul U. Unschuld, "Ma-wang-tui Materia Medica: A Comparative Analysis of Early Chinese Pharmaceutical Knowledge," *Zinbun: Memoirs of the Research Institute for Humanistic Studies* 12 (1982): 11–63; Donald Harper, *The "Wu*

　　第二、「灸其泰陰泰陽」的「太陰」、「太陽」，是二陰二陽還是三陰三陽？既然有太陰太陽，至少是二陰二陽。

　　馬王堆二部脈書的脈序已按陰陽理論加以編排。《足臂經》與《陰陽經》兩者脈的排列雖然次序不一，但基本上都以先三陽後三陰為序。[14] 而馬王堆《陰陽脈死候》中則明確有「三陰」、「三陽」之說。[15] 這三陰、三陽通常被人理解為三陰脈與三陽脈。[16] 三陰、三陽脈與天地陰陽之氣有所繫連。《陰陽脈死候》云「三陽，天氣」、「三陰，地氣」。[17] 換言之，我們可以用「時令－三陰三陽－脈序」的圖式對上述脈學加以把握。而早期醫學的陰陽說與腧穴（或經脈）的關係為何？這是筆者想處理的第二個問題。

　　以下，就從《五十二病方》治療癩疝的灸方說起。

二、古穴新探

　　癩疝，學者或釋為「腹股溝疝」。該病主要由小腸墜入陰囊所引起。[18]《釋名・釋疾病》作「陰隤」，隤即疝也。其可能包括今天所謂「脫腸」，但非一病之專名。[19]《五十二病方》用灸療癩疝共三法。[20] 其一曰：

Shih Erh Ping Fang": Translation and Prolegomena (Ann Arbor: University Microfilms International, 1982).《五十二病方》初步的研究成果，見陳湘萍，〈《五十二病方》研究概況〉，《中醫雜誌》1987.5: 61–63。

14. 王玉川，《運氣探秘》（北京：華夏出版社，1993），頁 51。

15. 《馬王堆漢墓帛書〔肆〕》，頁 21。

16. 周一謀、蕭佐桃，《馬王堆醫書考注》（臺北：樂群文化事業公司，1989），頁 47。

17. 《馬王堆漢墓帛書〔肆〕》，頁 21。韓健平指出，《陰陽脈死候》將三陽三陰與天地相配，是受到《易》三陽卦為乾、三陰卦為坤的影響。見韓健平，〈出土古脈書與三部九候說〉，《中華醫史雜誌》27.1 (1997): 39。

18. 周一謀、蕭佐桃，《馬王堆醫書考注》，頁 151。關於疾病意義的討論，參見 Susan Sontag，《隱喩としての病い》（東京：みすず書房，1995），頁 5–131。

積（癩），先上卵，引下其皮，以砭（砭）穿其〔隋（脽）〕旁，□
□汁及膏，撓以醇□。有（又）久（灸）其痏，勿令風及，易瘳；
而久（灸）其泰（太）陰、泰（太）陽□□。【●】令。²¹

　　上法，用砭石將患者的陰囊後部（即臀側）外皮刺破後用醇酒浸潤。
再者，可以在患者的傷口（「痏」）及「太陰、太陽」等處施以灸療。²² 太
陰、太陽，帛書整理小組釋作「人體脈名，似指足太陰脈、足太陽脈」。²³
不過，馬王堆方技書灸脈體例如《足臂經》皆作「諸病此物者，皆久（灸）
××溫（脈）」。²⁴ 而《五十二病方》的「太陰」、「太陽」既未注明所灸部
位，也未言灸療壯數，更無如《足臂經》明言其即為脈名。

　　但長期以來，學者似乎無異議的接受《五十二病方》太陰、太陽為脈
名的推測。²⁵ 筆者僅摘鈔馬繼興、周一謀兩位先生的意見以便進一步討論。
馬繼興先生說：

---

19. 余巖，《古代疾病名候疏義》（臺北：自由出版社，1972），頁 225–229。

20. 李中朝，〈《五十二病方》灸方淺析〉，《山西中醫》5.2 (1989): 37–38。

21. 《馬王堆漢墓帛書〔肆〕》，頁 52。山田慶兒認為釋文中的兩個殘缺文字，可能是
「動者」，意指人體搏動之處。見山田慶兒，《中國醫學はいかにつくられたか》（東
京：岩波書店，1999），頁 55。

22. 馬繼興，《馬王堆古醫書考釋》（長沙：湖南科學技術出版社，1992），頁 492–493。

23. 《馬王堆漢墓帛書〔肆〕》，頁 52。

24. 徐大椿以為「凡只言某經，而不言某穴者，大都皆指井榮五者為言」。見氏著，《醫
學源流論》，收入《徐大椿醫書全集》上冊（北京：人民衛生出版社，1996），頁
197。按「井」、「榮」等即位人手足肘膝以下的穴位，見楊維傑，《針灸五輪穴應
用》（臺北：樂群文化事業公司，1990 年版）。

25. 例如，Donald Harper, *The "Wu Shih Erh Ping Fang": Translation and Prolegomena*, p.
394；魏啟鵬、胡翔驊，《馬王堆漢墓醫書校釋〔壹〕》（成都：成都出版社，1992），
頁 102。

值得注意的是本方所記雖有這兩個脈名，但並無穴名。同時太陰、
太陽二脈又均無手（臂）脈和足脈之分。今據帛書《足臂十一脈灸
經》、《陰陽十一灸經》及《靈樞・經脈篇》所載的各脈主治病候來
看，手太陰、足太陰、手太陽及足太陽四脈均無主治癲疝的記載，
但在《陰陽十一脈灸經》及《靈樞・經脈篇》的足厥陰主治病候中
都有主癲疝（狐疝）的文字，與本方不盡相同。[26]

可見在沒有直接或間接證據之下，太陰、太陽仍被推度為人體脈名。馬繼
興先生又指出《五十二病方》「在使用灸法或砭石等法治療時，只指出某一
體表部位。如治癃病，灸左足中指，或以線纏束左手大指（局部壓迫
法）。」[27] 然而這類看似籠統的定位法，可能更符合古人「穴」的原義。換
言之，在「穴」是一個針刺「點」(point/pit) 的理解下，太陰、太陽唯一只
能往脈名的方向尋求答案。

接著，我們再看周一謀先生的解釋：

> 今考得《千金要方》卷三十有「合陽、中都，主癲疝崩中」以及「商
> 丘主陰股內痛氣癃，狐疝走上下引小腹痛，不可俛仰」等記載。其
> 中合陽穴，屬足太陽經脈穴，位於小腿後膕橫紋中點直下二寸處；
> 商丘穴，屬足太陰經脈穴，位於足內踝前下方凹陷處。又《千金要
> 方》卷二十四載：「男陰卵大癲病，灸足太陽五十壯，三報之。又灸
> 足太陰五十壯，在內踝上一夫（疑為尺）。」由此可見，足太陽、足
> 太陰兩經脈確有主治疝病的功效。[28]

---

26. 馬繼興，《馬王堆古醫書考釋》，頁 493。

27. 鍾益研、凌襄，〈我國現已發現的最古醫方——帛書《五十二病方》〉，頁 53。

28. 周一謀、蕭佐桃，《馬王堆醫書考注》，頁 147–148。

在太陰、太陽為經脈的假設下，再迂迴的從這二脈中找出治療癩疝的合陽、商丘兩個穴以茲證明。不過，上引《千金要方》「男陰卵大癩病」方的確值得注意。按此方始見於南北朝陳延之的《小品方》。[29] 其與《五十二病方》治癩疝方體例相符。現將兩者內容列成下表，加以說明：

《五十二病方》	《小品方》
久（灸）其泰（太）陰、泰（太）陽。令。	灸足太陽五十壯，並灸足太陰五十壯，有驗。

　　上引《小品方‧灸癩疝法》的「太陽」、「太陰」、「有驗」無疑繼承《五十二病方》中「泰陰」、「泰陽」、「令」的格式。孫思邈則在《千金方》足太陰註明「在內踝上一夫」，可能是其根據本身對該部位的理解所加的。換言之，足太陰未必意指經脈而言。再者，「五十壯」的「壯」，一灼為一壯。[30] 五十灼之數反覆艾灸在所謂經脈，應如何理解？湯萬春《小品方輯錄箋注》在上引文足太陰條下推度「此處似為『三陰交』穴」。[31] 這個意見提供我們解開「太陰」、「太陽」之謎的一把鑰匙。

---

29. 《小品方》又稱《經方小品》。該書曾被《唐令》、《大寶律令》等定為中日醫者必讀之方書。據廖育群推測，《小品方》作者陳延之大約是出入宮廷、權貴的醫者，活動於公元五世紀上半期。詳廖育群，〈陳延之與《小品方》研究的新進展〉，《中華醫史雜誌》17.2 (1987): 74–75。近年有湯萬春，《小品方輯錄箋注》（合肥：安徽科學技術出版社，1990）；祝新年，《小品方新輯》（上海：上海中醫學院出版社，1993）；高文鑄輯注，《小品方》（北京：中國中醫藥出版社，1995）等輯本，讀者可一併參看。

30. 宋人沈括云：「醫用艾一灼謂之『一壯』者，以壯人為法。其言若干壯，壯人當依此數，老幼羸弱，量力減之。」見胡道靜，《夢溪筆談校證》（上海：上海古籍出版社，1987），頁 612。

31. 湯萬春，《小品方輯錄箋注》，頁 260。

　　按三陰交穴在內踝上三寸處（圖五四），屬足太陰脾經。其部位即接近前引的商丘穴附近。三陰交初位於內踝上八寸，[32] 六朝之後改至今處。其變化的原因本文不贅。[33]《素問‧太陰陽明論篇》云：「足太陰者三陰也，其脈貫胃屬脾絡嗌，故太陰為之行氣於三陰。」[34] 係足太陰有「三陰」之別名。那麼，《五十二病方》與《小品方》的足太陰有沒有可能即位於三陰交穴附近？

　　據考訂為三國曹翕所撰的《曹氏灸經》，[35] 有以下的佚文，「曹氏說不可灸者如左」，其中，

> 足太陰者，人陽精之房沖也，無病不可灸，灸男則陽氣衰，女則令絕產；有疾可灸五十壯。……<u>右廿穴</u>，曹氏說云：無病不可灸，灸則為害也。[36]

根據以上引文，所謂「足太陰」係穴名也，非經脈名也。其有疾灸壯數為

---

32. 黃龍祥，《黃帝明堂經輯校》，頁 182。

33. 黃龍祥，〈「足太陰」穴與三陰交〉，《中醫雜誌》35.11 (1994): 695。

34. 牛兵占等，《中醫經典通釋：黃帝內經》（石家莊：河北科學技術出版社，1994），頁 324。本文所引《素問》、《靈樞》皆用這個本子。關於今本《內經》的研究，參見 Yamada Keiji, "The Formation of the Huang-ti Nei-ching," *ACTA ASIATICA* 36 (1979): 67–89；廖育群，〈今本《黃帝內經》研究〉，《自然科學史研究》7.4 (1988): 367–374。

35. 《隋書‧經籍志》載《曹氏灸經》一卷。《太素》卷 11 楊上善注、《千金要方》卷 7、29 有引用。《醫心方》亦引用此書 14 條佚文。以上，參見篠原孝市，〈《醫心方》の鍼灸〉，收入《醫心方の研究》（大阪：オリエント出版社，1994），頁 103；馬繼興，〈《醫心方》中的古醫學文獻初探〉，《日本醫史學雜誌》31.3 (1985): 41。

36. 轉引自丹波康賴，《醫心方》（北京：華夏出版社，1993），頁 49, 136。關於《醫心方》的研究，初步可參看杉立義一，《醫心方の傳來》（京都：思文閣，1991）。

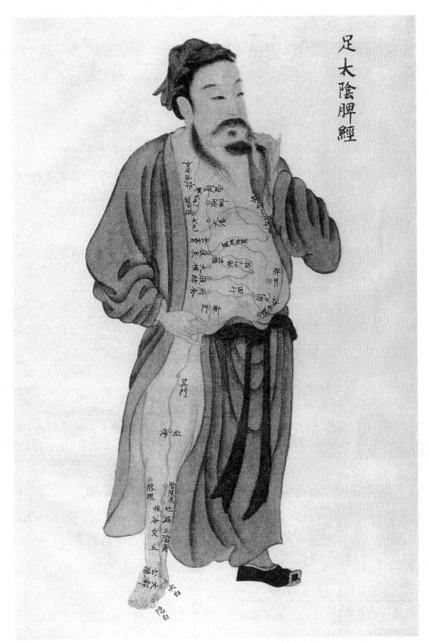

圖五四：三陰交穴在內踝上三寸處。取自《人體經脈圖》（清康熙年間彩繪本）。

五十之數，與《小品方》合。

這一類與經脈同樣以陰陽命名的腧穴，《黃帝蝦蟇經》有三圖，分別為足厥陰、手陽明、足太陰三穴（圖五五、圖五六、圖五七）：

> (1)月生七日，蝦蟇生後右股，人氣在足內踝上，與足厥陰交，不可灸判傷之，使人厥逆上氣，霍亂轉筋，甚則致死。同神。
>
> (2)月生十四日，兔生左股，人氣在陽陵泉，又胃管、又手陽明，不可灸判傷之，使人生厥逆，膝脛腫痛，不得屈伸。同神。
>
> (3)月毀二十五日，兔省左肩，人氣在大陰，至絕骨、又太陵，不可灸判傷之，使人內亂五臟煩滿熱厥，男子氣竭，女子陰私病。不同神。彼在手足陽明。 [37]

《蝦蟇經》旨在以月之生毀推斷人氣所在，並規定人氣所在之位不可灸刺。現將其足太陰穴相關文字與上引《曹氏灸經》比較如下。

	《曹氏灸經》	《黃帝蝦蟇經》
足太陰穴	無病不可灸，灸男則陽氣衰，女則令絕產。	不可灸判傷之，使人內亂五臟煩滿熱厥，男子氣竭，女子陰私病。

上述人氣所在的部位不可灸刺，似應當指一定的範圍之內，而非專指一個針刺的「點」。例如，《蝦蟇經・六甲日神遊舍圖》（圖五八 a、b）。圖中所謂的「靈符所舍」即指人氣（「靈符」）遊舍六甲日的不同部位，與現存腧穴並不一致。 [38] 根據該書的文字說明有些是指一定的範圍，如 「左

---

37. 《黃帝蝦蟇經》，收入《東洋醫學善本叢書・第二八冊》（大阪：オリエント出版社，1992），頁 21，28，39。

38. 《黃帝蝦蟇經》，頁 51。

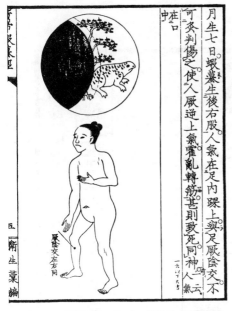

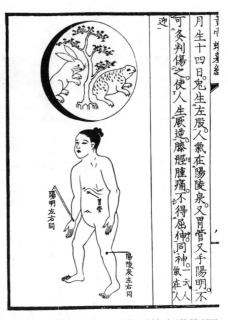

圖五五：足厥陰穴。取自《黃帝蝦蟆經》。　圖五六：手陽明穴。取自《黃帝蝦蟆經》。

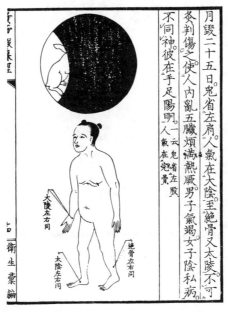

圖五七：足太陰穴。取自《黃帝蝦蟆經》。

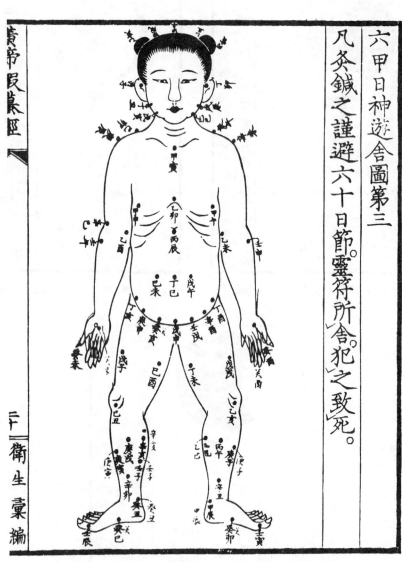

圖五八 a：六甲日神遊舍圖。取自《黃帝蝦蟇經》。

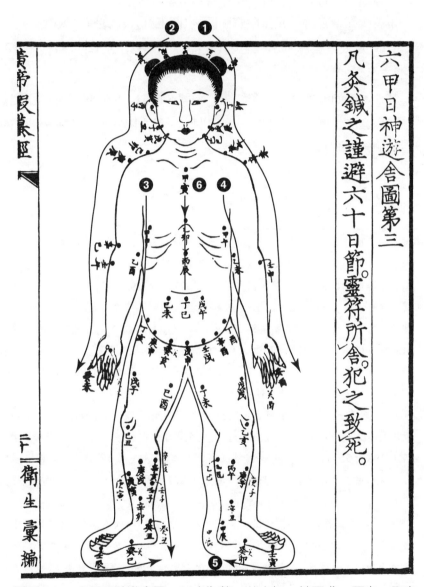

圖五八 b：六甲日神遊舍圖。以十為數，共六旬。缺丙戌、丙申。取自
《黃帝蝦蟇經》。

肩」、「右頰」、「右乳」、「右足心」等，宜避鍼灸。[39]

再者，如《產經‧足太陰脾脈圖》（圖五九）中亦有「太陰」穴。並云：「五月足太陰脈養，不可針灸其經也」。自隱白上至箕門諸穴，「並不可犯之」。[40]

其他，又如敦煌文書《灸經圖》編號 S.6262、S.6168（圖六〇至圖六二）的內容清楚標明手陽明穴、足陽明穴、足太陽穴等。[41] 在圖六二的注文有說明古穴所在：

> 足太陽，在踝外後宛宛中是。[42]

---

39. 《黃帝蝦蟇經》，頁 52–53。另參見張淑女、黃一農，〈試論中國傳統醫學中的「人神」禁忌〉，收入劉廣定編，《第三屆科學史研討會彙刊》（臺北：國際科學史與科學哲學聯合會科學史組中華民國委員會，1993），頁 193。

40. 轉引自丹波康賴，《醫心方》，頁 355。《產經》疑即《德貞常產經》。馬繼興以為此書時代當在晉代以後南北朝時期。見馬繼興，《中醫文獻學》（上海：上海科學技術出版社，1990），頁 219。又，《產經》的經脈說，參見荒木正胤，〈《醫心方》の妊婦脈圖に現われた經穴に就いて〉，收入氏著，《日本漢方の特質と源流》（東京：御茶の水書房，1986），頁 331–342。

41. 張儂，《敦煌石窟秘方與灸經圖》（蘭州：甘肅文化出版社，1995），頁 226–233。敦煌醫學文獻的初步介紹，見王進玉，〈敦煌醫學文獻論著目錄〉，《中華醫學雜誌》17.1 (1987): 51–53；門田明，〈流沙墜簡版本考〉，收入《漢簡研究の現狀と展望》（京都：關西大學出版社，1993），頁 227–277；周丕顯，〈敦煌科技書卷叢談〉，收入氏著，《敦煌文獻研究》（蘭州：甘肅文化出版社，1995），頁 200–218；小曾戶洋，〈敦煌文書および西域出土文書中の醫藥文獻〉，收入氏著，《中國醫學古典と日本》，頁 589–655。近年有幾種敦煌醫籍考注本：(1)趙健雄，《敦煌醫粹——敦煌遺書醫藥文選校釋》（貴陽：貴州人民出版社，1988）；(2)馬繼興，《敦煌古醫籍考釋》（南昌：江西科學技術出版社，1988）；(3)叢春雨主編，《敦煌中醫藥全書》（北京：中醫古籍出版社，1994）。

42. 馬繼興，《敦煌古醫籍考釋》，頁 439；張儂，〈敦煌《灸經圖》殘圖及古穴的研究〉，《敦煌研究》1995.2: 155。

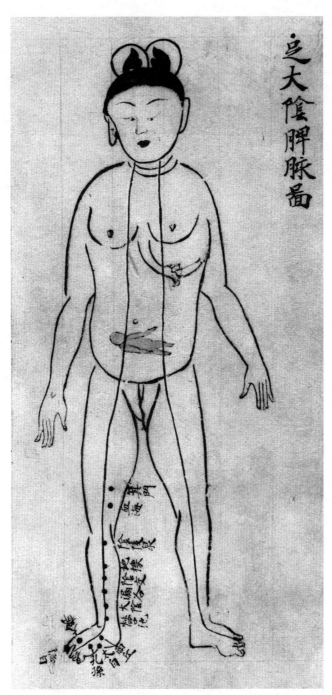

圖五九：足太陰穴。取自《醫心方》卷 22。

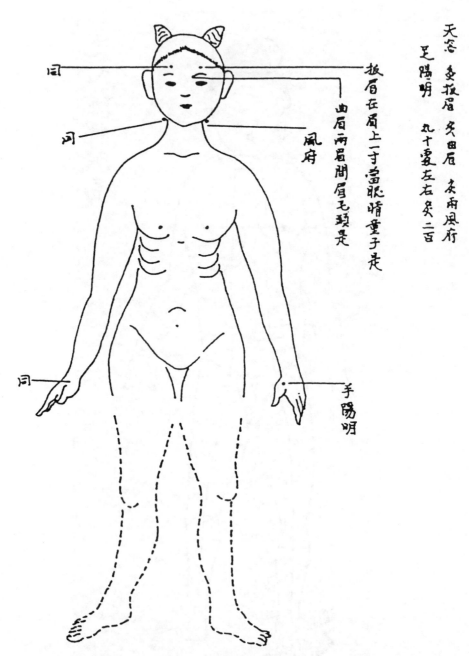

同

同

風府

同

手陽明

撥眉在眉上一寸當眼睛童子是

曲眉兩眉間眉毛頭是

天容 委撥眉 灸田眉 灸兩風府

足陽明 九十壯左右灸二百

圖六〇：手陽明穴。取自張儂，《敦煌石窟秘方與灸經圖》（蘭州：甘肅文化出版社，1995），圖2。

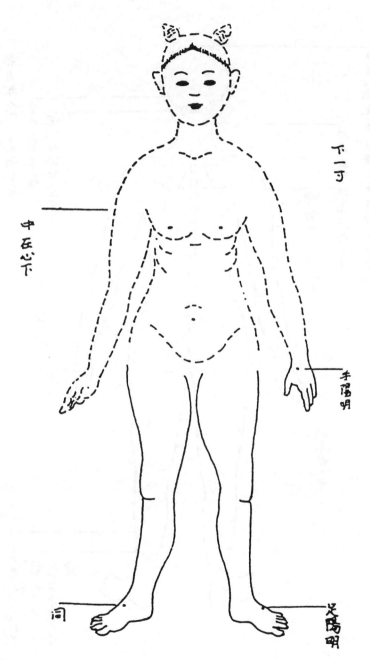

圖六一：足陽明穴。取自張儂，《敦煌石窟秘方與灸經圖》，圖9。

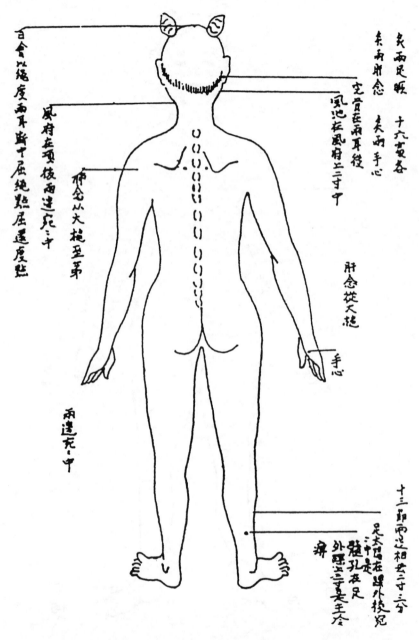

圖六二：足太陽穴。取自張儂，《敦煌石窟秘方與灸經圖》，圖10。

如果我們將此段注文配合前述的各圖，可以發現足太陽穴等諸腧穴皆位於人體手足的腕踝附近。黃龍祥指出，上述手足腕踝的諸穴位置，大致與「十二原穴」所在相當，也就是近於腕踝部的脈診處。[43] 由於它們在人體占有一定範圍，又與經脈同名，韓健平遂定其為「狹義」的脈。[44] 但這些太陰、太陽諸穴，或許按《曹氏灸經》之例，稱做「穴」較為適當。就此，《史記‧扁鵲傳》中「扁鵲乃使弟子子陽厲鍼砥石，以取外三陽五會。」[45]「三陽五會」，楊士孝以為是督脈之一穴，即「百會」的別名。[46] 彭靜山推測「三陽」當是太陽、少陽、陽明，「五會」當是百會、胸會、聽會、氣會、臑會，[47] 大概都是腧穴名。

　　以下，按《足臂經》脈序，將文獻之中以陰陽命名的腧穴位置標出。其中，《足臂經》闕臂厥脈故排在表的最後：[48]

穴　名	部　位	備　考
足太陽穴	《千金方》：在足小指外側本節後。敦煌卷子以為在足外踝後。	
足少陽穴	《脈經》：在足上第二指本節後一寸。《諸病源候論》以為在足小指本節後附骨上一寸。	

---

43. 黃龍祥，〈經絡學說的由來〉，《中國針灸》1993.5: 49。有關脈診法的討論，參見廖育群，〈《素問》與《靈樞》中的脈法〉，收入山田慶兒、田中淡編，《中國古代科學史論‧續篇》（京都：京都大學人文科學研究所，1991），頁 493–511。

44. 韓健平，《馬王堆古脈書研究》，頁 12。

45. 《史記》（臺北：鼎文書局影印，1984），頁 2792。

46. 楊士孝，《二十六史醫家傳記新注》（瀋陽：遼寧大學出版社，1986），頁 10。

47. 彭靜山，〈「外三陽五會」考〉，《中國針灸》1987.1: 49。

48. 參考鄧良月、黃龍祥，《中國針灸證治通鑑》（青島：青島出版社，1995），頁 7–8 的表一至表六製作。

足陽明穴	《脈經》：在足上動脈。敦煌卷子以為在足跗上三寸動脈。	
足少陰穴	《蝦蟆經》：在足內踝後。《諸病源候論》以為在足內踝後微近下前動脈。	
足太陰穴	《諸病源候論》：在足大指本節後一寸。《千金方》以為在內踝上一寸或三寸。	
足厥陰穴	《千金方》：在足大指間。《諸病源候論》以為在足大指歧間白肉際。	
手太陰穴	《脈經》：在魚際間。《諸病源候論》以為在大指本節後。	魚際非指今魚際穴，而係指掌骨後際。
手少陰穴	《脈經》：在腕當小指後動脈。《聖惠方》以為在掌後去腕半寸陷中。	
手太陽穴	《脈經》：在手小指外本節後。《千金方》以為小指外後一寸。	
手少陽穴	《諸病源候論》：在手小指間本節後二寸。《千金方》以為在第二指間本節後一寸動脈。	
手陽明穴	《脈經》：在手腕中。《千金方》以為在腕後陷中動脈大指奇後。	
手心主穴	《脈經》：在掌後橫紋中。《外臺秘要》以為在手腕第一約理中當中指。	「心主」後世醫書多作「手厥陰」。

　　根據上表，諸穴的部位如「足外踝後」、「足上動脈」、「足大指間」、「手腕中」等，這些籠統的腧穴定位與後世《明堂》諸經精確明言幾寸幾分的定穴，形成了對比。《五十二病方》載治疣「以久（灸）尤（疣）末」；[49] 治癃病「久（灸）左足中指」，[50] 這種灸刺部位與十二陰陽穴類似。

---

49. 《馬王堆漢墓帛書〔肆〕》，頁 39。

50. 《馬王堆漢墓帛書〔肆〕》，頁 44。

又，馬王堆《脈法》云：「□上而不下，□□□□□過之□會環而久
（灸）之。病甚，陽上於環二寸而益為一久（灸）。氣出胳（郄）與肘，□
一久（灸）而□。」[51] 參照馬繼興先生的解釋，上文可理解為：「人體內的
逆氣上行而不下，可集中在肚臍部位施以灸法，病重，在臍上二寸再增加
一灸。如果上衝頭部的逆氣下轉，至足膝和手肘時，可增加一灸而獲痊
癒」。[52] 這裡灸取穴的「環」、「胳」、「肘」的定位體例，與十二陰陽穴大概
是相近的。

　　《素問‧骨空論》云：

> 灸寒熱之法，先灸項大椎，以年為壯數，次灸橛骨，以年為壯數。
> 視背俞陷者灸之，舉臂肩上陷者灸之，兩季脅之間灸之，外踝上絕
> 骨之端灸之，足小指次指間灸之，腨下陷脈灸之，外踝後灸之，缺
> 盆骨上切之堅痛如筋者灸之，膺中陷骨間灸之，掌束骨下灸之，臍
> 下關元三寸灸之，毛際動脈灸之，膝下三寸分間灸之，足陽陰蹋上
> 動脈灸之，巔上一灸之。犬所囓之處灸之三壯，即以犬傷病法灸之。
> 凡當灸二十九處。[53]

上法，從頭至足共二十九處。其中，「項大椎」、「橛骨」、「背俞陷者」、「肩
上陷者」、「兩季脅之間」、「絕骨之端」、「足小指次指間」、「腨下陷脈」、
「外踝後」、「缺盆骨上切之堅痛如筋者」、「膺中陷骨間」、「掌束骨下」、
「臍下關元三寸」、「毛際動脈」、「巔上」、「犬所囓之處」等，張志聰《集
註》雖說此「二十九穴之灸法」，[54] 不過，相對後世人身一寸之地即有二、

---

51. 《馬王堆漢墓帛書〔肆〕》，頁 17。
52. 馬繼興，〈《脈法》考釋〉，收入《長沙馬王堆醫書研究專刊》1 (1980): 23。
53. 牛兵占等，《中醫經典通釋‧黃帝內經》，頁 404–405。

三穴，上述古穴的定位疑近於十二陰陽穴的體例。

　　特別值得一提的是，關於針具的使用與腧穴定位的關係。廣泛使用「尖如蚊虻喙」、長三寸六分的毫針的時代可能並不太早。古九針（圖六三）之中，有些針具以直接接觸病灶，作為按摩或外科的器械，非用於針刺人體之用。[55] 馬王堆《脈法》的砭用以處理體表的膿腫。[56] 這跟《靈樞・癰疽》

---

54. 張志聰，《黃帝內經素問集註》（臺北：文光圖書公司，1982），頁 219。《內經》中灸刺部位有許多皆未明確指出為何穴，楊上善、王冰等加以注解，亦有楊、王等無注或注亦未明所指者。見李洪濤、張自雲，〈關於《內經》針灸穴位的整理〉，《安徽中醫學院學報》1983.2: 43–48。

55. 王雪苔主編，《中國針灸大全》上編（河南科學技術出版社，1995 年版），頁 495。醫事器械、工具在醫學知識所扮演的角色，一向較少受學者注意。按古代中國醫事工具源流有二：一近於兵器，一與膳宰飲食養生之具同流。《靈樞・玉版》云：「夫大于針者，惟五兵者焉。五兵者，死之備也，非生之具。且夫人者，天地之鎮也，其不可不參乎？夫治民者，亦唯針焉。夫針之與五兵，其孰小乎？」針具與五兵（矛、戟、鉞、楯、弓矢）雖大小不一，但形制相似，唯一用以救生，一用以殺人。馬繼興則推測若干醫事工具如砭鐮可能直接由生產工具的石鐮借用而來。另，葉又新說：「古人生活簡樸，往往一物數用，例如石鐮在收穫時可作刈禾工具，戰爭或狩獵時可作勾兵，破大癰時可作鐮石。石鏃亦然，既是射遠之兵器，也可兼作刺病之砭石。金屬醫針中之有箭頭針，很可能源于鏃形砭石。」再者，馬先生也指出，早期砭石也廣泛運用於熨法、按摩、切割癰膿和刺瀉瘀血。按「針石」一詞，非只泛指「針」與「石」，而是指針形砭石。金元起云：「砭石者，是古外治之法，有三名：一針石，二砭石，三鑱石，其實一也。古來未能鑄鐵，故用石為針，故名之針石，言工必砥礪鋒利，制其小大之形，與病相當。」（《素問・寶命全形論》注）由上所知，砭石大小之形不一，隨病深淺而變。此說與馬王堆方技書《脈法》所載合。而且，《脈法》中的「啟脈」法亦為「外治之法」。其次，西漢劉勝墓出土的「醫工」銅盆、銅藥匙、銅濾藥器、銀灌藥器等大致與飲食養生器同源。以上，參見李鼎，〈靈樞官針篇淺釋〉，《上海中醫藥雜誌》1958.5: 5–8；馬繼興，〈臺西村商墓中出土的醫療器具砭鐮〉，《文物》1979.6: 54–56；史樹青，〈古代科技事物四

所述以針砭處理癰腫相合。[57] 正如廖育群觀察到的「在《素問》和《靈樞》中，不僅針刺深度極少被言及，而且往往要在一處反復刺多次」。[58] 針刺深度在醫術中的強調，主要是在接近內臟的腧穴大量被發現之後，故有凡刺胸腹必避五臟的要求。而且，當針具製作到達相當程度，才有可能進一步嘗試加深針刺深度。相反的，在此之前，醫者則往往採一穴反覆多刺（灸）之法。所以，前述太陰、太陽之穴灸數多達五十壯的原因疑與此有關。

《素問‧通評虛實論》云：

> 霍亂，刺俞傍五，足陽明及上傍三。刺癇驚脈五，針手太陰各五，刺經太陽五，刺手少陰經絡傍者一，足陽明一，上踝五寸刺三針。[59]

上篇所論針灸之位只言經或人體某處部位，未言及腧穴，所以歷代注

考〉，《文物》 1962.3: 47–48；鍾依研，〈西漢劉勝墓出土的醫療器具〉，《考古》1972.3: 49–53；馬繼興、周世榮，〈考古發掘中所見砭石的初步探討〉，《文物》1978.11: 80–82；葉又新，〈錐形砭石〉，《中華醫史雜誌》10.2 (1980): 105–111；鄭金生，〈古代的中藥粉碎工具及其演變〉，《中華醫史雜誌》11.1 (1981): 35–39；葉又新，〈試釋東漢畫像石上刻劃的醫針——兼探九針形成過程〉，《山東中醫學報》1981.3: 60–68；馬繼興、丁鑒塘、鄭金生，〈復原古九針的初步研究〉，收入《針灸論文摘要選編》（北京：中國針灸學會，1987），頁 1；白純，〈古針演化概貌〉，《中華醫史雜誌》23.2 (1993): 80–83；周仕明，〈《內經》中的手術器械——九針〉，《山東中醫學學報》17.6 (1993): 7–9；賀普仁，《針具針法》（北京：科學技術文獻出版社，1993）；劉敦愿，〈漢畫像石中的針灸圖〉，收入氏著，《美術考古與古代文明》（臺北：允晨文化有限公司，1994），頁 356–362。

56. 《馬王堆漢墓帛書〔肆〕》，頁 17。

57. 牛兵占等，《中醫經典通釋‧黃帝內經》，頁 202–203。

58. 廖育群，〈秦漢之際針灸療法理論的建立〉，《自然科學史研究》10.3 (1991): 277。

59. 牛兵占等，《中醫經典通釋‧黃帝內經》，頁 321。

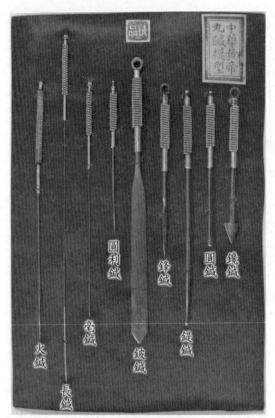

圖六三：九針復原圖。

家或注出具體穴名，但各家體會不同，也多有異論。又，《素問·繆刺論》云：

> 凡痺往來行無常處者，在分肉間痛而刺之，以月死生為數，用針者，隨氣盛衰，以為痏數，針過其日數則脫氣，不及日數則氣不瀉，左刺右，右刺左，病已止，不已，復刺之如法，月生一日一痏，二日二痏，漸多之；十五日十五痏，十六日十四痏，漸少之。[60]

上述各法，皆是在人體一定範圍（例如「分肉間」）反覆多刺，最高刺數可以一穴達十五痏之多，而與針刺深度無涉。這種刺脈療法目前仍見於獸醫的技術之中。[61]

---

60. 牛兵占等，《中醫經典通釋·黃帝內經》，頁413。

61. 獸體經絡的發現與人體經絡的關係，參見丸山昌朗，〈經絡發現の端緒について〉，收入氏著，《鍼灸醫學と古典の研究》（東京：創元社，1988），頁187–189；長濱善夫、丸山昌朗，《經絡之研究》（臺北：五洲出版社，1986）。按獸體經絡發現的年代並不比人體經絡晚。《莊子·養生主》已經提及獸體的支脈。至於其與人體經

十二陰陽穴宋代以降在醫書中逐漸消失、廢用，其主治病也由手足腕踝相近明確的穴位代替。這種變化的趨勢《黃帝明堂經》已揭端緒，[62] 例如：

	《內經》	《明堂》、《甲乙》
1.	《素問・刺瘧》：足厥陰之瘧，令人腰痛少腹滿，小便不利如癃狀，非癃也，數便，意恐懼氣不足，腹中悒悒，刺足厥陰。	腰痛，少腹滿，小便不利如癃狀，羸瘦，意恐懼，氣不足，腹中怏怏，太沖主之。（《黃帝明堂經》）
2.	《靈樞・雜病》：厥氣走喉而不能言，手足清，大便不利，取足少陰。厥而腹嚮嚮然，多寒氣，腹中㽲㽲，便溲難，取足太陰。嗌乾，口中熱如膠，取足少陰。	氣塞喉咽而不能言，手足清，溺黃，大便難，嗌中腫痛，唾血，口中熱，唾如膠，太谿主之。（《甲乙經》）

綜上所論，《五十二病方》的「太陰」、「太陽」可能是人體腧穴，而不是脈。所以，馬王堆方技書只有脈沒有腧穴的假說，無法成立。而且，太陰、太陽不是各自獨立的術語。根據醫籍及相關出土文獻，人體手足腕踝部位曾經存在著與經脈同名的十二陰陽穴。這或許也可以提示我們：經脈體系最早的起始點即是手足部位。

脈之間的關係，史料有闕，暫不討論。參見鄒介正，〈唐代的針烙術〉，《農史研究集刊》 2 (1960): 159–174 ； 鄒介正，〈獸醫針灸源流〉，《農業考古》 1985.1: 310–316；郭世寧等，〈《伯樂針經》考〉，《農業考古》1996.3: 279–284；楊宏道，《獸醫針灸史漫話——從石針到光針》（北京：農業出版社，1986）。

62. 參見黃龍祥，《黃帝明堂經輯校》，頁 272–286，〈《黃帝明堂經》與《內經》對照表〉。

三、腧穴與數術[63]

孫思邈云：

> 凡諸孔穴，名不徒設，皆有深意，故穴名近於木者屬肝，穴名近於
> 神者屬心，穴名近於金玉者屬肺，穴名近於水者屬腎，是以神之所
> 藏，亦各有所屬。穴名府者，神之所集；穴名門戶者，神之所出入；
> 穴名宅舍者，神之所安；穴名台者，神所遊觀。穴名所主，皆有所
> 況，以推百方，庶事皆然。[64]

---

63. 數術，按照《漢書・藝文志》的分類，有天文、曆譜、五行、蓍龜、雜占、形法等
    六支。其主體是占卜，數術的「數」即有推算 (calculation) 之意。呂思勉以為，數
    術與陰陽相關，「數術家陳其數，而陰陽家明其義」，其學體系化或可推至鄒衍也。
    見呂思勉，《先秦學術概論》（上海：東方出版中心，1996 年版），頁 142–146；余
    雲岫，〈醫家五行說始於鄒衍〉，《醫史雜誌》3.3/4 (1951): 7–17, 1–11。相關論文可
    看王夢鷗，《鄒衍遺說考》（臺北：臺灣商務印書館，1996）；林克，〈騶子五行說
    考〉，《日本中國學會報》38 (1986): 32–46。再者，數術的研究，例如樊縯，〈解釋
    「三七」〉，《太白》1.4 (1934)；彭仲鐸，〈釋三五九〉，《國文月刊》16 (1942)；聞一
    多，〈七十二〉，《國文月刊》22 (1944)；朱祖延，〈釋十二、三十六、七十二〉，《中
    國語文》1978.4、葉九如，〈再說「十二」〉，《中國語文》1979.5。通論性的論文，
    見楊希枚，〈中國古代的神秘數字論稿〉，《中央研究院民族學研究所集刊》 33
    (1972): 89–118；川原秀城，〈術數學——中國の「計量的」科學〉，《中國：社會と
    文化》8 (1993): 51–63。近年出版的數術學專著，都討論到數術與醫學之間的關係，
    見陳維輝，《中國數術學綱要》（上海：同濟大學出版社，1994）；陳繼文，《中國數
    術結構》（西安：西北大學出版社，1994）；俞曉群，《數術探秘——數在中國古代
    的神秘意義》（北京：三聯書店，1994）。
64. 孫思邈，《千金翼方》（北京：華夏出版社，1993），頁 260。

穴名五臟，缺脾。上文所謂「神」則殆指人氣。「穴名所主，皆有所況」，[65]
那麼，以陰陽命名的腧穴「深意」為何？

　　方術家所言「陰陽」[66]其意殆側重二方面：第一、陰陽為天文星曆之

65. 穴名的意義，見高石國，《針灸穴名解》（臺北：啟業書局，1988年版）；吉元昭治，
　　《道教と不老長壽の醫學》（東京：平河出版社，1989），頁261–268。

66. 陰陽，一般的說法是將其視為「兩種宇宙勢力或原理」（馮友蘭，《中國哲學簡史》，
　　北京：北京大學出版社，1994年版，頁159；李約瑟，《中國古代科學思想史》，南
　　昌：江西人民出版社，1990，頁372）。范行準說，陰陽僅能說明事物的兩面（范行
　　準，《中國醫學史略》，北京：中醫古籍出版社，1986，頁25）。山田慶兒則推度陰
　　陽說源於中國人對「時位」的切割（山田慶兒，《混沌の海へ：中國的思考の構
　　造》，東京：朝日新聞社，1982，頁289–347；不同的意見，參看石田秀實，《氣‧
　　流れる身體》，東京：平河出版社，1992年版，頁252–304）。王玉川則以為陰陽是
　　「一種計量標準」（王玉川，《運氣探秘》，北京：華夏出版社，1993，頁5），可從。
　　關係論文，例如常正光，〈殷代的方術與陰陽五行思想的基礎〉，《殷墟博物苑苑刊》
　　創刊號 (1989)：175–182；胡維佳，〈陰陽、五行、氣觀念的形成及其意義〉，《自然
　　科學史研究》12.1 (1993): 16–28；龐樸，〈陰陽：道器之間〉，《道家文化研究》5
　　(1994): 1–19；陳美東，〈月令、陰陽家與天文曆法〉，《中國文化》12 (1995): 185–
　　195；劉長林，〈陰陽原理與養生〉，《國際易學研究》2 (1996): 99–129；李漢三，《先
　　秦兩漢之陰陽五行學說》（臺北：維新書局，1981）；謝松齡，《天人象：陰陽五行
　　學說史導論》（濟南：山東文藝出版社，1991年版）；楊學鵬，《陰陽——氣與變量》
　　（北京：科學出版社，1993）；顧文炳，《陰陽新論》（瀋陽：遼寧教育出版社，
　　1993）；小柳司氣太，《老莊思想と道教》（東京：森北書店，1942），頁260–265；
　　金谷治，〈陰陽五行說的創立〉，《中國哲學史研究》1988.3: 22–27；井上聰，《古代
　　中國陰陽五行の研究》（東京：翰林書房，1996）。西文方面，參見 A. C. Graham,
　　Disputers of the Tao: Philosophical Argument in Ancient China (La Salle, IL: Open
　　Court, 1989), pp. 330–340; Nathan Sivin, "The Myth of the Naturalists," in idem,
　　Medicine, Philosophy and Religion in Ancient China: Researches and Reflections
　　(Aldershot: Variorum, 1995), IV, pp. 1–33. 特就醫學的陰陽觀討論者，見任應秋，《陰

學的專稱。《後漢書·方術列傳》的「陰陽推步之學」、「陰陽之書」、「陰陽之宗」等，[67]山田慶兒以為皆指天學而言。又如，元代天學即稱「陰陽」、「陰陽學」，天文學者名曰「陰陽人」、「陰陽官」，天文書籍亦稱作「陰陽文書」。[68]溯其根源應該不晚。

《漢志·五行》一類，開頭有《泰一陰陽》、《黃帝陰陽》、《黃帝諸子論陰陽》、《諸王子論陰陽》、《太元陰陽》、《三典陰陽談論》、《神農大幽五行》、《四時五行經》、《猛子閭昭》、《陰陽五行時令》等共十種。[69]清儒沈欽韓《漢書疏證》在《三典陰陽談論》條下云：「按《齊民要術》、《御覽》引雜陰陽書，猶多月令」；又，《陰陽五行時令》條下云：「亦《易》、《陰陽明堂》、《月令》之類」。[70]李零也推度《漢志》以「陰陽」為書題的書多講時令宜忌。[71]《白帖》、《初學記》、《太平御覽》皆引《陰陽書》一種，曆忌書也。[72]唐呂才撰《陰陽書》一卷，講的也是時日占驗之事。[73]

陽五行》（上海：上海科學技術出版社，1960）；孟乃昌，〈道家思想與中醫學〉，《中國文化》6 (1992): 167–176；廖育群，〈陰陽家、陰陽學說與中國傳統醫學〉，《傳統文化與現代化》1995.5: 74–81；林克，〈《黃帝內經》における陰陽說から陰陽五行說への變容〉，《大東文化大學漢學會誌》30 (1991): 59–82；白杉悦雄，〈一陰一陽と三陰三陽——象數易と《黃帝內經》の陰陽說〉，《中國思想史研究》15 (1992): 29–57。

67. 《後漢書》（臺北：洪氏出版社，1978），頁 2703，2705–2706。

68. 山田慶兒，〈古代人は自己一宇宙をどう讀んだか——「式盤」の解讀〉，收入氏著，《制作する行為としての技術》（東京：朝日新聞社，1991），頁 177–213。

69. 陳國慶，《漢書藝文志注釋彙編》，頁 208。

70. 沈欽韓，《漢書疏證》卷 26（光緒二十六年孟冬浙江官書局刊本），頁 29–30。

71. 李零，《中國方術考》（北京：人民中國出版社，1993），頁 167。

72. 陳夢家，〈漢簡年曆表敘〉，收入氏著，《漢簡綴述》（北京：中華書局，1980），頁 236。

73. 參見馬國翰，《玉函山房輯佚書》（京都：中文出版社，1979），頁 2965–2968。《陰

醫學文本方面，《史記‧倉公傳》載陽慶傳倉公禁方書[74]十種，其中有
《陰陽外變》、《接陰陽禁書》，內容不詳。[75]另，《內經》所引古代方技書
《陰陽》、《陰陽十二官相使》二種。[76]另，敦煌文書編號 S.6196《陰陽書
殘卷》，內容以醫事為主。[77]這些醫學文本疑與天學密切有關（詳下）。

　　第二、陰陽是古代方術家切割空間與時間的一套思維方式。司馬談所
謂的「陰陽之術」，其中，「四時」、「八位」、「十二度」、「二十四節」等講
的即是對時間（同時也是對空間）的切割。[78]換言之，陰陽主要用以表達
時氣的變化、盛衰或消長。其思維方式即是「循環」（＝時間）。中國醫學
的陰陽觀念分二支：即太少陰陽與三陰三陽，兩者都與「時位」（所謂
「時」、「位」、「度」、「節」）的切割有關。

　　按丹波元簡《醫賸》云：「太少陰陽，原是四時之稱」，「三陰三陽者，
醫家之言也」。[79]亦即，《周易》將陰陽分老少，而三陰三陽之說則是醫家
所獨創。[80]而且太少陰陽，按丹波之說，源自對時間的切割。《楚辭‧離

陽書》的內容有〈卜宅篇〉、〈祿命篇〉、〈葬篇〉、〈曆法〉、〈五行嫁娶之法〉、〈雜
　　篇〉等。

74. 拙稿，〈中國古代「禁方」考論〉，《中央研究院歷史語言研究所集刊》68.1 (1997):
　　117–166。

75. 石田秀實，《中國醫學思想史：もう一つの醫學》（東京：東京大學出版社，1992），
　　頁 75。關於《史記‧倉公傳》的解讀，初步研究參見蔡景峰，〈論司馬遷的醫學思
　　想〉，收入劉乃和主編，《司馬遷與史記》（北京：北京出版社，1987），頁 201–
　　221。

76. 龍伯堅，《黃帝內經概論》（上海：上海科學技術出版社，1984 年版），頁 83–84。

77. 高國藩，《敦煌民俗學》（上海：上海文藝出版社，1989），頁 330。

78. 《史記》，頁 3290。

79. 丹波元簡，《醫賸》，收入《皇漢醫學叢書》冊 13（平凡出版社景印），頁 2。又，
　　錢超塵，《中醫古籍訓詁研究》（貴陽：貴州人民出版社，1988），頁 227–235。

80. 王玉川，《運氣探秘》，頁 5。

騷》云：「朝搴阰木蘭兮，夕攬洲之宿莽」，漢人王逸解釋說：「言己旦起陞山采木蘭，上事太陽，承天度也；夕入洲澤采取宿莽，下奉太陰，順地數也。」[81] 這裡的太陰與太陽是「天度」、「地數」，不僅表時間，亦表方位。司馬相如〈大人賦〉云：「邪絕少陽而登太陰兮，與真人乎相求。」少陽指東極，太陰則指北極，此謂大人之行斜渡東極而升北極也。[82]《春秋繁露》論陰陽諸篇，太少陰陽主要也是四時方位的切割與配屬。例如，〈陰陽終始〉云：「至春少陽東出就木，與之俱生；至夏太陽南出就火，與之俱煖」，「至於秋時，少陰興而不得以秋從金」，「至於冬而止空虛，太陰（原作「陽」，從蘇輿《義證》改）乃得北就其類」。[83] 茲將上文的太少陰陽說的「時位」關係製為圖六四。

《素問‧金匱真言論》云：

> 陰中有陰，陽中有陽。平旦至日中，天之陽，陽中之陽也；日中至黃昏，天之陽，陽中之陰也；合夜至雞鳴，天之陰，陰中之陰也；雞鳴至平旦，天之陰，陰中之陽也。故人亦應之。[84]

上文將一日切割為四時。張志聰《集註》云：「一日之中，亦有四時，人之陰陽出入，一日之中，而亦有四時也，故平人之脈法亦應之」。[85] 太少陰陽

---

81. 洪興祖，《楚辭補注》（臺北：漢京文化公司，1983），頁 6。

82. 金國永，《司馬相如集校註》（上海：上海古籍出版社，1993），頁 97。

83. 蘇輿，《春秋繁露義證》（北京：中華書局，1992），頁 340。徐復觀推究西漢中期思想的傾向之一：「作為天道內容的陰陽，更作方技性的推演，其含融更廣，其立說更趨龐雜」。見氏著，《兩漢思想史》卷 2（臺北：臺灣學生書局，1993 年版），頁 479。

84. 牛兵占等，《中醫經典通釋‧黃帝內經》，頁 225。

85. 張志聰，《黃帝內經素問集註》，頁 15。

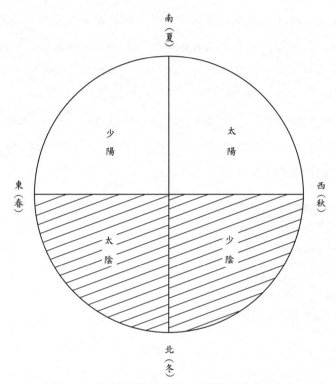

圖六四：太少陰陽「時位」切割圖（自繪）。

固四時之稱，也是用以說明人身氣之變量。簡言之，「陽中之陽」，太陽；
「陽中之陰」，少陽；「陰中之陰」，太陰；「陰中之陽」，少陰。一日晝夜變
化與人身氣的變量構成「四時－陰陽－脈法」的圖式：

時　　間	平旦至日中	日中至黃昏	合夜至雞鳴	雞鳴至平旦
陰　　陽	太　陽	少　陽	太　陰	少　陰

又，《素問‧診要經終論》云：

　　正月二月，天氣始方，地氣始發，人氣在肝。三月四月，天氣正方，

地氣定發，人氣在脾。五月六月，天氣盛，地氣高，人氣在頭。七月八月，陰氣始殺，人氣在肺。九月十月，陰氣始冰，地氣始閉，人氣在心。十一月十二月，冰復，地氣合，人氣在腎。[86]

我們知道馬王堆《陰陽脈死候》將陰陽類比於天氣、地氣，上篇亦同。[87] 基本上，前六月屬陽，後六月屬陰，故曰：「七月八月，陰氣始殺」。時間與人氣所在的配屬，如下表所示：

陽	時　間	一月二月	三月四月	五月六月
	人氣所在	肝	脾	頭
陰	時　間	七月八月	九月十月	十一月十二月
	人氣所在	肺	心	腎

上表的時間切割似為六分，其實仍然是將一年分割四時。肝、脾、肺、心、腎五臟基本上是按四時方位排列。[88] 所以，〈診要經終論〉接著說：「春夏秋冬，各有所刺，法其所在」，[89] 亦即，根據四時天地之氣升降之規律和人身與之相應氣所在不同，採取相應的針刺。又云：「春刺夏分」、「夏刺秋分」、「秋刺冬分」、「冬刺春分」等，則造成各種病變。[90] 相對於王者布政

---

86. 牛兵占等，《中醫經典通釋・黃帝內經》，頁271。

87. 關於天地之氣的討論，參見竹田健二，〈國語周語における氣〉，《中國研究集刊》8 (1989): 1–9。

88. 「三月四月，人氣在脾」與「七月八月，人氣在心」二句，時令與臟的方位不合，令人匪解。歷代有註，但相當牽強。牛兵占等，《中醫經典通釋・黃帝內經》，頁272。

89. 牛兵占等，《中醫經典通釋・黃帝內經》，頁271。

90. 牛兵占等，《中醫經典通釋・黃帝內經》，頁271。

的明堂月令，上述的天氣地氣與人氣的時間禁忌的配屬也是一種人體明堂月令的系統（圖六五）。也就是說，人體具有宇宙性格。值得注意的是，人

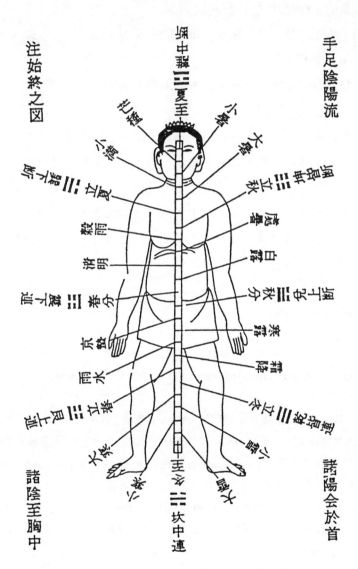

圖六五：人體與四時陰陽圖。取自竹內實，《中國の思想》（東京：日本放送出版協會，1994 年版），頁 123。原題為「人體的陰陽循環圖」。

氣的流注，如四時位於肝、脾、頭、肺、心、腎等部位，並不是由針砭、
按摩、導引等經驗累積而得，而是靠「推算」。借用山田慶兒的話，這是一
種「計量的」（＝數術的）針刺法。[91]

除了陰陽二分之外，醫家獨創三陰三陽說，即太陰、少陰、厥陰與太
陽、少陽、陽明。[92]

三陰三陽的由來，見《素問‧陰陽離合論》：

> 聖人南面而立，前曰廣明，後曰太衝，太衝之地，名曰少陰，少陰
> 之上，名曰太陽，太陽根起于至陰，結于命門，名曰陰中之陽。中
> 身而上，名曰廣明，廣明之下，名曰太陰，太陰之前，名曰陽明，
> 陽明根起于屬兌，名曰陰中之陽。厥陰之表，名曰少陽，少陽根起
> 于竅陰，名曰陰中之少陽。是故三陽之離合也，太陽為開，陽明為
> 闔，少陽為樞。[93]

上文值得措意者有三：

---

91. 山田慶兒，〈中國古典的計量解剖學〉，收入氏著，《古代東亞哲學與科技文化》，頁
  308–321；Yamada Keiji, "Anatometrics in Ancient China," *Chinese Science* 10 (1991):
  39–52.

92. 三陰三陽，除太少陰陽之外，關於「陽明」、「厥陰」的名義考證，參見韓健平，《馬
  王堆古脈書研究》，頁 15–16；韓健平，〈「陽明」考〉，《中華醫史雜誌》 26.2
  (1996): 111；丸山昌朗，〈三陰三陽論〉，收入氏著，《鍼灸醫學と古典の研究》，頁
  26–35；藤木俊郎，〈素問と傷寒論の三陰三陽の名稱について〉，收入氏著，《素問
  醫學の世界》（東京：績文堂，1990 年版），頁 108–114；丸山敏秋，《黃帝內經と
  中國古代醫學——その形成と思想的背景および特質——》（東京：東京美術，
  1988），頁 291–314。

93. 牛兵占等，《中醫經典通釋‧黃帝內經》，頁 238。關於「廣明」、「太衝」等術語的
  解釋，可參見〔元〕滑壽，《讀素問鈔》（北京：人民衛生出版社，1998），頁 10–13。

　　第一、以聖人為中心，面南而立。其前為廣明，即其「中身而上」為陽；聖人之後為太衝之地，其中身以下為陰。再者，「少陰之上，名曰太陽」、「廣明之下，名曰太陰」。以上的圖式，符合李學勤所說晚周到漢代各種數術圖的二點特色：(1)上南下北；(2)方位都是右旋。[94] 按此原則，三陰三陽在空間的關係如圖六六所示。而這種空間配置陰陽的圖式也正是十二經脈在手足四肢分布的位置（圖六七）。清代醫家周學海云：「人身三陰三陽之名，因部位之分列而定名，非由氣血之殊性以取義也」，也就是說，三陰三陽本義起於分野。他又指出：「以天地四方之象，起三陰三陽之名，因即以其名加之六氣，因即以其名加之人身，此不過借以分析氣與處各有所屬，俾得依類以言其病耳！」[95] 所以，三陰三陽由分野之名轉用於表述人身氣血之多寡也。

　　第二、根結。〈陰陽離合論〉以為「太陽根起于至陰，結于命門」，此處的根指經脈下端，結指其上端。換言之，根結是指脈氣的起始與終結。至陰為足太陽最下端的腧穴，命門則指目也。本篇論三陰三陽根結，僅太陽脈全，其餘五經疑有脫簡。茲根據《靈樞·根結》補如下表所示：[96]

陰　陽	太陽	陽明	少陽	太陰	少陰	厥陰
根	至陰	厲兌	竅陰	隱白	湧泉	大敦
結	命門	顙大	窗籠	太倉	廉泉	玉英

　　〈陰陽離合論〉、〈根結〉兩篇講六經根結皆指足經而言，與手經無涉（〈陰陽繫日月〉亦同，詳下）。而其所載經脈循行路線都是向心性，與《足

94. 李學勤，《李學勤集》（哈爾濱：黑龍江教育出版社，1989），頁 357。

95. 周學海，《讀醫隨筆》（北京：中國中醫藥出版社，1997），頁 57，61。

96. 牛兵占等，《中醫經典通釋·黃帝內經》，頁 19。

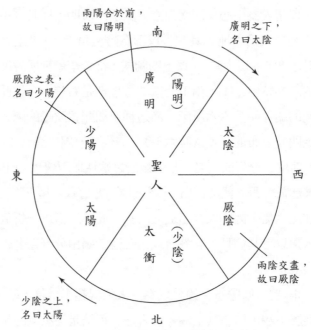

圖六六：三陰三陽空間切割圖（自繪）。

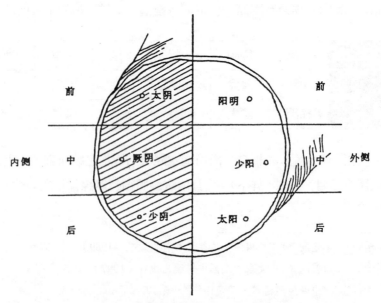

圖六七：十二經脈在四肢空間的分布圖。取自祝總驤、郝金凱，
《針灸經絡生物物理學》（北京：北京出版社，1989），頁 68。

臂經》一致。[97]而《足臂經》把足脈排在前面，山田慶兒推測「這或許暗示著足脈發現得早，研究得深」。[98]

第三、開闔樞論。[99]〈陰陽離合論〉所示三陰三陽開闔樞如下：

太 陽	陽 明	少 陽	太 陰	厥 陰	少 陰
開	闔	樞	開	闔	樞

開闔樞是指人身氣的升降出入，[100]而以三陰三陽示其量變。王冰云：「開闔樞者，言三陽（筆者按：三陰亦同）之氣，多少不等，動用殊也。夫開者，所以司動靜之基。闔者，所以執禁固之權。樞者，所以主動轉之微，由斯殊氣之用，故此三變之也」。[101]王氏的註解顯示，陰陽係用以表示氣的「多少不等」及其在不同時間的變化。[102]

由於三陰三陽普遍用於空間與方位的切割，《內經》遂有「三時」之說。例如，《素問・生氣通天論》：「陽氣者，一日而主外，平旦人氣生，日中而陽氣隆，日西而陽氣已虛，氣門乃閉。是故暮而收拒，無擾筋骨，無見霧露，反此三時，形乃困薄。」[103]可見人身「氣門」（汗孔）的開闔隨平旦、日中、日西三時而變。事實上三陰三陽分割晝夜應為「六時」。《脈經》

---

97. 劉宗漢，〈長沙馬王堆出土帛書《經脈書》研究之一——從帛書《經脈書》論《內經》經脈走向體系的二元性〉，《文史》36 (1992): 93–94。

98. 山田慶兒，〈《黃帝內經》的成立〉，收入氏著，《古代東亞哲學與科技文化》，頁248。

99. 李鋤，〈「開、闔、樞」與「關、闔、樞」辨〉，收入李鋤等編，《針灸經論選》（北京：人民衛生出版社，1993），頁296–303。

100. 王玉川，《運氣探秘》，頁9–10。

101. 郭靄春主編，《黃帝內經素問校注》（北京：人民衛生出版社，1992），頁110。

102. 王玉川，《運氣探秘》，頁62。

103. 牛兵占等，《中醫經典通釋・黃帝內經》，頁220。

中據考存有屬於扁鵲的脈法，[104] 有云：「脈平旦日太陽，日中日陽明，晡時日少陽；黃昏日少陰，夜半日太陰，雞鳴日厥陰，是三陰三陽時也」。[105] 三陰三陽時除給予外界之氣定量外，也用於診脈中不同時間人氣的陰陽盛衰。[106]

順道一提的是，三陰三陽的順序，《素問・陰陽類論》云：「所謂三陽者，太陽為經」，「所謂二陽者，陽明也」，「一陽者，少陽也」。[107] 但《內經》亦另有太陽為二陽，陽明為三陽之說。[108] 此處不贅。

三陰三陽將時序三分、六分，又以三陰三氣之氣各主六十日，以終一歲之周。陰陽六氣消長盛衰，而能為經脈作病。以《素問・脈解》為例：

> 太陽所謂腫腰脽痛者，正月太陽寅，寅太陽也，正月陽氣出在上而陰氣盛，陽未得自次也，故腫腰脽痛也。病偏虛為跛者，正月陽氣凍解地氣而出也，所謂偏虛者，冬寒頗有不足者，故偏虛為跛也。所謂強上引背者，陽氣大上而爭，故強上也。所謂耳鳴者，陽氣萬物盛上而躍，故耳鳴也。所謂甚則狂巔疾者，陽盡在上而陰氣從下，下虛上實，故狂巔疾也。所謂浮為聾者，皆在氣也。所謂入中為瘖者，陽盛已衰，故為瘖也。[109]

---

104. 《脈經》為西晉太醫王叔和編撰。該書與漢代《素》、《靈》、《難經》的關係，參見廖育群，〈扁鵲脈學研究〉，《中華醫史雜誌》18.2 (1988): 65–69。

105. 王叔和，《脈經》（臺北：五洲出版社，1987），頁 70。筆者以為：漢代記時六法有三：十二時、十六時與十八時。其中，十八時是在一日六分的基礎再三分，主要見於《內經》。漢簡亦有明據。見李均明，〈漢簡所見一日十八時、一時十分記時制〉，《文史》22 (1984): 21–27。

106. 廖育群，〈漢以前脈法發展演變之源流〉，《中華醫史雜誌》20.4 (1990): 196–197；廖育群，〈陰陽の對立と循環〉（京都：龍谷大學史學部講演手稿，1995），頁 17–20。

107. 牛兵占等，《中醫經典通釋・黃帝內經》，頁 516。

108. 鄧良月、黃龍祥，《中國針灸證治通鑑》，頁 33。

　　正月以下，〈脈解〉接著敘述九月、五月、十一月、七月、三月等共六個月份，[110] 內容俱不復錄。其體例不按月份順序敘述，頗為費解。實則〈脈解〉是以十二消息卦的卦象通解時令病候，其中病候體例皆以「所謂」起頭。各經脈病症皆與時氣消息有關。我們可以用「時令－三陰三陽－病候」的圖式解讀〈脈解〉全篇：[111]

月　份	陰　陽	卦　象	時　　令	病候數
正　月（寅）	太陽	泰	陽氣出在上而陰氣盛　，陽未得自次也。	共七病
九　月（戌）	少陽	剝	萬物盡衰，草木畢落而墮，則氣去陽而之陰，氣盛而陽之下長。	共三病

---

109. 牛兵占等，《中醫經典通釋・黃帝內經》，頁 384。由〈脈解〉內容，筆者懷疑儒者或有兼治方技或方術者，就其學問可能屬於「內學」、「內術」之學。見藤原高男，〈內明、內解、內學等について〉，收入《吉岡博士還曆記念道教研究論集——道教の思想と文化》（東京：國書刊行會，1978），頁 365–380。

110. 牛兵占等，《中醫經典通釋・黃帝內經》，頁 384–385。

111. 李鼎，〈《素問・脈解篇》新證〉，《上海中醫藥雜誌》1979.1: 37–39。按十二消息卦又稱十二辟卦，辟即君，以十二卦分主十二月（見毛其齡，《推易始末》卷1），係孟喜首倡，《易緯・通卦驗》、虞翻與魏伯陽等皆從之。現將十二消息卦的卦名、月份列為下表：

泰卦	大壯卦	夬卦	乾卦	姤卦	遯卦	否卦	觀卦	剝卦	坤卦	復卦	臨卦
正月	二月	三月	四月	五月	六月	七月	八月	九月	十月	十一月	十二月

另參見王葆玹，〈西漢易學卦氣說源流考〉，《中國哲學史研究》1989.4: 73–95；連劭名，〈考古發現與《易緯》〉，《周易研究》1991.3: 4–10；邢文，〈帛書《周易》與卦氣說〉，《道家文化研究》3 (1993): 317–329；冷德熙，〈卦氣說及其神話特徵〉，收入氏著，《超越神話——緯書政治神話研究》（北京：東方出版社，1996），頁 322–341；徐興無，〈《易緯》的文本和源流研究〉，《中國古籍研究》1 (1996): 259–302。

五 月 （午）	陽明	姤	盛陽之陰也，陽者衰于五月，而一陰氣上，與陽始爭。	共八病
十一月 （復）	太陰	復	陰氣下衰，而陽氣且出，故曰得後與氣則快然如衰也。	共四病
七 月 （申）	少陰	否	秋氣始至，微霜始下，而方殺萬物，陰陽內奪。	共八病
三 月 （辰）	厥陰	夬	一振榮華，萬物一俯而不仰也。	共四病

再對照圖六八筆者所繪製的十二消息卦氣圖，大概可推知上表月份的排列是按太陽－少陰、少陽－厥陰、陽明－太陰的表裡關係為序。亦即，先三陽後三陰，此與《足臂經》、《陰陽經》脈序一致。值得注意的是，〈脈解〉所提及的六脈皆為足脈。

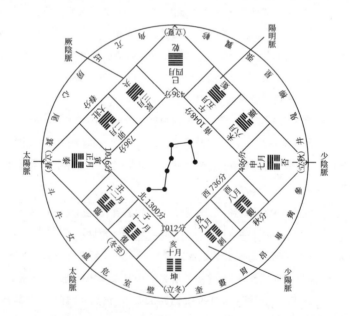

圖六八：《素問‧脈解》圖解。太陽－少陰、少陽－厥陰、陽明－太陰的表裡關係。

　　以十二消息卦講時令災變亦見於《易緯・通卦驗》。[112]《通卦驗》以四正卦與二十四節氣配屬，並以卦氣失序與人體經脈病變相互對應，可說是醫學的明堂月令流亞：

> 坎震離兌為之，每卦六爻，既通于四時，二十四氣人之四支、二十四脈亦存于期。[113]

換言之，上面引文係以「時令—脈序」的關聯存在。亦即，將一年切割為二十四節氣，與人體二十四脈相應。而三陰三陽在《通卦驗》則表示時氣與變量：[114]

節　氣	月　份	卦氣當至不至	卦氣未當至而至	鄭玄《注》
冬至	十一月	萬物大旱，大豆不為，人足太陰脈虛，多病振寒。	人足太陰脈盛，多病暴逆，臚張心痛。	

---

112. 《通卦驗》即通過卦氣占驗吉凶災祥。清《四庫全書》自《永樂大典》輯出上書佚文，有上下卷。今本《通卦驗》尚有未輯入之佚文者，例如，清儒張宗泰鈔錄的本子，在節序下載有藥方。劉毓崧以為「其詞雖與鄭《注》相聯，而其方實非鄭君所採」。見氏著〈書易緯通卦驗鄭注後〉上、下篇的討論，收入《通義堂文義》（光緒十四年刊於青谿舊屋）卷2，頁6–9。相關討論，參見中村璋八，〈緯書中の醫學關連記事の考察〉，收入中村璋八編，《緯學研究論叢》（東京：平河出版社，1993）；池田秀三，〈讀易緯通卦驗鄭注札記——周禮との關連を中心に——〉，收入中村璋八編，《緯學研究論叢》，頁113–134，377–408。

113. 《易緯通卦驗》，收入安居香山、中村璋八編，《重修緯書集成》卷1下（易下）（東京：明德出版社，1985），頁49。

114. 詳見白杉悅雄，〈一陰一陽と三陰三陽〉。又，二十四節氣的時位切割，見王爾敏，〈中國二十四方位觀念之傳承及應用〉，《中國文化研究所學報》1 (1992): 1–23。

小寒	十二月	先小旱，後小水，人手太陰脈虛，人多病喉痺。	人手太陰脈盛，人多熱，來年麻不為。	手太陰脈起手大指內側，上貫咒唾，散鼻中。
大寒	十二月	旱後水，麥不成，人足少陰脈虛，多病蹶逆，惕善驚。	人足少陰脈盛，人多病，上氣嗌腫。	足少陰脈起于足上繫。
立春	正月	兵起，來年麥不成，人足少陽脈虛，多病疫瘟。	人足少陽脈盛，人多病粟疾疫。	足少陰脈，言陽非。
雨水	正月	旱，麥不為，人手少陽脈虛，人多病心痛。	人手少陽脈盛，人多病目。	脈宜為手太陽，云少陽似誤。手太陽脈，起為手小指端，上頤下目內。
驚蟄	二月	霧，稚禾不為，人足太陽脈虛，人多病瘟。	人足太陰（張惠言曰，陰當為陽）脈盛，多病癃疽脛腫。	太陽脈起足小指端，至前兩板齒。
春分	二月	先旱後水，歲惡，重來不為，人手太陽脈虛，人多病痺痛。	人手太陽脈盛，人多病癘疥，身癢。	
清明	三月	菽豆不為，人足陽明脈虛，人多病疥虛，振寒洞泄。	人足陽明脈盛，人多病溫暴死。	
穀雨	三月	水物稻等不為，人足陽明脈虛，人多病癃疽瘟，振寒霍亂。	人足陽明脈盛，人多病溫，黑腫。	
立夏	四月	旱，五穀大傷，牛畜病，人手陽明脈虛，多病寒熱，齒齲。	人手陽明脈盛，多病頭腫嗌，喉痺。	

小滿	四月	多凶言，有大喪，先水後旱，人足太陽脈虛，人多病滿筋，急痺痛。	人足太陽脈盛，人多病衝氣腫。	
芒種	五月	多凶言，國有狂令，人足太陽脈虛，多病血痺。	人足太陽脈盛，多病蹶眩頭痛痺。	
夏至	五月	邦有大殃，陰陽並傷，口乾嗌痛。	人手陽脈盛，多病肩痛。	
小暑	六月	前小水，後小旱，有兵，人足陽明脈虛，多病泄注腹痛。	人足陽明脈盛，多病臚腫。	
大暑	六月	外兵作，來年饑，人手少陽脈虛，多病筋痺胸痛。	人手少陽脈盛，多病脛痛惡氣。	
立秋	七月	暴風為災，年歲不入，人足少陽脈虛，多病癰。	人足少陽脈盛，多病咳嗽上氣咽喉腫。	人足者，例宜言手。
處暑	七月	國有淫令，四方兵起，人手太陰脈虛，多病脹，身熱，來年麥不為。	人手太陰脈盛，多病脹，身熱不汗出。	
白露	八月	六畜多傷，人足太陰脈虛，人多病痊疽泄。	人足太陰脈盛，多病心脹閉痔瘕。	人足於例亦為手也。
秋分	八月	草木復榮，人手少陽脈虛，多病溫悲心痛。	人手少陽脈盛，多病痀脇冑痛。	
寒露	九月	來年穀不成，六畜鳥獸被殃，人足蹶陰脈虛，多病疣疼腰痛。	人足蹶陰脈盛，多病痛痀中熱。	人足於例，宜為手也。

霜降	九月	萬物大耗,來年多大風,人足蹶陰脈虛,多病腰痛。	人足蹶陰脈盛,多病喉風腫。	
立冬	十月	地氣不藏,立夏反寒,早旱晚水,萬物不成,人手少陽脈虛,多病溫,心煩。	人手少陽脈盛,多病臂掌痛。	
小雪	十月	來年五穀傷,蠶麥不為,人心主脈虛,多病肘腋痛。	人心主脈盛,人多病腹耳痛。	
大雪	十一月	溫氣泄,夏蝗生,大水。人手心主脈虛,多病少氣五疸水腫。	人手心主脈盛,多病癰疽腫痛。	

　　根據上表,值得注意者有四方面:(1)《通卦驗》中時令、政令與人的疾病有關（例如小滿、芒種、夏至、小暑等節氣條下所示）,類似的觀念亦見於漢代典籍;[115](2)鄭玄《注》的經脈說佚文與《靈樞·經脈》所載不一,其中鄭氏《注》文的經脈循行皆為向心性之流注。但值得注意的是,《通卦驗》有心主脈（即所謂手厥陰脈）;(3)三陰三陽在四時的順序大致是太陽→陽明→少陽與太陰→厥陰→少陰;(4)時氣與人體經脈病候的對應關係不是機械性的配屬,而是感應或同時性的關聯。[116]

---

115. 林富士,〈試論《太平經》的疾病觀念〉,《中央研究院歷史語言研究所集刊》62.1 (1993): 233–234, 239–241。

116. 關於感應論,參見楊儒賓,〈從氣之感通到貞一之道——《易傳》對占卜現象的解釋與轉化〉,收入楊儒賓等編,《中國古代思維方式探索》（臺北：正中書局,1996）,頁 135–182；湯淺泰雄,《共時性の宇宙觀——時間、生命、自然》（京都：人文書院,1995）,頁 122–162。按古方術家所謂的「驗」,有三層意義:(1)預測、推算,(2)以後事覆檢前占,(3)感應。

　　以陰陽定量的思維，在漢代的數術、方技之學可能曾被普遍的應用。
例如，最新出土的東海尹灣《行道吉凶》簡（簡九〇至一一三）有「●丁
卯二陽一陰北門　牛三陽東門　亥二陽一陰東門　西三陽東門　未三陽西
門　巳二陽一陰西門」的記載，即於出行時所得不同量的陰陽，並由得其
門或不得其門占定吉凶。該墓又有《陰陽六甲書》一卷，估計是同一類型
的數術書。[117]

　　如前所述，三陰三陽將空間與時間切割，有三分、六分、十二分、二
十四分等。這種時空切割是與杜正勝先生定名的「天體八方二繩四鉤圖」[118]
或古克禮教授 (Christopher Cullen) 所謂「栻圖」(cosmographic model) 思維
相匯通。[119]

　　晚周秦漢的宇宙圖式，觀察者將天體視為覆碗，維繫天體於不墜的是
「二繩四維」，即《淮南子‧天文》所謂的「子午、卯酉」二繩。二繩交叉
穿過天極，時間上即切割為「二至」、「二分」；天體四個角落也用繩索維繫
（所謂四維），構成「四鉤」或「四正」。這種時位配置的宇宙圖式或稱為
「八極」。《鶡冠子‧天則》：「舉以八極」，陸佃注云：「八極，八方之極，
四中四角是也」。[120] 四中、四角即二繩四維切割所形成的八個方位。圖六九
所見，即是「天體八方二繩四鉤圖」。誠如李學勤所說，它是用於「圖解陰
陽五行四時的宇宙論」。[121] 漢代出土的數術文物，例如：(1)栻盤；[122] (2)《禹

117. 連雲港市博物館、東海縣博物館等，〈尹灣漢墓簡牘初探〉，《文物》1996.10: 70；門
　　 田明，〈江蘇省連雲港市尹灣漢墓出土の簡牘について〉，《中國出土資料研究會會
　　 報》4 (1996): 7。

118. 杜正勝，〈內外與八方：中國傳統居室空間的倫理觀與宇宙觀〉，收入黃應貴編，《空
　　 間、力與社會》（臺北：中央研究院民族學研究所，1995），頁 253–259。

119. Christopher Cullen, "Some Further Points on the Shih," *Early China* 6 (1980–81): 31–
　　 46.

120. 陸佃，《鶡冠子集解》（臺北：臺灣商務印書館，1978），頁 12。

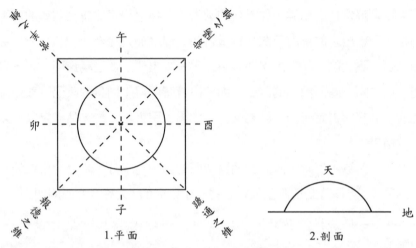

圖六九：天體八方二繩四鉤圖。取自《九州學刊》4.1 (1991): 38。

藏》圖；[123](3)《陰陽五行》圖；[124](4)《刑德》圖；[125](5)《博局占》；[126](6)《三十時》[127] 等都應用「二繩四鉤圖」以作時日占驗。另，漢代的明堂、[128]

121. 李學勤，〈《博局占》與規矩紋〉，《文物》1997.1: 50；李學勤，〈規矩鏡、日晷、博局〉，收入氏著，《比較考古學隨筆》（香港：中華書局，1991），頁 30–41。

122. 李零，《中國方術考》，頁 82–166。關係論文，請參見李零，〈楚帛書與「式圖」〉，《江漢考古》1991.1: 59–62；李零，〈「式」與中國古代的宇宙模式〉，《中國文化》4 (1991): 1–30。

123. 拙稿，〈馬王堆漢墓帛書「禹藏埋胞圖」箋證〉，《中央研究院歷史語言研究所集刊》65.4 (1994): 725–832。

124. 傅舉有、陳松長編，《馬王堆漢墓文物》（長沙：湖南出版社，1992），頁 144–145。

125. 陳松長，〈帛書《刑德》略說〉，《簡帛研究》1 (1993): 96–107；Marc Kalinowski，〈馬王堆帛書《刑德》試探〉，《華學》1 (1995): 82–110；陳松長，〈帛書《刑德》乙本釋文校讀〉，收入《湖南省博物館四十周年紀念論文集》（長沙：湖南教育出版社，1996），頁 83–87。

126. 拙稿，〈東海尹灣「博局占」研究〉（未刊稿）。

127. 李零，〈讀銀雀山漢簡《三十時》〉，《簡帛研究》2 (1996): 194–210；陳乃華，〈先秦

靈臺（圖七〇）等建築也可說是這種宇宙圖式的縮影或複製。[129] 其中，銀
雀山《三十時》云：「日冬至恆以子午，夏至恆以卯酉，二繩四句（鉤）分
此有道」，這段話的大致意思是：冬至為陽起之日，夏至為陰起之時，卯、
酉各半之，四時陰陽與方位切割是相配的。[130]《內經‧生氣通天論》的「四
維相代」，所謂「四維」講的正是時氣與量變進退。[131]

　　《靈樞‧陰陽繫日月》論「足之十二經脈，以應十二月」之說，如果
借用上述「天體八方二繩四鉤圖」來詮解，便較清楚。〈陰陽繫日月〉云：

> 寅者，正月之生陽也，主左足之少陽；未者六月，主右足之少陽。
> 卯者二月，主左足之太陽；午者五月，主右足之太陽。辰者三月，

　　陰陽學說初探——《曹氏陰陽》、《三十時》的文獻學價值〉，《山東師大學報》
　　1996.6: 19–23。關於銀雀山數術書的相關研究，參見羅福頤，〈臨沂漢簡所見古籍
　　概略〉，《古文字研究》11 (1985): 10–51；饒宗頤，〈談銀雀山簡《天地八風五行客
　　主五音之居》〉，《簡帛研究》1 (1993): 113–119；Robin D. S. Yates, "The Yin-Yang
　　Texts from Yinqueshan: An Introduction and Partial Reconstruction, with Notes on their
　　Significance in Relation to Huang-Lao Daoism," *Early China* 19 (1994): 75–144.

128. 孫星衍，〈擬置辟雍議〉，收入氏著，《問字堂集》（北京：中華書局，1996），頁 44–
　　46。另參見張靜嫺，〈《考工記‧匠人篇》淺析〉，《建築史論文集》7 (1985): 36–47；
　　黃金山，〈漢代「明堂」考析〉，《中國史研究》1991.1: 64–65；沈聿之，〈西周明堂
　　建築起源考〉，《自然科學史研究》14.4 (1995): 381–389；李學勤，〈黃帝與河圖洛
　　書〉，收入氏著，《古文獻叢論》（上海：上海遠東出版社，1996），頁 225–234；楊
　　儒賓，〈道家的原始樂園思想〉，收入李亦園、王秋桂編，《中國神話與傳說學術研
　　討會論文集》上冊（臺北：漢學研究中心，1996），頁 125–169。

129. 中國社會科學院考古研究所洛陽工作隊，〈漢魏洛陽城南郊的靈臺遺址〉，《考古》
　　1978.1: 54–57；黃展岳，〈中國出土文物記原〉，《故宮文物月刊》12.6 (1994): 15。

130. 李零，〈讀銀雀山漢簡《三十時》〉，頁 207–208。

131. 牛兵占等，《中醫經典通釋‧黃帝內經》，頁 219。

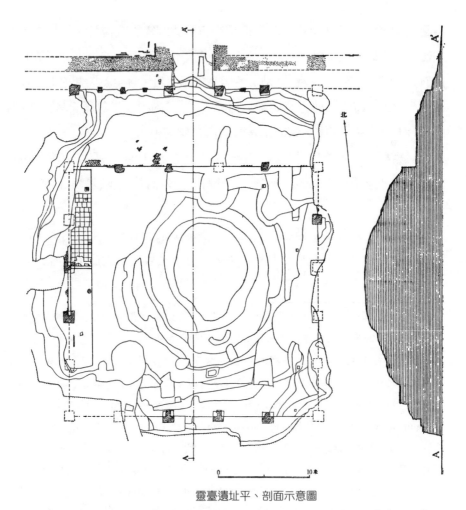

靈臺遺址平、剖面示意圖

圖七〇：洛陽南郊靈臺遺址。取自《考古》1978.1: 55。

主左足之陽明；巳者四月，主右足之陽明。此兩陽合于前，故曰陽
明。申者，七月之生陰也，主右足之少陰；丑者十二月，主左足之
少陰。酉者八月，主右足之太陰；子者十一月，主右足之太陰。戌
者九月，主右足之厥陰；亥者十月，主左足之厥陰。此兩陰交盡，
故曰厥陰。[132]

又云：

> 正月、二月、三月，人氣在左，無刺左足之陽；四月、五月、六月，
> 人氣在右，無刺右足之陽。七月、八月、九月，人氣在右，無刺右
> 足之陰；十月、十一月、十二月，人氣在左，無刺左足之陰。[133]

上引文以十二地支與十二月相配，足十二經脈又與十二月相應。正月「生陽」、七月「生陰」。[134] 陰陽消長，人氣在足，按少陽→太陽→陽明、少陰→太陰→厥陰的時序往復曲折，見圖七一。所以，正月至六月，無刺足之陽；七月至十二月，無刺足之陰，如圖七二所示。天地是一明堂，人身亦一明堂，[135] 陰陽（時氣與變量）布列，互為其根。

　　討論至此，或許我們可以引用本節一開始孫思邈的話說「穴名陰陽者，神氣之所變化」。十二陰陽穴是按「時令─三陰三陽─腧穴」的圖式所構成。腧穴者，天地陰陽之再現。

　　《漢志‧方技略》說方技家「王官之一守也」。[136] 按西周金文職官系統

---

132. 牛兵占等，《中醫經典通釋‧黃帝內經》，頁 104。

133. 牛兵占等，《中醫經典通釋‧黃帝內經》，頁 104。

134. 正月生陽，因正月陽氣萌發，大地復甦。七月生陰，陰生陽降，故生陰也。見牛兵占等，《中醫經典通釋：黃帝內經》，頁 105。

135. 敦煌文書編號 P.3655《明堂五臟論》：「立形軀于世間，看明堂而醫療。只如明堂二字，其義不輕。明者命也，堂者軀也。此是軒轅之所造岐伯之論」。馬繼興以為上引文的「明堂」殆指人體結構（小宇宙）。見氏著，《敦煌古醫籍考釋》（南昌：江西科學技術出版社，1988），頁 11。

136. 陳國慶，《漢書藝文志注釋彙編》，頁 233。李零推測「古代的養生知識和烹調技術主要是由宰／膳夫系統的宮廷內官（略與《周禮‧天官》相當）來掌守。劉向、劉歆所謂的『方技家』主要與這一系統有關」。見氏著，《中國方術考》，頁 8。關於膳夫職官，由金文所見，有師職兼任，可出入王命、巡視地方。東周以降，則成為掌

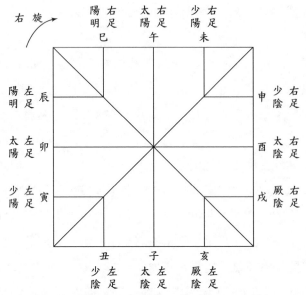

圖七一：《靈樞·陰陽繫日月》圖解（自繪）。

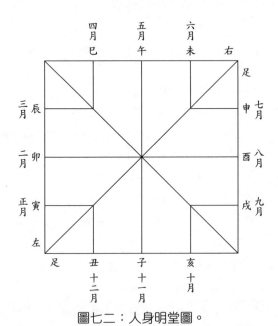

圖七二：人身明堂圖。

| 1-3月 | 人氣在左 | ⎫陽 | 7-9月 | 人氣在右 | ⎫陰 |
| 4-6月 | 人氣在右 | ⎭ | 10-12月 | 人氣在左 | ⎭ |

二分，約言之，天官與地官。[137] 天官者，祝宗卜史之屬也。醫者出身疑近於此系。《周禮》醫在天官。[138] 從今本《內經》存有「九宮八風」諸篇[139] 以

王、后、世子用膳的內侍，參見曹瑋，〈周代膳夫職官考辨〉，收入《第二次西周史學術研討會論文集》上冊（陝西：陝西博物館，1993），頁 282-294。另，宰的職事，見松井嘉德，〈宰の研究〉，《東洋史研究》54.2 (1995): 1-28。

137. 李零，〈西周金文中的職官系統〉，收入《盡心集》（北京：中國社會科學出版社，1996），頁 202-214。按西周金文職官分二系：太史寮與卿事寮（張亞初、劉雨，《西周金文官制研究》，北京：中華書局，1986，頁 108-111；王貴民，《商周制度考信》，臺北：明文書局，1989，頁 172-202）。兩者分屬天官與地官。各統管神、民之業也。這種職官的思想見於《管子·五行》、《大戴禮記·千乘》、《淮南子·天文》、《韓詩外傳》卷 8 等。醫者或漢代的方技家殆源自天官之屬。《世本》云：「巫咸，堯臣也，以鴻術為帝堯之醫。」醫者身分變化軌跡，詳見范行準，〈釋醫〉，《醫史雜誌》1.3 (1948): 5-19；江曉原，〈天文、巫咸、靈臺〉，《自然辯證法通訊》1991.3: 54-55；小南一郎，〈說工〉，收入《華夏文明與傳世藏書》（北京：中國社會科學出版社，1996），頁 655-661；Lothar van Falkenhausen, "Reflections on the Political Role of Spirit Mediums in Early China: The Wu Officials in the *Zhou Li*", *Early China* 20 (1995): 279-300。漢代的醫者在宮廷中亦分二支，一屬掌宗教禮儀的太常，一屬少府。宋人王應麟云：「蓋禮官之大醫，司存之所；少府之大醫，通乎王內。」（《玉海·官制》，臺北：大化書局，1977，頁 2355）。參見彭衛，〈秦漢時期醫制述論〉，《中華醫史雜誌》18.2 (1988): 70-74。相關論文，可看宋向元，〈東漢以來方士與醫藥〉，《醫史雜誌》2.3/4 (1948): 29-36；陳邦賢，〈四史中醫師職業考〉，《醫史雜誌》2.3/4 (1948): 59-66；馬堪溫，〈歷史上的醫生〉，《中華醫史雜誌》16.1 (1986): 1-11；張宗棟，〈醫生稱謂考〉，《中華醫史雜誌》20.3 (1990): 138-147；李零，〈戰國秦漢方士流派考〉，《傳統文化與現代化》1995.2: 34-48；鍾少異，〈道士、道人考〉，《中國史研究》1995.1: 109-115。

138. 孫詒讓，《周禮正義》（北京：中華書局，1987），頁 315-341。

139. 李學勤，〈《九宮八風》及九宮式盤〉，收入《王玉哲先生八十壽辰紀念文集》（天津：南開大學出版社，1994），頁 1-9。另參見徐振林，《內經五運六氣學——中醫時間氣象醫學》（上海：上海科學技術文獻出版社，1996 年版），頁 60-64。

及大量「天文醫學」[140]的內容來看，東漢太史待詔中列有醫者身分二人[141]的現象，與其說這是醫屬天官的殘骸，倒不如說是醫者係明堂、羲和和史卜之職的本來面目。[142]杜正勝先生曾經推測「傳統經脈理論現在尚難以溯源，早期階段可能與古代史官對自然界的了解有些關連」，[143]無疑是正確的。後世明堂針灸之術講時日宜忌不僅是一個醫學的小宗支別，[144]起初可能是個方技大國。

《素問‧五運行大論》云：

> 黃帝坐明堂，始正天綱，臨觀八極，考建五常，請天師而問之曰：論言天地之動靜，神明為之紀，陰陽之升降，寒暑彰其兆。[145]

又，〈陰陽類論〉云：

---

140. 徐子評，《中國天文醫學概論》（武漢：湖北科學技術出版社，1990）。

141. 孫星衍輯，《漢官》，收入《漢官六種》（北京：中華書局，1990），頁 1。廖育群以為漢代的運氣醫學可能與太史待詔中的醫生有關。參見廖育群，〈東漢時期醫學發展之研究〉，《傳統文化與現代化》1994.3: 70。另，李學勤推測今本《內經》運氣七篇是漢代的作品，係方技與緯書相互滲透的產物。見李學勤，〈《素問》七篇大論的文獻學研究〉，《燕京學報》新 2 期 (1996): 295–303。

142. 陳國慶，《漢書藝文志注釋彙編》，頁 223。

143. 杜正勝，〈從眉壽到長生——中國古代生命觀念的轉變〉，《中央研究院歷史語言研究所集刊》66.2 (1995): 441。關係論文，請參見杜正勝，〈形體、精氣與魂魄——中國傳統對「人」認識的形成〉，收入黃應貴編，《人觀、意義與社會》（臺北：中央研究院民族學研究所，1993），頁 47–57。

144. 鄔良，《人身小天地——中國象數醫學源流‧時間醫學卷》（北京：華藝出版社，1993）；林昭庚、鄔良，《針灸醫學史》（北京：中國中醫藥出版社，1995），頁 139–173。

145. 牛兵占等，《中醫經典通釋‧黃帝內經》，頁 424。

> 孟春始至，黃帝燕坐，臨觀八極，正八風之氣，而問雷公曰：陰陽
> 之類，經脈之道。[146]

按明堂（或靈臺）在漢代係太史令下的機構。如果我們不單純的把上述引
文視為醫書的「依託」[147] 問對，黃帝與天師（或雷公）探討醫理的空間與
時間值得予以注目。

黃帝所處的是一個具有神聖宇宙圖式的空間，而與天體相應的人體經
脈循行圖式也等待被發現（圖七三）。亦即，經脈之道是天地陰陽之類的精
巧複製。如果天體因有二繩四維而運行不息，那麼，到底維繫人體活動於
不墜的子午之繩（任督脈）與四維（手足四肢脈）在哪裡呢？人體中的二
繩與四維，正是方技家所謂的經脈。我們若是將王莽使巧屠刳剝人體以竹
筵導脈[148] 或《靈樞・經水》「若夫八尺之士，皮肉在此，外可度量切循而得
之，其死可解剖而視之」，[149] 視為方技家發現經脈的始初之途，或許正好把
經脈發現程序講反了。換言之，十二經脈的發現不晚於數術化宇宙論[150] 流
行的時代，即周秦之際。

---

146. 牛兵占等，《中醫經典通釋・黃帝內經》，頁 516。

147. 李零，《中國方術考》，頁 26。「依託」或稱「依記」，是古代數術方技之學傳授技術
的一種表達形式。其源是來自《世本・作篇》。參見李零，〈出土發現與古書年代的
再認識〉，《九州學刊》3.1 (1988): 112–113；李零，〈說「黃老」〉，《道家研究》5
(1994): 145–147。關於《世本》，見陳夢家，〈世本考略〉，收入氏著，《六國紀年》
（上海：學習生活出版社，1955），頁 135–141；錢劍夫，〈試論《世本》之製作年
代及其價值〉，《中國歷史文獻研究》2 (1988): 20–35。

148. 《漢書》（臺北：洪氏出版社，1975），頁 4145–4146。另參見拙著，《周秦漢脈學
之源流》第六章的討論。

149. 牛兵占等，《中醫經典通釋・黃帝內經》，頁 47。

150. 參見 Ning Chen, "The Problem of Theodicy in Ancient China," *Journal of Chinese
Religions* 22 (1994): 51–74.

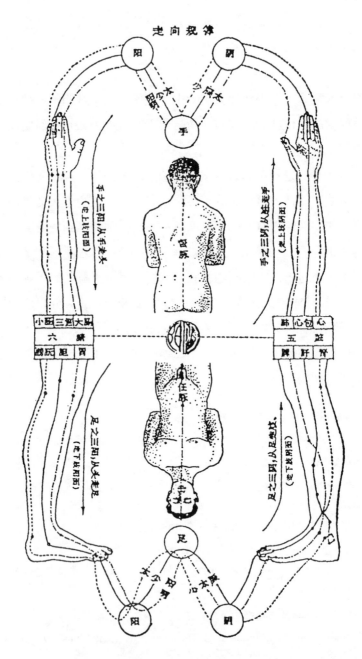

圖七三：人體二繩四維圖。取自程紹恩，《經絡針灸心法》（北京：北京科學技術出版社，1986），頁 4。

四、結　語

本文以《五十二病方》「灸其泰陰泰陽」為例，探索古代方技學的腧穴與陰陽兩個觀念。結論有三：

第一、《五十二病方》的太陰、太陽係人體穴名，不是脈名。它們位於手足腕踝附近，與經脈一樣，亦以三陰三陽命名。換言之，馬王堆方技書只有脈沒有腧穴的成說不能成立。而經脈體系由點到線、同類歸經、經上布點[151]的發展觀點似乎值得進一步考慮。

第二、古代方技家以二陰二陽或三陰三陽切割空間與時間，藉以表達時氣與變量。以三陰三陽命名的十二陰陽穴，應該與方技家思考上述課題有關。

基於三陰三陽觀的成立，手足三陰三陽十二經脈的發現並不晚。筆者懷疑，經脈體系的形成也許不存在由十一脈（《足臂經》、《陰陽經》）演化到十二脈（《靈樞·經脈》）的線性發展過程。新近發現的四川綿陽經脈木人模型所呈現的十脈系統，即包括手厥陰脈[152]與督脈。以十、十一、十二、十六[153]等不同數術思想（《通卦驗》則是二十四脈）所成立的各式各樣脈序學說，[154]最後被《靈樞·經脈》一篇所取代了。或者說，〈經脈〉是經脈理論「數術程序」的定本。

---

[151]. 黃龍祥，〈腧穴歸經源流〉，《針灸臨床雜誌》1994.5: 1–2。

[152]. 王玉川，〈《五十二病方》「臂少陰脈」名實考——兼論手厥陰脈名之演變〉，《北京中醫學院學報》13.5 (1990): 7–9。

[153]. 《素問·調經論篇》云：「五藏十六部」，十六部者，張志聰以為：「十六部之經脈也」。即手足經脈十二，蹻脈二，督脈一，任脈一，共十六部也。

[154]. 脈序的安排，可能受卦序說的影響，見沈有鼎，〈周易序卦骨構大意〉，收入氏著，《沈有鼎文集》（北京：人民出版社，1992），頁 97–98。

第三、古代經脈腧穴之學稱為「明堂」。治國與治身，一理之術，[155] 固「明堂」官也。「明堂」是王者四時布政之所、是人之軀體、是腧穴代稱。凡此，由大至小皆是大宇宙的複製與縮影。而人身之盈虛消息，皆通於天地陰陽。晚至清代醫家周孔四的《周氏經絡大全注釋》仍沿用天極地隅的概念與人體經脈類比：

> 今夫人之軀幹須夫脈絡，必前有任，後有督，為一縱圈而束縛之，故識者比于天之南、北二極，地之北有上黨，南有五嶺也。腰之中必有帶脈為一橫圈而圍繞之，故識者比于天之黃赤道，地之江河水也。手足之持行必有十二經脈為之分合牽連，以便于屈伸運用，故識者比于天星之有青龍、朱雀、白虎、玄武，地隅有東、西、南、朔也。[156]

方技學往往著墨於局部與整體、周期與循環等理論，[157] 無疑是在「明堂」這種特殊風土產生的。筆者甚至以為，離開數術（陰陽五行之學）思考這塊風土，中國傳統醫學是無從誕生的。

（本文於民國八十七年七月二日通過刊登）

---

155. 《抱朴子・地真》：「一人之身，一國之象也。胸腹之位，猶宮室也。四肢之列，猶郊境也。骨節之分，猶百官也。神猶君也，血猶臣也，氣猶民也。故知治身，則能治國也。夫愛其民所以安其國，養其氣所以全其身。民散則國亡，氣竭即身死，死者不可生也，亡者不可存也。」見王明，《抱朴子內篇校釋》（北京：中華書局，1988 年版），頁 326。

156. 周孔四，《周氏經絡大全注釋》（上海：上海科學技術出版社，1998），頁 37。

157. Kuang-ming Wu, "Chinese Aesthetics," in Robert E. Allinson (ed.), *Understanding the Chinese Mind: The Philosophical Roots* (Hong Kong: Oxford University Press, 1989), pp. 250–252 "Medicine as Art" 一節討論中醫的思維方式，可參。

後　記

　　本文曾在「醫療與中國社會」學術研討會（民國八十六年六月廿六～廿八日）宣讀，承蒙講評人林富士先生以及與會的女士先生惠示意見，謹誌謝忱。對於兩位不具名的審查人詳盡的意見，一併申謝。

參考書目

一、傳統文獻

《史記》，臺北：鼎文書局影印，1984。

《玉海·官制》，臺北：大化書局，1977。

《易緯通卦驗》，收入安居香山、中村璋八編，《重修緯書集成》卷1下（易下），東京：明德出版社，1985。

《後漢書》，臺北：洪氏出版社，1978。

《國語》，臺北：漢京文化事業公司，1983。

《黃帝蝦蟇經》，收入《東洋醫學善本叢書·第二八冊》，大阪：オリエント出版社，1992。

《漢書》，臺北：洪氏出版社，1975。

丹波元簡，《醫賸》，收入《皇漢醫學叢書》冊13，平凡出版社景印。

丹波康賴，《醫心方》，北京：華夏出版社，1993。

王叔和，《脈經》，臺北：五洲出版社，1987。

王明，《抱朴子內篇校釋》，北京：中華書局，1988年版。

王應麟，《漢藝文志考》，臺北：大化書局影印，1977。

沈欽韓，《漢書疏證》，光緒二十六年孟冬浙江官書局刊本。

周孔四，《周氏經絡大全注釋》，上海：上海科學技術出版社，1998。

周學海，《讀醫隨筆》，北京：中國中醫藥出版社，1997。

孫思邈，《千金翼方》，北京：華夏出版社，1993。

孫星衍，〈擬置辟雍議〉，收入氏著，《問字堂集》，北京：中華書局，1996。

孫星衍輯，《漢官》，收入《漢官六種》，北京：中華書局，1990。

孫詒讓，《周禮正義》，北京：中華書局，1987。

徐大椿，《醫學源流論》，收入《徐大椿醫書全集》上冊，北京：人民衛生
　　出版社，1996。

馬國翰，《玉函山房輯佚書》，京都：中文出版社，1979。

張志聰，《黃帝內經素問集註》，臺北：文光圖書公司，1982。

陸佃，《鶡冠子集解》，臺北：臺灣商務印書館，1978。

滑壽，《讀素問鈔》，北京：人民衛生出版社，1998。

劉毓崧，《通義堂文義》，光緒十四年青谿舊屋本。

蘇輿，《春秋繁露義證》，北京：中華書局，1992。

二、近人論著

丸山昌朗

　　1988　〈三陰三陽論〉，收入氏著，《鍼灸醫學と古典の研究》，東京：
　　　　　創元社。

　　1988　〈經絡發現の端緒について〉，收入氏著，《鍼灸醫學と古典の
　　　　　研究》，東京：創元社。

丸山敏秋

　　1987　《鍼灸古典入門：中國傳統醫學への招待》，京都：思文閣。

　　1988　《黃帝內經と中國古代醫學——その形成と思想的背景および
　　　　　特質——》，東京：東京美術。

小南一郎

　　1996　〈說工〉，收入《華夏文明與傳世藏書》，北京：中國社會科學
　　　　　出版社。

小柳司氣太

　　1942　《老莊の思想と道教》，東京：森北書店。

小曾戶洋

　　1996　〈敦煌文書および西域出土文書中の醫藥文獻〉，收入氏著，

《中國醫學古典と日本：書誌と傳承》，東京：塙書房。

山田慶兒

1982 《混沌の海へ：中國的思考の構造》，東京：朝日新聞社。

1985 〈《五十二病方》の咒術療法〉，收入山田慶兒編，《新發現中國科學史資料の研究：論考篇》，京都：京都大學人文科學研究所。

1985 〈鍼灸の起源〉，收入氏編，《新發現中國科學史資料の研究：論考篇》，京都：京都大學人文科學研究所。

1991 〈古代人は自己ー宇宙をどう讀んだか──「式盤」の解讀〉，收入氏著，《制作する行為としての技術》，東京：朝日新聞社。

1996 〈《黃帝內經》的成立〉，收入氏著，《古代東亞哲學與科技文化》，瀋陽：遼寧教育出版社。

1996 〈中國古典的計量解剖學〉，收入氏著，《古代東亞哲學與科技文化》。

1996 〈中醫學的歷史與理論〉，收入氏著，《古代東亞哲學與科技文化》。

1999 《中國醫學はいかにつくられたか》，東京：岩波書店。

川原秀城

1993 〈術數學──中國の「計量的」科學〉，《中國：社會と文化》8。

中村璋八

1993 〈緯書中の醫學關連記事の考察〉，收入中村璋八編，《緯學研究論叢》，東京：平河出版社。

1997 〈中國思想史上における術數〉，《東洋の思想と宗教》14。

中國社會科學院考古研究所洛陽工作隊

1978 〈漢魏洛陽城南郊的靈臺遺址〉，《考古》1978.1。

井上聰

　　1996　《古代中國陰陽五行の研究》，東京：翰林書房。

牛兵占等

　　1994　《中醫經典通釋・黃帝內經》，石家莊：河北科學技術出版社。

王玉川

　　1990　〈《五十二病方》「臂少陰脈」名實考——兼論手厥陰脈名之演變〉，《北京中醫學院學報》13.5。

　　1993　《運氣探秘》，北京：華夏出版社。

王啟才

　　1987　〈略論腧穴和經絡起源之先後〉，《上海針灸雜誌》1987.3。

王雪苔主編

　　1995　《中國針灸大全》上編，河南科學技術出版社。

王貴民

　　1989　《商周制度考信》，臺北：明文書局。

王進玉

　　1987　〈敦煌醫學文獻論著目錄〉，《中華醫學雜誌》17.1。

王葆玹

　　1989　〈西漢易學卦氣說源流考〉，《中國哲學史研究》1989.4。

王夢鷗

　　1996　《鄒衍遺說考》，臺北：臺灣商務印書館。

王爾敏

　　1992　〈中國二十四方位觀念之傳承及應用〉，《中國文化研究所學報》1。

史樹青

　　1962　〈古代科技事物四考〉，《文物》1962.3。

四川省文物考古研究所、綿陽博物館

　　1996　〈綿陽永興雙包山二號西漢木槨墓發掘簡報〉，《文物》
　　　　　　1996.10。

白杉悅雄

　　1992　〈一陰一陽と三陰三陽——象數易と《黃帝內經》の陰陽說〉，
　　　　　　《中國思想史研究》15。

白純

　　1993　〈古針演化概貌〉，《中華醫史雜誌》23.2。

石田秀實

　　1992　《中國醫學思想史：もう一つの醫學》，東京：東京大學出版
　　　　　　社。

　　1992　《氣‧流れる身體》，東京：平河出版社。

任應秋

　　1960　《陰陽五行》，上海：上海科學技術出版社。

吉元昭治

　　1989　《道教と不老長壽の醫學》，東京：平河出版社。

曲祖貽

　　1993　〈黃帝針灸蝦蟇經的簡介〉，收入王雪苔主編，《中國針灸薈萃：
　　　　　　現存針灸醫籍之部》，長沙：湖南科學技術出版社。

朱祖延

　　1978　〈釋十二、三十六、七十二〉，《中國語文》1978.4。

江曉原

　　1991　〈天文、巫咸、靈台〉，《自然辯證法通訊》1991.3。

池田秀三

　　1993　〈讀易緯通卦驗鄭注札記——周禮との關連を中心に——〉，收
　　　　　　入中村璋八編，《緯學研究論叢》，東京：平河出版社。

竹田健二

　　1989　〈國語周語における氣〉，《中國研究集刊》8。

何志國

　　1995　〈西漢人體經脈漆雕考〉，《大自然探索》1995.3。

余雲岫

　　1951　〈醫家五行說始於鄒衍〉，《醫史雜誌》3.3/4。

余巖

　　1972　《古代疾病名候疏義》，臺北：自由出版社。

冷德熙

　　1996　〈卦氣說及其神話特徵〉，收入氏著，《超越神話──緯書政治
　　　　　神話研究》，北京：東方出版社。

李中朝

　　1989　〈《五十二病方》灸方淺析〉，《山西中醫》5.2。

呂思勉

　　1996　《先秦學術概論》，上海：東方出版中心。

宋向元

　　1948　〈東漢以來方士與醫藥〉，《醫史雜誌》2.3/4。

李生紹

　　1987　〈穴位起源關係探〉，收入《針灸論文摘要選編》，北京：中國
　　　　　針灸學會。

李伯聰

　　1983　〈中醫學歷史和發展的幾個問題〉，收入《科學傳統與文化》，
　　　　　西安：陝西科學技術出版社。

李均明

　　1984　〈漢簡所見一日十八時、一時十分記時制〉，《文史》22。

李建民

1994 〈馬王堆漢墓帛書「禹藏埋胞圖」箋證〉,《中央研究院歷史語言研究所集刊》65.4。

1997 〈中國古代「禁方」考論〉,《中央研究院歷史語言研究所集刊》68.1。

李洪濤、張自雲

1983 〈關於《內經》針灸穴位的整理〉,《安徽中醫學院學報》1983.2。

李約瑟

1990 《中國古代科學思想史》,南昌:江西人民出版社。

李零

1988 〈出土發現與古書年代的再認識〉,《九州學刊》3.1。

1991 〈「式」與中國古代的宇宙模式〉,《中國文化》4。

1991 〈楚帛書與「式圖」〉,《江漢考古》1991.1。

1994 〈說「黃老」〉,《道家研究》5。

1995 〈戰國秦漢方士流派考〉,《傳統文化與現代化》1995.2。

1996 〈西周金文中的職官系統〉,收入《盡心集》,北京:中國社會科學出版社。

1996 〈讀銀雀山漢簡《三十時》〉,《簡帛研究》2。

李鼎

1958 〈靈樞官針篇淺釋〉,《上海中醫藥雜誌》1958.5。

1978 〈從馬王堆墓醫書看早期的經絡學說〉,《浙江中醫學院學報》1978.2。

1979 〈《素問‧脈解篇》新證〉,《上海中醫藥雜誌》1979.1。

1998 《針灸學釋難》(增訂本),上海:上海中醫藥大學出版社。

李漢三

　　1981　《先秦兩漢之陰陽五行學說》，臺北：維新書局。

李鋤

　　1993　〈「開、闔、樞」與「關、闔、樞」辨〉，收入李鋤等編，《針灸
　　　　　經論選》，北京：人民衛生出版社。

李學勤

　　1989　《李學勤集》，哈爾濱：黑龍江教育出版社。

　　1991　〈規矩鏡、日晷、博局〉，收入氏著，《比較考古學隨筆》，香
　　　　　港：中華書局。

　　1994　〈《九宮八風》及九宮式盤〉，收入《王玉哲先生八十壽辰紀念
　　　　　文集》，天津：南開大學出版社。

　　1996　〈《素問》七篇大論的文獻學研究〉，《燕京學報》新 2 期。

　　1996　〈黃帝與河圖洛書〉，收入氏著，《古文獻叢論》，上海：上海遠
　　　　　東出版社。

　　1997　〈《博局占》與規矩紋〉，《文物》1997.1。

杜正勝

　　1993　〈形體、精氣與魂魄：中國傳統對「人」認識的形成〉，收入黃
　　　　　應貴編，《人觀、意義與社會》，臺北：中央研究院民族學研
　　　　　究所。

　　1995　〈內外與八方：中國傳統居室空間的倫理觀與宇宙觀〉，收入黃
　　　　　應貴編，《空間、力與社會》。

　　1995　〈從眉壽到長生——中國古代生命觀念的轉變〉，《中央研究院
　　　　　歷史語言研究所集刊》66.2。

杉立義一

　　1991　《醫心方の傳來》，京都：思文閣。

沈有鼎

　　1992　〈周易序卦骨構大意〉，收入氏著，《沈有鼎文集》，北京：人民
　　　　　出版社。

沈聿之

　　1995　〈西周明堂建築起源考〉，《自然科學史研究》14.4。

貝塚茂樹

　　1985　〈中國における古典の運命〉，收入氏著，《古代中國の精神》，
　　　　　東京：筑摩書房。

邢文

　　1993　〈帛書《周易》與卦氣說〉，《道家文化研究》3。

坂出祥伸

　　1996　〈《黃帝蝦蟇經》について──成書時期を中心に〉，收入《東
　　　　　洋醫學善本叢書・第二九冊》，大阪：オリエント出版社。

周一謀、彭堅、彭增福

　　1994　《馬王堆醫學文化》，上海：文匯出版社。

周一謀、蕭佐桃

　　1989　《馬王堆醫書考注》，臺北：樂群文化事業公司。

周丕顯

　　1995　〈敦煌科技書卷叢談〉，收入氏著，《敦煌文獻研究》，蘭州：甘
　　　　　肅文化出版社。

周仕明

　　1993　〈《內經》中的手術器械──九針〉，《山東中醫學學報》17.6。

孟乃昌

　　1992　〈道家思想與中醫學〉，《中國文化》6。

林克

　　1986　〈騶子五行說考〉，《日本中國學會報》38。

1991 〈《黃帝內經》における陰陽說から陰陽五行說への變容〉,《大東文化大學漢學會誌》30。

林昭庚、鄢良

1995 《針灸醫學史》,北京:中國中醫藥出版社。

林富士

1993 〈試論《太平經》的疾病觀念〉,《中央研究院歷史語言研究所集刊》62.1。

松井嘉德

1995 〈宰の研究〉,《東洋史研究》54.2。

金谷治

1988 〈陰陽五行說的創立〉,《中國哲學史研究》1988.3。

金國永

1993 《司馬相如集校註》,上海:上海古籍出版社。

長濱善夫、丸山昌朗

1986 《經絡之研究》,臺北:五洲出版社。

門田明

1993 〈流沙墜簡版本考〉,收入《漢簡研究の現狀と展望》,京都:關西大學出版社。

1996 〈江蘇省連雲港市尹灣漢墓出土の簡牘について〉,《中國出土資料研究會會報》4。

俞曉群

1994 《數術探秘——數在中國古代的神秘意義》,北京:三聯書店。

哈鴻潛

1988 〈針灸銅人考〉,《中國醫藥學院研究年報》14。

洪興祖

1983 《楚辭補注》,臺北:漢京文化公司。

胡道靜

　　1987　《夢溪筆談校證》，上海：上海古籍出版社。

胡維佳

　　1993　〈陰陽、五行、氣觀念的形成及其意義〉，《自然科學史研究》
　　　　　12.1。

范行準

　　1948　〈釋醫〉，《醫史雜誌》1.3。

　　1986　《中國醫學史略》，北京：中醫古籍出版社。

夏曾佑

　　1963　〈儒家與方士之糅和〉、〈黃老之疑義〉、〈儒家與方士分離即道
　　　　　教之原始〉等，見氏著，《中國古代史》，臺北：臺灣商務印書館。

徐子評

　　1990　《中國天文醫學概論》，武漢：湖北科學技術出版社。

徐振林

　　1996　《內經五運六氣學——中醫時間氣象醫學》，上海：上海科學技
　　　　　術文獻出版社。

徐復觀

　　1993　《兩漢思想史》卷2，臺北：臺灣學生書局。

徐興無

　　1996　〈《易緯》的文本和源流研究〉，《中國古籍研究》1。

祝新年

　　1993　《小品方新輯》，上海：上海中醫學院出版社。

荒木正胤

　　1986　〈《醫心方》の妊婦脈圖に現われた經穴に就いて〉，收入氏著，
　　　　　《日本漢方の特質と源流》，東京：御茶の水書房。

酒井忠夫

　　1953　〈方術と道術〉，收入東京教育大學東洋史學研究室編，《東洋
　　　　　史學論集》，東京：清水書院。

馬王堆漢墓帛書整理小組編

　　1985　《馬王堆漢墓帛書〔肆〕》，北京：文物出版社。

馬堪溫

　　1986　〈歷史上的醫生〉，《中華醫史雜誌》16.1。

馬繼興

　　1979　〈台西村商墓中出土的醫療器具砭鐮〉，《文物》1979.6。

　　1980　《《脈法》考釋〉，收入《長沙馬王堆醫書研究專刊》1。

　　1985　〈《醫心方》中的古醫學文獻初探〉，《日本醫史學雜誌》31.3。

　　1988　《敦煌古醫籍考釋》，南昌：江西科學技術出版社。

　　1990　《中醫文獻學》，上海：上海科學技術出版社。

　　1992　《馬王堆古醫書考釋》，長沙：湖南科學技術出版社。

　　1996　〈雙包山漢墓出土的針灸經脈漆木人形〉，《文物》1996.4。

馬繼興、丁鑒塘、鄭金生

　　1987　〈復原古九針的初步研究〉，收入《針灸論文摘要選編》，北京：
　　　　　中國針灸學會。

馬繼興、周世榮

　　1978　〈考古發掘中所見砭石的初步探討〉，《文物》1978.11。

高文鑄輯注

　　1995　《小品方》，北京：中國中醫藥出版社。

高石國

　　1988　《針灸穴名解》，臺北：啟業書局。

高國藩

　　1989　《敦煌民俗學》，上海：上海文藝出版社。

常正光

　　1989　〈殷代的方術與陰陽五行思想的基礎〉,《殷墟博物苑苑刊》創
　　　　　刊號。

康鎖彬主編

　　1995　《經脈腧穴學》,石家莊：河北科學技術出版社。

張亞初、劉雨

　　1986　《西周金文官制研究》,北京：中華書局。

張宗棟

　　1990　〈醫生稱謂考〉,《中華醫史雜誌》20.3。

張淑女、黃一農

　　1993　〈試論中國傳統醫學中的「人神」禁忌〉,收入劉廣定編,《第
　　　　　三屆科學史研討會彙刊》,臺北：國際科學史與科學哲學聯合會
　　　　　科學史組中華民國委員會。

張儂

　　1995　〈敦煌《灸經圖》殘圖及古穴的研究〉,《敦煌研究》1995.2。

　　1995　《敦煌石窟秘方與灸經圖》,蘭州：甘肅文化出版社。

張靜嫻

　　1985　〈《考工記‧匠人篇》淺析〉,《建築史論文集》7。

曹瑋

　　1993　〈周代膳夫職官考辨〉,收入《第二次西周史學術研討會論文
　　　　　集》上冊,陝西：陝西博物館。

梁忠主編

　　1992　《醫古文譯解》,北京：中國中醫藥出版社。

連劭名

　　1991　〈考古發現與《易緯》〉,《周易研究》1991.3。

連雲港市博物館、東海縣博物館等

　　1996　〈尹灣漢墓簡牘初探〉，《文物》1996.10。

郭世寧等

　　1996　〈《伯樂針經》考〉，《農業考古》1996.3。

郭靄春主編

　　1992　《黃帝內經素問校注》，北京：人民衛生出版社。

陳乃華

　　1996　〈先秦陰陽學說初探──《曹氏陰陽》、《三十時》的文獻學價
　　　　　　值〉，《山東師大學報》1996.6。

陳邦賢

　　1948　〈四史中醫師職業考〉，《醫史雜誌》2.3/4。

陳松長

　　1993　〈帛書《刑德》略說〉，《簡帛研究》1。

　　1996　〈帛書《刑德》乙本釋文校讀〉，收入《湖南省博物館四十周年
　　　　　　紀念論文集》，長沙：湖南教育出版社。

陳美東

　　1995　〈月令、陰陽家與天文曆法〉，《中國文化》12。

陳國慶

　　1983　《漢書藝文志注釋彙編》，臺北：木鐸出版社。

陳湘萍

　　1987　〈《五十二病方》研究概況〉，《中醫雜誌》1987.5。

陳夢家

　　1955　〈世本考略〉，收入氏著，《六國紀年》，上海：學習生活出版社。

　　1980　〈漢簡年曆表敘〉，收入氏著，《漢簡綴述》，北京：中華書局。

陳維輝

　　1994　《中國數術學綱要》，上海：同濟大學出版社。

陳繼文

　　1994　《中國數術結構》，西安：西北大學出版社。

傅舉有、陳松長編

　　1992　《馬王堆漢墓文物》，長沙：湖南出版社。

彭仲鐸

　　1942　〈釋三五九〉，《國文月刊》16。

彭衛

　　1988　〈秦漢時期醫制述論〉，《中華醫史雜誌》18.2。

彭靜山

　　1987　〈「外三陽五會」考〉，《中國針灸》1987.1。

湯淺泰雄

　　1995　《共時性の宇宙觀──時間、生命、自然》，京都：人文書院。

湯萬春

　　1990　《小品方輯錄箋注》，合肥：安徽科學技術出版社。

賀普仁

　　1993　《針具針法》，北京：科學技術文獻出版社。

馮友蘭

　　1994　《中國哲學簡史》，北京：北京大學出版社。

黃金山

　　1991　〈漢代「明堂」考析〉，《中國史研究》1991.1。

黃展岳

　　1994　〈中國出土文物記原〉，《故宮文物月刊》12.6。

黃龍祥

　　1987　〈《黃帝內經明堂》佚文考略〉，《中國醫藥學報》2.5。

　　1987　〈《黃帝明堂經》與《黃帝內經》〉，《中國針灸》1987.6。

　　1988　《黃帝明堂經輯校》，北京：中國醫藥科技出版社。

1993　〈經絡學說的由來〉，《中國針灸》1993.5。

1994　〈「足太陰」穴與三陰交〉，《中醫雜誌》35.11。

1994　〈腧穴歸經源流〉，《針灸臨床雜誌》1994.5。

1994　〈腧穴歸經源流初探〉，《針灸臨床雜誌》10.5。

楊士孝

1986　《二十六史醫家傳記新注》，瀋陽：遼寧大學出版社。

楊甲三主編

1984　《腧穴學》，上海：上海科學技術出版社。

楊宏道

1986　《獸醫針灸史漫話——從石針到光針》，北京：農業出版社。

楊希枚

1972　〈中國古代的神秘數字論稿〉，《中央研究院民族學研究所集刊》33。

楊維傑

1990　《針灸五輸穴應用》，臺北：樂群文化事業公司。

楊儒賓

1996　〈從氣之感通到貞一之道——《易傳》對占卜現象的解釋與轉化〉，收入楊儒賓等編，《中國古代思維方式探索》，臺北：正中書局。

1996　〈道家的原始樂園思想〉，收入李亦園、王秋桂編，《中國神話與傳說學術研討會論文集》上冊，臺北：漢學研究中心。

楊學鵬

1993　《陰陽——氣與變量》，北京：科學出版社。

葉九如

1979　〈再說「十二」〉，《中國語文》1979.5。

葉又新

　　1980　〈錐形砭石〉，《中華醫史雜誌》10.2。

　　1981　〈試釋東漢畫像石上刻劃的醫針——兼探九針形成過程〉，《山
　　　　　東中醫學報》1981.3。

鄒介正

　　1960　〈唐代的針烙術〉，《農史研究集刊》2。

　　1985　〈獸醫針灸源流〉，《農業考古》1985.1。

靳士英

　　1991　〈明堂圖考〉，《中華醫史雜誌》21.3。

廖育群

　　1987　〈陳延之與《小品方》研究的新進展〉，《中華醫史雜誌》17.2。

　　1988　〈扁鵲脈學研究〉，《中華醫史雜誌》18.2。

　　1988　〈今本《黃帝內經》研究〉，《自然科學史研究》7.4。

　　1990　〈漢以前脈法發展演變之源流〉，《中華醫史雜誌》20.4。

　　1991　〈秦漢之際針灸療法理論的建立〉，《自然科學史研究》10.3。

　　1991　〈《素問》與《靈樞》中的脈法〉，收入山田慶兒、田中淡編，
　　　　　《中國古代科學史論・續篇》，京都：京都大學人文科學研究所。

　　1992　《岐黃醫道》，瀋陽：遼寧教育出版社。

　　1994　〈東漢時期醫學發展之研究〉，《傳統文化與現代化》1994.3。

　　1995　〈陰陽家、陰陽學說與中國傳統醫學〉，《傳統文化與現代化》
　　　　　1995.5。

　　1995　〈陰陽の對立と循環〉，京都：龍谷大學史學部講演手稿。

聞一多

　　1944　〈七十二〉，《國文月刊》22。

趙健雄

　　1988　《敦煌醫粹——敦煌遺書醫藥文選校釋》，貴陽：貴州人民出

版社。

鄒良

1993　《人身小天地——中國象數醫學源流‧時間醫學卷》，北京：華
　　　　藝出版社。

劉宗漢

1992　〈長沙馬王堆出土帛書《經脈書》研究之一——從帛書《經脈
　　　　書》論《內經》經脈走向體系的二元性〉，《文史》36。

劉長林

1996　〈陰陽原理與養生〉，《國際易學研究》2。

劉敦愿

1994　〈漢畫像石中的針灸圖〉，收入氏著，《美術考古與古代文明》，
　　　　臺北：允晨文化有限公司。

樊繬

1934　〈解釋「三七」〉，《太白》1.4。

蔡景峰

1987　〈論司馬遷的醫學思想〉，收入劉乃和主編，《司馬遷與史記》，
　　　　北京：北京出版社。

鄭金生

1981　〈古代的中藥粉碎工具及其演變〉，《中華醫史雜誌》11.1。

鄧良月、黃龍祥

1995　《中國針灸證治通鑑》，青島：青島出版社。

錢超塵

1988　《中醫古籍訓詁研究》，貴陽：貴州人民出版社。

錢劍夫

1988　〈試論《世本》之製作年代及其價值〉，《中國歷史文獻研究》2。

龍伯堅

　　1984　《黃帝內經概論》，上海：上海科學技術出版社。

篠原孝市

　　1981　〈《黃帝內經明堂》總說〉，收入小曾戶洋等編，《東洋醫學善本
　　　　　叢書・第八冊》，大阪：東洋醫學研究會。

　　1994　〈《醫心方》の鍼灸〉，收入《醫心方の研究》，大阪：オリエン
　　　　　ト出版社。

謝克慶等

　　1996　〈「西漢人體經脈漆雕」的價值和意義〉，《成都中醫藥大學學
　　　　　報》19.1。

謝利恆

　　1997　《中國醫學源流論》，臺北：新文豐出版公司。

謝松齡

　　1991　《天人象：陰陽五行學說史導論》，濟南：山東文藝出版社。

鍾少異

　　1995　〈道士、道人考〉，《中國史研究》1995.1。

鍾依研

　　1972　〈西漢劉勝墓出土的醫療器具〉，《考古》1972.3。

鍾益研、凌襄

　　1975　〈我國現已發現的最古醫方——帛書《五十二病方》〉，《文物》
　　　　　1975.9。

韓健平

　　1996　〈「陽明」考〉，《中華醫史雜誌》26.2。

　　1997　〈出土古脈書與三部九候說〉，《中華醫史雜誌》27.1。

韓健平編

　　1996　〈古脈書研究論著目錄〉，收入氏著，《馬王堆古脈書研究》，北

京：北京大學博士學位論文。

叢春雨主編

1994　《敦煌中醫藥全書》，北京：中醫古籍出版社。

魏啟鵬、胡翔驊

1992　《馬王堆漢墓醫書校釋〔壹〕》，成都：成都出版社。

鎌田重雄

1967　〈方士と尚方〉，收入氏著，《史論史話・第二》，東京：新生社。

龐樸

1994　〈陰陽：道器之間〉，《道家文化研究》5。

羅福頤

1985　〈臨沂漢簡所見古籍概略〉，《古文字研究》11。

藤木俊郎

1990　〈素問と傷寒論の三陰三陽の名稱について〉，收入氏著，《素
問醫學の世界》，東京：績文堂。

藤原高男

1978　〈內明、內解、內學等について〉，收入《吉岡博士還曆記念道
教研究論集——道教の思想と文化》，東京：國書刊行會。

饒宗頤

1993　〈談銀雀山簡《天地八風五行客主五音之居》〉，《簡帛研究》1。

顧文炳

1993　《陰陽新論》，瀋陽：遼寧教育出版社。

顧實

1980　《漢書藝文志講疏》，臺北：臺灣商務印書館。

Chen, Ning

1994　"The Problem of Theodicy in Ancient China," *Journal of Chinese
Religions* 22.

Cullen, Christopher

    1980–81   "Some Further Points on the Shih,"*Early China* 6.

DeWoskin, Kenneth J.

    1983   *Doctors, Diviners, and Magicians of Ancient China: Biographies of Fang-shih*. New York: Columbia University Press.

Falkenhausen, Lothar van

    1995   "Reflections on the Political Role of Spirit Mediums in Early China: The Wu Officials in the *Zhou Li*," *Early China* 20.

Graham, A. C.

    1989   *Disputers of the Tao: Philosophical Argument in Ancient China*, La Salle, IL: Open Court.

Harper, Donald

    1982   *The "Wu Shih Erh Ping Fang": Translation and Prolegomena*. Ann Arbor: University Microfilms International.

Kalinowski, Marc

    1995   〈馬王堆帛書《刑德》試探〉,《華學》1。

Kuriyama, Shigehisa

    1995   "Interpreting the History of Bloodletting," *Journal of the History of Medicine* 50.

Sivin, Nathan

    1995   "The Myth of the Naturalists," in idem, *Medicine, Philosophy and Religion in Ancient China: Researches and Reflections*, Aldershot: Variorum.

Sontag, Susan

    1995   《隱喩としての病い》,東京：みすず書房。

Unschuld, Paul U.

    1982　"Ma-wang-tui Materia Medica: A Comparative Analysis of Early Chinese Pharmaceutical Knowledge," *Zinbun: Memoirs of the Research Institute for Humanistic Studies* 12.

Wu, Kuang-ming

    1989　"Chinese Aesthetics," in Robert E. Allinson (ed.), *Understanding the Chinese Mind: The Philosophical Roots*, Hong Kong: Oxford University Press.

Yamada, Keiji

    1979　"The Formation of the Huang-ti Nei-ching," *ACTA ASIATICA* 36.

    1991　"Anatometrics in Ancient China," *Chinese Science* 10.

Yates, Robin D. S.

    1994　"The Yin-Yang Texts from Yinqueshan: An Introduction and Partial Reconstruction, with Notes on their Significance in Relation to Huang-Lao Daoism," *Early China* 19.

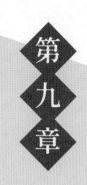

第
九
章

《本草綱目・火部》
考釋

余懸壺滬上，十年於茲矣。遇有善怒多倦不眠虛怯之病人，彼必先
自述曰：「我肝火也。」若為之匡其謬誤曰：「肝無火也。」真肝之
病，不如是也，此乃精神衰弱也。則漠然不應，雖為之詳細解說，
以至舌敝唇焦，猶是疑信參半，若簡直應之曰：「唯唯，此誠肝火
也。」則土委地，歡喜欣受而去者，比比然也。

——余巖，〈六氣論〉¹

一、問　題

　　中國古典醫學有些核心概念影響極其深遠，一般人日用體知卻無法真
正解釋它們。「火」便是其中最顯著的例子。

　　深信西醫且在中西醫論戰攻擊中醫不遺餘力的余巖 (1879–1954) 面對
其病患的自述，也如同他所詬病的中國醫學一樣產生彼此無法溝通的窘境。
甚至有時候他唯有遷就病人的自述才得以圓滿收場。病人口中的肝與余巖
所認定的肝是兩種不同文化的醫學範疇概念。而「肝火」與「精神衰弱」
或俱指善怒、多倦、不眠等現象，但兩者之間無法完全對譯。[2] 更有意思
的是，余巖與病人對肝火有無的辯論，兩者心中想像的「火」大概也是南
轅北轍罷。余巖的〈六氣論〉一文談的是中國古典醫學的外邪六氣，最後
卻涉及人體內在之「火」，這兩者為何可以連繫在一起？古典醫學的「火」
觀及其在醫學領域相關的運用為何？本文企圖以《本草綱目》[3] 所載的火

---

1. 余巖，〈六氣論〉，收入氏著，《醫學革命論選》（臺北：藝文印書館，1976），頁
　150–151。關於余巖的思想，見趙洪鈞，《近代中西醫論爭史》（合肥：安徽科學技
　術出版社，1989），頁 249–261。

2. 精神衰弱的相關研究，見 Hugh Shapiro, "The Puzzle of Spermatorrhea in Republican
　China," *Positions: East Asia Cultures Critique* 6.3 (1998): 551–595.

部藥物為例做初步的研究。

　　《本草綱目》「火部」藥獨立成卷為歷來本草書分類所無。李時珍（約 1518-1593）的本草分類法在前代本草的體例基礎上進行變革。歷來本草藥物的分類主要有兩系：一是將藥物分為上、中、下的三品分類法，另一是按藥物的自然來源如草、木、蟲、魚、鳥、獸等的自然屬性分類法。有的本草書同時混合使用上述的二種分類法。[4]《本草綱目》承繼了自然屬性分類法，並加上五行宇宙論的框架。李時珍云：

　　　舊本玉、石、水、土混同，諸蟲、鱗、介不別，或蟲入木部，或木

---

3. 關於《本草綱目》初步的介紹，見龍伯堅，《現存本草書錄》（北京：人民衛生出版社，1957），頁 44-49；馬繼興，《中醫文獻學》（上海：上海科學技術出版社，1990），頁 284-288。進一步的研究參見那琦，《本草學》（臺北：南天書局，1982），頁 63-94；尚志鈞、林乾良、鄭金生，《歷代中藥文獻精華》（北京：科學技術文獻出版社，1989），頁 284-296；王劍，《李時珍學術研究》（北京：中醫古籍出版社，1996）；森村謙一，〈中國の本草學と本草學者〉，收入吉田忠編，《東アジアの科學》（東京：勁草書房，1982），頁 186-261。另參見真柳誠，〈《本草綱目》の日本初渡來記錄と金陵本の所在〉，《漢方の臨床》45.11 (1998): 47-55；宮下三郎，〈《本草綱目》の面白さ〉，收入《金陵本・本草綱目（七）》（大阪：オリエント出版社，1992），頁 481-506。關於李時珍的生平，見吳佐忻，〈李時珍生平年表〉，收入中國藥學會藥史學會編，《李時珍研究論文集》（湖北科學技術出版社，1985），頁 21-37；唐明邦，《李時珍評傳》（南京：南京大學出版社，1991）。李時珍及其相關著作的研究論文，見柳長華主編，《李時珍醫學全書》（北京：中國中醫藥出版社，1999），頁 1691-1699。

4. 廖育群，《岐黃醫道》（瀋陽：遼寧教育出版社，1992），頁 150-152。關於本草類與分類的思想，參見宮下三郎，〈本草の「類」概念〉，《東方學》51 (1976): 104-113；山田慶兒，〈本草における分類の思想〉，收入氏著，《本草と夢と錬金術と：物質的想像力の現象學》（東京：朝日新聞社，1997），頁 60-101。

入草部。今各列為部,首以水、火,次之以土,水、火為萬物之先,
土為萬物母也。次之以金、石,從土也。次之以草、穀、菜、果、
木,從微至巨也。次之以服、器,從草、木也。次之以蟲、鱗、介、
禽、獸,終之以人,從賤至貴也。[5]

水、火、土(金石從土)是萬物最基本的元素,所以排在《本草綱目》全
書之首。植物藥由「微至巨」排列,動物藥則由「賤至貴」排列。簡單的
說,《本草綱目》的分類法是按生命生化的秩序來編排,共分十六部:水
部、火部、土部、金石部、草部、穀部、菜部、果部、木部、服器部、蟲
部、鱗部、介部、禽部、獸部、人部等。在十六部之中,「服器」(服帛・
器物)部與「人」部特別值得注目。[6] 也就是服器由草木獨立出來,人亦
與禽獸有所區分。而本文所討論的「火部」藥與水、土、服器等部則是第
一次進入本草系統的典籍之中。茲以苟萃華的研究為基礎,[7] 將李時珍的
藥物分類體系製成下表:

5. 李時珍,《本草綱目》(北京:人民衛生出版社,1991),〈凡例〉,頁 17。本書採用
　　1603 年夏良心、張鼎思序刊的江西初刻本為底本。

6. 關於《本草綱目・人部》藥的研究,Nathan Sivin and W. C. Cooper, "Man as a
　　Medicine: Pharmacological and Ritual Aspects and Drugs Derived from the Human
　　Body," in N. Sivin and S. Nakayama (eds.), *Chinese Science: Explorations of an Ancient
　　Traditions* (MA: MIT Press, 1972), pp. 203–272.

7. 苟萃華,《醫藥雙絕——李時珍與本草綱目》(臺北:萬卷樓圖書公司,2000),頁
　　122–123。

十六部	分類順序
水、火	萬物之先
土	萬物之母
金石	金石從土
草	
穀	
菜	從微至巨
果	
木	
服器	服器從草木
蟲	
鱗	從賤至貴
介	
禽	
獸	
人	別人於物

　　如上所述，《本草綱目》的「火部」獨立成卷是為了順應李時珍的藥物分類架構。李時珍云：「本草醫方，皆知辨水而不知辨火，誠缺文哉。」[8] 歷來本草皆未以火入藥。藥物不管是內服或外用，火可以做藥不僅今人難以理解，《本草綱目》之前的本草作者也鮮予注意。李時珍撰寫火部藥共11種：「古先聖之于火政，天人之間，用心亦切矣，而後世慢之何哉？今撰火之切于日用灸者凡一十一種，為火部云。」[9]《本草綱目‧火部》主要是日常生活常見的火與針灸所用火二大類。

　　《本草綱目》火部藥十一種：燧火、桑柴火、炭火、蘆火、竹火、艾火、神針火、火針、燈火、燈花、燭燼等。其中艾火、神針火、火針是針

---

8. 李時珍，《本草綱目》，頁 413。

9. 李時珍，《本草綱目》，頁 413。

灸用火，其餘為日常生活或禮俗常見的火。李時珍在敘述火部十一種藥之前，別有〈陽火‧陰火〉一節，是其對火的分類與詮解，此又為《本草綱目》各部體例所無。以下，筆者就由李時珍的〈陽火‧陰火〉的討論談起。

二、李時珍對火的分類

什麼是「火」？契文與篆文的火字象火焰上炎之形象。「炎」（熱）與「上」（火燃燒的趨向）是火的二種基本特性。《說文解字》以為火者烜也，烜或作燬，意指物質（氣）燃燒所產生的光與熱。[10] 但不是所有可以發光或發熱的物質都是火。李時珍云：「火者五行之一，有氣而無質，造化兩間，生殺萬物，顯仁藏用，神妙無窮，火之用其至矣哉。」[11] 若與水、土、木、金等相較，火「無質」，即其沒有固定的本體。古代中國人甚至把某些發光之物或產生熱的現象統稱之為「火」。李時珍將天地間之火分為三綱十二目。

---

10. 李孝定，《讀說文記》（臺北：中央研究院歷史語言研究所專刊之93，1992），頁240。又，清人徐官〈氣乞字〉云：「氣篆作氣，非也。小篆本作气，氣為火所化，其出必炎上，故象炎上之行。」見氏著，《古今印史》（虞山顧湘翠嵐氏校刊本），頁16。另外，關於中國古代對火的發現與應用，見張其昀，〈火之起源〉，《史地學報》1.2 (1921): 1–6；汪寧生，〈我國古代取火方法的研究〉，《考古與文物》1980.4: 115–124；陳廣忠，〈陽燧‧陰燧‧鑽燧考〉，《安徽師大學報》1990.1: 62–67；後藤朝太郎，〈支那上代の火器及び祭器〉，《考古學雜誌》31.10 (1941): 591–604，又31.12 (1941): 726–744；Yang Jun Chang, "Scientific Research and Conservation Treatment on the Yang Sui Excavation from Zhou Yuan Ruins," *Studies in Conservation* 44.1 (1999): 63–66. 此外，火在人類文明的意義見 Johan Goudsblom, *Fire and Civilization* (Harmondsworth: The Penguin Press, 1992). 而火的想像史見 Gaston Bachelard, *The Psychoanalysis of Fire* (Boston: Beacon Press, 1964).

11. 李時珍，《本草綱目》，頁415。

　　火部的三綱是天火、地火、人火。每一類火又分為陽火、陰火。李時珍云：「五行皆一，惟火有二。二者，陰火，陽火也。其綱凡三，其目凡十有二。所謂三者，天火也，地火也，人火也。所謂十有二者，天之火四，地之火五，人之火三也。」[12] 今試列表如下：

	陽　火	陰　火
天火（4種）	太陽、星精	龍火、雷火
地火（5種）	鑽木之火 擊石之火 戛金之火	石油之火 水中之火
人火（3種）	君火	相火 三昧之火

　　上述十二種火，大致可分三大類。第一類是自然界的火，如太陽、星精、龍火、雷火、石油之火、水中之火等。這其中不乏涉及神怪之說者，如《本草綱目》小注，龍火「龍口有火光，霹靂之火，神火也」；又，水中之火「水神夜出，則有火光」。[13] 第二類是人工所造的火，分別是鑽木所取之火、石頭撞擊之火與敲擊金屬冒出的火。第三類是人體內部之火：君火、相火、三昧之火（詳下）。

　　十二種火按性質區分二大類：陽火與陰火。所謂陽火，遇草木即會焚燒，用濕氣可以遏伏，水也可以澆滅它。而陰火不會焚燒草木或冶煉金石，而且遇到濕氣或水氣會更加熾盛；如果以火逐之，用灰撲之則光焰自滅。李時珍云：

---

12. 李時珍，《本草綱目》，頁 415。

13. 李時珍，《本草綱目》，頁 415。

> 諸陽火遇草而熾，得木而燔，可以濕伏，可以水滅。諸陰火不焚草
> 木而流金石，得濕愈焰，遇水益熾。以水折之，則光焰詣天，物窮
> 方止；以火逐之，以灰撲之，則灼性自消，光焰自滅。[14]

雷火、石油之火等，即有李時珍所說的「得濕愈焰，遇水益熾」的特色。
人體的相火也是屬於「陰火」，其似火可以自焚卻不能焚物。

　　李時珍撰寫〈陽火・陰火〉一文，雖把火分為三綱十二目，但與〈火

---

14. 李時珍，《本草綱目》，頁 415。李時珍陽火、陰火的說法，最早源自唐代醫家王冰（約 710–805）的人火與龍火兩種不同性質的火論。王冰注《素問・至真要大論》：「夫病之微小者，猶人火也。過草而熾，得木而燔，可以濕伏，可以水滅，故逆其性氣以折之攻之。病之火甚者，猶龍火也，得濕而焰，遇水而燔，不知其性以水濕折之，適足以光焰詣天，物窮方止矣；識其性者，反常之理，以火逐之，則燔灼自消，焰火撲滅。」這裡由病理提出火有人火、龍火，前者能以水滅之，後者則反火之理而以火逐之，此說大約類於李時珍陽火、陰火。見郭靄春主編，《黃帝內經素問校注》下冊（北京：人民衛生出版社，1992），頁 1121。相關研究見王雲飛，〈王冰學術思想再探——論「龍火」病機說及其治則〉，《陝西中醫》5.4 (1984): 4–5。另，與李時珍同時代的醫家王肯堂 (1549–1613) 也有陽火、陰火的說法。王肯堂〈天有二火〉一文說：「問：〈天元紀大論〉云：寒暑燥濕風火，天之陰陽也，三陰三陽上奉之，木火土金水，地之陰陽也，生長化收藏下應之，暑亦火也，何火獨有二乎？答：君主不用事，相代之，故火有二也，固也，當看陰陽二字，陽燧對日而得火，天之陽火也，龍雷之火，天之陰火也，鑽木擊石而得火也，地之陽火也，石油之火，地之陰火也。丙丁君火，人之陽火也，三焦、心包絡、命門相火，人之陰火也。陽火遇草而煤，得木而燔，可以濕伏，可以水滅；陰火不焚草木，而流金石，得濕愈焰，遇水益熾，以水折之，則光焰詣天，物窮方止，以火逐之，以灰撲之，則灼性自消，光焰自滅。故治陽火者，利用正治，陰火者利用從治，陽火者利用降治，陰火者利用升治，均之內虛火動也。李東垣主助陽，朱丹溪主助陰，各有攸當也。」以上見王肯堂，《鬱岡齋醫學筆麈》，收入陸拯主編，《王肯堂醫學全書》（北京：中國中醫藥出版社，1999），頁 2598。

部〉藥所收的十一種藥之間並沒有直接的關係。而且緊接上述十二種陽火、陰火之後，李時珍抄錄大量關於人體君火、相火的論述，這也是《本草綱目‧火部》相當突兀的地方。

為什麼人體內的「火」可以與自然界的「火」連繫在一起？而作為藥書的《本草綱目》為何以大篇幅摘錄與藥物似乎並無直接關係的君火、相火諸說？

關於人體之火最早的資料是戰國的《行氣銘》。這件據考是戰國時代呼吸吐納之術的文物，「行氣」的氣作「气」，從火。气為什麼從火？陳夢家仔細的爬梳相關文獻，以為古人觀測天象於大火之星，隨著季節的變化，人間亦分取異木來生火。陳夢家解讀《行气銘》，以為「行氣猶行火」，「四時異氣，猶四時異火，送氣迎氣猶出火入火」。氣一開始可能是宇宙論的術語，而後廣泛應用到生命、人體的知識。另，聞一多考證《行气銘》，同時也注意到仙人「登遐」之術，近於火化飛升；而古仙人多有「使火」之法或能「作火法」。[15]

《內經》時代所謂的火大多指外邪之火。不過，《素問》中有關「少

---

15. 陳夢家，〈五行之起源〉，《燕京學報》24 (1938): 46–47；聞一多，〈神仙考〉，收入氏著，《聞一多全集1》（臺北：里仁書局，1993），頁 159–160。《行气銘》相關研究，見王季星，〈行气劍玞銘文考釋〉，《學原》2.3 (1948): 46–52；郭沫若，〈古代文字之辯證的發展〉，收入氏著，《奴隸制時代》（北京：人民出版社，1954），頁 262–263；陳邦懷，〈戰國行氣玉銘考釋〉，收入氏著，《一得集》（濟南：齊魯書社，1989），頁 128–137；李零，《中國方術考》（北京：人民中國出版社，1993），頁 320–324。除了《行气銘》之外，近年大量出土的戰國文獻，包括楚帛書、包山簡、郭店簡等，先秦氣皆從火。另檢閱郭守恕《汗簡》，其中所收的幾個氣字亦從火。過去學界討論氣的學說多以為與風的關係密切，這個論點應該是給予修正的時候了。以上見何琳儀，《戰國古文字典——戰國文字聲系》（北京：中華書局，1998），頁 1197；袁國華，《郭店楚簡研究‧第一卷‧文字篇》（臺北：藝文印書館，1999），頁 278–279；黃錫全，《汗簡注釋》（武漢大學出版社，1990），頁 315–363。

火」、「壯火」的討論，已經涉及人體內之火與生命活動力、疾病狀態的關
連。《素問‧陰陽應象大論》云：

> 壯火之氣衰，少火之氣壯，壯火食氣，氣食少火，壯火散氣，少火
> 生氣。[16]

人體亢陽之火（壯火）過分燃燒會導致元氣衰弱，而微陽（少火）之火能
使元氣旺熾。亢陽之火侵蝕元氣，則元氣依賴微陽來煦養。亢陽耗散元氣
而微陽使元氣增強。換言之，少火是人身生化不息的動源，而壯火則是
人陽氣亢奮的病理狀態。這一套《內經》的火氣說，要到金元醫家才得到
發揚。

　　《本草綱目‧火部》的相火論，雖有上述的根源，但《內經》的火論
大部分是指外在的火熱邪氣。例如，《內經‧至真要大論》有病機十九條，
火熱致病即占了九條之多，「帝曰：善。夫百病之生也，皆生于風寒暑濕燥
火，以之化之、變之也。經言盛者瀉之，虛者補之，余錫以方士，而方士
用之尚未能十全，余欲令要道必行，桴鼓相應，猶拔刺雪污，工巧神聖，
可得聞乎？岐伯曰：審察病機，無失氣宜，此之謂也。」[17]風、寒、暑、
濕、燥、火等謂之六氣，其中火、暑屬性相近，故病機十九條火熱證候即
偏多。而六氣在金元以下有內在化的傾向，即以六氣來演繹人體五臟之氣
的性質。

　　而《內經》的運氣學說，六氣之中即保留上述的風、寒、濕、燥，而
「暑」、「火」則進一步改造成「君火」、「相火」。[18]君火、相火在金元醫學

---

16. 郭靄春，《黃帝內經素問校注》，頁 76。

17. 郭靄春，《黃帝內經素問校注》，頁 1110。

18. 廖育群，〈中國傳統醫學的運氣學說〉，《自然辯證法通訊》1993.2: 53-54；另關於

也轉化為人體的生理、病理之火。[19]

　　《本草綱目・火部》的君火、相火說引用劉河間 (1110–1200)、李東垣 (1180–1251)、朱震亨 (1281–1358) 等金元醫說。[20] 諸說之中，以朱震亨的相火論為主：

> 太極動而生陽，靜而生陰，陽動而變，陰靜而合，而生水火木金土，各一其性。惟火有二：曰君火，人火也；曰相火，天火也。火內陰而外陽，主乎動者也，故凡動皆屬火。以名而言，形氣相生，配于

《素問》運氣七篇的時代，見李學勤，〈《素問》七篇大論〉，收入氏著，《李學勤學術文化隨筆》（北京：中國青年出版社，1999），頁 140–151。

19. 中國古典醫學的火論發展有兩條線索：一是從外火到內火；二是從一火（心火）到二火（君、相火）。初步的研究參見：張建偉、黃柄山，〈火與氣關係的探討〉，《中醫藥學報》1985.2: 16–18；孟慶雲，〈從火看中醫理論體系的特點〉，《中醫藥學報》1983.5: 15–20；郭振營，〈中醫火說〉，《陝西中醫函授》1993.1: 7–9；鍾春帆，〈略論中醫之「火」〉，《新中醫》1982.10: 1–3；史蘭華，〈關於火的探討〉，《山東中醫學院學報》6.4 (1982): 12–20；趙雲清，〈談火〉，《山東中醫雜誌》1982.4: 193–195；楊嗣明，〈火與熱考辨〉，《中醫函授通訊》1955.5: 10–11；郭永潔，〈金元以前相火理論探析〉，《中醫雜誌》35.12 (1994): 712–714；丁光迪，〈探討金元四大家論「火」〉，《黑龍江中醫藥》1982.2: 4–7；易法銀，〈金元四大家論治火熱證之特色〉，《中醫雜誌》34.6 (1993): 328–330；胡德泉，〈燥邪屬性之我見〉，《江西中醫藥》1985.4: 3–5；劉歡祖，〈火鬱論〉，《新疆中醫藥》1991.2: 1–7；任平均，〈內火考究〉，《中醫函授通訊》1995.1: 19–20；孫桐，〈略論「相火」〉，《南京中醫學院學報》1984.4: 5–7。

20. 范行準，《中國醫學史略》（北京：中醫古籍出版社，1986），頁 167–181；馬伯英，《中國醫學文化史》（上海：上海人民出版社，1994），頁 460–472；丁光迪，《中醫各家學說・金元醫學》（江蘇科學技術出版社，1987），頁 19–28。關於相火、君火的原始文獻及評說，見（日）芳村恂益，《二火辨妄》（北京：中醫古籍出版社，1985），《二火辨妄》約成書於 1703 年。

五行，故謂之君；以位而言，生于虛無，守位稟命，因其動而可見，
故謂之相。天主生物，故恆于動；人有此生，亦恆于動。動者，皆
相火之為也。見于天者，出于龍雷則木之氣，出于海則水之氣也；
具于人者，寄于肝腎二部，肝木而腎水也。膽者肝之腑，膀胱者腎
之腑，心包絡者腎之配，三焦以焦言，而下焦可肝腎之分，皆陰而
下者也。天非此火不能生物，人非此火不能自生。[21]

《本草綱目・火部》以上的引文，全部錄自朱震亨的《格致餘論》。[22] 朱震
亨由理學太極動靜的觀點出發，以為人若聽命於道心、主之以靜，五臟之
火變化合乎中節，則相火唯有裨補造化、以為生生不息之運用。其次，相
火藏於肝腎，若君火（心火）不妄動，則相火唯有稟命守位而無燔灼虛炎
之虞，這種正常的陽氣之動，對宇宙與人身皆起著鉅大的作用。然而，朱
丹溪的相火論具有二重性，即有正火，亦有陰虛火旺的相火，「火起于妄，
變化莫測，煎熬真陰，陰虛則病，陰絕則死。」[23] 妄動之相火在金元醫學
被稱做「龍雷之火」或「元氣之賊」。

21. 李時珍，《本草綱目》，頁 416。

22. 朱震亨，《格致餘論》，收入《丹溪醫集》（北京：人民衛生出版社，1995），頁 38–
39 。 關於朱震亨的研究 ， 見 Charlotte Furth, "The Physician as Philosopher of the
Way: Zhu Zhenheng (1282–1358)," Paper Prepared for the Dibner Institute, *Critical
Problems in the History of East Asian Science* (MIT, November 16–18, 2001), pp. 1–52.

23. 李時珍，《本草綱目》，頁 417。關於朱丹溪的相火論述，見丁光迪，〈探討朱丹溪的
相火論〉，《江蘇中醫雜誌》1983.5: 1–3；楊杏林，〈朱丹溪主火思想淺析〉，《陝西
中醫》9.6 (1983): 284–285；章真如，〈論朱丹溪「相火論」〉，收入邱德文、沙鳳桐
主編，《中國名老中醫藥專家學術經驗集・1》（貴陽：貴州科技出版社，1994），頁
27–29。另朱丹溪相火論對明清儒學的影響，見徐儀明，〈二火與恆動〉，收入氏著，
《性理與岐黃》（北京：中國社會科學出版社，1997），頁 80–91。

相火在李時珍的〈火部〉分類屬於陰火。[24] 在病理上，火指熱的現象，陰則指該熱象的性質。如前所述，李時珍說：「諸陽火遇草而烦，得木而燔，可以濕伏，可以水滅。諸陰火不焚草木而流金石，得濕愈焰，遇火益熾。以水折之，則光焰詣天，物窮方止；以火逐之，以灰撲之，則灼性自消，光焰自滅。」實際在臨床用藥上，假使可以燔灼津液、投寒涼藥足以治癒的人體之火為陽火，若用寒涼藥治療患者火象反增，改以溫熱藥得以消除的火為陰火。[25]

此外，李時珍的人火分類中陰火尚附有「三昧之火」。《本草綱目》的小注：「純陽，乾火也。」[26] 筆者以為三昧真火是內丹修煉的名詞，最早是佛典的用語而為道教所用。明人萬尚父《聽心齋客問》云：

> 客問三昧真火，曰：心為君火，膀胱為相火，大腸為民火。三火薰蒸，神靈乃交。君相二火不動，惟民火常有走失之患。凡遇張狂奔走之時，須任其自然，則濁者徐下，清者徐升，穀氣常存矣。佛典亦云三昧。三譯曰正，昧譯曰定，言水火俱正定中生也，亦此意。[27]

三昧原意大概是佛家修行「正定」之意。[28] 內丹將君火、相火、民火稱為

---

24. 王履，《醫經溯洄集》（北京：人民衛生出版社，1993），頁 75–80，〈內傷餘議〉。

25. 萬友生，〈對陰火理論的繼承與發展〉，收入邱德文、沙鳳桐主編，《中國名老中醫藥專家學術經驗集‧1》，頁 93–97；謝文光，〈試從中醫生理病理探討陰火之含義及形成機制〉，《江西中醫藥》1982.4: 19–20。

26. 李時珍，《本草綱目》，頁 415。

27. 萬尚父，《聽心齋客問》，收入《四庫全書存目叢書‧子部 93》（臺南：莊嚴文化公司景印，1995），頁 331。又，張璐，《張氏醫通》（上海：上海科學技術出版社，1990），頁 314–316，〈入魔走火〉。另參見胡孚琛，《中華道教大辭典》（北京：中國社會科學出版社，1995），頁 1138–1139，〈三火〉條。

三昧真火，顯然與金元醫家的相火論不甚一致。

　　古代醫家把發光之物或發熱現象統稱為「火」。《內經》時代作為外在的火熱之氣，金元之後成為人身動能與內熱之火。其次，《本草綱目》各部藥，小序以下即臚列諸藥品，而〈火部〉藥在小序之後、諸藥品之前，別立〈陽火‧陰火〉一節，主要是受金元醫學火的論述影響，即由外火到內火的演變過程，這也是李時珍將人體之火與自然界（天、地間）的火連繫在一起的原因。君火、相火在《本草綱目》已經不是運、氣等氣候變化的術語，而成為人體的內在之火（附錄一）。李時珍並認為：「火為百病，火降則上清矣。」[29] 這無疑是承接金元以來火論，把火視為百病之主的觀點。

三、火部藥試析

　　本文一開頭引用了余巖的〈六氣論〉，患者口中的「肝火」在古典醫學意指肝氣鬱結，日久化為火，肝火灼燒陰津而導致肝陽上亢，在臨床的病症如面紅、口乾、嗔怒、失眠、耳鳴等。而余巖所說的「肝無火」，這裡的火是指燃燒物質所產生的光熱，並不包括人體的君火、相火。《本草綱目‧火部》藥所收的藥近於前者「火」的概念。

　　《本草綱目‧火部》的目錄所示，火部藥共十一種。但如果把上節所述李時珍〈陽火‧陰火〉十二種火，以及火部藥各條之下順便提到相關的各種火，合計共二十九種火（見附錄二）。《本草綱目‧火部》藥物茲列表如下：[30]

---

28. 福永勝美，《佛教醫學事典》（東京：雄山閣，1990），頁 334，410–411。關於人體之火的醫學論述，見栗山茂久，《身體的語言──從中西文化看身體之謎》（臺北：究竟出版社，2001），頁 246；Everett Mendelsohn, *Heat and Life: The Development of the Theory of Animal Heat* (Cambridge, Mass.: Harvard University Press, 1964).

29. 李時珍，《本草綱目》，頁 1872。

原書所記之火名稱	火部所載之火實有名稱及數目
陽火	太陽真火、星精飛火、鑽木之火、擊石之火、戛金之火、君火。共六種。
陰火	龍火、雷火、石油之火、水中之火、相火、三昧之火。共六種。
燧火	燧火。一種。
桑柴火	桑柴火。一種。
炭火	櫟炭火、烰炭火、白炭火。共三種。
蘆火	蘆火。一種。
竹火	竹火。一種。
艾火	艾火。一種。
神針火	神針火。一種。
火針	火針。一種。
燈火	麻油燈火、蘇子油燈火、燈柱火、燒銅匙柄火。共四種。
燈花	燈花。一種。
燭燼	蜜蠟燭燼、柏油燭燼。共二種。

　　不過，作為藥書，《本草綱目·火部》所收的藥卻全部沒有藥物的氣

---

30. 本文審查人指出，《本草綱目·火部》目錄的火藥十一種，但在各藥之下，李時珍附帶提及相關的火，故總計有二十九種之多。此外，李時珍在〈陽火·陰火〉還提到自然界存在八種火，以及能食火的人、獸、禽、介等：「此外又有蕭丘之寒火，澤中之陽焰，野外之鬼磷，金銀之精氣，此皆似火而不能焚物者也。至于樟腦、猾髓，皆能水中發火；濃酒、積油，得熱氣則火自生。南荒厭火之民、食火之獸；西戎有食火之鳥。火鴉蝙蝠，能食焰烟；火龜火鼠，生于火地。」

味、毒性的記載。按《本草綱目・凡例》：「諸品首以釋名，正名也。次以集解，解其出產、形狀、采取也。次以辨疑、正誤，辨其可疑，正其謬誤也。次以修治，謹炮炙也。次以氣味，明性也。次以主治，錄功也。次以發明，疏義也。次以附方，著用也。或欲去方，是有體無用矣。」[31] 火部之藥最多的是集解、發明。李時珍收集諸品火藥的經史百家的資料，毋寧更近於儒者格物考證之學。這種情況也正顯示了〈火部〉藥的出現在《本草綱目》中只是為了配合李時珍的五行宇宙論架構。

火與醫藥直接發生關連主要在二方面：一是火灸，另一是以火來烹煎湯藥。《漢書・藝文志》方技略，醫經類「用度箴、石、湯、火所施，調百藥齊和之所宜」，所謂「火」係指火灸；此外，經方類有「辨五苦六辛，致水火之齊」，乃是說製作藥劑過程對特殊水、火的使用。[32]《史記・扁鵲倉公列傳》中，出現六例火齊湯的醫案，據考證火齊即對製作湯液過程用火有所要求。[33]《本草綱目・火部》藥也與上述二種醫藥用火有關：如艾火、神針火、火針屬前者；桑柴火、炭火、蘆火、竹火等屬後者。以下就先討論這二大類火部之藥。

艾火、神針火、火針等在古典醫學屬於外治法，其與本草藥學分別為中國醫學的二大主流。艾火、神針火、火針既不內服也不外用，李時珍將其收入《本草綱目》多在火炳療效上發揮。

(1)艾火，即燃燒艾草所生之火。李時珍云：艾火「灸百病。若灸諸風冷疾，入硫黃末少許，尤良。」[34] 不過，灸療之所以有效是因為艾草的氣味抑是因艾火之故？《本草綱目・草部》別有〈艾〉、〈千年艾〉。[35] 李時珍

31. 李時珍，《本草綱目》，〈凡例〉，頁 17–18。
32. 張舜徽，《漢書藝文志通釋》（武漢：湖北教育出版社，1990），頁 291，293。
33. 廖育群，《岐黃醫道》，頁 36–38。
34. 李時珍，《本草綱目》，頁 419。
35. 李時珍，《本草綱目》，頁 935–941。

在草部敘述艾葉、艾實的療效以及用以灸治百病的功能。[36] 一種藥物分二處記載，實無必要。

不過，《本草綱目·火部》討論艾草偏重艾火的部分，即強調點燃艾葉宜用太陽之火。書中還特別載錄取火的用具：「陽燧」與「火珠」。[37] 太陽之火外，其次鑽槐木取火，若天陰或夜裡病急難備以上二種火，則以真麻油燈火或蠟燭火代替。又，燃燒灸草之火宜暖和，李時珍引邵子之說：「火無體，因物以為體，金石之火，烈于草木之火，是矣。」雖然如此，松火、柏火、桑火、柘火、棗火、橘火、榆火、竹火等八種草木之火亦不宜用以點燃艾火。[38] 至於為什麼太陽之火最好，李時珍並沒有解釋。但《本草綱目·草部》的〈艾〉條則有說明：

> 艾葉生則微苦太辛，熟則微辛太苦，生溫熟熱，純陽也。可以取太陽真火，可以回垂絕元陽。服之則走二陰，而逐一切寒濕，轉肅殺之氣為融和。灸之則透諸經，而治百種病邪，起沉疴之人為康泰，其功亦大矣。[39]

艾葉的氣味偏勝溫熱，可藥服亦可火灸。太陽之火是純陽之火，與艾葉的

---

36. 梅全喜，〈試論李時珍對艾葉的認識和應用〉，收入錢超塵、高文鑄主編，《紀念李時珍誕辰 480 周年學術論文集》（北京：中醫古籍出版社，1998），頁 183–188。

37. 火珠，見李時珍，《本草綱目》，頁 506。另陽燧之研究見李東琬，〈陽燧小考〉，《自然科學史研究》15.4 (1996): 368–373；楊軍昌、周魁英，〈先秦陽燧及相關問題〉，《故宮文物月刊》209 (2000): 132–137；何堂坤，《中國古代銅鏡的技術研究》（北京：中國科學技術出版社，1992），頁 266–275；榧本杜人，〈陽燧と多紐細文鏡〉，《考古學雜誌》55.1 (1969): 1–15。

38. 李時珍，《本草綱目》，頁 419。

39. 李時珍，《本草綱目》，頁 936–937。

屬性相近，而艾火可以挽回患者垂絕的元陽之氣。

太陽之火在古代稱之為「聖火」。[40]李時珍火部藥〈艾火〉條抄錄《南齊書》的史料補充說明太陽之火的療效：

> 《南齊書》載武帝時，有沙門從北齊赤火來，其火赤于常火而小，云以療疾，貴賤爭取之，灸至七炷，多得其驗。吳興楊道慶虛疾二十年，灸之即瘥。咸稱為聖火，詔禁之不止。不知此火，何物之火也。[41]

李時珍將上述沙門赤火與太陽之火的記載並錄，大概是上述二火有別於一般金石、草木所產生的火罷。

⑵神針火，即由桃枝或熟艾製成的針具燃燒所生的火。換言之，火固可療疾，不同質材所燃燒的火效果並不一致。李時珍云：

> 神針火者，五月五日取東引桃枝，削為木針，如雞子大，長五、六寸，乾之。用時以綿紙三、五層襯于患處，將針蘸麻油點著，吹滅，乘熱針之。又有雷火神針法，用熟蘄艾末一兩，乳香、沒藥、穿山甲、硫黃、雄黃、草烏頭、川烏頭、桃樹皮末各一錢，麝香五分，為末，拌艾，以厚紙裁成條，鋪藥艾于內，緊捲如指大，長三、四

---

40. 孫機，《中國聖火》（瀋陽：遼寧教育出版社，1996），頁1–14。

41. 李時珍，《本草綱目》，頁419–420。《物類相感志》云：「東晉初過江，有王離妻李氏將河南火過江，自云受道於外祖母王氏，有遺書二千卷，臨終，使勿絕火，遂常種之。相傳二百年，火色如血，世謂聖火。至宋齊間，有李氏嫗，年九十餘，遂以火治病，多愈，及嫗死，火亦絕，嫗葬，呼為聖火冢，每陰雨之夕，猶見火光出門矣。」以上見清人陳元龍，《格致鏡原》（臺北：臺灣商務印書館景印，1972），頁2247。

寸，收貯瓶內，埋地中七七日，取出。用時，于燈上點著，吹滅，隔紙十層，乘熱針于患處，熱氣直入病處，其效實速。[42]

　　神針與雷火神針是灸法的一種，比單純用艾草的灸法製作複雜，包括講究製作過程遵行儀式性的步驟。不過有趣的是，神針、雷火神針的火源並不強調取自太陽之火，而用麻油燈火即可。

　　(3)火針，即鐵針，以麻油在燈上將鐵煨燒至通紅時使用。火針主治「風寒筋急引痺痛，或癱緩不仁者，針下疾出，急按孔穴則疼止，不按則疼甚。」[43] 火針的應用與經筋關係較經脈密切。《靈樞‧經筋》所述十二經筋，其所行部位多與經脈路線相同，但其主要是分布在手足的關節，以運動性的功能為主，病變也是以運動性為主。[44] 李時珍解釋火針之療效在於「以熱治寒」、「假火氣以散寒涸」、「氣血得溫則宣流」。

　　《本草綱目‧火部》藥第二大類的火是烹煮藥物的火：如桑柴火、炭火、蘆火、竹火四種。桑柴火如前述的火灸可以點燃桑枝吹滅用來灸療病灶之處。但桑柴火的功用，「凡一切補藥諸膏，宜此火煎之。」[45] 而炭火之中，「櫟炭火，宜鍛煉一切金石藥。桴炭火，宜烹煎焙炙百藥丸散。」[46] 櫟樹質硬，而桴炭則泛指質輕易燃的木炭。此外，蘆火、竹火，「宜煎一切滋補藥。」李時珍以為煎煮藥物若水質欠佳、燃料不好、火候失度，那麼藥力大損，故云「火用陳蘆、枯竹，取其不強，不損藥力也。」[47]

　　以上是煉製藥物的火，但非直接以火入藥。李時珍鮮在上述諸火的氣

---

42. 李時珍，《本草綱目》，頁 420。

43. 李時珍，《本草綱目》，頁 420。

44. 李鼎，《針灸學釋難》（上海：上海中醫藥大學出版社，1998），頁 13–16。

45. 李時珍，《本草綱目》，頁 418。

46. 李時珍，《本草綱目》，頁 418。

47. 李時珍，《本草綱目》，頁 419。

味、主治著墨，倒是摘錄不少相關的禮俗。例如桑柴火：「《抱朴子》云：一切仙藥，不得桑煎不服。桑乃箕星之精，能助藥力，除風寒痺諸痛，久服終身不患風疾故也。」箕星是二十八宿恆星之一，為東方蒼龍七宿之末宿。又，「桑柴火灸蛇，則足見。」[48] 另炭火：「葬家用炭，能使蟲蟻不入，竹木之根自回，亦緣其無生性耳。古者冬至、夏至前二日，垂土炭于衡兩端，輕重令勻，陰氣至則土重，陽氣至則炭重也。」[49]

　　除了上述火灸用火與烹煎藥物之火二大類火外，《本草綱目・火部》還收錄以下四種民生日常之用火：

　　⑴燧火：李時珍敘述燧火抄錄自《周禮・司爟》。按古禮司爟依四時變更國火以救四時之疾，季春之時把火種散發至民間，季秋之時則收納到官中。李時珍云：「蓋人之資于火食者，疾病壽夭生焉。四時鑽燧，取新火以為飲食之用，依歲氣而使無亢不及，所以救民之時疾也。」[50] 燧火之所以被收在《本草綱目》大概即因火食與疾病的關係吧。不過，《本草綱目》燧火此條目不涉及治療何病，本身氣味屬性，卻收錄大火心星、寒食禁火與竈下灰火的禮俗史料：

> 天文大火之次，于星為心。季春龍見于辰而出火，于時為暑。季秋龍伏于戌而納火，于時為寒。順天道而百工之作息皆因之，以免水旱災祥之流行也。後世寒食禁火，乃季春改火遺意，而俗作介推事，謬矣。道書云：竈下灰火謂之伏龍屎，不可爇香事神。[51]

---

48. 李時珍，《本草綱目》，頁 419。

49. 李時珍，《本草綱目》，頁 418。懸炭之說，最早見於《淮南子・天文》：「陽氣為火，陰氣為水，水勝故夏至溼，火勝故冬至燥，燥故炭輕，溼故炭重。」見劉文典，《淮南鴻烈集解》卷 3（臺北：文史哲出版社，1985），頁 64。

50. 李時珍，《本草綱目》，頁 417。

51. 李時珍，《本草綱目》，頁 418。

上述的龍就是天文的東方青龍，而大火者是指大火心宿（天蠍 α），古人視之為「農祥」的星標，《尸子》上說：「燧人上觀辰星（心宿）下察五木以為火也。」這裡便把火的發現使用與天上的大火心星連繫在一起。燧人因星辰以定四時，四時各取異火以為火。龐樸推測，季春出火原意是燒荒種地，季秋納火或與農事收穫有關。[52] 而古代火正之官或火神司天上與人間之火，而家內之火神即是灶神。宋代以後灶神又名伏龍。李時珍將灶下之火稱為伏龍屎，[53] 不可用來祭神。李時珍還認為寒食改火起於季春改火之遺俗，與介子推的傳說無關。[54]

⑵燈火：李時珍以為胡麻油、蘇子油所燃燒的燈火最佳，可療小兒諸病。李時珍說：「油能去風解毒，火能通經也。」[55] 火雖能疏通經脈，但與其燃燒是何種油料密切有關；魚油、禽獸油、菜子油、棉花子油、桐油、豆油、石腦油燃燒的燈煙不良於目，亦無療效。

⑶燈花：燈花一藥，原作燈花末，出自唐人陳藏器《本草拾遺》(739)，原歸於〈草部下品〉：

> 燈花末，傅金瘡，止血生肉，令瘡黑。今燭火落，有喜事。不爾，得錢之兆也。[56]

---

52. 龐樸，〈火曆初探〉、〈火曆續探〉、〈火曆三探〉，收入氏著，《稂莠集》（上海：上海人民出版社，1998），頁 141–197。

53. 李時珍，《本草綱目》，頁 441。

54. 裘錫圭，〈寒食與改火——介子推焚死傳說研究〉，收入氏著，《文史叢稿》（上海：上海遠東出版社，1996），頁 90–121；高國藩，〈漢代改火巫術〉，收入氏著，《中國巫術史》（上海：上海三聯書店，1999），頁 181–207。

55. 李時珍，《本草綱目》，頁 421。

56. 那琦、謝文全、林麗玲，《重輯本草拾遺》（臺中：華夏文獻資料出版社，1988），頁 105。

李時珍則將燈花收入《本草綱目・火部》。他認為：小兒邪熱淤積在心，夜裡哭鬧，用二、三顆燈花以湯水調和抹在婦人乳頭讓小兒吸吮便可治癒。此法出自錢乙（約 1032–1113）。

　　另外，李時珍還記錄一則他的病案：「我明宗室富順王一孫，嗜燈花，但聞其氣，即哭索不已。時珍診之，日：此癖也。以殺蟲治癖之藥丸服，一料而愈。」[57] 富順王即朱厚焜，據考此事發生在嘉靖三十三年 (1554) 左右。[58]

　　⑷燭燼：燭有蜜蠟、蟲蠟、柏油、牛脂等質材，李時珍指出只有蜜蠟、柏油燃燒所產生之燭燼可以入藥，主治丁腫、九漏。[59]

　　以上十一種藥品，粗分三大類：火灸之火、冶藥之火與日用民生之火。嚴格可稱之為藥者大概只有燈火、燈花、燭燼、白炭等四種。[60]

四、結　語

　　本文以《本草綱目・火部》為例進行考證，探討古典醫學對火的認識及其在醫療領域的運用。結論有五：

　　⑴《本草綱目》的分類法，以五行為首。其中，「火」獨立成部為歷來本草書所無。李時珍收集的火部藥十一種，只有「燈花」取自《本草拾遺》

---

57. 李時珍，《本草綱目》，頁 421。

58. 吳佐忻，〈李時珍生平年表〉，頁 27。

59. 李時珍，《本草綱目》，頁 422。

60. 本文的審查人之一以為《本草綱目・火部》的火可分為三大類：一是自然界的火，二是人體內生理的火，三是直接與醫療有關的火。其中與醫療有關的火有利用火熱刺激人體局部的火、有利用各種植物燃料進行製造藥物之用者、有使用火在燃燒後的餘燼物作為內服或外敷的藥物。審查人同時指出《本草綱目・火部》的火藥絕大部分「不屬於真正的藥物的範疇之列」。這點看法我與審查人完全相同。

（草部），其餘各藥皆第一次進入本草書。[61]

(2)《本草綱目》火部藥各藥分述之前，李時珍別立〈陽火‧陰火〉一節，是李氏對火的分類，即將火區分為天火、地火、人火等三綱十二目。這個體例也是《本草綱目》各部之藥所無。

(3)李時珍對火的分類，以相當的篇幅對「相火」有所引述。《內經》已有關於人體之火的記載，但其理論化、精緻化恐怕是金元以降的事。火本為外邪六淫之一，金元醫學有內在化的傾向，並逐漸成為病人描述自身感受的術語（如火氣大）。又，李時珍以火入藥書可能受內丹的影響，即以人體精氣為藥物觀念的延伸。[62] 有待日後更進一步的研究。

(4)《本草綱目》火部藥十一種，大致可以分三大類：灸焫之火、烹煮藥物之火與日常民生之火。十一種藥都缺少了藥性氣味及有毒無毒的記載，有些藥甚至不涉及主治內容，另不少火部藥是與火相關的禮俗匯集。

(5)火部藥在《本草綱目》諸部之中最為單薄（十一種）。李時珍首創火部藥是基於「水、火為萬物之先」的分類框架，同時，也與金元醫學以下論「火」的時代風氣密不可分。

直到今天，《本草綱目》仍被許多中醫師視為傳統藥學的經典。但一般常用的中醫典籍不會把火當做「藥」而收入其中。[63] 今日的中醫學界也已經脫離金元明清君火、相火的辯論氛圍，然而將火視為人體生理、病理的術語仍活躍在現今漢人的身體感。[64] 古典醫學的概念顯然深植人心，然而

---

61. 李書首創火部藥，之後本草書亦有循其例者，見許地山，〈醫學與道教〉，收入氏著，《國粹與國學》（臺北：水牛圖書公司，1987），頁 32–33。

62. 清人趙學敏《本草綱目拾遺》的〈相火‧三昧火〉條下云：「凡人皆不能運用，惟有道之士能運以療病，起死回生。相火能結舍利，成堅固子。三昧火能殺精魅。」見趙學敏，《本草綱目拾遺》（香港商務印書館，1982），頁 19。

63. 李沐勳、李威，《常用中草藥手冊》（臺北：國立中國醫藥研究所，2001）。

64. 黃貴松，〈炎夏火氣大之中醫防治〉，《臺灣日報》2001.4.14，24 版。

西方醫學的新名詞輸入中國後也具有不可逆轉性。大部分的現代人不會把人體之火與天火、地火等「火」並列齊觀。從這些線索可以看出古典醫學概念的延續及其變遷的痕跡。

（本文於民國九十一年四月十八日通過刊登）

後　記

　　本文的初稿曾先後在中央研究院歷史語言研究所「生命醫療史研究室」月會（2001 年 6 月 21 日）與中央研究院「物質文化的歷史研究國際學術研討會」（2001 年 12 月 14、15 日）報告。感謝林富士先生、王俊中先生、梁其姿教授、栗山茂久教授、Hugh Shapiro 教授及兩位匿名審查人的指正。本文是我探討中國古典醫學身體感歷史的研究成果之一，由蔣經國國際學術交流基金會補助 (RG001–D–'00)。

參考書目

一、傳統文獻

王肯堂，《鬱岡齋醫學筆塵》，收入陸拯主編，《王肯堂醫學全書》，北京：
　　中國中醫藥出版社，1999。

王履，《醫經溯洄集》，北京：人民衛生出版社，1993。

朱震亨，《格致餘論》，收入《丹溪醫集》，北京：人民衛生出版社，1995。

李時珍，《本草綱目》，北京：人民衛生出版社，1991。

芳村恂益，《二火辨妄》，北京：中醫古籍出版社，1985。

徐官，《古今印史》，虞山顧湘翠嵐氏校刊本。

孫一奎，《醫旨緒餘》，收入韓學傑主編，《孫一奎醫學全書》，北京：中國
　　中醫藥出版社，1999。

莫枚士，《研經言》，北京：人民衛生出版社，1990。

陳元龍，《格致鏡原》，臺北：臺灣商務印書館景印，1972。

萬尚父，《聽心齋客問》，收入《四庫全書存目叢書·子部93》，臺南：莊
　　嚴文化公司景印，1995。

趙學敏，《本草綱目拾遺》，香港商務印書館，1982。

劉文典，《淮南鴻烈集解》，臺北：文史哲出版社，1985。

二、近人論著

丁光迪

　　1982　〈探討金元四大家論「火」〉，《黑龍江中醫藥》1982.2: 4–7。

　　1983　〈探討朱丹溪的相火論〉，《江蘇中醫雜誌》1983.5: 1–3。

　　1987　《中醫各家學說·金元醫學》，江蘇科學技術出版社。

王季星

　　1948　　〈行气劍珌銘文考釋〉,《學原》2.3: 46–52。

王雲飛

　　1984　　〈王冰學術思想再探——論「龍火」病機說及其治則〉,《陝西
　　　　　　中醫》5.4: 4–5。

王劍

　　1996　　《李時珍學術研究》,北京：中醫古籍出版社。

史蘭華

　　1982　　〈關於火的探討〉,《山東中醫學院學報》6.4: 12–20。

任平均

　　1995　　〈內火考究〉,《中醫函授通訊》1995.1: 19–20。

何堂坤

　　1992　　《中國古代銅鏡的技術研究》,北京：中國科學技術出版社。

何琳儀

　　1998　　《戰國古文字典——戰國文字聲系》,北京：中華書局。

余巖

　　1976　　〈六氣論〉,收入氏著,《醫學革命論選》,臺北：藝文印書館。

吳佐忻

　　1985　　〈李時珍生平年表〉,收入中國藥學會藥史學會編,《李時珍研
　　　　　　究論文集》,湖北科學技術出版社。

李孝定

　　1992　　《讀說文記》,臺北：中央研究院歷史語言研究所專刊之 92。

李沐勳、李威

　　2001　　《常用中草藥手冊》,臺北：國立中國醫藥研究所。

李東琬

　　1996　　〈陽燧小考〉,《自然科學史研究》15.4: 368–373。

李零

　　1993　《中國方術考》，北京：人民中國出版社。

李鼎

　　1998　《針灸學釋難》，上海：上海中醫藥大學出版社。

李學勤

　　1999　〈《素問》七篇大論〉，收入氏著，《李學勤學術文化隨筆》，北
　　　　　京：中國青年出版社。

汪寧生

　　1980　〈我國古代取火方法的研究〉，《考古與文物》1980.4: 115–124。

那琦

　　1982　《本草學》，臺北：南天書局。

那琦、謝文全、林麗玲

　　1988　《重輯本草拾遺》，臺中：華夏文獻資料出版社。

孟慶雲

　　1983　〈從火看中醫理論體系的特點〉，《中醫藥學報》1983.5: 15–20。

尚志鈞、林乾良、鄭金生

　　1989　《歷代中藥文獻精華》，北京：科學技術文獻出版社。

易法銀

　　1993　〈金元四大家論治火熱證之特色〉，《中醫雜誌》34.6: 328–330。

芶萃華

　　2000　《醫藥雙絕──李時珍與本草綱目》，臺北：萬卷樓圖書公司。

柳長華主編

　　1999　《李時珍醫學全書》，北京：中國中醫藥出版社。

胡孚琛

　　1995　《中華道教大辭典》，北京：中國社會科學出版社。

胡德泉

　　1985　〈燥邪屬性之我見〉，《江西中醫藥》1985.4: 3–5。

范行準

　　1986　《中國醫學史略》，北京：中醫古籍出版社。

唐明邦

　　1991　《李時珍評傳》，南京：南京大學出版社。

孫桐

　　1984　〈略論「相火」〉，《南京中醫學院學報》1984.4: 5–7。

孫機

　　1996　《中國聖火》，瀋陽：遼寧教育出版社。

徐儀明

　　1997　〈二火與恆動〉，收入氏著，《性理與岐黃》，北京：中國社會科
　　　　　學出版社。

袁國華

　　1999　《郭店楚簡研究·第一卷·文字篇》，臺北：藝文印書館。

馬伯英

　　1994　《中國醫學文化史》，上海：上海人民出版社。

馬繼興

　　1990　《中醫文獻學》，上海：上海科學技術出版社。

高國藩

　　1999　《中國巫術史》，上海：上海三聯書店。

張其昀

　　1921　〈火之起源〉，《史地學報》1.2: 1–6。

張建偉、黃柄山

　　1985　〈火與氣關係的探討〉，《中醫藥學報》1985.2: 16–18。

張舜徽

　　1990　《漢書藝文志通釋》，武漢：湖北教育出版社。

張璐

　　1990　《張氏醫通》，上海：上海科學技術出版社。

梅全喜

　　1998　〈試論李時珍對艾葉的認識和應用〉，收入錢超塵、高文鑄主
　　　　　編，《紀念李時珍誕辰 480 周年學術論文集》，北京：中醫古籍
　　　　　出版社。

許地山

　　1987　《國粹與國學》，臺北：水牛圖書公司。

郭永潔

　　1994　〈金元以前相火理論探析〉，《中醫雜誌》35.12: 712–714。

郭沫若

　　1954　〈古代文字之辯證的發展〉，收入氏著，《奴隸制時代》，北京：
　　　　　人民出版社。

郭振營

　　1993　〈中醫火說〉，《陝西中醫函授》1993.1: 7–9。

郭靄春

　　1992　《黃帝內經素問校注》，北京：人民衛生出版社。

陳邦懷

　　1989　〈戰國行氣玉銘考釋〉，收入氏著，《一得集》，濟南：齊魯書社。

陳夢家

　　1938　〈五行之起源〉，《燕京學報》24: 46–47。

陳廣忠

　　1990　〈陽燧‧陰燧‧鑽燧考〉，《安徽師大學報》1990.1: 62–67。

章真如

1994　〈論朱丹溪「相火論」〉，收入邱德文、沙鳳桐主編，《中國名老
中醫藥專家學術經驗集‧1》，貴陽：貴州科技出版社。

黃貴松

2001　〈炎夏火氣大之中醫防治〉，《臺灣日報》2001.4.14。

黃錫全

1990　《汗簡注釋》，武漢大學出版社。

楊杏林

1983　〈朱丹溪主火思想淺析〉，《陝西中醫》9.6: 284–285。

楊軍昌、周魁英

2000　〈先秦陽燧及相關問題〉，《故宮文物月刊》209: 132–137。

楊嗣明

1955　〈火與熱考辨〉，《中醫函授通訊》1955.5: 10–11。

萬友生

1994　〈對陰火理論的繼承與發展〉，收入邱德文、沙鳳桐主編，《中
國名老中醫藥專家學術經驗集‧1》。

裘錫圭

1996　〈寒食與改火——介子推焚死傳說研究〉，收入氏著，《文史叢
稿》，上海：上海遠東出版社。

廖育群

1992　《岐黃醫道》，瀋陽：遼寧教育出版社。

1993　〈中國傳統醫學的運氣學說〉，《自然辨證法通訊》1993.2: 53–54。

聞一多

1993　〈神仙考〉，收入氏著，《聞一多全集1》，臺北：里仁書局。

趙洪鈞

1989　《近代中西醫論爭史》，合肥：安徽科學技術出版社。

趙雲清

　　1982　〈談火〉,《山東中醫雜誌》1982.4: 193–195。

劉歡祖

　　1991　〈火鬱論〉,《新疆中醫藥》1991.2: 1–7。

龍伯堅

　　1957　《現存本草書錄》,北京：人民衛生出版社。

謝文光

　　1982　〈試從中醫生理病理探討陰火之含義及形成機制〉,《江西中醫
　　　　　藥》1982.4: 19–20。

鍾春帆

　　1982　〈略論中醫之「火」〉,《新中醫》1982.10: 1–3。

龐樸

　　1988　《稂莠集——中國文化與哲學論集》,上海：上海人民出版社。

山田慶兒

　　1997　〈本草における分類の思想〉,收入氏著,《本草と夢と鍊金術
　　　　　と：物質的想像力の現象學》,東京：朝日新聞社。

後藤朝太郎

　　1941　〈支那上代の火器及び祭器〉,《考古學雜誌》31.10: 591–604。

　　1941　〈支那上代の火器及び祭器〉,《考古學雜誌》31.12: 726–744。

宮下三郎

　　1976　〈本草の「類」概念〉,《東方學》51: 104–113。

　　1992　〈《本草綱目》の面白さ〉,收入《本草綱目：金陵本（七）》,
　　　　　大阪：オリエント出版社。

栗山茂久

　　2001　《身體的語言——從中西文化看身體之謎》,臺北：究竟出版社。

真柳誠

　　1998　〈《本草綱目》の日本初渡來記錄と金陵本の所在〉,《漢方の臨床》45.11: 47–55。

森村謙一

　　1982　〈中國の本草學と本草學者〉,收入吉田忠編,《東アジアの科學》,東京：勁草書房。

福永勝美

　　1990　《佛教醫學事典》,東京：雄山閣。

榧本杜人

　　1969　〈陽燧と多紐細文鏡〉,《考古學雜誌》55.1: 1–15。

Bachelard, Gaston

　　1964　*The Psychoanalysis of Fire*, Boston: Beacon Press.

Chang, Yang Jun

　　1999　"Scientific Research and Conservation Treatment on the Yang Sui Excavation from Zhou Yuan Ruins," *Studies in Conservation* 44.1: 63–66.

Furth, Charlotte

　　2001　"The Physician as Philosopher of the Way: Zhu Zhenheng (1282–1358)," Paper Prepared for the Dibner Institute,*Critical Problems in the History of East Asian Science*, MIT, November 16–18, 2001.

Goudsblom, Johan

　　1992　*Fire and Civilization*, Harmondsworth: The Penguin Press.

Mendelsohn, Everett

　　1964　*Heat and Life: The Development of the Theory of Animal Heat*, Cambridge, Mass.: Harvard University Press.

Shapiro, Hugh

   1998 "The Puzzle of Spermatorrhea in Republican China," *Positions: East Asia Cultures Critique* 6.3: 551–595.

Sivin, Nathan and W. C. Cooper

   1972 "Man as a Medicine: Pharmacological and Ritual Aspects and Drugs Derived from the Human Body," in N. Sivin and S. Nakayama eds., *Chinese Science: Explorations of an Ancient Traditions*, MA: MIT Press.

附錄一：《本草綱目》君火、相火史料

　　《本草綱目》有關君火、相火史料共 45 條（君火 7 條），李時珍討論二火不出金元醫學。以下君火、相火史料出處頁數，以北京人民衛生出版社 1991 年版為主。

1. 心，藏神，為君火，包絡為相火，代君行令，主血，主言，主汗，主笑（《本草綱目》頁 79）。

2. 咽喉，咽痛是君火，有寒包熱。喉痺是相火，有嗌疽，俗名走馬喉痺，殺人最急，惟火及針焠效速，次則拔髮咬指，吐痰嚙鼻（《本草綱目》頁 296）。

3. 人之陽火一，丙丁君火也。人之陰火二：命門相火也，三昧之火也（《本草綱目》頁 415）。

4. （黃連）（時珍曰）五臟六腑皆有火，平則治，動則病，故有君火相火之說，其實一氣而已。黃連入手少陰心經，為治火之主藥；治本臟之火，則生用之；治肝膽之實火，則以豬膽汁浸炒；治肝膽之虛火，則以醋浸炒；治上焦之火，則以酒炒；治中焦之火，則以姜汁炒；治下焦之火，則以鹽水或朴消炒；治氣分濕熱之火，則以茱萸湯浸炒；治血分塊中伏火，則以乾漆水炒；治食積之火，則以黃土炒（《本草綱目》頁 771-772）。

5. （苦參根）（時珍曰）子午乃少陰君火對化，故苦參、黃檗之苦寒，皆能補腎，蓋取其苦燥濕、寒除熱也。熱生風，濕生蟲，故又能治風殺蟲。惟腎水弱而相火勝者，用之相宜。若火衰精冷，真元不足，及年高之人，不可用也（《本草綱目》頁 799）。

6. （桂）（時珍曰）蓋手少陰君火、厥陰相火，與命門同氣者也。《別錄》云「桂通血脈」是矣。曾世榮言：小兒驚風及泄瀉，並宜用五苓散以瀉

丙火,滲土濕(《本草綱目》頁 1929)。

7. (檗木)(震亨曰)黃檗走至陰,有瀉火補陰之功,非陰中之火,不可用也。火有二:君火者,人火也,心火也,可以濕伏,可以水滅,可以直折,黃連之屬可以制之;相火者,天火也,龍雷之火也,陰火也,不可以水濕折之,當從其性而伏之,惟黃檗之屬可以降之。

(時珍曰)蓋黃檗能制膀胱、命門陰中之火,知母能清肺金,滋腎水之化源。故潔古、東垣、丹溪皆以為滋陰降火要藥,上古所未言也(《本草綱目》頁 1979)。

8. 命門,為相火之原,天地之始,藏精生血,降則為漏,升則為鉛,主三焦元氣(《本草綱目》頁 84)。

9. 三焦,為相火之用,分布命門元氣,主升降出入,游行天地之間,總領五臟六腑營衛經絡內外上下左右之氣,號中清之府。上主納,中主化,下主出(《本草綱目》頁 85)。

10. 膽,屬木,為少陽相火,發生萬物,為決斷之官,十一臟之主(《本草綱目》頁 87)。

11. 柴胡,治濕痺拘攣,平肝膽三焦包絡相火。少陽寒熱必用之藥(《本草綱目》頁 136)。

12. 柴胡,平肝膽三焦包絡相火,除肌熱潮熱,寒熱往來,小兒骨熱疳熱,婦人產前產後熱。虛勞發熱,同人參煎服(《本草綱目》頁 151)。

13. 人中白,降三焦膀胱肝經相火(《本草綱目》頁 152)。

14. 黃連,瀉心肝火,去心竅惡血,止驚悸(《本草綱目》頁 220)。

15. 黃芩,一味酒浸曬研,茶服,治風濕、濕熱、相火、偏、正諸般頭痛(《本草綱目》頁 269)。

16. (鐵落)夫生鐵落者,下氣疾也。此《素問》本文也,愚嘗釋之云:陽氣怫鬱而不得疏越,少陽膽木,挾三焦少陽相火,巨陽陰火上行,故使人易怒如狂,其巨陽、少陽之動脈,可診之也。奪其食,不使胃火復助

其邪也。飲以生鐵落，金以制木也。木平則火降，故曰下氣疾速，氣即火也（《本草綱目》頁491）。

17. （陽起石）（時珍曰）陽起石，右腎命門氣分藥也，下焦虛寒者宜用之，然亦久服之物。張子和《儒門事親》云：喉痺，相火急速之病也。相火、龍火，宜以火逐之（《本草綱目》頁582）。

18. （石膽）（時珍曰）石膽氣寒，味酸而辛，入少陽膽經。其性收斂上行，能涌風熱痰涎，發散風木相火，又能殺蟲，故治咽喉口齒瘡毒有奇功也（《本草綱目》頁601）。

19. （人參）（言聞曰）夫火與元氣不兩立，元氣勝則邪火退。人參既補元氣而又補邪火，是反覆之小人矣，何以與甘草、苓、朮謂之四君子耶（《本草綱目》頁703）？

20. （知母）（好古曰）瀉肺火，滋腎水，治命門相火有餘（《本草綱目》頁726）。

21. （肉蓯蓉）（好古曰）命門相火不足者，以此補之，乃腎經血分藥也。凡服肉蓯蓉以治腎，必妨心（《本草綱目》頁728）。

22. （仙茅）（時珍曰）常服仙茅、鍾乳、硫黃，莫知紀極。觀此則仙茅蓋亦性熱，補三焦命門之藥也，惟陽弱精寒、稟賦素怯者宜之。若體壯相火熾盛者服之，反能動火（《本草綱目》頁754）。

23. （黃芩）（時珍曰）少陽之證，寒熱胸脇痞滿，默默不欲飲食，心煩嘔，或渴或否，或小便不利。雖曰病在半表半裡，而胸脇痞滿，實兼心肺上焦之邪。心煩喜嘔，默默不欲飲食，又兼脾胃中焦之證。故用黃芩以治手足少陽相火，黃芩亦少陽本經藥也（《本草綱目》頁781）。

24. （柴胡）（時珍曰）治陽氣下陷，平肝膽三焦包絡相火，及頭痛眩運，目昏赤痛障翳，耳聾鳴，諸瘧，及肥氣寒熱，婦人熱入血室，經水不調，小兒痘疹餘熱，五痔贏熱（《本草綱目》頁787）。

25. （龍膽）（好古曰）益肝膽之氣而泄火。（時珍曰）相火寄在肝膽，有瀉

無補，故龍膽之益肝膽之氣，正以其能瀉肝膽之邪熱也。但大苦大寒，欲服恐傷胃中生發之氣，反助火邪，亦久服黃連反從火化之義。《別錄》久服輕身之說，恐不足信（《本草綱目》頁 815–816）。

26. （牡丹）（時珍曰）牡丹皮治手、足少陰、厥陰四經血分伏火。蓋伏火即陰火也，陰火即相火也。古方惟以此治相火，故仲景腎氣丸用之。後人乃專以黃檗治相火，不知牡丹之功更勝也（《本草綱目》頁 854）。

27. （假蘇）（時珍曰）荊芥入足厥陰經氣分，其功長于祛風邪，散瘀血，破結氣，消瘡毒。蓋厥陰乃風木也，主血，而相火寄之，故風病血病瘡病為要藥（《本草綱目》頁 914）。

28. （地黃）（戴原禮曰）陰微陽盛，相火熾強，來乘陰位，日漸煎熬，為虛火之證者，宜地黃之屬，以滋陰退陽（《本草綱目》頁 1021）。

29. （大黃）劉河間《保命集》，相火秘結，大黃末一兩，牽牛頭末半兩，每服三錢。有厥冷者，酒服；無厥冷，五心煩，蜜湯服（《本草綱目》頁 1120）。

30. （射干）（震亨曰）射干屬金，有木與火，行太陰、厥陰之積痰，使結核自消甚捷。又治便毒，此足厥陰濕氣，因疲勞而發。取射干三寸，與生薑同煎，食前服，利三兩行，甚效。

（時珍曰）射干能降火，故古方治喉痹咽痛為要藥。孫真人《千金方》，治喉痹有烏翣膏。張仲景《金匱玉函方》，治咳而上氣。喉中作水雞聲，有射干麻黃湯。又治瘧母鱉甲煎丸，亦用烏扇燒過。皆取其降厥陰相火也。火降則血散腫消，而痰結自解，癥瘕自除矣（《本草綱目》頁 1206–1207）。

31. （土茯苓）（機曰）蓋此疾（楊梅毒瘡）始由毒氣干于陽明而發，加以輕粉燥烈，久而水衰，肝挾相火來凌脾土（《本草綱目》頁 1295）。

32. （鉤藤）（時珍曰）鉤藤，手足厥陰藥也。足厥陰主風，手厥陰主火。驚癇眩運，皆肝風相火之病。鉤藤是通心包于肝木，風靜火息，則諸證自

除（《本草綱目》頁 1320）。

33. （香蒲、蒲黃）（時珍曰）案許叔微《本事方》云：有士人妻舌忽脹滿
　　口，不能出聲。一老叟教以蒲黃頻摻，比曉乃愈。又芝隱方云：宋度宗
　　欲賞花，一夜忽舌腫滿口。蔡御醫用蒲黃、乾薑末等分，乾搔而愈。據
　　此二說，則蒲黃之涼血活血可證矣。蓋舌乃心之外候，而手厥陰相火乃
　　心之臣使，得乾薑是陰陽相濟也（《本草綱目》頁 1363）。

34. （酒）（震亨曰）本草只言酒熱而有毒，不言其濕中發熱，近于相火，醉
　　後振寒戰栗可見矣（《本草綱目》頁 1560）。

35. （柿蒂）（震亨曰）人之陰氣，依胃為養。土傷則木挾相火，直衝清道而
　　上作咳逆。古人以為胃寒，既用丁香、柿蒂，不知其孰為補虛，孰為降
　　火？不能清氣利痰，惟有助火而已（《本草綱目》頁 1781）。

36. （胡桃）（時珍曰）命門者，三焦之本原。蓋一原一委也。命門指所居之
　　府而名，為藏精繫胞之物。三焦指分治之部而名，為出納腐熟之司。蓋
　　一以體名，一以用名。其體非脂非肉，白膜裹之，在七節之旁，兩腎之
　　間。二系著脊，下通二腎，上通心肺，貫屬于腦。為生命之原，相火之
　　主，精氣之府。人物皆有之，生人生物，皆由此出（《本草綱目》頁
　　1804）。

37. （蓮藕）安靖上下君相火邪（《本草綱目》頁 1894）。

38. （檗木）瀉膀胱相火，補腎水不足（《本草綱目》頁 1978）。

39. （楝）（時珍曰）楝實導小腸、膀胱之熱，因引心包相火下行，故心腹痛
　　及疝氣為要藥（《本草綱目》頁 2002–2003）。

40. （蠶）（震亨曰）僵蠶屬火，兼土與金、木。老得金氣，僵而不化。治喉
　　痹者，取其清化之氣，從治相火，散濁逆結滯之痰也（《本草綱目》頁
　　2248）。

41. （龍）（時珍曰）陸佃《埤雅》云：龍火得濕則焰，得水則燔，以人火逐
　　之即息。故人之相火似之（《本草綱目》頁 2375）。

42. （羚羊）（時珍曰）相火寄于肝膽，在氣為怒，病則煩憒氣逆，噎塞不通，寒熱及傷寒伏熱，而羚角能降之（《本草綱目》頁 2843）。

43. （人中白）（震亨曰）人中白，能瀉肝火，三焦火並膀胱火，從小便中出，蓋膀胱乃物之故道也。

（時珍曰）人中白，降相火，消瘀血，蓋咸能潤下走血故也（《本草綱目》頁 2945）。

44. （陰陽二煉丹）服之還補太陽、相火二臟，實為養命之本（《本草綱目》頁 2948）。

45. （人氣）（時珍曰）醫家所謂元氣相火，仙家所謂元陽真火，一也。天非此火不能生物，人非此火不能有生。故老人、虛人，與二七以前少陰同寢，借其薰蒸，最為有益（《本草綱目》頁 2959）。

附錄二：金陵本《本草綱目·火部》讀本

一字衍宜刪

本草綱目火部目錄第六卷

李時珍曰水火所以養民而民賴以生者也本草醫方皆知辨水而不知辨火誠缺文哉火者南方之行其文橫則爲三卦直則爲火字炎上之象也其氣行于天藏于地而用于人太古燧人氏上觀下察鑽木取火教民熟食使无腹疾周官司烜氏以燧取明火于日鑑取明水于月以供祭祀司爟氏掌火之政令四時變國火以救時疾曲禮云聖王用水火金木飲食必時則古先聖王之于火政天人之間用心亦切矣而後世慢之何哉今撰火之切于日用灸焫者凡一十○種爲火部云

本草拾遺一種 唐陳藏器

附註 元朱震亨

本草綱目二十一種 明李時珍

火之一 九一二十一種

金陵本《本草綱目·火部》卷 6，頁 1a

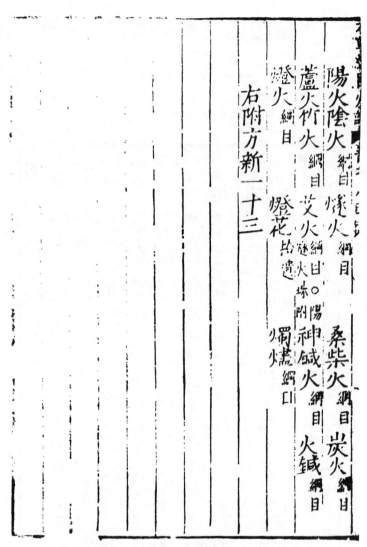

金陵本《本草綱目・火部》卷6，頁1b

火音

火之一　凡一十一種

陽火陰火綱目

〔集解〕李時珍曰火者五行之一有氣而無質造化兩間生殺
萬物顯仁藏用神妙無窮火之用其至矣哉愚嘗繹而思之
五行皆一惟火有二二者陰火陽火也其綱凡三其目凡十
有二所謂三者天火也地火也人火也所謂十有二者天之
火四地之火五人之火三也試申言之天之陽火二太陽真
火也星精飛火也（赤物躗躗降映）則天之陰火二龍火也雷火
也（龍口有火光霹靂有災俗謂之火）地之陽火三鑽木之火也擊石之火也戛
金之火也地之陰火二石油之火也（見石腦油）水中之火也（江湖
也（能出火神光也礧）中也有災云）人之陽火一丙丁君火也（离火也）人之
（湖海夜動有火或云
水神夜出則有火光也）

金陵本《本草綱目·火部》卷6，頁2a

陰火二命門相火也〈起於北海坎火也遊〉三昧之火也純陽〈乾火〉

也合而言之陽火六陰火亦六共十二焉諸陽火遇草而燔〈行二焦寄於肝膽〉

得木而燔可以濕伏可以水滅諸陰火不焚草木而流金石

得濕愈焰遇水益熾以水折之則光焰詣天物窮方止以火

逐之以灰撲之則灼性自消光焰自熾故人之善反於身者

上體於天而下驗於物則君火相火正治從治之理思過半

矣此外又有蕭丘之寒火〈蕭丘在南海中上有自然之大火生一種木但小焦黑出火抱春耗其地亦寒此火釙〉

澤中之陽焰〈焰起於水如火狀如炬或聚或散先也〉金銀

〈深入則有烈火不妨種植其火色青其狀如炬或聚或散金銀〉

野外之鬼燐〈俗呼鬼火或云宿血之磷光也〉金銀

之精氣能水中發火〈猗樟腦是木部濃酒得熱氣則火自〉

猗髓皆能〈尼金銀玉寶猗獸皆有火先則自焚沸酒得熱氣則火自〉

之精氣能水中發火〈此皆似火而不能焚物者也至於樟腦南荒有欣火〉

生燒酒〈生燒酒得灌酒衣而得火氣則自焚沸酒積石則火自生火也〉

之民人能食火炭見介部龜
戎有食火之鳥禽部見火鴉蝙蝠能食焰煙竈次鼠生於
火地火龜見介部龜下此皆五行物理之常而乍聞者目為
怪異盖未深諳乎此理故爾復有至人入水不溺入火不焚
入金石無礙步日月無影斯人也與道合真不知其名謂之
至人蔡九峰止言水火石火雷火水火蟲火燐火似未盡該
也震亨曰太極動而生陽靜而生陰動而變陰靜而合而
生水火木金土各一其性惟火有二曰君火人火也曰相火
天火也火內陰而外陽主乎動者也故凡動橫屬火以名而
言形氣相生配於五行故謂之君以位而言生於虛無守位
稟命因其動而可見故謂之相天主生物故恒於動人有此
生亦恒於動動者皆相火之為也兄於天者出於龍雷則木

金陵本《本草綱目·火部》卷 6，頁 3a

之氣出於海則水之氣也具於人有寄於肝腎二部肝木而

腎水也膽者肝之腑膀胱者腎之腑心包絡者腎之配三焦

以焦言而下焦司肝腎之分皆陰而下者也天非此火不能

生物人非此火不能自生天之火雖出於木而皆木乎地故

雷非伏龍非熱海非附於地則不能鳴不能飛不能波也鳴

也飛也波也動而為火者也肝腎之陰悉其相火人而同乎

天也然而東垣以火為元氣之賊與元氣不兩立一勝則一

負者何哉周子曰神發知矣五性感物而鳴事出有知之後

五者之性為物所感而動即內經五火也五性厥陽之火與

相火相扇則妄動矣火起於妄變化莫測煎熬真陰陰虛則

病陰絕則死君火之氣經以君與濕言之相火之氣經以火

言之蓋表其暴悍酷烈甚於君火也　故曰相火元氣之賊同

金陵本《本草綱目・火部》卷6，頁3b

于又曰聖人定之以中正仁義而主靜朱子曰必使道心常
爲一身之主而人心每聽命焉夫人心聽命而又主之以靜
則彼五火之動皆中節相火惟有裨補造化以爲生生不息
之運用爾何賊之有或曰內經止于六氣言火未言及臟腑
也曰岐伯歷舉病機一十九條而屬火者五諸熱瞀瘛皆屬
於火諸逆衝上皆屬於火諸躁狂越皆屬於火諸禁鼓慄如
喪神守皆屬於火諸腫疼酸驚駭皆屬於火是也劉河
間云諸風掉眩屬於肝火也諸氣憤鬱屬於肺燥火也諸
濕腫滿屬於脾濕火也諸痛痒瘡屬於心火也是皆火之
爲病出於臟腑者然也以陳無擇之通敏猶以暖溫爲君火
目用之火爲相火無怪乎後人之體瞀也

燈火
綱目

金陵本《本草綱目‧火部》卷6，頁4a

桑柴火　綱目

主治）癰疽發背不起，瘀肉不腐，及陰瘡、瘰癧、流注、臁瘡、頑瘡，然火吹滅，日炙二次，未潰拔毒止痛，已潰補接陽氣，去腐生肌。凡一切補藥諸膏，宜此火煎之。但不可點艾傷肌。〔時珍〕

發明）〔震亨曰〕桑木能利關節，養津液，得火則拔引毒氣而祛逐風寒，所以能去腐生新。〔珍曰〕火以暢達，拔引郁毒，此從治之法也。〔時珍曰〕桑乃箕星之精，能助藥力，除風寒痹諸痛，久服終身不患風疾故也。

金陵本《本草綱目‧火部》卷 6，頁 4b

綱目曰桑柴火
灸病則光見

炭火綱目

集解
時珍曰燒木為炭木久則朽而炭入土不腐者木有生
性也藥家用炭能使虫蟻不入竹木之振自
回向綠扎無生性耳古者冬至夏至垂土垂陽二日
瘞炭重也

主治
炭火宜煅煉一切金石藥烊炭火宜烹煎焙炙百藥

丸散 時珍

白炭主治誤吞金銀銅鐵在腹燒紅急為末煎湯呷之甚者
刮末三錢井水調服本效再服又解水銀輕粉毒帶火炭納
水底能取水銀出也上立炭帶之辟邪惡鬼氣除夜立之戶
內亦辟邪惡 時珍

附方 新
白虎風痛日夜走注百節如齧炭灰五升蚯蚓屎一斤和
以醋拌之用敷痛處包二更豆疼痛處

炭末蜜丸舍
咽喉壹嘔千金方

金陵本《本草綱目‧火部》卷 6，頁 5a

久近腸風　下血用緊炭三錢枳殼燒存性五錢為末每服三錢米飲下一服天明再服當日見効忌油膩

聖惠方

服藥方

湯火灼瘡　炭末香油調搽　急方

白癩頭瘡　白炭燒紅投井湯中溫洗之取效　百一方

陰囊濕痒　焚炭紫蘇葉末撲之　經驗方

蘆火竹火　綱目

【發明】時珍曰凡造次水火皆良火候失變則藥味之失惟火候也如法而煎藥者甚寡若夫本味之失則藥力之損矣是以凡煎藥須用小心老成人深明火候務使合得其火力活火緩煎炭取其力慢煮炭溫養也

【主治】宜煎一切滋補藥　時珍

前藥須用陳蘆枯竹取其不強其力不損藥力桑柴火者能使藥力勻遍也其桑柴火取其能助藥力出馬尿牛尿力勻遍也

艾火
本草綱

【主治】灸百病。若灸諸風冷疾入硫黃末少許尤良頌

【發明】時珍曰：此灸百病。若灸諸風冷疾入硫黃末少許尤良。若入艾之火以灸病則木之火皆不可用。惟松柏之火、栢油、蠟燭之火、桑柴火、麻油燈火為良。若灸病則艾火為良。八木之火各有所傷……其火燥烈，尤傷肌肉血脉……用火鏡承之則得火，此火屬陽……

神鍼火
本草綱目

【主治】心腹冷痛，風寒濕痺，附骨陰疽，凡在筋骨隱痛者鍼之，火氣直達病所甚效。珍

附錄陽燧
火珠水精，皆以火珠映日取火……即取艾承之。從北齊至隋，多得火珠……日火得火者，其火出於日，故得火鏡之，即映日取之，則得火。……同禮司烜氏，以火燧取明火於日，以火鏡承之，則火出。……

金陵本《本草綱目·火部》卷 6，頁 6a

火鍼

〔釋名〕燔鍼（素問）焠鍼（傷寒論）燒鍼（仲景）煨鍼

主治　風寒筋急攣引痺痛，不仁者，鍼下疾出急按孔穴則疼止，不按則疼甚。瘰癧結核冷病者，鍼下慢出仍轉動，以發出污濁。癰疽背有膿無頭者，鍼令膿潰，勿按孔穴也。用火鍼太深則傷經絡，太淺則不能去病，要在消息得中，鍼

金陵本《本草綱目·火部》卷 6，頁 6b

主治小兒驚風昏迷搐搦鼠視諸病又治頭風脹痛視頭額

後發熱惡寒此為中病凡面上及夏月濕熱在兩腳時皆不可用此

發明

金陵本《本草綱目·火部》卷6，頁7a

太陽絡脉盛處以燈心蘸麻油點燈焠之良外痔腫痛者亦
焠之油能去風解毒火能通經也小兒初生因冒寒氣欲絕
者勿斷臍急烘絮包之將胎衣烘熱用燈炷於臍下往來燎
之煖氣入腹內氣回自甦又燒銅匙柄熨烙眼弦內去風退
赤甚妙時珍

（發明）時珍曰比燈惟胡麻油蘇子油然者能明目治疹其諸
菜子油綿花子油桐油豆油石腦油諸禽獸油諸魚油能損
目蠟燭煙能損目也

〔附方〕新添
攪腸沙痛陰陽俱痛手足冷但身上有紅點以燈
諸油卒阿魏後者燈火焠其火焠之上下者於紅點上以燈
草蘸香油點火焠之即愈此近時方也凡人暴卒眼合口張
　　　手足厥冷名曰陰陽痛以小兒
沐浴之火黠之小兒初生灸燈火黠其急出水火黠之出井
火黠之急出　　　　　小兒　　白蟲咬傷
初日用一條香油燈焠即愈　　百蟲咬傷以燈

金陵本《本草綱目·火部》卷 6，頁 7b

金陵本《本草綱目・火部》卷 6，頁 8a

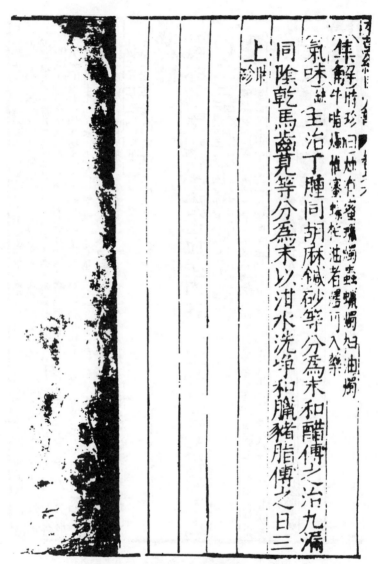

氣味缺　主治丁腫同胡麻鹹砂等分爲末和醋傅之治九漏

同陰乾馬齒莧等分爲末以泔水洗淨和臘豬脂傅之日三

集解時珍曰燭有蜜蠟燭蟲蠟燭蚧油燭

牛脂燭惟蜜蠟炬油者墨可入藥

上珍

念茲在茲

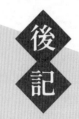

同治五年，予由揚州回家，集貲設立醫藥局，聘醫生十人，自辰至申，每人診三十人為度，給以藥餌。一月之後，考其功過：十全為上，修貲外另予褒賞；否則議罰；藥不對症，即辭之出局。又設醫館，刊刻黃坤載《傷寒懸解》、《金匱懸解》、《長沙藥解》、《傷寒說意》、《四聖心源》、《四聖懸樞》、《素靈微蘊》、《玉楸藥解》八種，及購《素問》、《靈樞》、《難經》諸書置局中，有來學者，給予紙筆酒食，令其誦習，不熟此書者不准行醫。又令人學習祝由科及鍼灸之法，一時醫風為之丕變。

——歐陽兆熊，《水窗春囈》

　　這位十九世紀的士大夫官僚一身數任，其醫術高明還曾治癒湘軍首領曾國藩的病。《光緒湖南通志》卷 179〈歐陽兆熊傳〉云：「歐陽兆熊字小岑，道光丁酉舉人，工詩古文，豪爽喜任事，曾國藩會試下第時，道病，勢甚危，兆熊知醫，為留逆旅月餘診治之，初不相識，遂為布衣交。」1866 年，他在家鄉設立醫藥局、醫館，其考核醫生有所謂「十全為上」的標準，取自《周禮・醫師》。而他所服膺的當代醫家則是服古學派的黃坤載，執醫的資格不僅憑經驗尚需以古典醫書為依歸。

　　歐陽兆熊在家鄉所提倡的醫學復興可說是古典醫學的迴光反照。他的著作「言其岐黃可醫身病，黃老可醫心病」，對中國醫學身心合一，表裡體用頗有心得。

　　什麼是古典醫學的特質？

　　經常會聽到一些中醫說，中醫是一門「經驗」醫學。什麼是「經驗」？當我們說一位醫生很有經驗時，這個經驗意指直接、個人與具有證據性；同時，醫生的臨床斷定也受歷史的約制，特別是經典提供了詮釋經驗的範式與文化分類。換言之，中醫的經驗是以歷史傳統為中介的「經驗」，並沒有純粹的經驗。

收到《生命史學》這本書的校樣，我剛好閱讀到黃龍祥〈中醫現代化的瓶頸與前景——論中醫理論能否以及如何有效進入實驗室〉，及廖育群針對該文的回應〈闡釋——連接傳統與現代的橋樑〉。兩文從不同角度肯定歷史研究在中醫發展的重要性。黃龍祥將中醫理論分為兩個基本成份：經驗事實與對經驗的解釋，他將兩者比喻為「珍珠」與「珍珠鏈」（如陰陽五行）。而且，因為中醫在歷來演變過程有「層疊套疊」、魚目混珠的現象，所以，「當我們將中醫理論送進實驗室時，一定要確認輸入的是赤裸裸的、純真的『珍珠』，而不能連珠帶鏈整體輸入，更不能丟掉『珍珠』而送入『珍珠鏈』」。他提出「解鏈取珠」的方法論，特別強調史學研究的重要性；但歷史研究在黃文只被定位於「進入實驗室之前」；而廖育群同樣肯定歷史研究在中醫研究的核心地位，並銳利的點出史學研究不只是「術前準備」。理由是，中醫具備「時間座標軸」的特色，實驗固然可以處理其中某些具體、技術性的問題但無法應對整體。

廖育群以為中醫理論如果有「珠」與「鏈」的成份，兩者都在不斷變遷之中；歷代醫者因著對經驗事實了解的不同，也在替換不同的理論框架。廖文總結：「中醫現代化的呼聲，不過是一種時髦的口號。關注的問題，大多是一些形式與技術層面上的東西。反之，一旦需要在理論層面上有所前進，就必然超越中醫的體系框架。」換言之，中醫做為仍有一定活力或「不可替代性」的醫學，未必需要通過某種形式的現代主義 (modernism) 的洗禮而取得正當性。

黃、廖兩文對中醫現代化的看法大異其趣；但因各自強調中醫的「經驗事實」與「長期積澱」的特性，故兩人也程度不一肯定史學研究的價值。但現今不少醫學史研究，有相當的論著是缺乏問題意識的文獻考證。所謂史者，只不過是以時繫人事而已，講的是歷來的醫學成就與發明。有趣的是，史學家的醫學史往往對黃文所欲揚棄的「珠鏈」特別感興趣，走的是「存鏈取珠」的進路。而我個人的「生命史學」則試圖在醫學史、社會史、

文化史尋求交集、另闢新領域。對中國醫學的個性亦著眼其長處來釋回增美。

這本專書所收只是我多年來的部分論文，以下已經發表或撰成待刊之作，請讀者一併參看指正：

(1)、〈古典醫學的特質〉

(2)、"Healing Arts in Early China"

(3)、〈督脈與中國早期養生實踐〉

(4)、〈衝脈與古典醫學的「海論」〉

(5)、〈《四時經》研究〉

(6)、〈正典、身體與知識傳承──十七世紀中國的臟腑圖說〉

(7)、〈古典醫學「怒」的系譜〉

上面七題未免太過專門零碎，日後希望能在專題的研究上寫一部醫學通史。

最後，感謝蔣經國國際學術交流基金會（89年度）的補助，本書所收五篇論文完成於補助期間。研究醫學史非專尋文字史料所能擔任；謝謝長庚醫學院傳統中國醫學研究所聘我為教師，使我另從活的醫療傳統中捕捉生動的歷史實像。感謝中央研究院歷史語言研究所的所有同仁的幫助，特別是邢義田先生、梁其姿女士、劉增貴先生、王汎森先生、李貞德女士與柯嘉豪先生等。余英時先生特為本書撰寫萬言長序，墨瀋淋漓，在此一併致謝。

李建民

2005 年 3 月 19 日

國家圖書館出版品預行編目資料

生命史學：從醫療看中國歷史／李建民著.――修訂
二版一刷.――臺北市：三民，2022
　　面；　　公分.――（歷史聚焦）

　　ISBN 978-957-14-7495-3　（平裝）
　　1. 中醫史

413.09　　　　　　　　　　　　　　111011536

生命史學——從醫療看中國歷史

作　　　者	李建民
發 行 人	劉振強
出 版 者	三民書局股份有限公司
地　　　址	臺北市復興北路 386 號 (復北門市) 臺北市重慶南路一段 61 號 (重南門市)
電　　　話	(02)25006600
網　　　址	三民網路書店 https://www.sanmin.com.tw
出版日期	初版一刷 2005 年 7 月 初版二刷 2008 年 8 月 修訂二版一刷 2022 年 10 月
書籍編號	S600250
I S B N	978-957-14-7495-3

三民書局